图解实用临床护理系列

图解实用
内科临床护理

马方方　主编

U0243501

化学工业出版社

·北京·

本书注重临床实际应用，以图解的方式重点讲述内科常见疾病的护理知识，使读者能够对疾病有一个系统和全面的了解与认识。本书写作突出技能性和实用性，全书文字内容精炼、简洁翔实、重点突出、条理清楚，抓住了疾病护理的关键环节。指导对象明确，实用性强。

本书可供内科护理人员及相关护理管理人员查阅参考，也可作为高等专利院校、高等职业院校师生的参考用书。

图书在版编目（CIP）数据

图解实用内科临床护理/马方方主编. —北京：化学工业出版社，2017.9
（图解实用临床护理系列）
ISBN 978-7-122-30301-1

Ⅰ.①图…　Ⅱ.①马…　Ⅲ.①内科学-护理学-图解
Ⅳ.①R473.5-64

中国版本图书馆 CIP 数据核字（2017）第 174229 号

责任编辑：张　蕾　　　　　　　　　　　　　装帧设计：关　飞
责任校对：王素芹

出版发行：化学工业出版社（北京市东城区青年湖南街 13 号　邮政编码 100011）
印　　装：大厂聚鑫印刷有限责任公司
787mm×1092mm　1/16　印张 27　字数 704 千字　2018 年 1 月北京第 1 版第 1 次印刷

购书咨询：010-64518888（传真：010-64519686）　　售后服务：010-64518899
网　　址：http://www.cip.com.cn
凡购买本书，如有缺损质量问题，本社销售中心负责调换。

定　　价：69.80 元

编写人员名单

主　编　马方方

编　委　（按姓氏笔画排列）

于　涛	于海利	马　悦	马方方
王　乔	王晓东	石　琳	吕　峰
刘珊珊	李　娜	李　颖	李姗姗
李鸿宇	何　影	宋巧琳	宋英茜
张　彤	张　燕	张钟文	张晓静
赵子仪	夏　洁	徐书婧	徐红梅
郭欣菲			

前 言

　　护理学是医学的重要分支，它是以维护和促进健康、减轻病痛、提高生命质量为目的，运用专业知识和技术为人民提供健康服务的一门综合性学科。内科是临床医学的一个专科，在临床医学中占有极其重要的位置，它不仅是各科的基础，而且与它们存在着密切的联系。内科护理的基本任务是护理人员在掌握护理专业知识的基础上进一步提高对内科病情的观察能力，熟悉患者的临床特征，借助临床特征作为评估分析患者病情的资料，提出具体的护理措施。随着人类疾病谱改变、社会结构转型及人口老龄化发展趋势，公众对内科护理服务的需要和护理质量提出更高的要求，亟须更多适应我国国情特点的技能型护理人才。鉴于此，我们组织编写了本书，旨在为内科临床护理人员提供最新的专业理论和专业指导，帮助内科临床护理人员熟练掌握基本理论知识和临床护理技能，提高护理质量。

　　本书注重临床实际应用，以内科临床护理知识为主体，紧密结合近年来内科的临床护理实践现况，突出贴近岗位、贴近职业环境的主旨和编写导向，采用图解的方式重点讲述内科常见疾病的护理知识，将护理措施具体化、细节化，并且渗透"以人为本"的精神，使广大读者树立正确的职业价值观。

　　本书突出技能性和实用性，文字内容精炼、简洁翔实、重点突出、条理清楚，可供内科护理人员及相关管理人员阅读参考，也可作为高等专科院校、高等职业院校师生的参考用书。

　　由于编者的专业能力和学术水平有限，尽管尽心尽力编写，但内容难免有疏漏之处，敬请广大读者批评指正。

编者

2017 年 9 月

目录

第十一章　内科临床常用诊疗技术及护理 / 378

参考文献　/ 421

第一章

呼吸系统疾病患者的护理

第一节 呼吸系统疾病患者常见症状体征的护理

一、咳嗽与咳痰

咳嗽是呼吸系统疾病最常见的症状，是一种反射性防御动作，借以清除呼吸道分泌物及气道内异物，但剧烈咳嗽可对机体造成损害。咳痰是借助咳嗽将气管、支气管内分泌物从口腔排出体外的动作。咳嗽的常见病因有呼吸道疾病、理化因素、胸膜疾病及心血管疾病等。其中，呼吸道感染是引起咳嗽、咳痰最常见的原因。

1. 护理评估

（1）健康史

```
                    ┌─ 询问患者有无呼吸系统疾病：如上呼吸道感染、支气管炎、支气管扩张症、支气管肺
                    │  癌、肺炎及肺结核等病史
                    │
                    ├─ 询问患者有无胸膜疾病：如胸膜炎及自发性气胸等病史
                    │
  健康史 ───────────┼─ 询问患者有无心血管疾病：如风湿性心脏瓣膜病、高血压性心脏病、冠状动脉粥样硬
                    │  化性心脏病等病史
                    │
                    ├─ 询问患者有无理化因素：吸入刺激性气体、异物等病史
                    │
                    └─ 询问患者有无其他：如胃食管反流、服用血管紧张素转换酶等病史
```

（2）身体状况

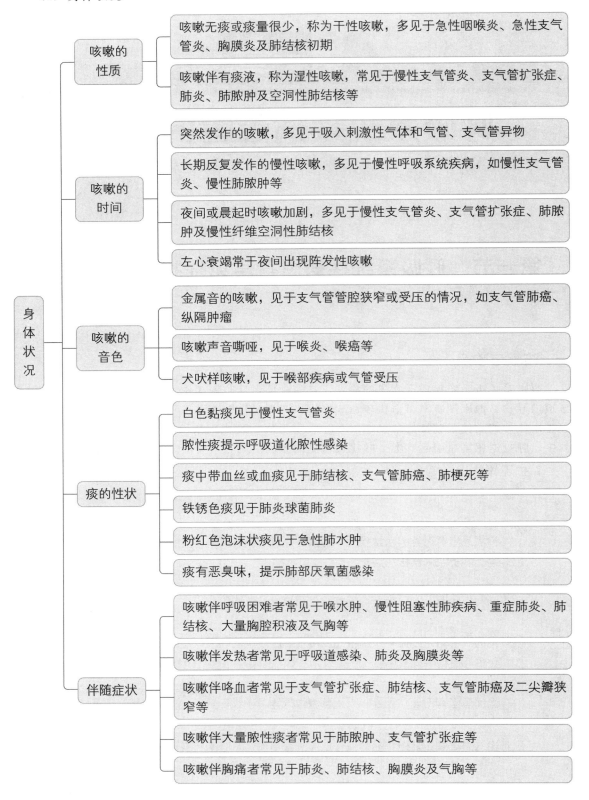

咳嗽的性质
- 咳嗽无痰或痰量很少，称为干性咳嗽，多见于急性咽喉炎、急性支气管炎、胸膜炎及肺结核初期
- 咳嗽伴有痰液，称为湿性咳嗽，常见于慢性支气管炎、支气管扩张症、肺炎、肺脓肿及空洞性肺结核等

咳嗽的时间
- 突然发作的咳嗽，多见于吸入刺激性气体和气管、支气管异物
- 长期反复发作的慢性咳嗽，多见于慢性呼吸系统疾病，如慢性支气管炎、慢性肺脓肿等
- 夜间或晨起时咳嗽加剧，多见于慢性支气管炎、支气管扩张症、肺脓肿及慢性纤维空洞性肺结核
- 左心衰竭常于夜间出现阵发性咳嗽

咳嗽的音色
- 金属音的咳嗽，见于支气管管腔狭窄或受压的情况，如支气管肺癌、纵隔肿瘤
- 咳嗽声音嘶哑，见于喉炎、喉癌等
- 犬吠样咳嗽，见于喉部疾病或气管受压

痰的性状
- 白色黏痰见于慢性支气管炎
- 脓性痰提示呼吸道化脓性感染
- 痰中带血丝或血痰见于肺结核、支气管肺癌、肺梗死等
- 铁锈色痰见于肺炎球菌肺炎
- 粉红色泡沫状痰见于急性肺水肿
- 痰有恶臭味，提示肺部厌氧菌感染

伴随症状
- 咳嗽伴呼吸困难者常见于喉水肿、慢性阻塞性肺疾病、重症肺炎、肺结核、大量胸腔积液及气胸等
- 咳嗽伴发热者常见于呼吸道感染、肺炎及胸膜炎等
- 咳嗽伴咯血者常见于支气管扩张症、肺结核、支气管肺癌及二尖瓣狭窄等
- 咳嗽伴大量脓性痰者常见于肺脓肿、支气管扩张症等
- 咳嗽伴胸痛者常见于肺炎、肺结核、胸膜炎及气胸等

（3）心理-社会状况

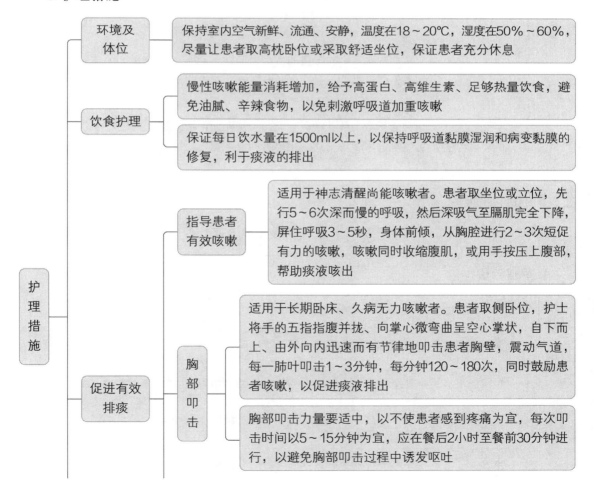

| 心理-社会状况 | 频繁、剧烈的咳嗽，尤其是夜间咳嗽或大量咳痰者，常出现烦躁不安、失眠、注意力不集中、焦虑及抑郁等，影响生活和工作 |
| | 痰中带血时患者可出现紧张，甚至恐惧心理 |

（4）辅助检查

| 辅助检查 | 检查项目包括血常规、痰液检查、胸部X线检查、血气分析及肺功能等检查 |
| | 辅助检查有助于病因诊断及病情判断 |

2. 护理诊断

清理呼吸道无效：与痰液黏稠、胸痛、意识障碍导致咳嗽无效等有关。

3. 护理措施

护理措施
- 环境及体位：保持室内空气新鲜、流通、安静，温度在18～20℃，湿度在50%～60%，尽量让患者取高枕卧位或采取舒适坐位，保证患者充分休息
- 饮食护理：
  - 慢性咳嗽能量消耗增加，给予高蛋白、高维生素、足够热量饮食，避免油腻、辛辣食物，以免刺激呼吸道加重咳嗽
  - 保证每日饮水量在1500ml以上，以保持呼吸道黏膜湿润和病变黏膜的修复，利于痰液的排出
- 促进有效排痰
  - 指导患者有效咳嗽：适用于神志清醒尚能咳嗽者。患者取坐位或立位，先行5～6次深而慢的呼吸，然后深吸气至膈肌完全下降，屏住呼吸3～5秒，身体前倾，从胸腔进行2～3次短促有力的咳嗽，咳嗽同时收缩腹肌，或用手按压上腹部，帮助痰液咳出
  - 胸部叩击：
    - 适用于长期卧床、久病无力咳嗽者。患者取侧卧位，护士将手的五指指腹并拢、向掌心微弯曲呈空心掌状，自下而上、由外向内迅速而有节律地叩击患者胸壁，震动气道，每一肺叶叩击1～3分钟，每分钟120～180次，同时鼓励患者咳嗽，以促进痰液排出
    - 胸部叩击力量要适中，以不使患者感到疼痛为宜，每次叩击时间以5～15分钟为宜，应在餐后2小时至餐前30分钟进行，以避免胸部叩击过程中诱发呕吐

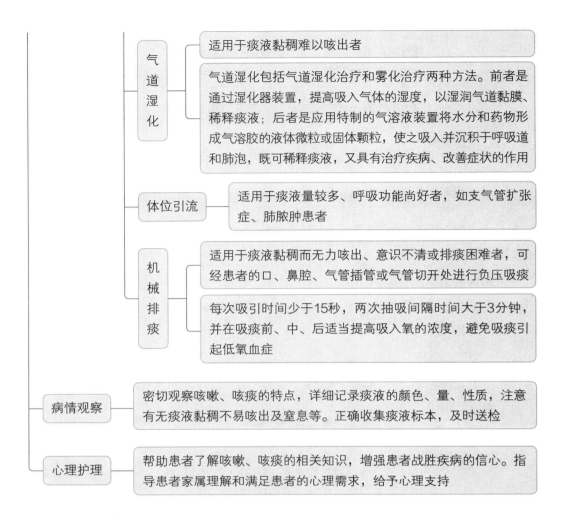

气道湿化	适用于痰液黏稠难以咳出者
	气道湿化包括气道湿化治疗和雾化治疗两种方法。前者是通过湿化器装置，提高吸入气体的湿度，以湿润气道黏膜、稀释痰液；后者是应用特制的气溶液装置将水分和药物形成气溶胶的液体微粒或固体颗粒，使之吸入并沉积于呼吸道和肺泡，既可稀释痰液，又具有治疗疾病、改善症状的作用
体位引流	适用于痰液量较多、呼吸功能尚好者，如支气管扩张症、肺脓肿患者
机械排痰	适用于痰液黏稠而无力咳出、意识不清或排痰困难者，可经患者的口、鼻腔、气管插管或气管切开处进行负压吸痰
	每次吸引时间少于15秒，两次抽吸间隔时间大于3分钟，并在吸痰前、中、后适当提高吸入氧的浓度，避免吸痰引起低氧血症
病情观察	密切观察咳嗽、咳痰的特点，详细记录痰液的颜色、量、性质，注意有无痰液黏稠不易咳出及窒息等。正确收集痰液标本，及时送检
心理护理	帮助患者了解咳嗽、咳痰的相关知识，增强患者战胜疾病的信心。指导患者家属理解和满足患者的心理需求，给予心理支持

二、肺源性呼吸困难

肺源性呼吸困难是由于呼吸系统疾病引起通气和（或）换气功能障碍，造成缺氧和（或）二氧化碳潴留所致。

1. 护理评估

（1）健康史

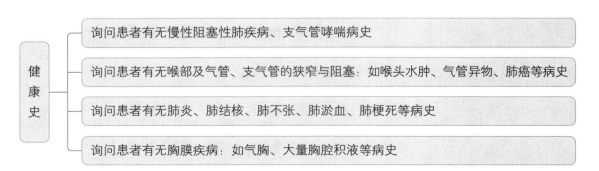

健康史	询问患者有无慢性阻塞性肺疾病、支气管哮喘病史
	询问患者有无喉部及气管、支气管的狭窄与阻塞：如喉头水肿、气管异物、肺癌等病史
	询问患者有无肺炎、肺结核、肺不张、肺淤血、肺梗死等病史
	询问患者有无胸膜疾病：如气胸、大量胸腔积液等病史

（2）身体状况

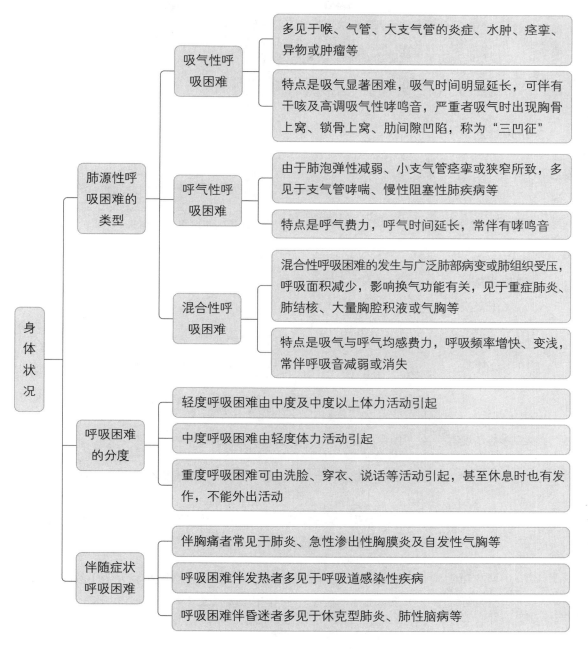

（3）心理-社会状况

心理-社会状况 ── 呼吸困难加重时，患者可出现焦虑、紧张、烦躁不安、失眠，甚至恐惧等心理

心理-社会状况 ── 随着生活和工作能力的丧失，可产生悲观、沮丧等心理

（4）辅助检查

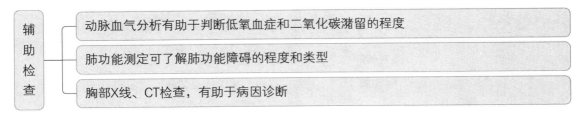

辅助检查
- 动脉血气分析有助于判断低氧血症和二氧化碳潴留的程度
- 肺功能测定可了解肺功能障碍的程度和类型
- 胸部X线、CT检查，有助于病因诊断

2. 护理诊断

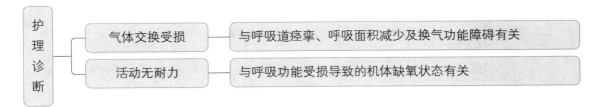

护理诊断
- 气体交换受损 —— 与呼吸道痉挛、呼吸面积减少及换气功能障碍有关
- 活动无耐力 —— 与呼吸功能受损导致的机体缺氧状态有关

3. 护理措施

（1）气体交换受损

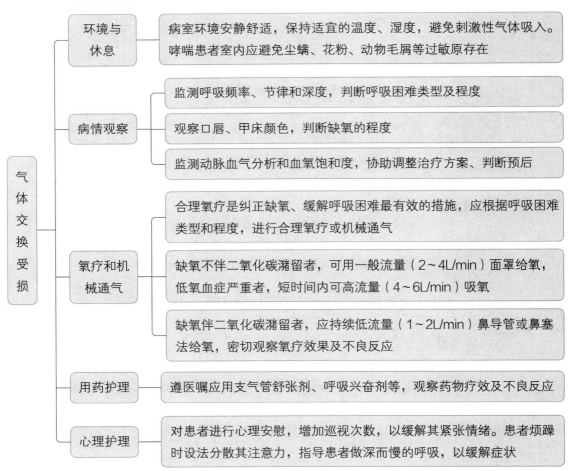

气体交换受损

- 环境与休息：病室环境安静舒适，保持适宜的温度、湿度，避免刺激性气体吸入。哮喘患者室内应避免尘螨、花粉、动物毛屑等过敏原存在

- 病情观察：
  - 监测呼吸频率、节律和深度，判断呼吸困难类型及程度
  - 观察口唇、甲床颜色，判断缺氧的程度
  - 监测动脉血气分析和血氧饱和度，协助调整治疗方案、判断预后

- 氧疗和机械通气：
  - 合理氧疗是纠正缺氧、缓解呼吸困难最有效的措施，应根据呼吸困难类型和程度，进行合理氧疗或机械通气
  - 缺氧不伴二氧化碳潴留者，可用一般流量（2~4L/min）面罩给氧，低氧血症严重者，短时间内可高流量（4~6L/min）吸氧
  - 缺氧伴二氧化碳潴留者，应持续低流量（1~2L/min）鼻导管或鼻塞法给氧，密切观察氧疗效果及不良反应

- 用药护理：遵医嘱应用支气管舒张剂、呼吸兴奋剂等，观察药物疗效及不良反应

- 心理护理：对患者进行心理安慰，增加巡视次数，以缓解其紧张情绪。患者烦躁时设法分散其注意力，指导患者做深而慢的呼吸，以缓解症状

（2）活动无耐力

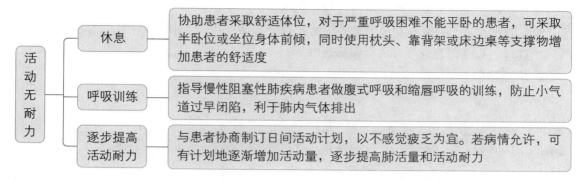

活动无耐力	休息	协助患者采取舒适体位，对于严重呼吸困难不能平卧的患者，可采取半卧位或坐位身体前倾，同时使用枕头、靠背架或床边桌等支撑物增加患者的舒适度
	呼吸训练	指导慢性阻塞性肺疾病患者做腹式呼吸和缩唇呼吸的训练，防止小气道过早闭陷，利于肺内气体排出
	逐步提高活动耐力	与患者协商制订日间活动计划，以不感觉疲乏为宜。若病情允许，可有计划地逐渐增加活动量，逐步提高肺活量和活动耐力

三、咯血

咯血是指喉及喉以下呼吸道或肺组织出血经口腔排出。咯血主要见于呼吸系统疾病和循环系统疾病，此外还可见于血液病、某些急性传染病及风湿性疾病等。在我国，肺结核是引起咯血的最常见原因。

1. 护理评估

（1）健康史

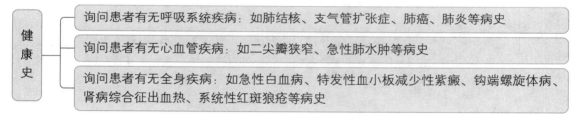

健康史	询问患者有无呼吸系统疾病：如肺结核、支气管扩张症、肺癌、肺炎等病史
	询问患者有无心血管疾病：如二尖瓣狭窄、急性肺水肿等病史
	询问患者有无全身疾病：如急性白血病、特发性血小板减少性紫癜、钩端螺旋体病、肾病综合征出血热、系统性红斑狼疮等病史

（2）身体状况

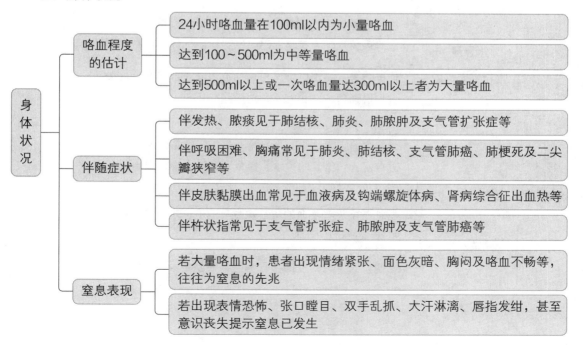

身体状况	咯血程度的估计	24小时咯血量在100ml以内为小量咯血
		达到100～500ml为中等量咯血
		达到500ml以上或一次咯血量达300ml以上者为大量咯血
	伴随症状	伴发热、脓痰见于肺结核、肺炎、肺脓肿及支气管扩张症等
		伴呼吸困难、胸痛常见于肺炎、肺结核、支气管肺癌、肺梗死及二尖瓣狭窄等
		伴皮肤黏膜出血常见于血液病及钩端螺旋体病、肾病综合征出血热等
		伴杵状指常见于支气管扩张症、肺脓肿及支气管肺癌等
	窒息表现	若大量咯血时，患者出现情绪紧张、面色灰暗、胸闷及咯血不畅等，往往为窒息的先兆
		若出现表情恐怖、张口瞪目、双手乱抓、大汗淋漓、唇指发绀，甚至意识丧失提示窒息已发生

（3）心理-社会状况　患者初次咯血时，大多数出现紧张、烦躁和恐慌情绪。若大量咯血或并发窒息，患者及家属可产生极度恐惧心理。

（4）辅助检查　血常规、痰液检查、X线胸片检查、CT检查、动脉血气分析、纤维支气管镜检查、心电图检查等有助于明确病因。

2.护理诊断

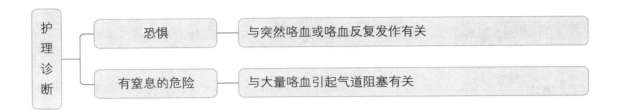

3.护理措施

（1）恐惧

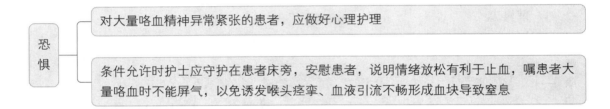

（2）窒息危险

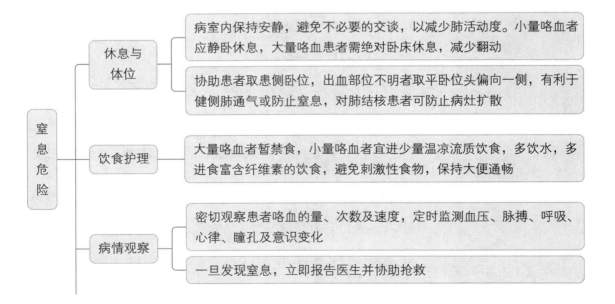

用药护理	遵医嘱使用止血药物，注意观察疗效及不良反应。大量咯血遵医嘱使用垂体后叶素时，要控制滴速
	用药过程中需注意观察有无恶心、便意感、面色苍白、心悸、腹痛及腹泻等不良反应
	高血压、冠状动脉粥样硬化性心脏病、心力衰竭和妊娠者禁用
	对烦躁不安者，遵医嘱适当选用镇静剂，如地西泮5～10mg肌内注射，禁用吗啡、哌替啶，以免抑制呼吸
	剧烈咳嗽者，遵医嘱予以小剂量止咳剂，年老体弱、肺功能不全者慎用，以免抑制咳嗽反射，使血块不能咯出而发生窒息
窒息的抢救配合	立即置患者头低足高45°俯卧位，脸侧向一边，轻拍背部以利血块排出
	迅速清除口腔、鼻腔内血凝块，或迅速用鼻导管接吸引器插入气管内抽吸，以清除呼吸道内的积血，必要时立即行气管插管或气管镜直视下吸取血块
	气管血块清除后患者自主呼吸仍未恢复者，应行人工呼吸，给予高流量吸氧或遵医嘱应用呼吸中枢兴奋剂，同时密切观察病情变化，监测血气分析，警惕再窒息的发生

四、胸痛

胸痛是指胸部的感觉神经纤维受到某些因素（如炎症、缺血、缺氧、物理和化学因子等）刺激后，冲动传至大脑皮质的痛觉中枢而引起的局部疼痛，主要由胸部疾病所致，少数由其他疾病引起。

1. 护理评估

（1）健康史

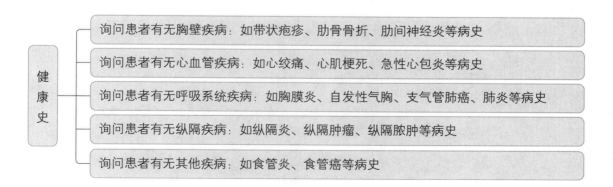

健康史	询问患者有无胸壁疾病：如带状疱疹、肋骨骨折、肋间神经炎等病史
	询问患者有无心血管疾病：如心绞痛、心肌梗死、急性心包炎等病史
	询问患者有无呼吸系统疾病：如胸膜炎、自发性气胸、支气管肺癌、肺炎等病史
	询问患者有无纵隔疾病：如纵隔炎、纵隔肿瘤、纵隔脓肿等病史
	询问患者有无其他疾病：如食管炎、食管癌等病史

（2）身体状况

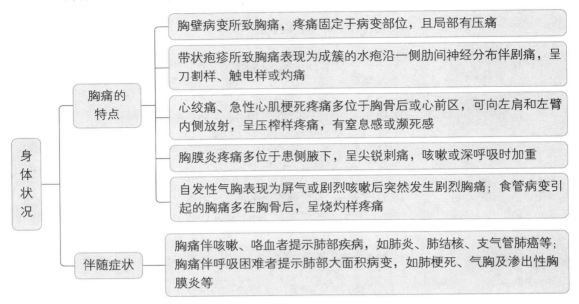

（3）心理-社会状况　胸痛发作时常使患者产生烦躁不安、焦虑甚至恐惧心理。

（4）辅助检查　血常规、痰液、胸腔积液检查和X线检查、心电图检查、心脏彩超及CT检查等，可协助胸痛的病因诊断。

2. 护理诊断

疼痛（胸痛）与病变累及胸膜或肋骨、胸骨及肋间神经等有关。

3. 护理措施

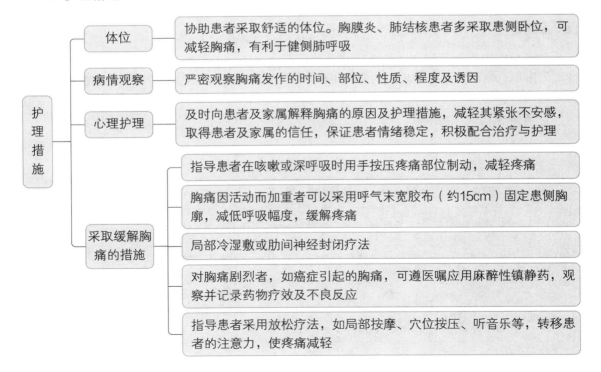

第二节 急性上呼吸道感染的护理

急性上呼吸道感染简称上感，又称普通感冒，是包括鼻腔、咽或喉部急性炎症的总称。广义的上感不是一个疾病诊断，而是一组疾病，包括普通感冒、病毒性咽炎、喉炎、疱疹性咽峡炎、咽结膜热、细菌性咽-扁桃体炎。狭义的上感又称普通感冒，是常见的急性呼吸道感染性疾病，多呈自限性，但发病率较高。

一、护理评估

1. 健康史

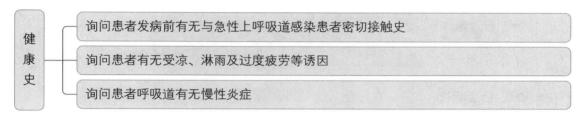

健康史	询问患者发病前有无与急性上呼吸道感染患者密切接触史
	询问患者有无受凉、淋雨及过度疲劳等诱因
	询问患者呼吸道有无慢性炎症

2. 身体状况

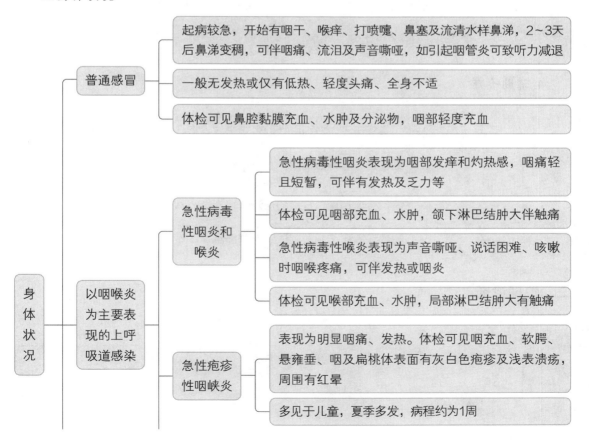

身体状况
- 普通感冒
  - 起病较急，开始有咽干、喉痒、打喷嚏、鼻塞及流清水样鼻涕，2~3天后鼻涕变稠，可伴咽痛、流泪及声音嘶哑，如引起咽管炎可致听力减退
  - 一般无发热或仅有低热、轻度头痛、全身不适
  - 体检可见鼻腔黏膜充血、水肿及分泌物，咽部轻度充血
- 以咽喉炎为主要表现的上呼吸道感染
  - 急性病毒性咽炎和喉炎
    - 急性病毒性咽炎表现为咽部发痒和灼热感，咽痛轻且短暂，可伴有发热及乏力等
    - 体检可见咽部充血、水肿，颌下淋巴结肿大伴触痛
    - 急性病毒性喉炎表现为声音嘶哑、说话困难、咳嗽时咽喉疼痛，可伴发热或咽炎
    - 体检可见喉部充血、水肿，局部淋巴结肿大有触痛
  - 急性疱疹性咽峡炎
    - 表现为明显咽痛、发热。体检可见咽充血、软腭、悬雍垂、咽及扁桃体表面有灰白色疱疹及浅表溃疡，周围有红晕
    - 多见于儿童，夏季多发，病程约为1周

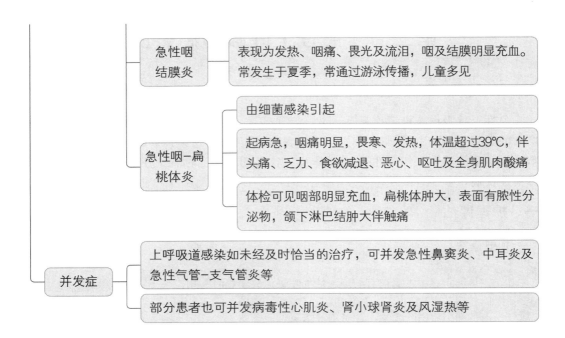

急性咽结膜炎	表现为发热、咽痛、畏光及流泪，咽及结膜明显充血。常发生于夏季，常通过游泳传播，儿童多见
急性咽-扁桃体炎	由细菌感染引起
	起病急，咽痛明显，畏寒、发热，体温超过39℃，伴头痛、乏力、食欲减退、恶心、呕吐及全身肌肉酸痛
	体检可见咽部明显充血，扁桃体肿大，表面有脓性分泌物，颌下淋巴结肿大伴触痛
并发症	上呼吸道感染如未经及时恰当的治疗，可并发急性鼻窦炎、中耳炎及急性气管-支气管炎等
	部分患者也可并发病毒性心肌炎、肾小球肾炎及风湿热等

3. 心理-社会状况

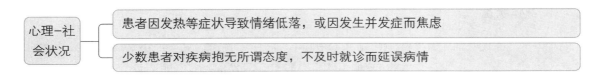

| 心理-社会状况 | 患者因发热等症状导致情绪低落，或因发生并发症而焦虑 |
| | 少数患者对疾病抱无所谓态度，不及时就诊而延误病情 |

4. 辅助检查

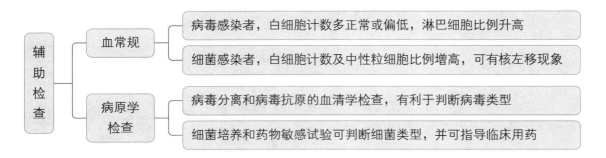

辅助检查	血常规	病毒感染者，白细胞计数多正常或偏低，淋巴细胞比例升高
		细菌感染者，白细胞计数及中性粒细胞比例增高，可有核左移现象
	病原学检查	病毒分离和病毒抗原的血清学检查，有利于判断病毒类型
		细菌培养和药物敏感试验可判断细菌类型，并可指导临床用药

二、护理诊断

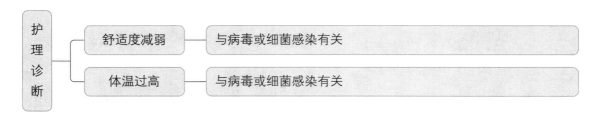

| 护理诊断 | 舒适度减弱 | 与病毒或细菌感染有关 |
| | 体温过高 | 与病毒或细菌感染有关 |

三、护理措施

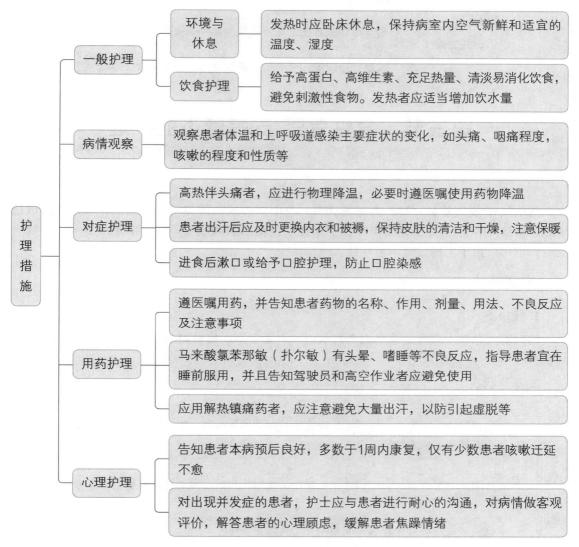

护理措施

- **一般护理**
  - **环境与休息** —— 发热时应卧床休息，保持病室内空气新鲜和适宜的温度、湿度
  - **饮食护理** —— 给予高蛋白、高维生素、充足热量、清淡易消化饮食，避免刺激性食物。发热者应适当增加饮水量
- **病情观察** —— 观察患者体温和上呼吸道感染主要症状的变化，如头痛、咽痛程度，咳嗽的程度和性质等
- **对症护理**
  - 高热伴头痛者，应进行物理降温，必要时遵医嘱使用药物降温
  - 患者出汗后应及时更换内衣和被褥，保持皮肤的清洁和干燥，注意保暖
  - 进食后漱口或给予口腔护理，防止口腔染感
- **用药护理**
  - 遵医嘱用药，并告知患者药物的名称、作用、剂量、用法、不良反应及注意事项
  - 马来酸氯苯那敏（扑尔敏）有头晕、嗜睡等不良反应，指导患者宜在睡前服用，并且告知驾驶员和高空作业者应避免使用
  - 应用解热镇痛药者，应注意避免大量出汗，以防引起虚脱等
- **心理护理**
  - 告知患者本病预后良好，多数于1周内康复，仅有少数患者咳嗽迁延不愈
  - 对出现并发症的患者，护士应与患者进行耐心的沟通，对病情做客观评价，解答患者的心理顾虑，缓解患者焦躁情绪

四、健康教育

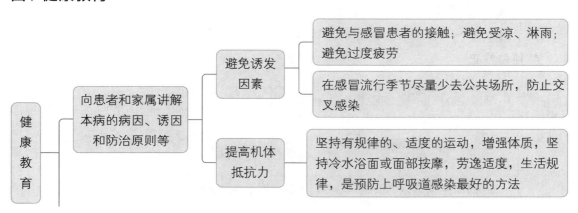

健康教育

- **向患者和家属讲解本病的病因、诱因和防治原则等**
  - **避免诱发因素**
    - 避免与感冒患者的接触；避免受凉、淋雨；避免过度疲劳
    - 在感冒流行季节尽量少去公共场所，防止交叉感染
  - **提高机体抵抗力** —— 坚持有规律的、适度的运动，增强体质，坚持冷水浴面或面部按摩，劳逸适度，生活规律，是预防上呼吸道感染最好的方法

指导患者识别并发症	药物治疗后症状不缓解应及时就诊
	出现耳鸣、耳痛、外耳道流脓等中耳炎症状应及时就诊
	恢复期出现胸闷、心悸、眼睑水肿、腰酸或关节痛者应及时就诊

第三节　急性气管-支气管炎的护理

急性气管-支气管炎（简称为支气管炎）是由病毒或细菌等病原体感染、理化刺激或过敏原因所致的气管-支气管黏膜炎症。主要症状包括咳嗽和咳痰，常见于寒冷季节或气候突变时，也可以由于上感迁延不愈导致。

一、护理评估

1. 健康史

询问有无急性上呼吸道感染患者接触史，有无受寒、接触刺激性气体、粉尘和过敏原的病史。

2. 身体状况

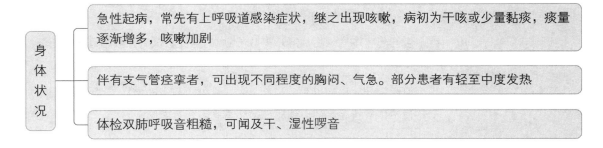

身体状况

急性起病，常先有上呼吸道感染症状，继之出现咳嗽，病初为干咳或少量黏痰，痰量逐渐增多，咳嗽加剧

伴有支气管痉挛者，可出现不同程度的胸闷、气急。部分患者有轻至中度发热

体检双肺呼吸音粗糙，可闻及干、湿性啰音

3. 心理-社会状况

由于起病急，咳嗽、咳痰等症状明显，患者常出现紧张、焦虑等心理反应。

4. 辅助检查

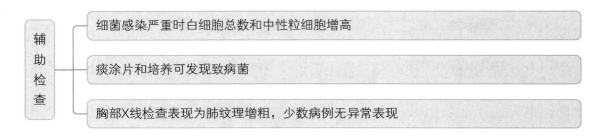

辅助检查

细菌感染严重时白细胞总数和中性粒细胞增高

痰涂片和培养可发现致病菌

胸部X线检查表现为肺纹理增粗，少数病例无异常表现

二、护理诊断

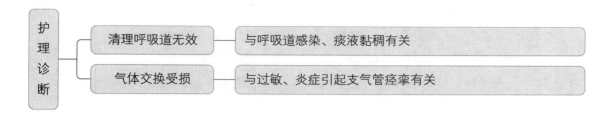

护理诊断
- 清理呼吸道无效 — 与呼吸道感染、痰液黏稠有关
- 气体交换受损 — 与过敏、炎症引起支气管痉挛有关

三、护理措施

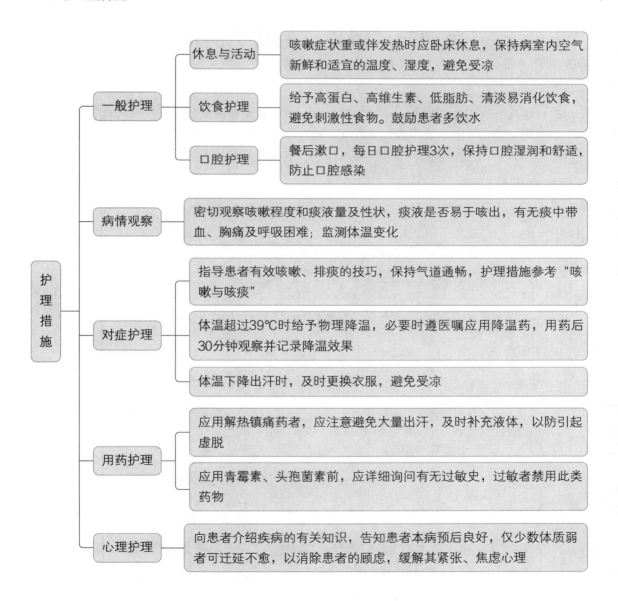

护理措施

一般护理
- 休息与活动：咳嗽症状重或伴发热时应卧床休息，保持病室内空气新鲜和适宜的温度、湿度，避免受凉
- 饮食护理：给予高蛋白、高维生素、低脂肪、清淡易消化饮食，避免刺激性食物。鼓励患者多饮水
- 口腔护理：餐后漱口，每日口腔护理3次，保持口腔湿润和舒适，防止口腔感染

病情观察：密切观察咳嗽程度和痰液量及性状，痰液是否易于咳出，有无痰中带血、胸痛及呼吸困难；监测体温变化

对症护理
- 指导患者有效咳嗽、排痰的技巧，保持气道通畅，护理措施参考"咳嗽与咳痰"
- 体温超过39℃时给予物理降温，必要时遵医嘱应用降温药，用药后30分钟观察并记录降温效果
- 体温下降出汗时，及时更换衣服，避免受凉

用药护理
- 应用解热镇痛药者，应注意避免大量出汗，及时补充液体，以防引起虚脱
- 应用青霉素、头孢菌素前，应详细询问有无过敏史，过敏者禁用此类药物

心理护理：向患者介绍疾病的有关知识，告知患者本病预后良好，仅少数体质弱者可迁延不愈，以消除患者的顾虑，缓解其紧张、焦虑心理

四、健康教育

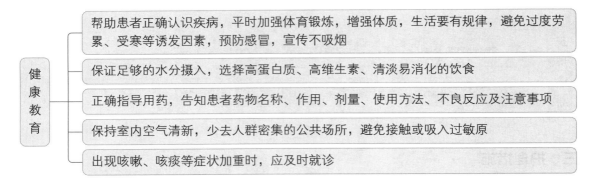

健康教育

- 帮助患者正确认识疾病，平时加强体育锻炼，增强体质，生活要有规律，避免过度劳累、受寒等诱发因素，预防感冒，宣传不吸烟
- 保证足够的水分摄入，选择高蛋白质、高维生素、清淡易消化的饮食
- 正确指导用药，告知患者药物名称、作用、剂量、使用方法、不良反应及注意事项
- 保持室内空气清新，少去人群密集的公共场所，避免接触或吸入过敏原
- 出现咳嗽、咳痰等症状加重时，应及时就诊

第四节　慢性支气管炎的护理

慢性支气管炎简称为慢支，主要是指气管、支气管黏膜及其周围组织的慢性非特异性炎症。临床上以慢性咳嗽、咳痰为主要症状，或有喘息，每年发病持续 3 个月，连续 2 年或 2 年以上，并且排除具有咳嗽、咳痰、喘息症状的其他疾病。

一、护理评估

1. 健康史

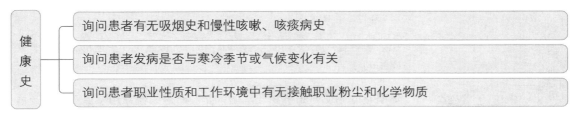

健康史

- 询问患者有无吸烟史和慢性咳嗽、咳痰病史
- 询问患者发病是否与寒冷季节或气候变化有关
- 询问患者职业性质和工作环境中有无接触职业粉尘和化学物质

2. 身体状况

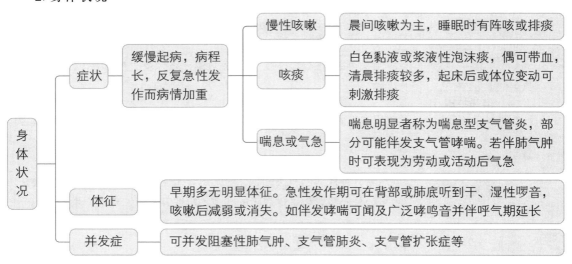

身体状况

- 症状：缓慢起病，病程长，反复急性发作而病情加重
  - 慢性咳嗽：晨间咳嗽为主，睡眠时有阵咳或排痰
  - 咳痰：白色黏液或浆液性泡沫痰，偶可带血，清晨排痰较多，起床后或体位变动可刺激排痰
  - 喘息或气急：喘息明显者称为喘息型支气管炎，部分可能伴发支气管哮喘。若伴肺气肿时可表现为劳动或活动后气急
- 体征：早期多无明显体征。急性发作期可在背部或肺底听到干、湿性啰音，咳嗽后减弱或消失。如伴发哮喘可闻及广泛哮鸣音并伴呼气期延长
- 并发症：可并发阻塞性肺气肿、支气管肺炎、支气管扩张症等

3. 心理-社会状况

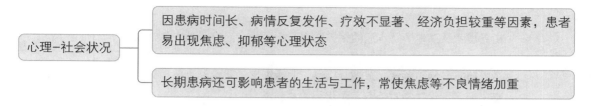

心理-社会状况
- 因患病时间长、病情反复发作、疗效不显著、经济负担较重等因素，患者易出现焦虑、抑郁等心理状态
- 长期患病还可影响患者的生活与工作，常使焦虑等不良情绪加重

4. 辅助检查

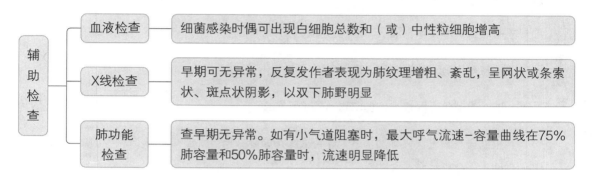

辅助检查
- 血液检查：细菌感染时偶可出现白细胞总数和（或）中性粒细胞增高
- X线检查：早期可无异常，反复发作者表现为肺纹理增粗、紊乱，呈网状或条索状、斑点状阴影，以双下肺野明显
- 肺功能检查：查早期无异常。如有小气道阻塞时，最大呼气流速-容量曲线在75%肺容量和50%肺容量时，流速明显降低

二、护理诊断

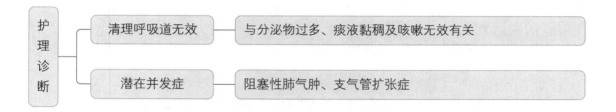

护理诊断
- 清理呼吸道无效：与分泌物过多、痰液黏稠及咳嗽无效有关
- 潜在并发症：阻塞性肺气肿、支气管扩张症

三、护理措施

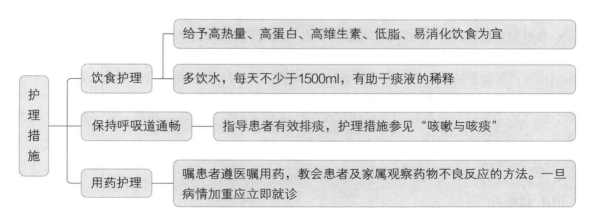

护理措施
- 饮食护理
  - 给予高热量、高蛋白、高维生素、低脂、易消化饮食为宜
  - 多饮水，每天不少于1500ml，有助于痰液的稀释
- 保持呼吸道通畅：指导患者有效排痰，护理措施参见"咳嗽与咳痰"
- 用药护理：嘱患者遵医嘱用药，教会患者及家属观察药物不良反应的方法。一旦病情加重应立即就诊

四、健康教育

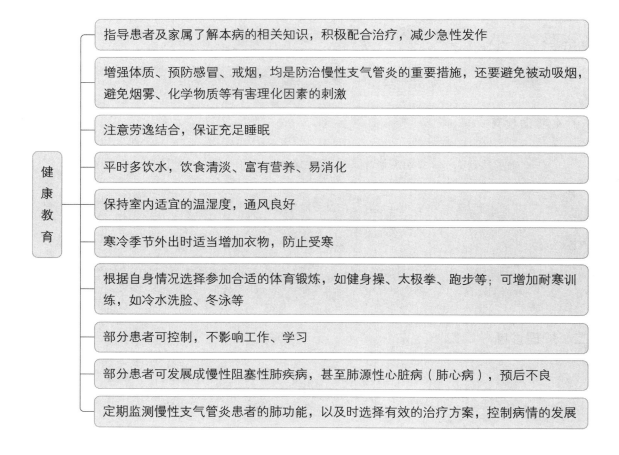

健康教育

- 指导患者及家属了解本病的相关知识，积极配合治疗，减少急性发作
- 增强体质、预防感冒、戒烟，均是防治慢性支气管炎的重要措施，还要避免被动吸烟，避免烟雾、化学物质等有害理化因素的刺激
- 注意劳逸结合，保证充足睡眠
- 平时多饮水，饮食清淡、富有营养、易消化
- 保持室内适宜的温湿度，通风良好
- 寒冷季节外出时适当增加衣物，防止受寒
- 根据自身情况选择参加合适的体育锻炼，如健身操、太极拳、跑步等；可增加耐寒训练，如冷水洗脸、冬泳等
- 部分患者可控制，不影响工作、学习
- 部分患者可发展成慢性阻塞性肺疾病，甚至肺源性心脏病（肺心病），预后不良
- 定期监测慢性支气管炎患者的肺功能，以及时选择有效的治疗方案，控制病情的发展

第五节　慢性阻塞性肺疾病的护理

慢性阻塞性肺疾病（COPD）是一种具有气流受限特征的疾病，气流受限不完全可逆，呈进行性发展，可导致慢性肺源性心脏病、慢性呼吸衰竭等严重临床过程。慢性阻塞性肺疾病居全球死亡原因的第四位，在我国居死亡原因的第三位。慢性阻塞性肺疾病与慢性支气管炎及肺气肿密切相关；吸烟与反复支气管感染是导致慢性阻塞性肺疾病发生发展的重要因素。空气污染和接触职业粉尘可损伤气道黏膜上皮，削弱纤毛清除功能，并使黏液分泌增加，为细菌感染创造条件。

一、护理评估

1. 健康史

询问有无吸烟史和慢性咳嗽、咳痰病史；了解患者职业性质和工作环境中有无接触职业粉尘和化学物质。

2. 身体状况

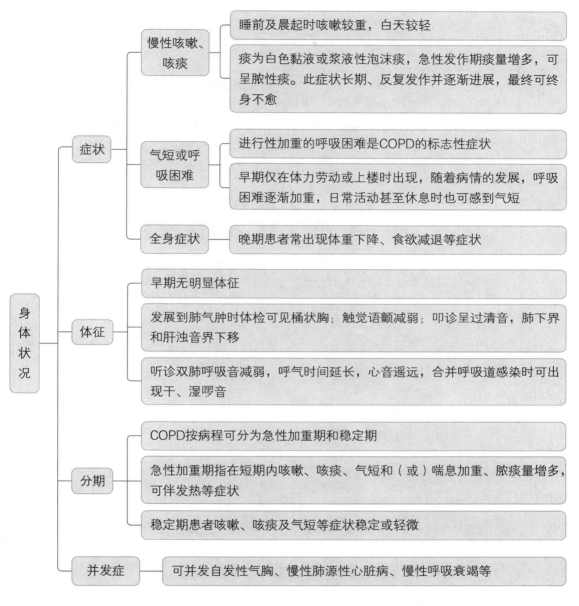

- 身体状况
  - 症状
    - 慢性咳嗽、咳痰
      - 睡前及晨起时咳嗽较重，白天较轻
      - 痰为白色黏液或浆液性泡沫痰，急性发作期痰量增多，可呈脓性痰。此症状长期、反复发作并逐渐进展，最终可终身不愈
    - 气短或呼吸困难
      - 进行性加重的呼吸困难是COPD的标志性症状
      - 早期仅在体力劳动或上楼时出现，随着病情的发展，呼吸困难逐渐加重，日常活动甚至休息时也可感到气短
    - 全身症状
      - 晚期患者常出现体重下降、食欲减退等症状
  - 体征
    - 早期无明显体征
    - 发展到肺气肿时体检可见桶状胸；触觉语颤减弱；叩诊呈过清音，肺下界和肝浊音界下移
    - 听诊双肺呼吸音减弱，呼气时间延长，心音遥远，合并呼吸道感染时可出现干、湿啰音
  - 分期
    - COPD按病程可分为急性加重期和稳定期
    - 急性加重期指在短期内咳嗽、咳痰、气短和（或）喘息加重、脓痰量增多，可伴发热等症状
    - 稳定期患者咳嗽、咳痰及气短等症状稳定或轻微
  - 并发症
    - 可并发自发性气胸、慢性肺源性心脏病、慢性呼吸衰竭等

3. 心理-社会状况

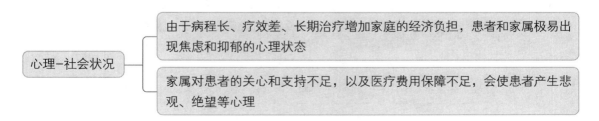

- 心理-社会状况
  - 由于病程长、疗效差、长期治疗增加家庭的经济负担，患者和家属极易出现焦虑和抑郁的心理状态
  - 家属对患者的关心和支持不足，以及医疗费用保障不足，会使患者产生悲观、绝望等心理

4. 辅助检查

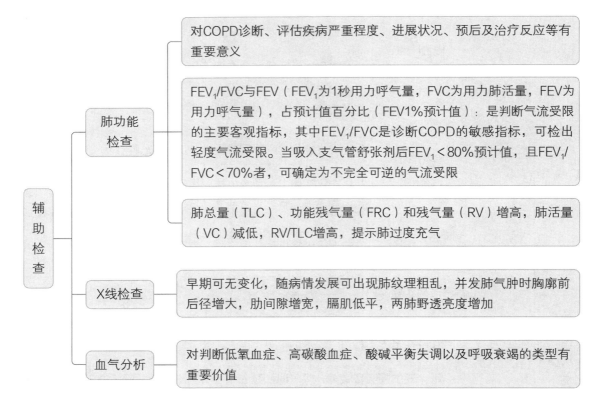

辅助检查

肺功能检查
- 对COPD诊断、评估疾病严重程度、进展状况、预后及治疗反应等有重要意义
- FEV_1/FVC与FEV（FEV_1为1秒用力呼气量，FVC为用力肺活量，FEV为用力呼气量），占预计值百分比（FEV1%预计值）：是判断气流受限的主要客观指标，其中FEV_1/FVC是诊断COPD的敏感指标，可检出轻度气流受限。当吸入支气管舒张剂后FEV_1＜80%预计值，且FEV_1/FVC＜70%者，可确定为不完全可逆的气流受限
- 肺总量（TLC）、功能残气量（FRC）和残气量（RV）增高，肺活量（VC）减低，RV/TLC增高，提示肺过度充气

X线检查
- 早期可无变化，随病情发展可出现肺纹理粗乱，并发肺气肿时胸廓前后径增大，肋间隙增宽，膈肌低平，两肺野透亮度增加

血气分析
- 对判断低氧血症、高碳酸血症、酸碱平衡失调以及呼吸衰竭的类型有重要价值

二、护理诊断

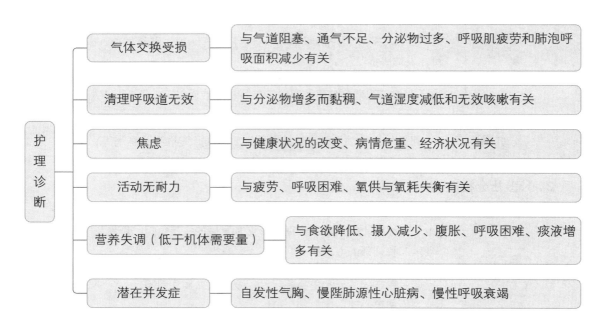

护理诊断

- 气体交换受损 —— 与气道阻塞、通气不足、分泌物过多、呼吸肌疲劳和肺泡呼吸面积减少有关
- 清理呼吸道无效 —— 与分泌物增多而黏稠、气道湿度减低和无效咳嗽有关
- 焦虑 —— 与健康状况的改变、病情危重、经济状况有关
- 活动无耐力 —— 与疲劳、呼吸困难、氧供与氧耗失衡有关
- 营养失调（低于机体需要量）—— 与食欲降低、摄入减少、腹胀、呼吸困难、痰液增多有关
- 潜在并发症 —— 自发性气胸、慢陛肺源性心脏病、慢性呼吸衰竭

三、护理措施

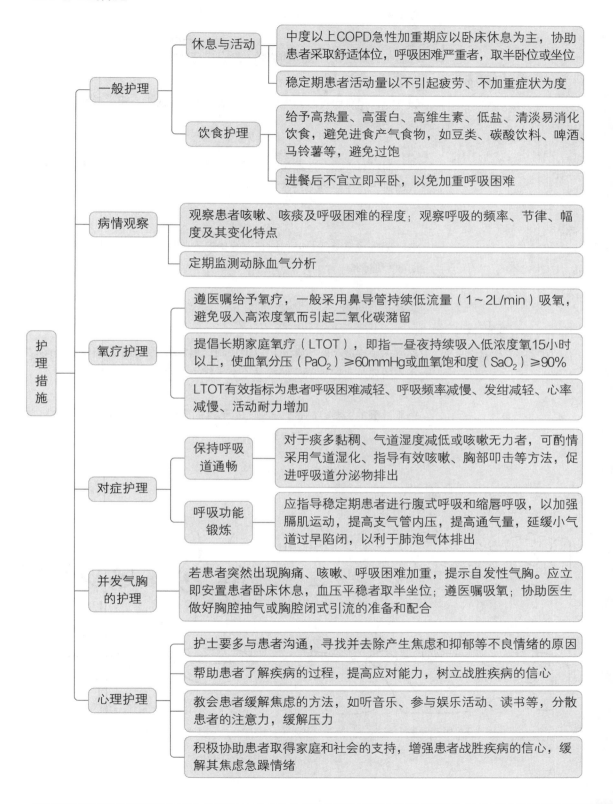

一般护理

- **休息与活动**
  - 中度以上COPD急性加重期应以卧床休息为主，协助患者采取舒适体位，呼吸困难严重者，取半卧位或坐位
  - 稳定期患者活动量以不引起疲劳、不加重症状为度
- **饮食护理**
  - 给予高热量、高蛋白、高维生素、低盐、清淡易消化饮食，避免进食产气食物，如豆类、碳酸饮料、啤酒、马铃薯等，避免过饱
  - 进餐后不宜立即平卧，以免加重呼吸困难

病情观察

- 观察患者咳嗽、咳痰及呼吸困难的程度；观察呼吸的频率、节律、幅度及其变化特点
- 定期监测动脉血气分析

氧疗护理

- 遵医嘱给予氧疗，一般采用鼻导管持续低流量（1~2L/min）吸氧，避免吸入高浓度氧而引起二氧化碳潴留
- 提倡长期家庭氧疗（LTOT），即指一昼夜持续吸入低浓度氧15小时以上，使血氧分压（PaO_2）≥60mmHg或血氧饱和度（SaO_2）≥90%
- LTOT有效指标为患者呼吸困难减轻、呼吸频率减慢、发绀减轻、心率减慢、活动耐力增加

对症护理

- **保持呼吸道通畅**
  - 对于痰多黏稠、气道湿度减低或咳嗽无力者，可酌情采用气道湿化、指导有效咳嗽、胸部叩击等方法，促进呼吸道分泌物排出
- **呼吸功能锻炼**
  - 应指导稳定期患者进行腹式呼吸和缩唇呼吸，以加强膈肌运动，提高支气管内压，提高通气量，延缓小气道过早陷闭，以利于肺泡气体排出

并发气胸的护理

- 若患者突然出现胸痛、咳嗽、呼吸困难加重，提示自发性气胸。应立即安置患者卧床休息，血压平稳者取半坐位；遵医嘱吸氧；协助医生做好胸腔抽气或胸腔闭式引流的准备和配合

心理护理

- 护士要多与患者沟通，寻找并去除产生焦虑和抑郁等不良情绪的原因
- 帮助患者了解疾病的过程，提高应对能力，树立战胜疾病的信心
- 教会患者缓解焦虑的方法，如听音乐、参与娱乐活动、读书等，分散患者的注意力，缓解压力
- 积极协助患者取得家庭和社会的支持，增强患者战胜疾病的信心，缓解其焦虑急躁情绪

```
                    ┌─────────────────────────────────────────────────────────────┐
                    │ 患者取立位，体弱者亦可取坐位或半卧位                          │
                    └─────────────────────────────────────────────────────────────┘

                    ┌─────────────────────────────────────────────────────────────┐
                    │ 左右手分别放在上腹部和前胸，全身肌肉放松                      │
                    └─────────────────────────────────────────────────────────────┘
          腹式呼吸
          锻炼        ┌─────────────────────────────────────────────────────────────┐
                    │ 吸气时，用鼻缓慢吸入气体，同时放松腹肌，腹部凸出，手感到腹壁  │
                    │ 向上抬起                                                      │
                    └─────────────────────────────────────────────────────────────┘

                    ┌─────────────────────────────────────────────────────────────┐
腹                  │ 呼气时经口呼出，收缩腹肌，膈肌随腹腔内压增加而上抬，推动肺内  │
式                  │ 气体排出，手感到腹壁下降（见图1-1）                          │
呼                  └─────────────────────────────────────────────────────────────┘
吸
和
缩                  ┌─────────────────────────────────────────────────────────────┐
唇                  │ 患者闭嘴经鼻吸气，呼气时口唇缩拢似吹口哨状，持续缓慢呼气，同  │
呼                  │ 时收缩腹部                                                    │
吸                  └─────────────────────────────────────────────────────────────┘

                    ┌─────────────────────────────────────────────────────────────┐
                    │ 吸与呼时间之比为1：2或1：3                                    │
                    └─────────────────────────────────────────────────────────────┘
          缩唇呼吸
          锻炼        ┌─────────────────────────────────────────────────────────────┐
                    │ 缩唇大小程度与呼气流量，以能使距口唇15～20cm处，与口唇等高    │
                    │ 水平的蜡烛火焰随气流倾斜又不至于熄灭为宜（见图1-2）          │
                    └─────────────────────────────────────────────────────────────┘

                    ┌─────────────────────────────────────────────────────────────┐
                    │ 缩唇呼吸的主要目的是，通过缩唇形成的微阻来延长呼气时间，增加  │
                    │ 气道压力，延缓气道过早陷闭                                    │
                    └─────────────────────────────────────────────────────────────┘
```

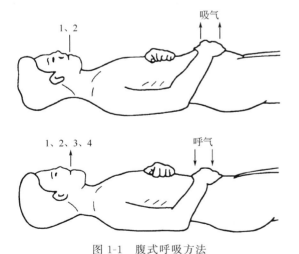

图 1-1　腹式呼吸方法

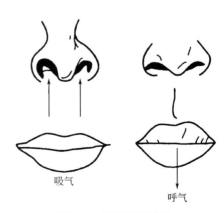

图 1-2　缩唇呼吸方法

四、健康教育

健康教育

指导患者和家属了解疾病的相关知识，向患者宣教疾病的治疗是一个长期过程，要树立治疗信心，积极配合，坚持治疗，并督促患者按医嘱服药，争取病情的缓解

指导患者适当休息，避免过度劳累，注意营养的摄取，与患者及亲属共同制订休息和营养摄入计划

指导患者，特别是缓解期的患者坚持锻炼以加强耐寒能力与机体抵抗力，注意保暖，避免受凉，预防感冒

病情较重的患者或长期卧床不起的患者，应给予适当的按摩防止压疮的产生

劝说吸烟者戒烟，向吸烟者宣传吸烟易引起呼吸道局部抵抗力下降，易于感染和发病，应积极戒烟

注意改善环境卫生，加强劳动保护，避免烟雾、粉尘和刺激性气体对呼吸道的影响

教会患者学会自我监测病情变化，尽早治疗呼吸道感染

重视缓解期营养的摄入

如家庭条件允许，坚持长期家庭氧疗

第六节　慢性肺源性心脏病的护理

慢性肺源性心脏病简称为慢性肺心病，是由于支气管、肺组织、肺血管或胸廓的慢性病变引起肺组织结构、功能异常，产生肺血管阻力增加，肺动脉高压，右心负荷加重，致右心室扩张、肥厚，甚至发生右心衰竭的心脏病。慢性肺心病主要由慢支并发阻塞性肺气肿引起。吸烟者比不吸烟者发病率高，冬春季节、气候骤变是肺心病急性发作的重要诱因。

一、护理评估

1. 健康史

健康史

询问患者有无支气管、肺疾病：以COPD最为多见，占80%～90%，其次为支气管哮喘、支气管扩张症、重症肺结核、间质性肺疾病等

询问患者有无胸廓运动障碍性疾病：较少见，如严重脊柱侧凸、后凸，强直性脊柱炎，广泛胸膜增厚粘连和胸廓成形术造成的严重胸廓或脊柱畸形等

询问患者有无肺血管疾病：如特发性肺动脉高压、慢性栓塞性肺动脉高压等

2. 身体状况

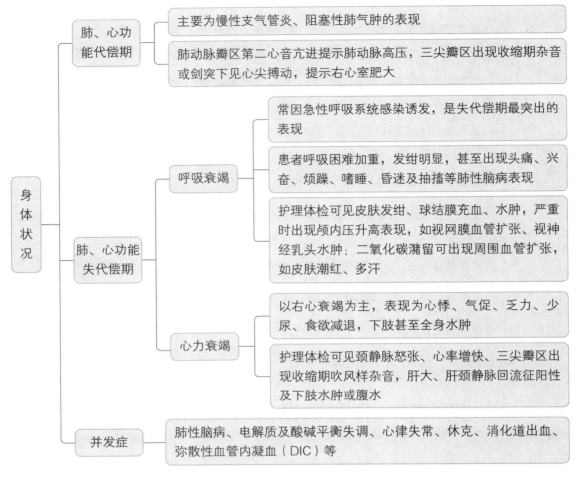

身体状况

- 肺、心功能代偿期
  - 主要为慢性支气管炎、阻塞性肺气肿的表现
  - 肺动脉瓣区第二心音亢进提示肺动脉高压，三尖瓣区出现收缩期杂音或剑突下见心尖搏动，提示右心室肥大

- 肺、心功能失代偿期
  - 呼吸衰竭
    - 常因急性呼吸系统感染诱发，是失代偿期最突出的表现
    - 患者呼吸困难加重，发绀明显，甚至出现头痛、兴奋、烦躁、嗜睡、昏迷及抽搐等肺性脑病表现
    - 护理体检可见皮肤发绀、球结膜充血、水肿，严重时出现颅内压升高表现，如视网膜血管扩张、视神经乳头水肿；二氧化碳潴留可出现周围血管扩张，如皮肤潮红、多汗
  - 心力衰竭
    - 以右心衰竭为主，表现为心悸、气促、乏力、少尿、食欲减退，下肢甚至全身水肿
    - 护理体检可见颈静脉怒张、心率增快、三尖瓣区出现收缩期吹风样杂音，肝大、肝颈静脉回流征阳性及下肢水肿或腹水

- 并发症
  - 肺性脑病、电解质及酸碱平衡失调、心律失常、休克、消化道出血、弥散性血管内凝血（DIC）等

3. 心理-社会状况

由于病程长、疗效差、劳动能力逐渐下降，加之长期治疗增加家庭的经济负担，患者和家属极易出现焦虑和抑郁等不良心理反应。

4. 辅助检查

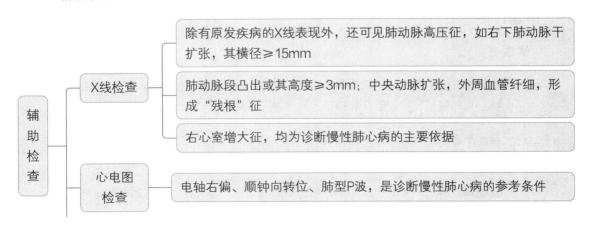

辅助检查

- X线检查
  - 除有原发疾病的X线表现外，还可见肺动脉高压征，如右下肺动脉干扩张，其横径≥15mm
  - 肺动脉段凸出或其高度≥3mm；中央动脉扩张，外周血管纤细，形成"残根"征
  - 右心室增大征，均为诊断慢性肺心病的主要依据

- 心电图检查
  - 电轴右偏、顺钟向转位、肺型P波，是诊断慢性肺心病的参考条件

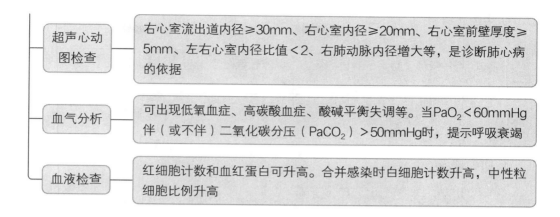

超声心动图检查	右心室流出道内径≥30mm、右心室内径≥20mm、右心室前壁厚度≥5mm、左右心室内径比值<2、右肺动脉内径增大等，是诊断肺心病的依据
血气分析	可出现低氧血症、高碳酸血症、酸碱平衡失调等。当PaO_2<60mmHg伴（或不伴）二氧化碳分压（$PaCO_2$）>50mmHg时，提示呼吸衰竭
血液检查	红细胞计数和血红蛋白可升高。合并感染时白细胞计数升高，中性粒细胞比例升高

二、护理诊断

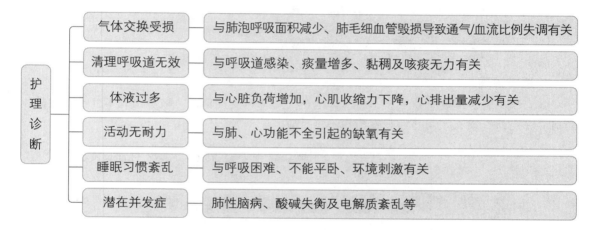

护理诊断	气体交换受损	与肺泡呼吸面积减少、肺毛细血管毁损导致通气/血流比例失调有关
	清理呼吸道无效	与呼吸道感染、痰量增多、黏稠及咳痰无力有关
	体液过多	与心脏负荷增加，心肌收缩力下降，心排出量减少有关
	活动无耐力	与肺、心功能不全引起的缺氧有关
	睡眠习惯紊乱	与呼吸困难、不能平卧、环境刺激有关
	潜在并发症	肺性脑病、酸碱失衡及电解质紊乱等

三、护理措施

1. 病情观察

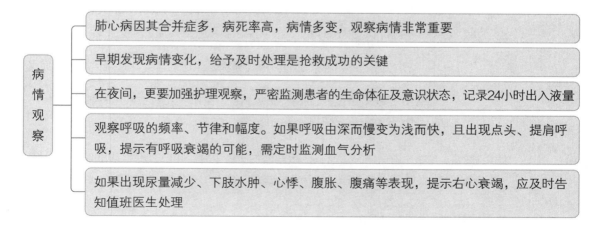

病情观察	肺心病因其合并症多，病死率高，病情多变，观察病情非常重要
	早期发现病情变化，给予及时处理是抢救成功的关键
	在夜间，更要加强护理观察，严密监测患者的生命体征及意识状态，记录24小时出入液量
	观察呼吸的频率、节律和幅度。如果呼吸由深而慢变为浅而快，且出现点头、提肩呼吸，提示有呼吸衰竭的可能，需定时监测血气分析
	如果出现尿量减少、下肢水肿、心悸、腹胀、腹痛等表现，提示右心衰竭，应及时告知值班医生处理

2. 生活护理

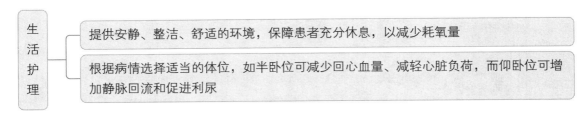

| 生活护理 | 提供安静、整洁、舒适的环境，保障患者充分休息，以减少耗氧量 |
| | 根据病情选择适当的体位，如半卧位可减少回心血量、减轻心脏负荷，而仰卧位可增加静脉回流和促进利尿 |

3. 饮食护理

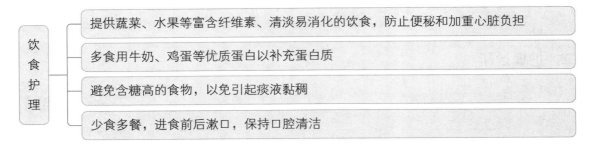

饮食护理	提供蔬菜、水果等富含纤维素、清淡易消化的饮食，防止便秘和加重心脏负担
	多食用牛奶、鸡蛋等优质蛋白以补充蛋白质
	避免含糖高的食物，以免引起痰液黏稠
	少食多餐，进食前后漱口，保持口腔清洁

4. 用药护理

肺心病患者长期处于缺氧状态，对洋地黄类药物耐受性很低，极易出现不良反应，故用药前应注意纠正缺氧，用药后观察药物不良反应。

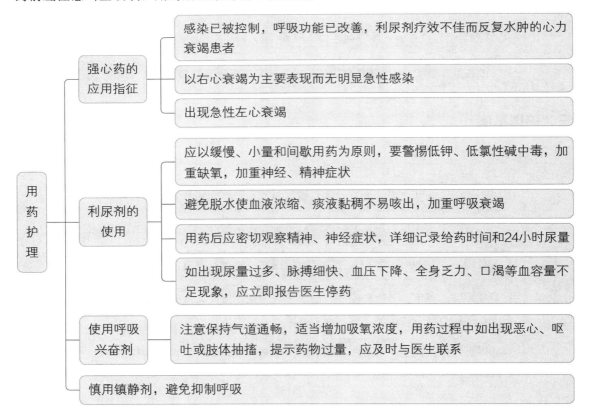

5. 对症护理

对症护理

- 保持气道通畅，及时清除痰液，神志清醒的患者应鼓励深呼吸及有效的咳嗽
- 如患者长期患病致体弱无力、分泌物增多、咳痰不畅，则可加重肺部感染和支气管阻塞，应有效湿化使分泌物充分引流
- 危重体弱者，定时更换体位，叩击背部使痰易于咳出
- 神志不清者，可进行机械吸痰，注意无菌操作，动作轻柔，每次抽吸时间不超过15秒，以免加重缺氧
- 若因痰液黏稠造成痰栓而加重呼吸困难，出现明显发绀、神志不清时，可准备行床边纤维支气管镜，以清除痰栓，改善呼吸

6. 心理护理

心理护理

- 肺心病患者要求精神和体力都能得到充分休息，因为忧郁、焦虑、情绪波动均可导致交感神经兴奋，儿茶酚胺分泌增加，使心率加快，心肌耗氧量增加，从而使呼吸困难、心力衰竭加重
- 应做好患者及家属的心理护理工作，帮助患者认识这些问题，并指导应对措施
- 积极消除负面影响，使患者情绪稳定，安心接受治疗与护理

四、健康教育

健康教育

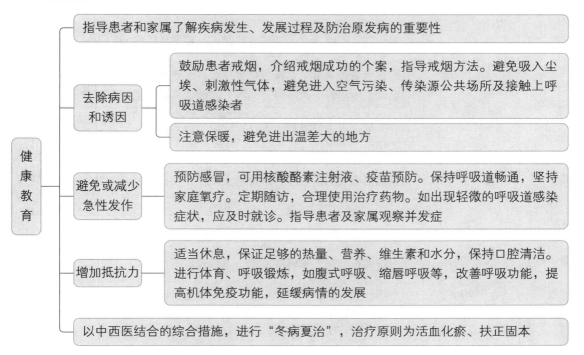

- 指导患者和家属了解疾病发生、发展过程及防治原发病的重要性
- **去除病因和诱因**
  - 鼓励患者戒烟，介绍戒烟成功的个案，指导戒烟方法。避免吸入尘埃、刺激性气体，避免进入空气污染、传染源公共场所及接触上呼吸道感染者
  - 注意保暖，避免进出温差大的地方
- **避免或减少急性发作**
  - 预防感冒，可用核酸酪素注射液、疫苗预防。保持呼吸道畅通，坚持家庭氧疗。定期随访，合理使用治疗药物。如出现轻微的呼吸道感染症状，应及时就诊。指导患者及家属观察并发症
- **增加抵抗力**
  - 适当休息，保证足够的热量、营养、维生素和水分，保持口腔清洁。进行体育、呼吸锻炼，如腹式呼吸、缩唇呼吸等，改善呼吸功能，提高机体免疫功能，延缓病情的发展
- 以中西医结合的综合措施，进行"冬病夏治"，治疗原则为活血化瘀、扶正固本

第七节 支气管哮喘的护理

支气管哮喘是由多种细胞（如嗜酸性粒细胞、肥大细胞、T淋巴细胞、中性粒细胞、气道上皮细胞等）和细胞组分参与的气道慢性炎性疾病。这种慢性炎症与气道高反应性相关，通常出现广泛多变的可逆性气流受限，并引起反复发作性的喘息、气急、胸闷或咳嗽等症状，常在夜间和（或）清晨发作、加剧，多数患者可自行缓解或经治疗缓解。

一、护理评估

1. 健康史

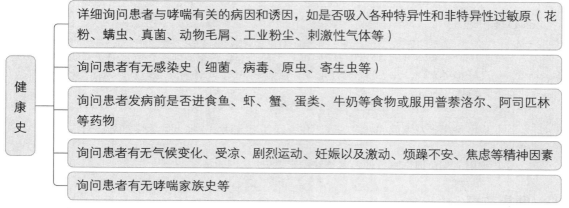

健康史
- 详细询问患者与哮喘有关的病因和诱因，如是否吸入各种特异性和非特异性过敏原（花粉、螨虫、真菌、动物毛屑、工业粉尘、刺激性气体等）
- 询问患者有无感染史（细菌、病毒、原虫、寄生虫等）
- 询问患者发病前是否进食鱼、虾、蟹、蛋类、牛奶等食物或服用普萘洛尔、阿司匹林等药物
- 询问患者有无气候变化、受凉、剧烈运动、妊娠以及激动、烦躁不安、焦虑等精神因素
- 询问患者有无哮喘家族史等

2. 身体状况

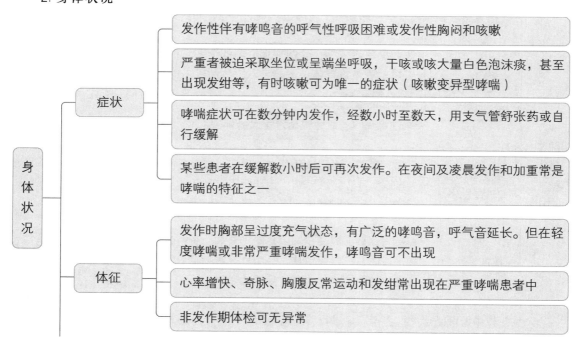

身体状况

症状
- 发作性伴有哮鸣音的呼气性呼吸困难或发作性胸闷和咳嗽
- 严重者被迫采取坐位或呈端坐呼吸，干咳或咳大量白色泡沫痰，甚至出现发绀等，有时咳嗽可为唯一的症状（咳嗽变异型哮喘）
- 哮喘症状可在数分钟内发作，经数小时至数天，用支气管舒张药或自行缓解
- 某些患者在缓解数小时后可再次发作。在夜间及凌晨发作和加重常是哮喘的特征之一

体征
- 发作时胸部呈过度充气状态，有广泛的哮鸣音，呼气音延长。但在轻度哮喘或非常严重哮喘发作，哮鸣音可不出现
- 心率增快、奇脉、胸腹反常运动和发绀常出现在严重哮喘患者中
- 非发作期体检可无异常

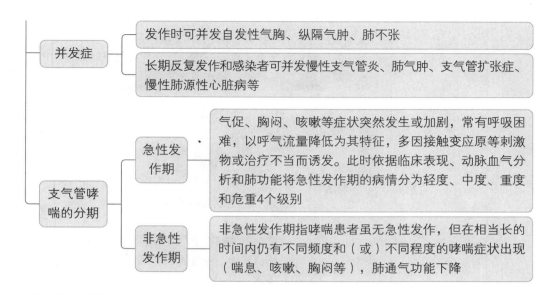

```
                    ┌── 发作时可并发自发性气胸、纵隔气肿、肺不张
        ┌── 并发症 ──┤
        │           └── 长期反复发作和感染者可并发慢性支气管炎、肺气肿、支气管扩张症、
        │               慢性肺源性心脏病等
        │
        │                           ┌── 气促、胸闷、咳嗽等症状突然发生或加剧，常有呼吸困
        │                           │   难，以呼气流量降低为其特征，多因接触变应原等刺激
        │           ┌── 急性发 ──────┤   物或治疗不当而诱发。此时依据临床表现、动脉血气分
支气管哮 ──┤          │   作期        │   析和肺功能将急性发作期的病情分为轻度、中度、重度
喘的分期  │          │               └── 和危重4个级别
        └── 支气管哮 ┤
            喘的分期  │               ┌── 非急性发作期指哮喘患者虽无急性发作，但在相当长的
                     └── 非急性 ──────┤   时间内仍有不同频度和（或）不同程度的哮喘症状出现
                         发作期        └──（喘息、咳嗽、胸闷等），肺通气功能下降
```

3. 心理-社会状况

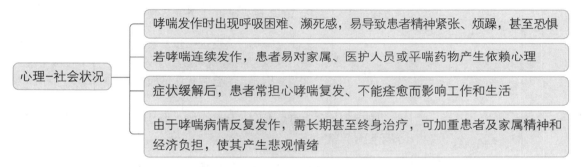

```
                    ┌── 哮喘发作时出现呼吸困难、濒死感，易导致患者精神紧张、烦躁，甚至恐惧
                    │
                    ├── 若哮喘连续发作，患者易对家属、医护人员或平喘药物产生依赖心理
心理-社会状况 ──────┤
                    ├── 症状缓解后，患者常担心哮喘复发、不能痊愈而影响工作和生活
                    │
                    └── 由于哮喘病情反复发作，需长期甚至终身治疗，可加重患者及家属精神和
                        经济负担，使其产生悲观情绪
```

4. 辅助检查

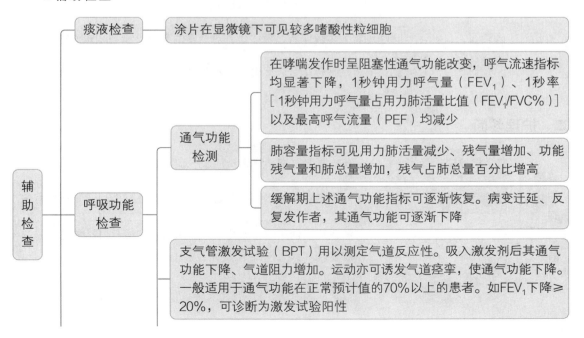

```
        ┌── 痰液检查 ── 涂片在显微镜下可见较多嗜酸性粒细胞
        │
        │                           ┌── 在哮喘发作时呈阻塞性通气功能改变，呼气流速指标
        │                           │   均显著下降，1秒钟用力呼气量（FEV₁）、1秒率
        │                           │  ［1秒钟用力呼气量占用力肺活量比值（FEV₁/FVC%）］
        │                           │   以及最高呼气流量（PEF）均减少
        │          ┌── 通气功能 ─────┤
辅助 ──┤          │   检测         ├── 肺容量指标可见用力肺活量减少、残气量增加、功能
检查   │          │               │   残气量和肺总量增加，残气占肺总量百分比增高
        │          │               │
        └── 呼吸功能 ┤               └── 缓解期上述通气功能指标可逐渐恢复。病变迁延、反
            检查     │                   复发作者，其通气功能可逐渐下降
                     │
                     └── 支气管激发试验（BPT）用以测定气道反应性。吸入激发剂后其通气
                         功能下降、气道阻力增加。运动亦可诱发气道痉挛，使通气功能下降。
                         一般适用于通气功能在正常预计值的70%以上的患者。如FEV₁下降≥
                         20%，可诊断为激发试验阳性
```

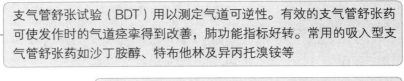

支气管舒张试验（BDT）用以测定气道可逆性。有效的支气管舒张药可使发作时的气道痉挛得到改善，肺功能指标好转。常用的吸入型支气管舒张药如沙丁胺醇、特布他林及异丙托溴铵等

呼气峰流速（PEF）及其变异率测定

PEF可反映气道通气功能的变化。哮喘发作时PEF下降。此外，由于哮喘有通气功能时间节律变化的特点，常于夜间或凌晨发作或加重，使其通气功能下降

若24小时内PEF或昼夜PEF波动率≥20%，也符合气道可逆性改变的特点

动脉血气分析

哮喘发作时由于气道阻塞且通气分布不均，通气/血流比值失衡，可致肺泡气-动脉血氧分压差（PA-aDO$_2$）增大

严重发作时可有缺氧，PaO$_2$降低，由于过度通气可使PaCO$_2$下降，pH值上升，表现呼吸性碱中毒

若重症哮喘，病情进一步发展，气道阻塞严重，可有缺氧及CO$_2$潴留，PaCO$_2$上升，表现为呼吸性酸中毒。若缺氧明显，可合并代谢性酸中毒

胸部X线检查

早期在哮喘发作时可见两肺透亮度增加，呈过度通气状态；在缓解期多无明显异常

如并发呼吸道感染，可见肺纹理增加及炎性浸润阴影。同时要注意肺不张、气胸或纵隔气肿等并发症的存在

特异性变应原的检测

哮喘患者大多数伴有过敏体质，对众多的变应原和刺激物敏感

测定变应性指标结合病史有助于对患者的病因诊断和脱离致敏因素的接触

二、护理诊断

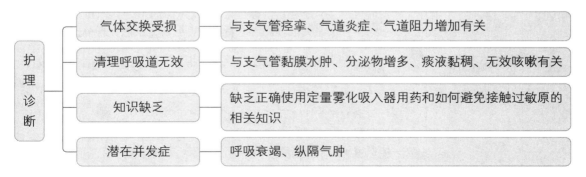

护理诊断		
	气体交换受损	与支气管痉挛、气道炎症、气道阻力增加有关
	清理呼吸道无效	与支气管黏膜水肿、分泌物增多、痰液黏稠、无效咳嗽有关
	知识缺乏	缺乏正确使用定量雾化吸入器用药和如何避免接触过敏原的相关知识
	潜在并发症	呼吸衰竭、纵隔气肿

三、护理措施

1. 一般护理

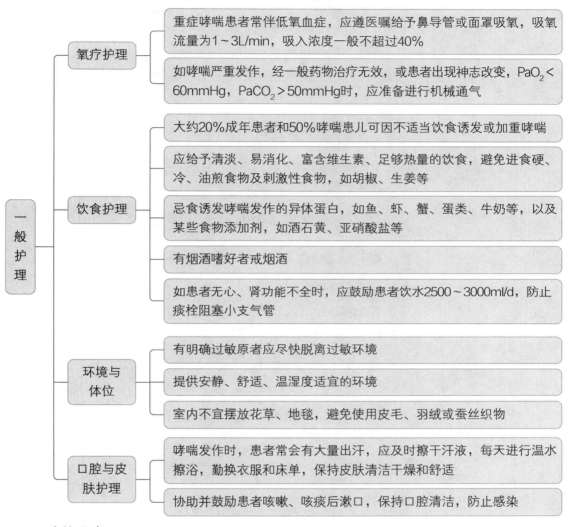

一般护理
- 氧疗护理
  - 重症哮喘患者常伴低氧血症，应遵医嘱给予鼻导管或面罩吸氧，吸氧流量为1～3L/min，吸入浓度一般不超过40%
  - 如哮喘严重发作，经一般药物治疗无效，或患者出现神志改变，$PaO_2 < 60mmHg$，$PaCO_2 > 50mmHg$时，应准备进行机械通气
- 饮食护理
  - 大约20%成年患者和50%哮喘患儿可因不适当饮食诱发或加重哮喘
  - 应给予清淡、易消化、富含维生素、足够热量的饮食，避免进食硬、冷、油煎食物及刺激性食物，如胡椒、生姜等
  - 忌食诱发哮喘发作的异体蛋白，如鱼、虾、蟹、蛋类、牛奶等，以及某些食物添加剂，如酒石黄、亚硝酸盐等
  - 有烟酒嗜好者戒烟酒
  - 如患者无心、肾功能不全时，应鼓励患者饮水2500～3000ml/d，防止痰栓阻塞小支气管
- 环境与体位
  - 有明确过敏原者应尽快脱离过敏环境
  - 提供安静、舒适、温湿度适宜的环境
  - 室内不宜摆放花草、地毯，避免使用皮毛、羽绒或蚕丝织物
- 口腔与皮肤护理
  - 哮喘发作时，患者常会有大量出汗，应及时擦干汗液，每天进行温水擦浴，勤换衣服和床单，保持皮肤清洁干燥和舒适
  - 协助并鼓励患者咳嗽、咳痰后漱口，保持口腔清洁，防止感染

2. 病情观察

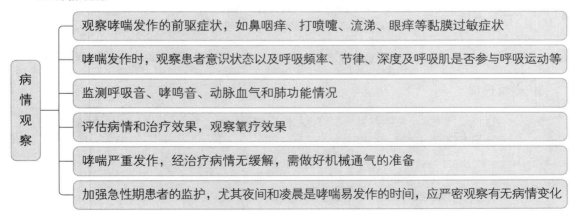

病情观察
- 观察哮喘发作的前驱症状，如鼻咽痒、打喷嚏、流涕、眼痒等黏膜过敏症状
- 哮喘发作时，观察患者意识状态以及呼吸频率、节律、深度及呼吸肌是否参与呼吸运动等
- 监测呼吸音、哮鸣音、动脉血气和肺功能情况
- 评估病情和治疗效果，观察氧疗效果
- 哮喘严重发作，经治疗病情无缓解，需做好机械通气的准备
- 加强急性期患者的监护，尤其夜间和凌晨是哮喘易发作的时间，应严密观察有无病情变化

3. 用药护理

观察药物疗效和不良反应。

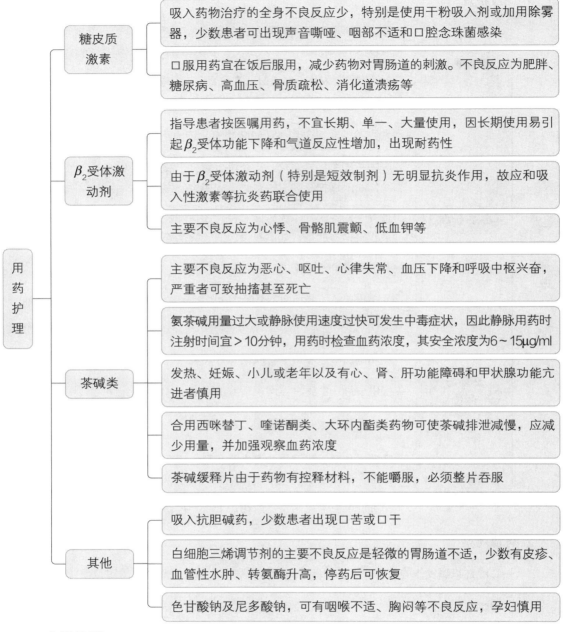

糖皮质激素
- 吸入药物治疗的全身不良反应少，特别是使用干粉吸入剂或加用除雾器，少数患者可出现声音嘶哑、咽部不适和口腔念珠菌感染
- 口服用药宜在饭后服用，减少药物对胃肠道的刺激。不良反应为肥胖、糖尿病、高血压、骨质疏松、消化道溃疡等

β_2受体激动剂
- 指导患者按医嘱用药，不宜长期、单一、大量使用，因长期使用易引起β_2受体功能下降和气道反应性增加，出现耐药性
- 由于β_2受体激动剂（特别是短效制剂）无明显抗炎作用，故应和吸入性激素等抗炎药联合使用
- 主要不良反应为心悸、骨骼肌震颤、低血钾等

茶碱类
- 主要不良反应为恶心、呕吐、心律失常、血压下降和呼吸中枢兴奋，严重者可致抽搐甚至死亡
- 氨茶碱用量过大或静脉使用速度过快可发生中毒症状，因此静脉用药时注射时间宜＞10分钟，用药时检查血药浓度，其安全浓度为6～15μg/ml
- 发热、妊娠、小儿或老年以及有心、肾、肝功能障碍和甲状腺功能亢进者慎用
- 合用西咪替丁、喹诺酮类、大环内酯类药物可使茶碱排泄减慢，应减少用量，并加强观察血药浓度
- 茶碱缓释片由于药物有控释材料，不能嚼服，必须整片吞服

其他
- 吸入抗胆碱药，少数患者出现口苦或口干
- 白细胞三烯调节剂的主要不良反应是轻微的胃肠道不适，少数有皮疹、血管性水肿、转氨酶升高，停药后可恢复
- 色甘酸钠及尼多酸钠，可有咽喉不适、胸闷等不良反应，孕妇慎用

4. 心理护理

心理护理
- 精神心理因素在哮喘的发生发展过程中起重要作用，培养良好情绪和战胜疾病的信心是治疗哮喘和护理的重要内容
- 护理人员应体谅和同情患者的痛苦，尤其对于慢性哮喘治疗效果不佳的患者更应关心，给予心理疏导和健康教育，使患者保持规律生活和乐观情绪

四、健康教育

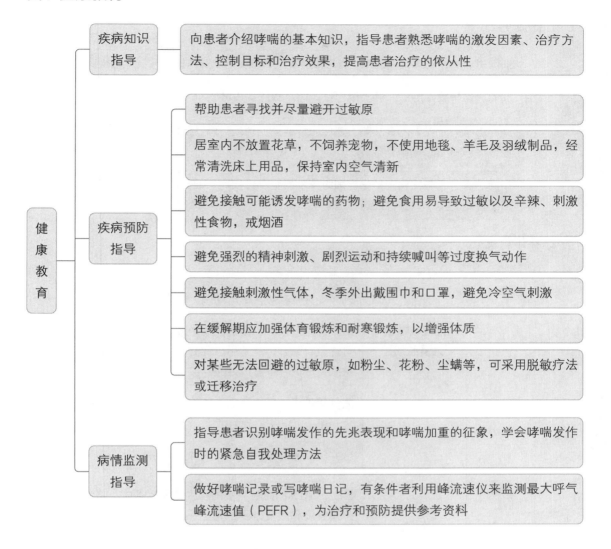

健康教育

疾病知识指导 — 向患者介绍哮喘的基本知识，指导患者熟悉哮喘的激发因素、治疗方法、控制目标和治疗效果，提高患者治疗的依从性

疾病预防指导
- 帮助患者寻找并尽量避开过敏原
- 居室内不放置花草，不饲养宠物，不使用地毯、羊毛及羽绒制品，经常清洗床上用品，保持室内空气清新
- 避免接触可能诱发哮喘的药物；避免食用易导致过敏以及辛辣、刺激性食物，戒烟酒
- 避免强烈的精神刺激、剧烈运动和持续喊叫等过度换气动作
- 避免接触刺激性气体，冬季外出戴围巾和口罩，避免冷空气刺激
- 在缓解期应加强体育锻炼和耐寒锻炼，以增强体质
- 对某些无法回避的过敏原，如粉尘、花粉、尘螨等，可采用脱敏疗法或迁移治疗

病情监测指导
- 指导患者识别哮喘发作的先兆表现和哮喘加重的征象，学会哮喘发作时的紧急自我处理方法
- 做好哮喘记录或写哮喘日记，有条件者利用峰流速仪来监测最大呼气峰流速值（PEFR），为治疗和预防提供参考资料

第八节 支气管扩张症的护理

支气管扩张症是指由支气管及其周围肺组织的慢性炎症导致管壁肌肉和弹性组织破坏而引起的管腔异常和持久性扩张。临床特点为慢性咳嗽、咳大量脓性痰和（或）反复咯血。患者常有童年麻疹、百日咳或支气管肺炎等病史。支气管扩张症的发生与支气管-肺组织感染和支气管阻塞、支气管先天发育障碍以及机体免疫功能失调等因素有关，其中支气管-肺组织感染和支气管阻塞是支气管扩张症的基本病因。支气管扩张左下叶比右下叶多见，肺结核引起的支气管扩张多发生在上叶。

一、护理评估

1. 健康史

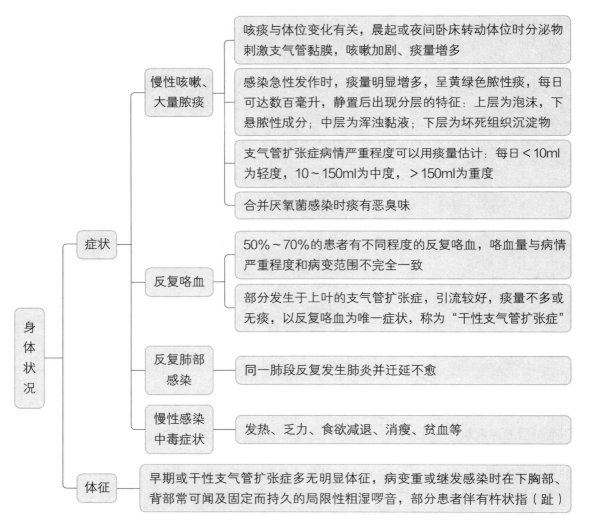

健康史
- 询问患者有无幼儿时期麻疹、百日咳、支气管肺炎以及肺结核、呼吸道感染反复发作史
- 询问有无异物、肿瘤、肿大淋巴结等阻塞或压迫支气管
- 询问患者有无先天发育缺陷、遗传因素或免疫功能失调性疾病，如肺囊性纤维化、遗传性α_1抗胰蛋白酶缺乏症等
- 询问患者有无与支气管扩张症同时伴发的全身性疾病，如类风湿关节炎、克罗恩病、溃疡性结肠炎、系统性红斑狼疮等

2. 身体状况

身体状况

症状

慢性咳嗽、大量脓痰
- 咳痰与体位变化有关，晨起或夜间卧床转动体位时分泌物刺激支气管黏膜，咳嗽加剧、痰量增多
- 感染急性发作时，痰量明显增多，呈黄绿色脓性痰，每日可达数百毫升，静置后出现分层的特征：上层为泡沫，下悬脓性成分；中层为浑浊黏液；下层为坏死组织沉淀物
- 支气管扩张症病情严重程度可以用痰量估计：每日 <10ml 为轻度，10~150ml 为中度，>150ml 为重度
- 合并厌氧菌感染时痰有恶臭味

反复咯血
- 50%~70% 的患者有不同程度的反复咯血，咯血量与病情严重程度和病变范围不完全一致
- 部分发生于上叶的支气管扩张症，引流较好，痰量不多或无痰，以反复咯血为唯一症状，称为"干性支气管扩张症"

反复肺部感染
- 同一肺段反复发生肺炎并迁延不愈

慢性感染中毒症状
- 发热、乏力、食欲减退、消瘦、贫血等

体征
- 早期或干性支气管扩张症多无明显体征，病变重或继发感染时在下胸部、背部常可闻及固定而持久的局限性粗湿啰音，部分患者伴有杵状指（趾）

3. 心理-社会状况

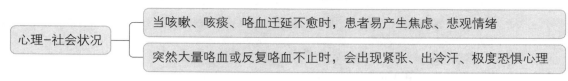

心理-社会状况
- 当咳嗽、咳痰、咯血迁延不愈时，患者易产生焦虑、悲观情绪
- 突然大量咯血或反复咯血不止时，会出现紧张、出冷汗、极度恐惧心理

4. 辅助检查

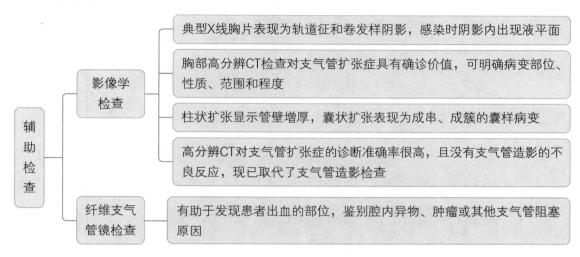

辅助检查
- 影像学检查
  - 典型X线胸片表现为轨道征和卷发样阴影，感染时阴影内出现液平面
  - 胸部高分辨CT检查对支气管扩张症具有确诊价值，可明确病变部位、性质、范围和程度
  - 柱状扩张显示管壁增厚，囊状扩张表现为成串、成簇的囊样病变
  - 高分辨CT对支气管扩张症的诊断准确率很高，且没有支气管造影的不良反应，现已取代了支气管造影检查
- 纤维支气管镜检查
  - 有助于发现患者出血的部位，鉴别腔内异物、肿瘤或其他支气管阻塞原因

二、护理诊断

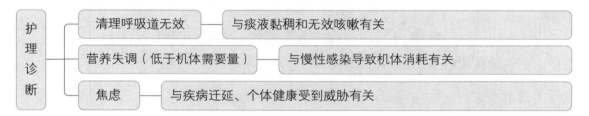

护理诊断
- 清理呼吸道无效 —— 与痰液黏稠和无效咳嗽有关
- 营养失调（低于机体需要量）—— 与慢性感染导致机体消耗有关
- 焦虑 —— 与疾病迁延、个体健康受到威胁有关

三、护理措施

1. 一般护理

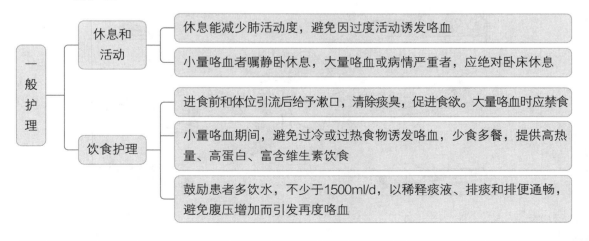

一般护理
- 休息和活动
  - 休息能减少肺活动度，避免因过度活动诱发咯血
  - 小量咯血者嘱静卧休息，大量咯血或病情严重者，应绝对卧床休息
- 饮食护理
  - 进食前和体位引流后给予漱口，清除痰臭，促进食欲。大量咯血时应禁食
  - 小量咯血期间，避免过冷或过热食物诱发咯血，少食多餐，提供高热量、高蛋白、富含维生素饮食
  - 鼓励患者多饮水，不少于1500ml/d，以稀释痰液、排痰和排便通畅，避免腹压增加而引发再度咯血

2. 病情观察

病情观察

- 观察痰液量、颜色、性质、气味，与体位的关系，静置后是否分层，并记录24小时排痰量
- 观察咯血量、颜色、性质。咯血量多需观察患者有无胸闷、气急、发绀、面色苍白、大汗淋漓或呼吸困难等
- 密切观察有无发热、消瘦、贫血等全身症状

3. 大量咯血和窒息抢救

大量咯血和窒息抢救

- 患者静卧休息，协助患者取患侧卧位，有利于健侧通气
- 注意饮食护理，以少量温凉流质为主，大量咯血时应禁食
- 观察咯血的色、质、量和出血速度，密切监测血压、脉搏、呼吸、瞳孔和意识状态等变化
- 鼓励患者尽量轻轻将血咳出，不可屏气
- 若咯血时患者突然出现精神紧张、坐卧不安、面色晦暗、咯血不畅常提示为窒息先兆
- 如果患者咯血突然减少或停止、胸闷、气促、张口瞪目、表情恐怖、双手乱抓、大汗淋漓、发绀明显、大小便失禁，甚至意识丧失等，提示发生窒息。应立即取头低脚高45°俯卧位，头侧向一侧，轻拍背部，迅速排除气道内和口咽部的血块，保持呼吸道通畅
- 必要时机械吸痰，给予高浓度吸氧，做好行气管插管或气管切开的急救准备，及时解除呼吸道阻塞

4. 体位引流

体位引流是利用重力作用，促使气道和肺内的分泌物排出体外，适用于支气管扩张和肺脓肿等大量痰液而排出不畅时（见图1-3）。

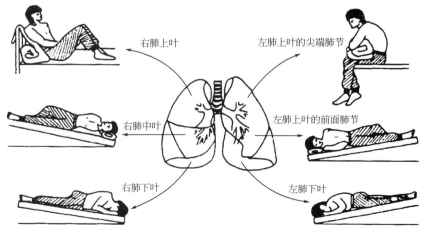

图 1-3　体位引流示意图

图解实用内科临床护理

体位引流	引流前向患者解释体位引流的目的和注意事项，消除顾虑，取得配合
	痰液黏稠不易引流时，可以先用生理盐水雾化吸入使痰变稀，或遵医嘱给予祛痰药物或支气管舒张剂缓解小支气管痉挛，也可以用糜蛋白酶2.5~5mg，庆大霉素5万~10万单位以生理盐水5~10ml稀释，利于痰液引流
	体位引流时根据病变部位和患者的耐受程度，采取痰液易于流出的体位
	体位的选择原则上是使患侧处于高处，引流支气管开口向下，使病变处于有效的引流位置
	首先引流上叶，然后引流下叶后基底段。每次引流15~30分钟，每日2~4次，一般可安排在饭前1小时，饭后或鼻饲后1~3小时进行
	引流期间鼓励患者咳嗽，间歇做深呼吸后用力咳痰。具体做法：先做5~6次深呼吸，深吸气后保持张口，并连续轻咳；待痰液咳到咽部时，再用力将痰液咳出
	引流过程中注意观察，若患者出现咯血、发绀、头晕、出汗、疲劳等情况，应及时终止引流
	患者痰量较多时，应注意将痰液逐渐咳出，以防发生痰量过多涌出而窒息。大量咯血、高血压、心力衰竭及高龄患者为体位引流禁忌证
	引流完毕给予漱口。记录排出的痰量及性质。同时用手轻拍患部胸部以提高引流效果

5. 胸部叩击方法

拍背起到震动作用，使痰液松动，利于咯出，同时也可减轻患者呼吸肌做功，减少氧耗。多为体位引流的辅助治疗手段。

胸部叩击方法	先向患者解释治疗的目的和操作过程
	听诊，结合胸片评估肺部情况
	操作者站立在叩击肺叶的对侧，双手五指并拢，手掌空心为杯状，掌指关节自然成120°~150°
	肩部放松，以手腕的力量按45次/分的频率均匀拍背部，利用手掌大鱼际肌、小鱼际肌或整个手掌缘紧贴皮肤震动，相邻两次拍背震动的部位应重叠1/3，自下而上、自外而内
	可单人或双人操作，单人双手交替叩击痰液积聚部位。避开肾区、肝区、脾区、脊柱、胸骨、切口处和胸腔引流管处
	叩击按肺叶进行，每一肺叶叩击2~3分钟。拍背治疗，可能使患者感到疼痛，如在叩击部位垫以薄毛巾可使疼痛缓解
	避免进食后立即进行拍背，多发肋骨骨折、肺挫伤、皮下气肿、肺大泡、不稳定的头颅及脊髓损伤、骨质疏松、全身出血倾向、恶性肿瘤骨转移、可疑肺结核、肺癌、主诉胸痛（气胸、胸腔出血等胸部损伤）、脓胸未引流、近期曾放置经静脉或经皮起搏器者为禁忌证

6. 振颤

振颤
- 患者取平卧或侧卧位，治疗者以双手交叉取位于肺底部，随患者呼气做自下而上的按摩振颤动作
- 通过快速振动，使胸壁间断地压缩，利于小气道分泌物的排出
- 这种治疗手法用于体位引流中比拍背效果更好，将手放置引流区域振颤即可

7. 用药护理

用药护理
- 垂体后叶素可收缩小动脉，减少肺血流量，从而减轻咯血，但也能引起子宫、肠道平滑肌收缩和冠状动脉收缩，故冠心病、高血压患者及孕妇忌用
- 静脉点滴时速度勿快，以免引起恶心、便意、心悸、面色苍白等不良反应

8. 心理护理

心理护理
- 全面评估患者和家属对疾病的认识程度，解释支气管扩张反复发作的病因及治疗进展，减缓其焦虑不安心理感受
- 咯血时，要陪伴安慰患者，保持情绪稳定，避免因情绪波动加重出血

四、健康教育

健康教育
- 支气管扩张症的发生与呼吸道感染、支气管阻塞密切相关，因此必须向患者及家属宣传预防呼吸道感染的重要性
- 指导患者正确认识、对待疾病，积极配合治疗
- 及时治疗上呼吸道病灶，避免受凉，减少刺激性气体吸入，吸烟者应戒烟
- 注意口腔卫生，既可防止呼吸道感染，又能去除呼吸臭味
- 培养患者自我保健意识和能力，学会自我检测病情，掌握体位引流。有肺气肿者，应鼓励和指导其进行适当的呼吸运动锻炼，促进呼吸功能改善，恢复肺功能
- 生活起居要有规律，注意劳逸结合，保证适当休息
- 加强营养，保证每日所需，以增强机体抵抗力

第九节　肺炎的护理

肺炎是指终末气道、肺泡和肺间质的炎症，可由病原微生物、理化因素、免疫损伤、过敏及药物所致。

一、护理评估

1.健康史

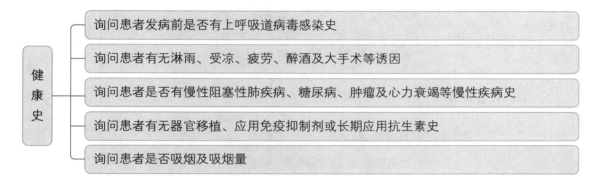

健康史
- 询问患者发病前是否有上呼吸道病毒感染史
- 询问患者有无淋雨、受凉、疲劳、醉酒及大手术等诱因
- 询问患者是否有慢性阻塞性肺疾病、糖尿病、肿瘤及心力衰竭等慢性疾病史
- 询问患者有无器官移植、应用免疫抑制剂或长期应用抗生素史
- 询问患者是否吸烟及吸烟量

2.身体状况

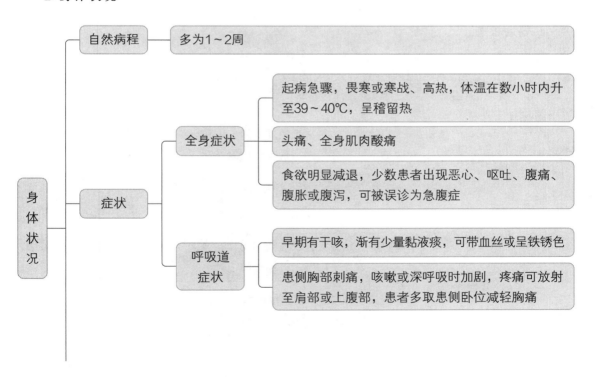

身体状况
- 自然病程 —— 多为1~2周
- 症状
  - 全身症状
    - 起病急骤，畏寒或寒战、高热，体温在数小时内升至39~40℃，呈稽留热
    - 头痛、全身肌肉酸痛
    - 食欲明显减退，少数患者出现恶心、呕吐、腹痛、腹胀或腹泻，可被误诊为急腹症
  - 呼吸道症状
    - 早期有干咳，渐有少量黏液痰，可带血丝或呈铁锈色
    - 患侧胸部刺痛，咳嗽或深呼吸时加剧，疼痛可放射至肩部或上腹部，患者多取患侧卧位减轻胸痛

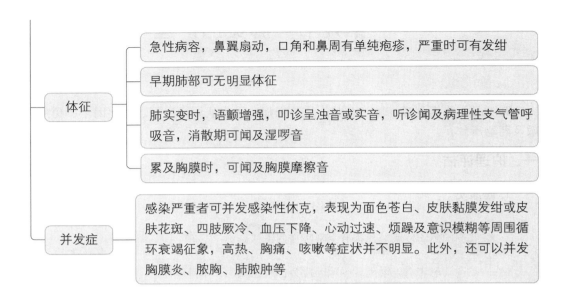

体征

急性病容，鼻翼扇动，口角和鼻周有单纯疱疹，严重时可有发绀

早期肺部可无明显体征

肺实变时，语颤增强，叩诊呈浊音或实音，听诊闻及病理性支气管呼吸音，消散期可闻及湿啰音

累及胸膜时，可闻及胸膜摩擦音

并发症

感染严重者可并发感染性休克，表现为面色苍白、皮肤黏膜发绀或皮肤花斑、四肢厥冷、血压下降、心动过速、烦躁及意识模糊等周围循环衰竭征象，高热、胸痛、咳嗽等症状并不明显。此外，还可以并发胸膜炎、脓胸、肺脓肿等

3. 心理-社会状况

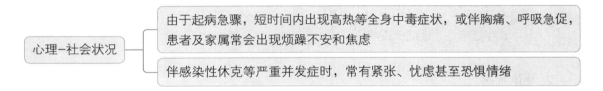

心理-社会状况

由于起病急骤，短时间内出现高热等全身中毒症状，或伴胸痛、呼吸急促，患者及家属常会出现烦躁不安和焦虑

伴感染性休克等严重并发症时，常有紧张、忧虑甚至恐惧情绪

4. 辅助检查

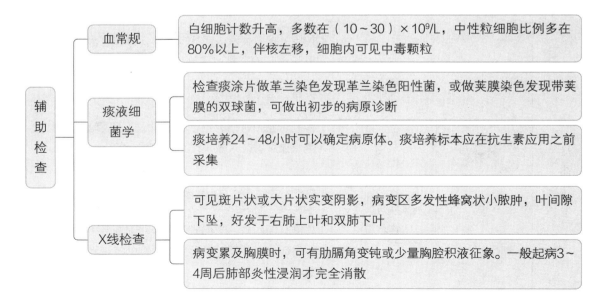

辅助检查

血常规

白细胞计数升高，多数在（10～30）×10⁹/L，中性粒细胞比例多在80%以上，伴核左移，细胞内可见中毒颗粒

痰液细菌学

检查痰涂片做革兰染色发现革兰染色阳性菌，或做荚膜染色发现带荚膜的双球菌，可做出初步的病原诊断

痰培养24～48小时可以确定病原体。痰培养标本应在抗生素应用之前采集

X线检查

可见斑片状或大片状实变阴影，病变区多发性蜂窝状小脓肿，叶间隙下坠，好发于右肺上叶和双肺下叶

病变累及胸膜时，可有肋膈角变钝或少量胸腔积液征象。一般起病3～4周后肺部炎性浸润才完全消散

二、护理诊断

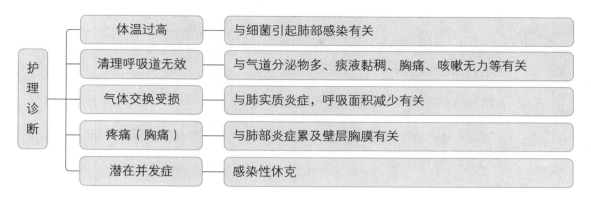

护理诊断
- 体温过高 —— 与细菌引起肺部感染有关
- 清理呼吸道无效 —— 与气道分泌物多、痰液黏稠、胸痛、咳嗽无力等有关
- 气体交换受损 —— 与肺实质炎症，呼吸面积减少有关
- 疼痛（胸痛） —— 与肺部炎症累及壁层胸膜有关
- 潜在并发症 —— 感染性休克

三、护理措施

1. 一般护理

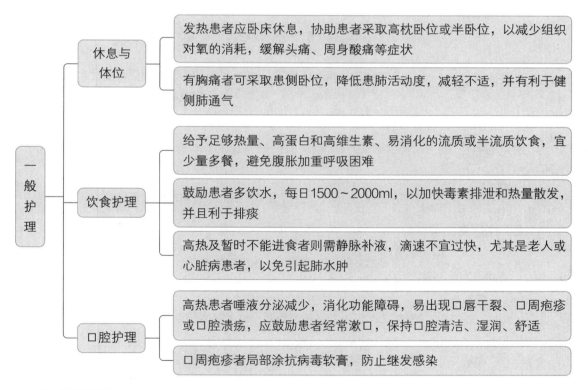

一般护理
- 休息与体位
  - 发热患者应卧床休息，协助患者采取高枕卧位或半卧位，以减少组织对氧的消耗，缓解头痛、周身酸痛等症状
  - 有胸痛者可采取患侧卧位，降低患肺活动度，减轻不适，并有利于健侧肺通气
- 饮食护理
  - 给予足够热量、高蛋白和高维生素、易消化的流质或半流质饮食，宜少量多餐，避免腹胀加重呼吸困难
  - 鼓励患者多饮水，每日1500~2000ml，以加快毒素排泄和热量散发，并且利于排痰
  - 高热及暂时不能进食者则需静脉补液，滴速不宜过快，尤其是老人或心脏病患者，以免引起肺水肿
- 口腔护理
  - 高热患者唾液分泌减少，消化功能障碍，易出现口唇干裂、口周疱疹或口腔溃疡，应鼓励患者经常漱口，保持口腔清洁、湿润、舒适
  - 口周疱疹者局部涂抗病毒软膏，防止继发感染

2. 病情观察

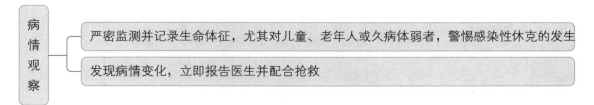

病情观察
- 严密监测并记录生命体征，尤其对儿童、老年人或久病体弱者，警惕感染性休克的发生
- 发现病情变化，立即报告医生并配合抢救

3. 对症护理

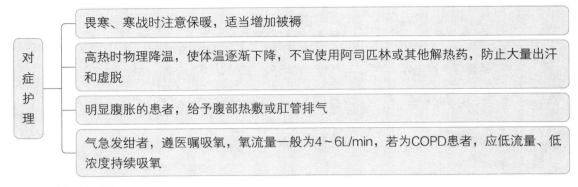

对症护理
- 畏寒、寒战时注意保暖，适当增加被褥
- 高热时物理降温，使体温逐渐下降，不宜使用阿司匹林或其他解热药，防止大量出汗和虚脱
- 明显腹胀的患者，给予腹部热敷或肛管排气
- 气急发绀者，遵医嘱吸氧，氧流量一般为4～6L/min，若为COPD患者，应低流量、低浓度持续吸氧

4. 用药护理

遵医嘱使用抗生素，注意观察疗效和不良反应。

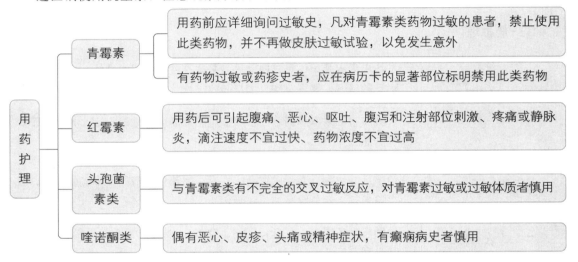

用药护理
- 青霉素
  - 用药前应详细询问过敏史，凡对青霉素类药物过敏的患者，禁止使用此类药物，并不再做皮肤过敏试验，以免发生意外
  - 有药物过敏或药疹史者，应在病历卡的显著部位标明禁用此类药物
- 红霉素
  - 用药后可引起腹痛、恶心、呕吐、腹泻和注射部位刺激、疼痛或静脉炎，滴注速度不宜过快、药物浓度不宜过高
- 头孢菌素类
  - 与青霉素类有不完全的交叉过敏反应，对青霉素过敏或过敏体质者慎用
- 喹诺酮类
  - 偶有恶心、皮疹、头痛或精神症状，有癫痫病史者慎用

5. 感染性休克抢救配合

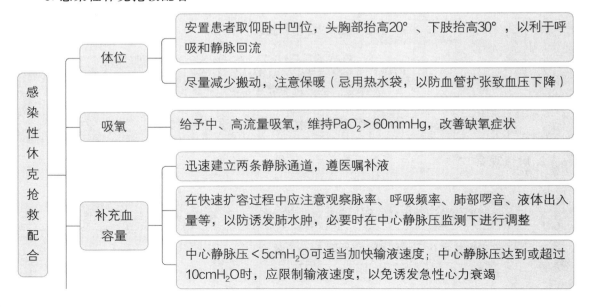

感染性休克抢救配合
- 体位
  - 安置患者取仰卧中凹位，头胸部抬高20°、下肢抬高30°，以利于呼吸和静脉回流
  - 尽量减少搬动，注意保暖（忌用热水袋，以防血管扩张致血压下降）
- 吸氧
  - 给予中、高流量吸氧，维持$PaO_2 > 60mmHg$，改善缺氧症状
- 补充血容量
  - 迅速建立两条静脉通道，遵医嘱补液
  - 在快速扩容过程中应注意观察脉率、呼吸频率、肺部啰音、液体出入量等，以防诱发肺水肿，必要时在中心静脉压监测下进行调整
  - 中心静脉压 $< 5cmH_2O$ 可适当加快输液速度；中心静脉压达到或超过 $10cmH_2O$ 时，应限制输液速度，以免诱发急性心力衰竭

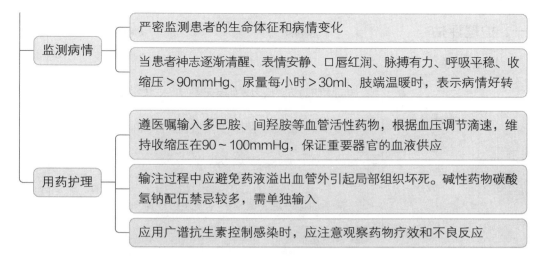

監測病情 — 严密监测患者的生命体征和病情变化

監測病情 — 当患者神志逐渐清醒、表情安静、口唇红润、脉搏有力、呼吸平稳、收缩压＞90mmHg、尿量每小时＞30ml、肢端温暖时，表示病情好转

用药护理 — 遵医嘱输入多巴胺、间羟胺等血管活性药物，根据血压调节滴速，维持收缩压在90～100mmHg，保证重要器官的血液供应

用药护理 — 输注过程中应避免药液溢出血管外引起局部组织坏死。碱性药物碳酸氢钠配伍禁忌较多，需单独输入

用药护理 — 应用广谱抗生素控制感染时，应注意观察药物疗效和不良反应

6. 心理护理

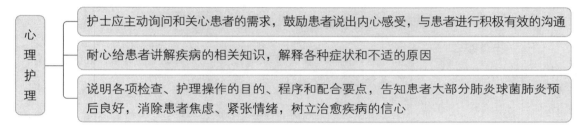

心理护理 — 护士应主动询问和关心患者的需求，鼓励患者说出内心感受，与患者进行积极有效的沟通

心理护理 — 耐心给患者讲解疾病的相关知识，解释各种症状和不适的原因

心理护理 — 说明各项检查、护理操作的目的、程序和配合要点，告知患者大部分肺炎球菌肺炎预后良好，消除患者焦虑、紧张情绪，树立治愈疾病的信心

四、健康教育

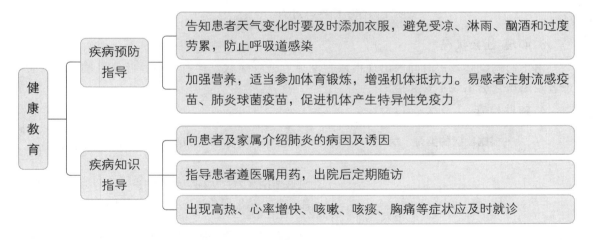

疾病预防指导 — 告知患者天气变化时要及时添加衣服，避免受凉、淋雨、酗酒和过度劳累，防止呼吸道感染

疾病预防指导 — 加强营养，适当参加体育锻炼，增强机体抵抗力。易感者注射流感疫苗、肺炎球菌疫苗，促进机体产生特异性免疫力

疾病知识指导 — 向患者及家属介绍肺炎的病因及诱因

疾病知识指导 — 指导患者遵医嘱用药，出院后定期随访

疾病知识指导 — 出现高热、心率增快、咳嗽、咳痰、胸痛等症状应及时就诊

第十节　肺脓肿的护理

　　肺脓肿是由多种病原菌引起的肺组织坏死性病变，形成包含坏死物或液化坏死物的脓腔。临床特征为高热、咳嗽和咳大量脓臭痰。本病可见于任何年龄，青壮年男性及年老体弱有基础疾病者多见。

一、护理评估

1. 健康史

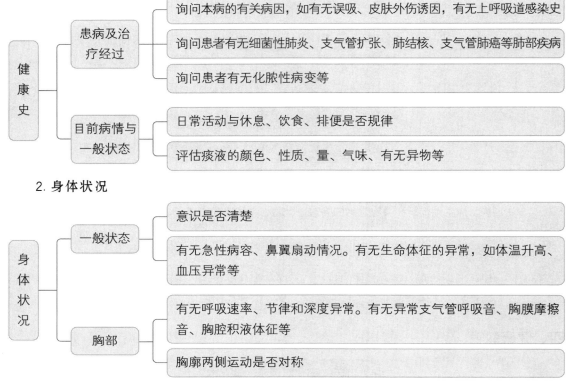

2. 身体状况

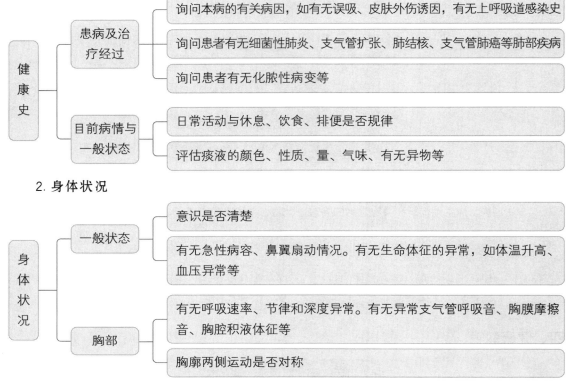

3. 心理-社会状况

由于起病急骤，短时间内出现畏寒、发热等全身症状，伴有咳嗽、咳痰、胸闷、气促，患者及家属常会出现不安和焦虑。

4. 辅助检查

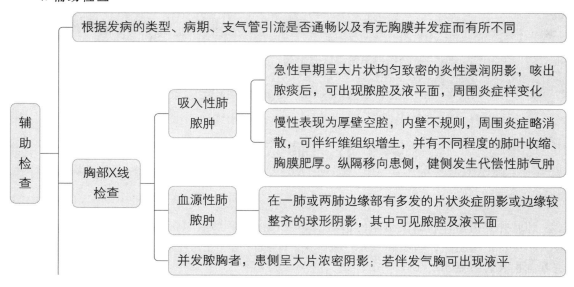

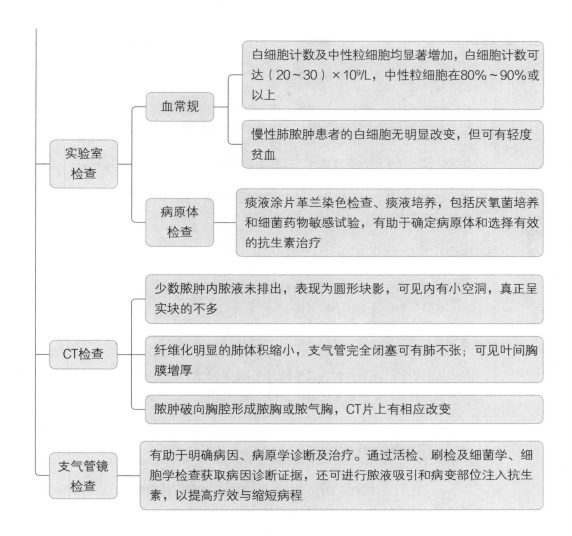

实验室检查

血常规
- 白细胞计数及中性粒细胞均显著增加，白细胞计数可达（20~30）×10⁹/L，中性粒细胞在80%~90%或以上
- 慢性肺脓肿患者的白细胞无明显改变，但可有轻度贫血

病原体检查
- 痰液涂片革兰染色检查、痰液培养，包括厌氧菌培养和细菌药物敏感试验，有助于确定病原体和选择有效的抗生素治疗

CT检查
- 少数脓肿内脓液未排出，表现为圆形块影，可见内有小空洞，真正呈实块的不多
- 纤维化明显的肺体积缩小，支气管完全闭塞可有肺不张；可见叶间胸膜增厚
- 脓肿破向胸腔形成脓胸或脓气胸，CT片上有相应改变

支气管镜检查
- 有助于明确病因、病原学诊断及治疗。通过活检、刷检及细菌学、细胞学检查获取病因诊断证据，还可进行脓液吸引和病变部位注入抗生素，以提高疗效与缩短病程

二、护理诊断

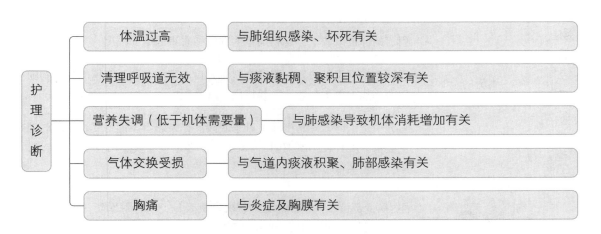

护理诊断		
体温过高	与肺组织感染、坏死有关
清理呼吸道无效	与痰液黏稠、聚积且位置较深有关
营养失调（低于机体需要量）	与肺感染导致机体消耗增加有关
气体交换受损	与气道内痰液积聚、肺部感染有关
胸痛	与炎症及胸膜有关

三、护理措施

护理措施
- 严密观察并记录患者生命体征的变化
- 高热患者可采用乙醇擦浴、冰袋、冰毯机等措施物理降温，以逐渐降温为宜，防止虚脱。患者出汗时，及时协助擦汗、更换衣服，避免受凉
- 教会并鼓励患者进行有效咳嗽，经常活动和变换体位，以利于痰液排出
- 鼓励患者每天饮水1500ml以上，以稀释痰液而易于咳出。观察痰的颜色、性质、气味和静置后是否分层，准确记录24小时痰量
- 体位引流
- 遵医嘱给予抗生素、祛痰药、支气管舒张药，或给予雾化吸入，以利于痰液稀释、排出。观察药物的疗效及不良反应
- 做好患者的口腔护理，晨起、饭后、体位引流后及临睡前协助患者漱口
- 给予高蛋白质、高维生素、高热量、易消化的饮食，避免油腻、辛辣刺激食物，影响呼吸道防御能力。食欲欠佳者可少量多餐
- 根据患者的社会背景及性格特点，对每个患者提供个体化心理支持，并给予心理疏导和安慰，以增强战胜疾病的信心

体位引流的护理

引流前准备
- 向患者解释体位引流的目的、过程、注意事项，监测生命体征和肺部听诊，明确病变部位
- 引流前15分钟遵医嘱给予支气管扩张药雾化吸入。备好排痰用纸或可弃去的一次性容器

引流的体位
- 引流的体位取决于分泌物潴留的部位和患者的耐受程度
- 原则上抬高患部位置，引流支气管开口向下，有利于潴留的分泌物随重力作用流入支气管和气管排出
- 首先引流上叶，然后引流下叶基底段。如果患者不能耐受，应及时调整姿势。头外伤、胸部创伤、咯血、严重心血管疾病和病情不稳定者，不宜采用头低位进行引流

引流时间
- 根据病变部位、病情和患者的状况，每天1～3次，每次15～20分钟，一般于饭前1小时，饭后或鼻饲后1～3小时进行

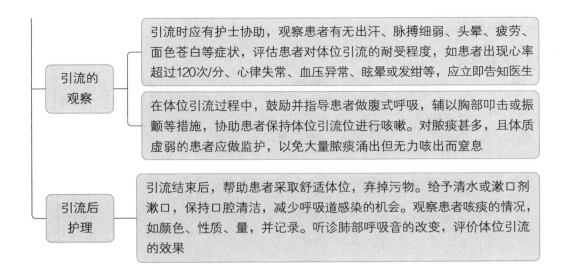

	引流的观察	引流时应有护士协助，观察患者有无出汗、脉搏细弱、头晕、疲劳、面色苍白等症状，评估患者对体位引流的耐受程度，如患者出现心率超过120次/分、心律失常、血压异常、眩晕或发绀等，应立即告知医生
		在体位引流过程中，鼓励并指导患者做腹式呼吸，辅以胸部叩击或振颤等措施，协助患者保持体位引流位进行咳嗽。对脓痰甚多，且体质虚弱的患者应做监护，以免大量脓痰涌出但无力咳出而窒息
	引流后护理	引流结束后，帮助患者采取舒适体位，弃掉污物。给予清水或漱口剂漱口，保持口腔清洁，减少呼吸道感染的机会。观察患者咳痰的情况，如颜色、性质、量，并记录。听诊肺部呼吸音的改变，评价体位引流的效果

四、健康教育

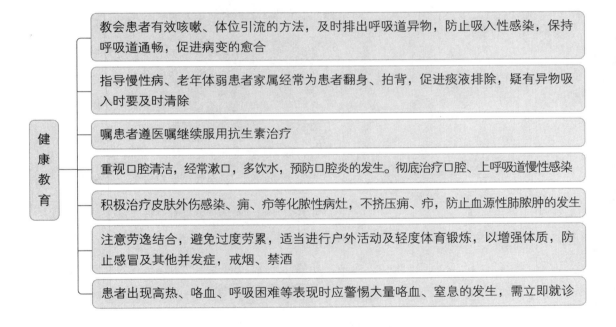

健康教育

- 教会患者有效咳嗽、体位引流的方法，及时排出呼吸道异物，防止吸入性感染，保持呼吸道通畅，促进病变的愈合
- 指导慢性病、老年体弱患者家属经常为患者翻身、拍背，促进痰液排除，疑有异物吸入时要及时清除
- 嘱患者遵医嘱继续服用抗生素治疗
- 重视口腔清洁，经常漱口，多饮水，预防口腔炎的发生。彻底治疗口腔、上呼吸道慢性感染
- 积极治疗皮肤外伤感染、痈、疖等化脓性病灶，不挤压痈、疖，防止血源性肺脓肿的发生
- 注意劳逸结合，避免过度劳累，适当进行户外活动及轻度体育锻炼，以增强体质，防止感冒及其他并发症，戒烟、禁酒
- 患者出现高热、咯血、呼吸困难等表现时应警惕大量咯血、窒息的发生，需立即就诊

第十一节　肺结核的护理

　　肺结核是结核分枝杆菌引起的肺部慢性传染性疾病，占各器官结核病总数的 80% ～ 90%。临床主要有低热、乏力、盗汗、食欲减退及消瘦等全身症状和咳嗽、咳痰、咯血等呼吸系统表现。结核病是全球流行的传染性疾病之一，在全球所有传染性疾病中，结核病仍是成年人的主要死因。

一、护理评估

1. 健康史

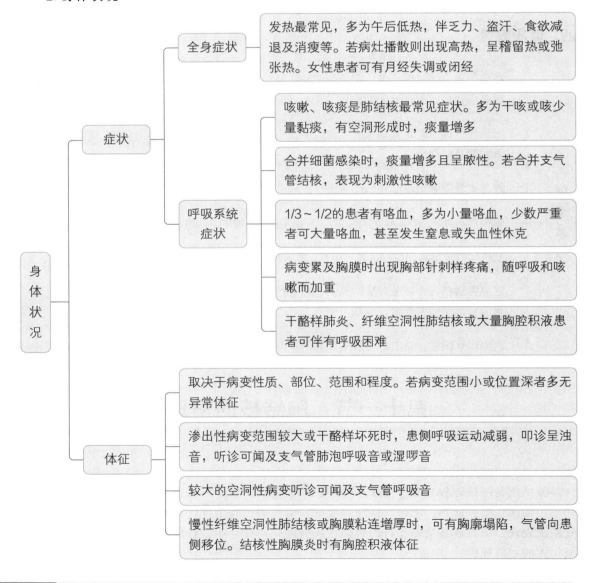

健康史 ┬ 询问患者有无与肺结核患者密切接触史、卡介苗接种史以及既往结核病病史

├ 询问患者有无导致机体免疫功能降低的疾病，如糖尿病、艾滋病、硅沉着病（矽肺）及营养不良等

├ 询问患者是否使用糖皮质激素、免疫抑制剂等药物

└ 了解患者的生活环境、居住条件和家庭经济状况

2. 身体状况

身体状况 ┬ 症状 ┬ 全身症状 — 发热最常见，多为午后低热，伴乏力、盗汗、食欲减退及消瘦等。若病灶播散则出现高热，呈稽留热或弛张热。女性患者可有月经失调或闭经

│ │

│ └ 呼吸系统症状 ┬ 咳嗽、咳痰是肺结核最常见症状。多为干咳或咳少量黏痰，有空洞形成时，痰量增多

│ ├ 合并细菌感染时，痰量增多且呈脓性。若合并支气管结核，表现为刺激性咳嗽

│ ├ 1/3～1/2的患者有咯血，多为小量咯血，少数严重者可大量咯血，甚至发生窒息或失血性休克

│ ├ 病变累及胸膜时出现胸部针刺样疼痛，随呼吸和咳嗽而加重

│ └ 干酪样肺炎、纤维空洞性肺结核或大量胸腔积液患者可伴有呼吸困难

└ 体征 ┬ 取决于病变性质、部位、范围和程度。若病变范围小或位置深者多无异常体征

├ 渗出性病变范围较大或干酪样坏死时，患侧呼吸运动减弱，叩诊呈浊音，听诊可闻及支气管肺泡呼吸音或湿啰音

├ 较大的空洞性病变听诊可闻及支气管呼吸音

└ 慢性纤维空洞性肺结核或胸膜粘连增厚时，可有胸廓塌陷，气管向患侧移位。结核性胸膜炎时有胸腔积液体征

图解实用内科临床护理

3. 心理-社会状况

心理-社会状况
- 肺结核病程长，具有传染性，住院隔离治疗使患者不能与家人或朋友有效交流，常有焦虑、孤独感
- 有些患者对疾病缺乏正确认识，担心患传染病后影响家庭生活、社交及工作，出现自卑、多虑，若治疗效果不明显，甚至有悲观厌世情绪
- 当结核毒性症状明显或大量咯血时，患者又会因此而出现紧张、恐惧心理

4. 辅助检查

辅助检查

- 痰结核分枝杆菌检查
  - 确诊肺结核最特异的方法和制订化疗方案、判断化疗效果的主要依据

- 影像学检查
  - 胸部X线检查是诊断肺结核的重要方法，可以早期发现肺结核，判断病变的部位、范围、性质、有无空洞以及空洞大小和洞壁厚薄等
  - 胸部X线表现因肺结核临床类型不同而异（见图1-4）
  - CT比普通胸片更早发现微小或隐蔽病灶，有助于结核病的诊断和肺部病变的鉴别

- 结核菌素试验
  - 对儿童、青少年的结核病诊断有参考意义
  - 目前世界卫生组织（WHO）推荐使用的结核菌素为纯蛋白衍化物（PPD）
  - 取PPD 0.1ml（5IU），在左前臂屈侧做皮内注射，48～72小时后测量注射部位硬结的横径和纵径，得出平均直径=（横径+纵径）/2
  - 硬结直径≤4mm为阴性（－），5～9mm为弱阳性（＋），10～19mm为阳性（＋＋），≥20mm或虽＜20mm但局部出现水疱、坏死或淋巴管炎为强阳性（＋＋＋）
  - 结核菌素试验阳性仅表示曾有结核分枝杆菌感染或接种过卡介苗，不一定患结核病
  - 3岁以下强阳性反应者，表示有新近感染的活动性结核
  - 结核菌素试验阴性除表示未接受过结核分枝杆菌感染外，还见于结核分枝杆菌感染后4～8周以内，处于变态反应前期。免疫力下降或免疫反应受抑制，如应用糖皮质激素或免疫抑制剂、人免疫缺陷病毒（HIV）感染、麻疹、水痘、营养不良或重症结核患者

- 纤维支气管镜检查
  - 可了解支气管黏膜炎症、增生和狭窄程度，对支气管结核的诊断有重要价值，也可获取组织标本进行病理学检查和结核分枝杆菌培养

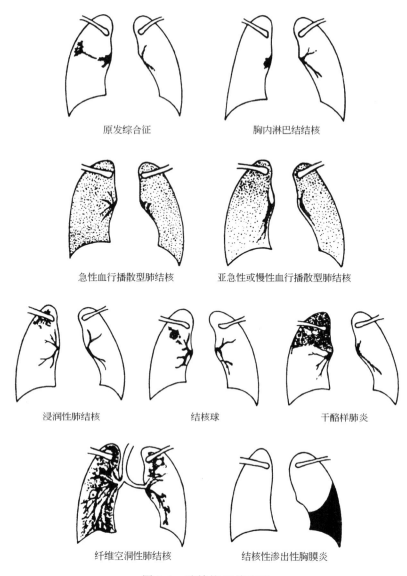

原发综合征　　　　　胸内淋巴结结核

急性血行播散型肺结核　　　亚急性或慢性血行播散型肺结核

浸润性肺结核　　　　结核球　　　　　干酪样肺炎

纤维空洞性肺结核　　　结核性渗出性胸膜炎

图 1-4　肺结核 X 线表现

二、护理诊断

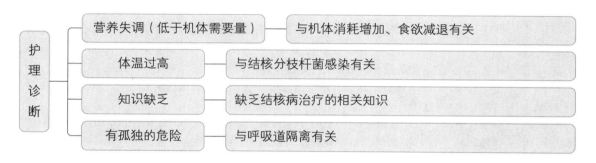

护理诊断	营养失调（低于机体需要量）	与机体消耗增加、食欲减退有关
	体温过高	与结核分枝杆菌感染有关
	知识缺乏	缺乏结核病治疗的相关知识
	有孤独的危险	与呼吸道隔离有关

图解实用内科临床护理

三、护理措施

1. 一般护理

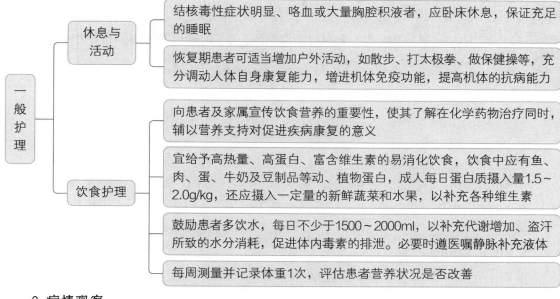

一般护理

休息与活动
- 结核毒性症状明显、咯血或大量胸腔积液者，应卧床休息，保证充足的睡眠
- 恢复期患者可适当增加户外活动，如散步、打太极拳、做保健操等，充分调动人体自身康复能力，增进机体免疫功能，提高机体的抗病能力

饮食护理
- 向患者及家属宣传饮食营养的重要性，使其了解在化学药物治疗同时，辅以营养支持对促进疾病康复的意义
- 宜给予高热量、高蛋白、富含维生素的易消化饮食，饮食中应有鱼、肉、蛋、牛奶及豆制品等动、植物蛋白，成人每日蛋白质摄入量1.5~2.0g/kg，还应摄入一定量的新鲜蔬菜和水果，以补充各种维生素
- 鼓励患者多饮水，每日不少于1500~2000ml，以补充代谢增加、盗汗所致的水分消耗，促进体内毒素的排泄。必要时遵医嘱静脉补充液体
- 每周测量并记录体重1次，评估患者营养状况是否改善

2. 病情观察

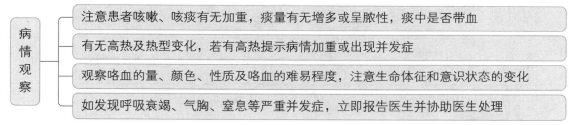

病情观察
- 注意患者咳嗽、咳痰有无加重，痰量有无增多或呈脓性，痰中是否带血
- 有无高热及热型变化，若有高热提示病情加重或出现并发症
- 观察咯血的量、颜色、性质及咯血的难易程度，注意生命体征和意识状态的变化
- 如发现呼吸衰竭、气胸、窒息等严重并发症，立即报告医生并协助医生处理

3. 对症护理

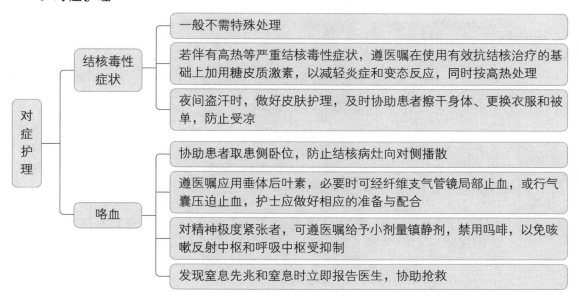

对症护理

结核毒性症状
- 一般不需特殊处理
- 若伴有高热等严重结核毒性症状，遵医嘱在使用有效抗结核治疗的基础上加用糖皮质激素，以减轻炎症和变态反应，同时按高热处理
- 夜间盗汗时，做好皮肤护理，及时协助患者擦干身体、更换衣服和被单，防止受凉

咯血
- 协助患者取患侧卧位，防止结核病灶向对侧播散
- 遵医嘱应用垂体后叶素，必要时可经纤维支气管镜局部止血，或行气囊压迫止血，护士应做好相应的准备与配合
- 对精神极度紧张者，可遵医嘱给予小剂量镇静剂，禁用吗啡，以免咳嗽反射中枢和呼吸中枢受抑制
- 发现窒息先兆和窒息时立即报告医生，协助抢救

4. 用药护理

用药护理
- 向患者及家属介绍抗结核药物的治疗知识，强调按医嘱用药、坚持全程治疗的意义，提高治疗依从性
- 整个化学治疗方案分为强化和巩固两个阶段，可采用每天用药或间歇用药两种治疗方案
- 护士需督促患者按医嘱服药。常用抗结核药物主要不良反应及注意事项（见表1-1）

表 1-1　常用抗结核药物及注意事项

药名	不良反应	注意事项
异烟肼 （H，INH）	周围神经炎、消化道反应，偶有肝功能损害	避免与抗酸药同服，以免影响异烟肼吸收；注意消化道反应、肢体远端感觉及精神状态；监测肝功能
利福平 （R，RFP）	肝损害、变态反应	服药后体液及分泌物呈橘黄色；与对氨基水杨酸钠、乙胺丁醇合用可加重肝毒性和视力损害；监测肝功能
链霉素 （S，SM）	听力障碍、眩晕、口周麻木、肾损害、过敏反应	用药前和用药后每1～2个月进行听力检查，注意有无平衡失调；监测尿常规及肾功能变化
吡嗪酰胺 （Z，PZA）	胃肠道不适、肝损害、高尿酸血症、关节痛	警惕肝脏毒性，监测肝功能；注意关节疼痛，监测血清尿酸；孕妇禁用
乙胺丁醇 （E，EMB）	球后视神经炎、胃肠道反应，偶有肝损害	用药后1～2个月进行1次视力和辨色力检查；幼儿禁用

5. 心理护理

心理护理
- 肺结核导致的躯体不适和肺结核的传染性，常使患者感到悲观、孤独无助，甚至不配合治疗
- 医护人员应充分理解和尊重患者，向患者介绍结核病的有关知识，让其了解结核病是可防可治的，树立战胜疾病的信心
- 指导患者进行自我心理调节，减少对疾病的关注，以最佳的心理状态接受治疗
- 告知家属和亲友，经正规治疗4周以上和痰涂片阴性者没有传染性或只有极低传染性，可以恢复正常的家庭和社会生活
- 在做好消毒隔离同时，要关心爱护患者，给予患者精神和经济上的支持，减轻患者的心理压力

四、健康教育

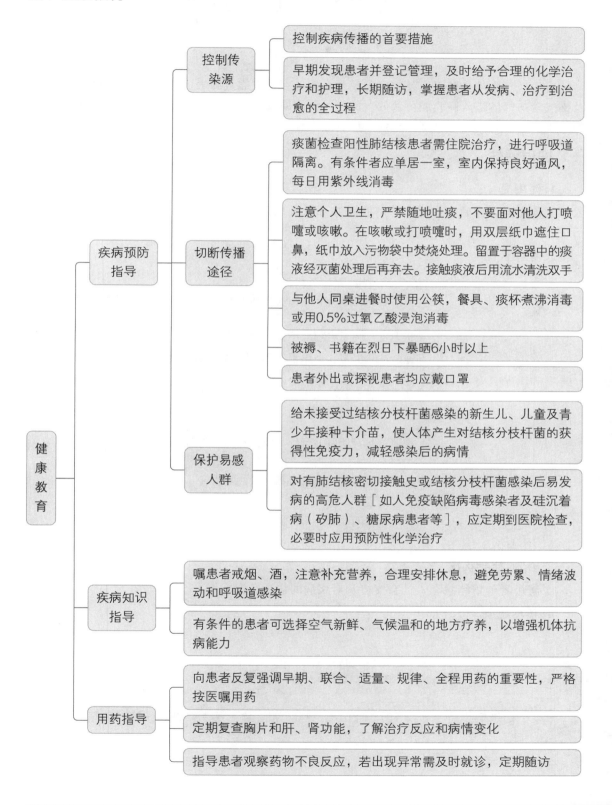

第十二节　自发性气胸的护理

自发性气胸是指肺组织及脏层胸膜的自发破裂，或靠近肺表面的肺大泡自发破裂，使肺及支气管内气体进入胸膜腔所致的气胸。可分为原发性和继发性，前者发生于无基础肺疾病的健康人，后者发生于有基础疾病的患者。男性多于女性。

一、护理评估

1. 健康史

询问患者以往健康情况，了解有无肺部基础疾病、肺功能情况，有无吸烟等不良生活习惯。

2. 身体状况

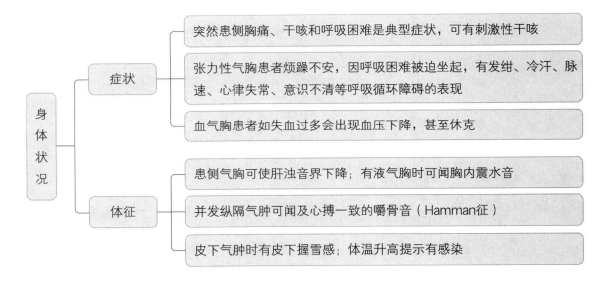

3. 心理-社会状况

了解患者的情绪状态，社会支持及对疾病的认识情况。

4. 辅助检查

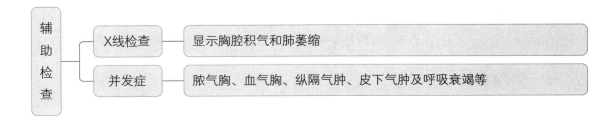

二、护理诊断

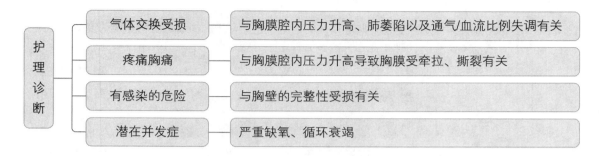

护理诊断
- 气体交换受损 —— 与胸膜腔内压力升高、肺萎陷以及通气/血流比例失调有关
- 疼痛胸痛 —— 与胸膜腔内压力升高导致胸膜受牵拉、撕裂有关
- 有感染的危险 —— 与胸壁的完整性受损有关
- 潜在并发症 —— 严重缺氧、循环衰竭

三、护理措施

1. 症状护理

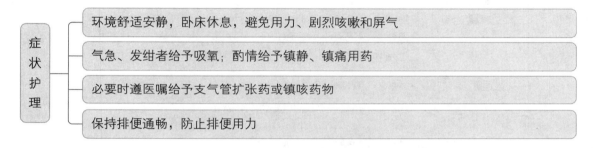

症状护理
- 环境舒适安静，卧床休息，避免用力、剧烈咳嗽和屏气
- 气急、发绀者给予吸氧；酌情给予镇静、镇痛用药
- 必要时遵医嘱给予支气管扩张药或镇咳药物
- 保持排便通畅，防止排便用力

2. 排气疗法护理

气胸量＞20％，或虽然气胸量不到20％但患者症状明显，或经休息或观察气胸延迟吸收，均应予以气胸穿刺抽气。

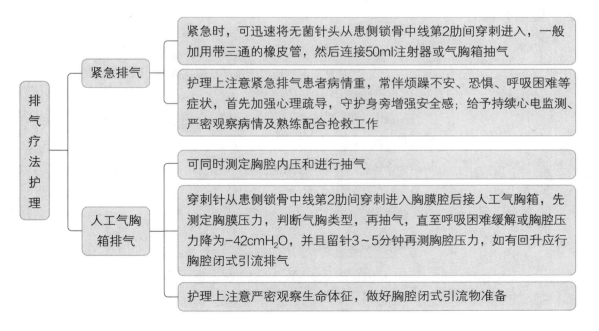

排气疗法护理
- 紧急排气
  - 紧急时，可迅速将无菌针头从患侧锁骨中线第2肋间穿刺进入，一般加用带三通的橡皮管，然后连接50ml注射器或气胸箱抽气
  - 护理上注意紧急排气患者病情重，常伴烦躁不安、恐惧、呼吸困难等症状，首先加强心理疏导，守护身旁增强安全感；给予持续心电监测、严密观察病情及熟练配合抢救工作
- 人工气胸箱排气
  - 可同时测定胸腔内压和进行抽气
  - 穿刺针从患侧锁骨中线第2肋间穿刺进入胸膜腔后接人工气胸箱，先测定胸膜压力，判断气胸类型，再抽气，直至呼吸困难缓解或胸腔压力降为$-42cmH_2O$，并且留针3～5分钟再测胸腔压力，如有回升应行胸腔闭式引流排气
  - 护理上注意严密观察生命体征，做好胸腔闭式引流物准备

3.胸腔闭式引流护理

保持引流管固定、密闭、通畅和无菌。

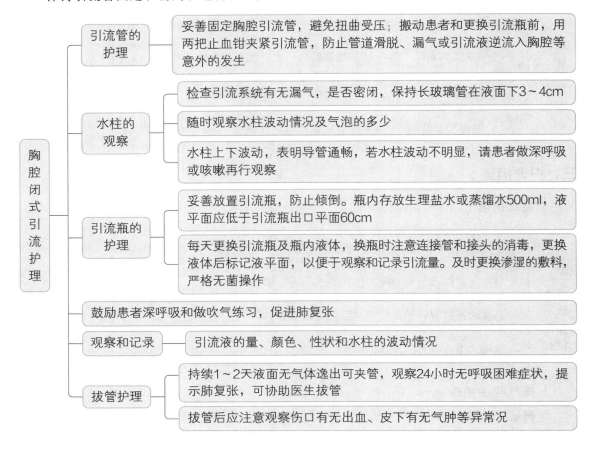

胸腔闭式引流护理
- 引流管的护理
  - 妥善固定胸腔引流管，避免扭曲受压；搬动患者和更换引流瓶前，用两把止血钳夹紧引流管，防止管道滑脱、漏气或引流液逆流入胸腔等意外的发生
- 水柱的观察
  - 检查引流系统有无漏气，是否密闭，保持长玻璃管在液面下3～4cm
  - 随时观察水柱波动情况及气泡的多少
  - 水柱上下波动，表明导管通畅，若水柱波动不明显，请患者做深呼吸或咳嗽再行观察
- 引流瓶的护理
  - 妥善放置引流瓶，防止倾倒。瓶内存放生理盐水或蒸馏水500ml，液平面应低于引流瓶出口平面60cm
  - 每天更换引流瓶及瓶内液体，换瓶时注意连接管和接头的消毒，更换液体后标记液平面，以便于观察和记录引流量。及时更换渗湿的敷料，严格无菌操作
- 鼓励患者深呼吸和做吹气练习，促进肺复张
- 观察和记录
  - 引流液的量、颜色、性状和水柱的波动情况
- 拔管护理
  - 持续1～2天液面无气体逸出可夹管，观察24小时无呼吸困难症状，提示肺复张，可协助医生拔管
  - 拔管后应注意观察伤口有无出血、皮下有无气肿等异常况

四、健康教育

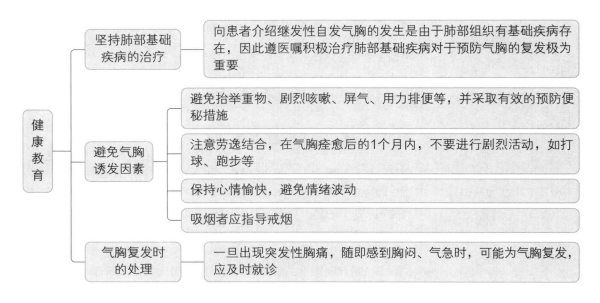

健康教育
- 坚持肺部基础疾病的治疗
  - 向患者介绍继发性自发气胸的发生是由于肺部组织有基础疾病存在，因此遵医嘱积极治疗肺部基础疾病对于预防气胸的复发极为重要
- 避免气胸诱发因素
  - 避免抬举重物、剧烈咳嗽、屏气、用力排便等，并采取有效的预防便秘措施
  - 注意劳逸结合，在气胸痊愈后的1个月内，不要进行剧烈活动，如打球、跑步等
  - 保持心情愉快，避免情绪波动
  - 吸烟者应指导戒烟
- 气胸复发时的处理
  - 一旦出现突发性胸痛，随即感到胸闷、气急时，可能为气胸复发，应及时就诊

第十三节　呼吸衰竭的护理

呼吸衰竭简称呼衰，是各种原因引起的肺通气和（或）换气功能严重障碍，以致在静息状态下不能维持足够的气体交换，导致低氧血症伴（或不伴）高碳酸血症，进而引起一系列病理生理改变和临床表现的综合征。呼吸衰竭是临床急危重症，临床表现缺乏特异性，明确诊断需依据动脉血气分析，即在海平面、标准大气压、静息状态及呼吸空气条件下，动脉血氧分压（PaO_2）<60mmHg，伴或不伴二氧化碳分压（$PaCO_2$）>50mmHg，并排除心内解剖分流和原发于心排血量降低等因素所致的低氧血症，即可诊断为呼吸衰竭。

一、护理评估

1. 健康史

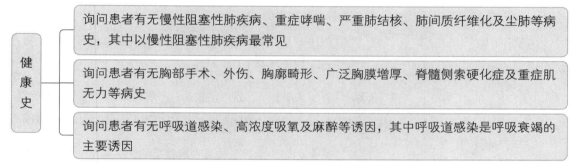

健康史
- 询问患者有无慢性阻塞性肺疾病、重症哮喘、严重肺结核、肺间质纤维化及尘肺等病史，其中以慢性阻塞性肺疾病最常见
- 询问患者有无胸部手术、外伤、胸廓畸形、广泛胸膜增厚、脊髓侧索硬化症及重症肌无力等病史
- 询问患者有无呼吸道感染、高浓度吸氧及麻醉等诱因，其中呼吸道感染是呼吸衰竭的主要诱因

2. 身体状况

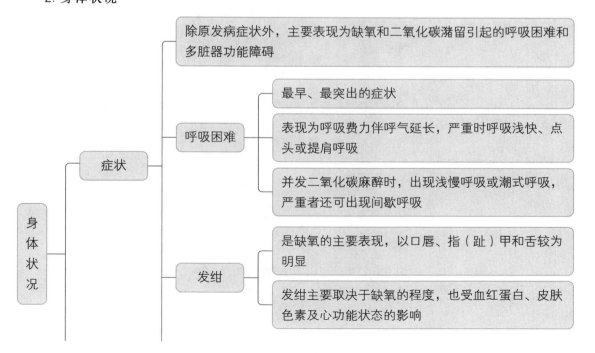

身体状况
- 除原发病症状外，主要表现为缺氧和二氧化碳潴留引起的呼吸困难和多脏器功能障碍
- 症状
  - 呼吸困难
    - 最早、最突出的症状
    - 表现为呼吸费力伴呼气延长，严重时呼吸浅快、点头或提肩呼吸
    - 并发二氧化碳麻醉时，出现浅慢呼吸或潮式呼吸，严重者还可出现间歇呼吸
  - 发绀
    - 是缺氧的主要表现，以口唇、指（趾）甲和舌较为明显
    - 发绀主要取决于缺氧的程度，也受血红蛋白、皮肤色素及心功能状态的影响

```
                ┌─────────────────────────────────────────────────────────────┐
                │ 轻度缺氧时，注意力分散、智力或定向力减退                          │
                └─────────────────────────────────────────────────────────────┘
                ┌─────────────────────────────────────────────────────────────┐
                │ 缺氧加重时，逐渐出现烦躁不安、神志恍惚、嗜睡                      │
                │ 及昏迷等                                                       │
                └─────────────────────────────────────────────────────────────┘
    ┌────────┐  ┌─────────────────────────────────────────────────────────────┐
    │ 精神、神 │  │ 二氧化碳潴留早期，表现为兴奋症状，如烦躁不安、                   │
    │ 经症状  │──│ 昼睡夜醒，甚至谵妄                                             │
    └────────┘  └─────────────────────────────────────────────────────────────┘
                ┌─────────────────────────────────────────────────────────────┐
                │ 二氧化碳潴留加重时，表现为抑制症状，如表情淡                     │
                │ 漠、肌肉震颤、间歇抽搐、嗜睡及昏迷等，这种由                     │
                │ 缺氧和二氧化碳潴留导致的精神、神经障碍症候群，                   │
                │ 称为肺性脑病                                                   │
                └─────────────────────────────────────────────────────────────┘

                ┌─────────────────────────────────────────────────────────────┐
                │ 二氧化碳潴留使外周体表静脉充盈、皮肤潮红、温                     │
                │ 暖多汗及血压升高                                               │
                └─────────────────────────────────────────────────────────────┘
    ┌────────┐  ┌─────────────────────────────────────────────────────────────┐
    │ 循环系统 │  │ 多数患者出现心动过速，严重缺氧和酸中毒时可导致                  │
    │ 症状   │──│ 周围循环衰竭、血压下降、心律失常，甚至心脏骤停                   │
    └────────┘  └─────────────────────────────────────────────────────────────┘
                ┌─────────────────────────────────────────────────────────────┐
                │ 因脑血管扩张，患者常有搏动性头痛                                │
                └─────────────────────────────────────────────────────────────┘

    ┌────────┐  ┌─────────────────────────────────────────────────────────────┐
    │ 消化和泌尿│  │ 严重呼吸衰竭时可出现上消化道出血、黄疸、蛋白尿                  │
    │ 系统症状 │──│ 及氮质血症等肝肾功能损害症状，少数患者出现休克                 │
    └────────┘  │ 及DIC等                                                       │
                └─────────────────────────────────────────────────────────────┘

                ┌─────────────────────────────────────────────────────────────┐
                │ 外周体表静脉充盈、皮肤潮红、温暖多汗及球结膜充血水肿             │
                └─────────────────────────────────────────────────────────────┘
                ┌─────────────────────────────────────────────────────────────┐
                │ 血压早期升高，后期下降                                         │
                └─────────────────────────────────────────────────────────────┘
    ┌────────┐  ┌─────────────────────────────────────────────────────────────┐
    │ 体征   │──│ 心率多数增快                                                   │
    └────────┘  └─────────────────────────────────────────────────────────────┘
                ┌─────────────────────────────────────────────────────────────┐
                │ 部分患者可出现视神经盘水肿、瞳孔缩小、腱反射减弱或消失、锥体       │
                │ 束征阳性等                                                     │
                └─────────────────────────────────────────────────────────────┘
                ┌─────────────────────────────────────────────────────────────┐
                │ 右心衰竭患者可出现体循环淤血体征                                │
                └─────────────────────────────────────────────────────────────┘
```

图解实用内科临床护理

3. 心理-社会状况

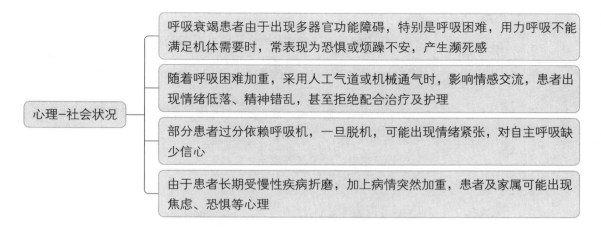

心理-社会状况

- 呼吸衰竭患者由于出现多器官功能障碍，特别是呼吸困难，用力呼吸不能满足机体需要时，常表现为恐惧或烦躁不安，产生濒死感
- 随着呼吸困难加重，采用人工气道或机械通气时，影响情感交流，患者出现情绪低落、精神错乱，甚至拒绝配合治疗及护理
- 部分患者过分依赖呼吸机，一旦脱机，可能出现情绪紧张，对自主呼吸缺少信心
- 由于患者长期受慢性疾病折磨，加上病情突然加重，患者及家属可能出现焦虑、恐惧等心理

4. 辅助检查

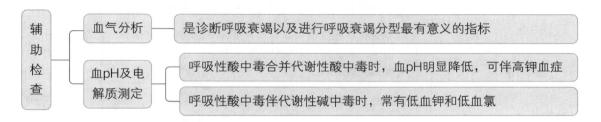

辅助检查

- 血气分析 —— 是诊断呼吸衰竭以及进行呼吸衰竭分型最有意义的指标
- 血pH及电解质测定
  - 呼吸性酸中毒合并代谢性酸中毒时，血pH明显降低，可伴高钾血症
  - 呼吸性酸中毒伴代谢性碱中毒时，常有低血钾和低血氯

二、护理诊断

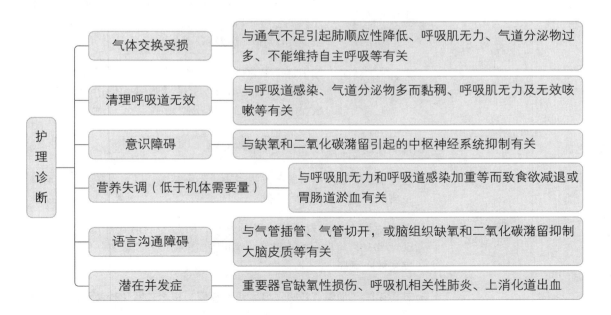

护理诊断

- 气体交换受损 —— 与通气不足引起肺顺应性降低、呼吸肌无力、气道分泌物过多、不能维持自主呼吸等有关
- 清理呼吸道无效 —— 与呼吸道感染、气道分泌物多而黏稠、呼吸肌无力及无效咳嗽等有关
- 意识障碍 —— 与缺氧和二氧化碳潴留引起的中枢神经系统抑制有关
- 营养失调（低于机体需要量）—— 与呼吸肌无力和呼吸道感染加重等而致食欲减退或胃肠道淤血有关
- 语言沟通障碍 —— 与气管插管、气管切开，或脑组织缺氧和二氧化碳潴留抑制大脑皮质等有关
- 潜在并发症 —— 重要器官缺氧性损伤、呼吸机相关性肺炎、上消化道出血

三、护理措施

1. 一般护理

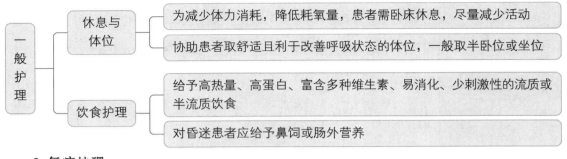

一般护理
- 休息与体位
  - 为减少体力消耗，降低耗氧量，患者需卧床休息，尽量减少活动
  - 协助患者取舒适且利于改善呼吸状态的体位，一般取半卧位或坐位
- 饮食护理
  - 给予高热量、高蛋白、富含多种维生素、易消化、少刺激性的流质或半流质饮食
  - 对昏迷患者应给予鼻饲或肠外营养

2. 氧疗护理

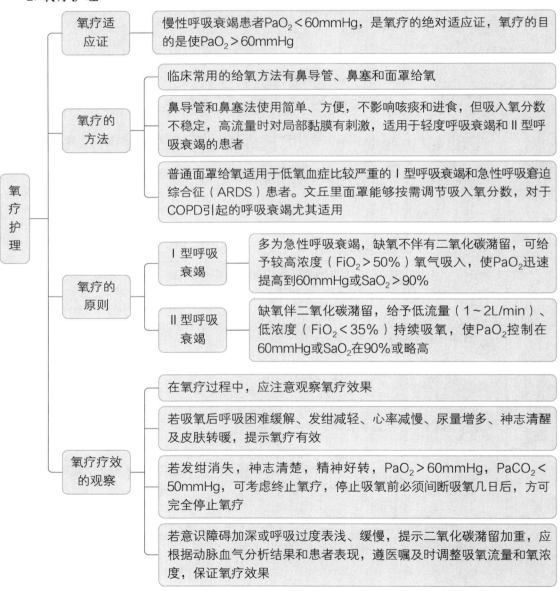

氧疗护理
- 氧疗适应证
  - 慢性呼吸衰竭患者$PaO_2 < 60mmHg$，是氧疗的绝对适应证，氧疗的目的是使$PaO_2 > 60mmHg$
- 氧疗的方法
  - 临床常用的给氧方法有鼻导管、鼻塞和面罩给氧
  - 鼻导管和鼻塞法使用简单、方便，不影响咳痰和进食，但吸入氧分数不稳定，高流量时对局部黏膜有刺激，适用于轻度呼吸衰竭和Ⅱ型呼吸衰竭的患者
  - 普通面罩给氧适用于低氧血症比较严重的Ⅰ型呼吸衰竭和急性呼吸窘迫综合征（ARDS）患者。文丘里面罩能够按需调节吸入氧分数，对于COPD引起的呼吸衰竭尤其适用
- 氧疗的原则
  - Ⅰ型呼吸衰竭
    - 多为急性呼吸衰竭，缺氧不伴有二氧化碳潴留，可给予较高浓度（$FiO_2 > 50\%$）氧气吸入，使PaO_2迅速提高到$60mmHg$或$SaO_2 > 90\%$
  - Ⅱ型呼吸衰竭
    - 缺氧伴二氧化碳潴留，给予低流量（$1\sim2L/min$）、低浓度（$FiO_2 < 35\%$）持续吸氧，使PaO_2控制在$60mmHg$或SaO_2在90%或略高
- 氧疗疗效的观察
  - 在氧疗过程中，应注意观察氧疗效果
  - 若吸氧后呼吸困难缓解、发绀减轻、心率减慢、尿量增多、神志清醒及皮肤转暖，提示氧疗有效
  - 若发绀消失，神志清楚，精神好转，$PaO_2 > 60mmHg$，$PaCO_2 < 50mmHg$，可考虑终止氧疗，停止吸氧前必须间断吸氧几日后，方可完全停止氧疗
  - 若意识障碍加深或呼吸过度表浅、缓慢，提示二氧化碳潴留加重，应根据动脉血气分析结果和患者表现，遵医嘱及时调整吸氧流量和氧浓度，保证氧疗效果

3. 病情观察

病情观察
- 密切观察呼吸困难的程度、呼吸频率、节律和深度，观察有无发绀、球结膜充血、水肿、皮肤温暖多汗及血压升高等缺氧和二氧化碳潴留的表现
- 监测生命体征及意识状态，监测并记录出入液量
- 监测动脉血气分析和血生化检查结果，监测电解质和酸碱平衡状态
- 观察呕吐物和粪便性状
- 观察有无神志恍惚、烦躁、抽搐等肺性脑病表现，一旦发现，应立即报告医生并协助处理

4. 对症护理

对症护理
- 清除呼吸道分泌物：指导患者进行有效咳嗽、咳痰，病情严重、意识不清患者，应及时吸痰。遵医嘱应用支气管舒张剂，口服或雾化吸入祛痰药
- 建立人工气道：对于病情严重又不能配合、昏迷、呼吸道大量痰液潴留伴有窒息危险或$PaCO_2$进行性增高的患者，若常规治疗无效，应及时建立人工气道和机械通气支持

5. 用药护理

用药护理
- 遵医嘱选择有效的抗生素控制呼吸道感染，对长期应用抗生素患者注意有无"二重感染"
- 遵医嘱使用支气管舒张剂，在呼吸道通畅的前提下，遵医嘱使用呼吸兴奋剂，适当提高吸入氧流量及氧浓度
- 静脉输液时速度不宜过快，若出现恶心、呕吐、烦躁、面色潮红及皮肤瘙痒等现象，提示呼吸兴奋剂过量，需减量或停药
- 若4~12小时未见效，或出现肌肉抽搐等严重不良反应时，应立即报告医生
- 对烦躁不安、夜间失眠患者，禁用麻醉剂，慎用镇静剂，以防止引起呼吸抑制

6. 机械通气患者的护理

机械通气患者的护理
- 做好患者术前的各项准备工作，减轻或消除紧张、恐惧情绪
- 按规程连接呼吸机导管，确保呼吸机功能完好。加强患者监护，监测呼吸机参数及功能
- 注意吸入气体的加温和湿化，及时吸痰。停用呼吸机前后做好撤机护理

7. 并发症护理

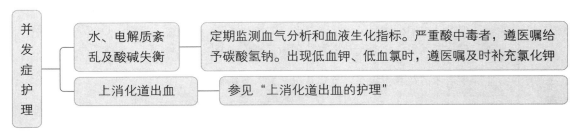

| 并发症护理 | 水、电解质紊乱及酸碱失衡 | 定期监测血气分析和血液生化指标。严重酸中毒者,遵医嘱给予碳酸氢钠。出现低血钾、低血氯时,遵医嘱及时补充氯化钾 |
| | 上消化道出血 | 参见"上消化道出血的护理" |

8. 心理护理

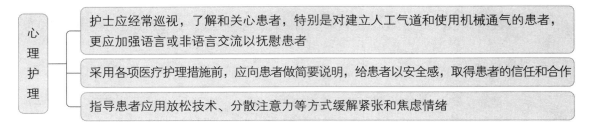

心理护理	护士应经常巡视,了解和关心患者,特别是对建立人工气道和使用机械通气的患者,更应加强语言或非语言交流以抚慰患者
	采用各项医疗护理措施前,应向患者做简要说明,给患者以安全感,取得患者的信任和合作
	指导患者应用放松技术、分散注意力等方式缓解紧张和焦虑情绪

四、健康教育

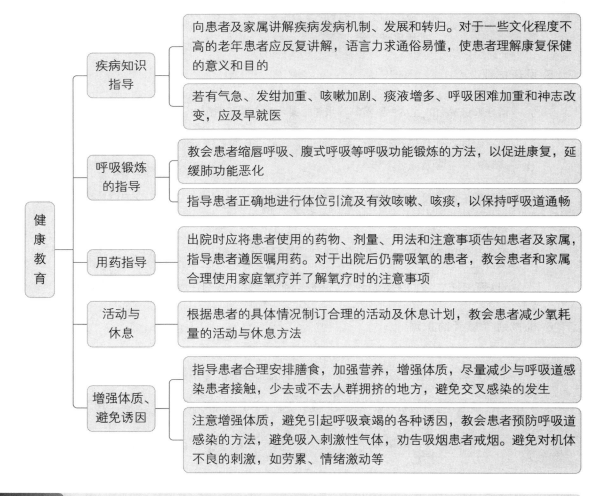

健康教育	疾病知识指导	向患者及家属讲解疾病发病机制、发展和转归。对于一些文化程度不高的老年患者应反复讲解,语言力求通俗易懂,使患者理解康复保健的意义和目的
		若有气急、发绀加重、咳嗽加剧、痰液增多、呼吸困难加重和神志改变,应及早就医
	呼吸锻炼的指导	教会患者缩唇呼吸、腹式呼吸等呼吸功能锻炼的方法,以促进康复,延缓肺功能恶化
		指导患者正确地进行体位引流及有效咳嗽、咳痰,以保持呼吸道通畅
	用药指导	出院时应将患者使用的药物、剂量、用法和注意事项告知患者及家属,指导患者遵医嘱用药。对于出院后仍需吸氧的患者,教会患者和家属合理使用家庭氧疗并了解氧疗时的注意事项
	活动与休息	根据患者的具体情况制订合理的活动及休息计划,教会患者减少氧耗量的活动与休息方法
	增强体质、避免诱因	指导患者合理安排膳食,加强营养,增强体质,尽量减少与呼吸道感染患者接触,少去或不去人群拥挤的地方,避免交叉感染的发生
		注意增强体质,避免引起呼吸衰竭的各种诱因,教会患者预防呼吸道感染的方法,避免吸入刺激性气体,劝告吸烟患者戒烟。避免对机体不良的刺激,如劳累、情绪激动等

第十四节　急性呼吸窘迫综合征的护理

急性呼吸窘迫综合征（ARDS）为急性肺损伤的严重阶段，是由心源性以外的各种肺内、外致病因素导致的急性、进行性呼吸衰竭。ARDS病因有肺内因素及肺外因素。肺内因素包括吸入胃内容物、毒气、烟尘及长时间吸入纯氧、各种重症肺炎、淹溺等。肺外因素包括休克、败血症、重症急性胰腺炎、严重的非胸部创伤及药物中毒等。

一、护理评估

1. 健康史

询问患者有无严重感染、创伤、吸入有毒气体以及长时间吸入纯氧等诱因。

2. 身体状况

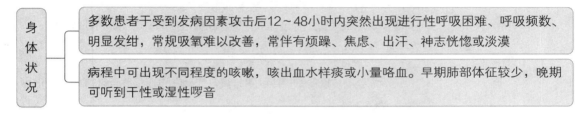

身体状况：

多数患者于受到发病因素攻击后12～48小时内突然出现进行性呼吸困难、呼吸频数、明显发绀，常规吸氧难以改善，常伴有烦躁、焦虑、出汗、神志恍惚或淡漠

病程中可出现不同程度的咳嗽，咳出血水样痰或小量咯血。早期肺部体征较少，晚期可听到干性或湿性啰音

3. 心理-社会状况

由于患者病情危重，极度呼吸困难甚至有濒死感，特别是应用机械通气辅助呼吸，患者不能表达其心理感受和需求，容易产生焦虑、紧张、孤独等心理反应。

4. 辅助检查

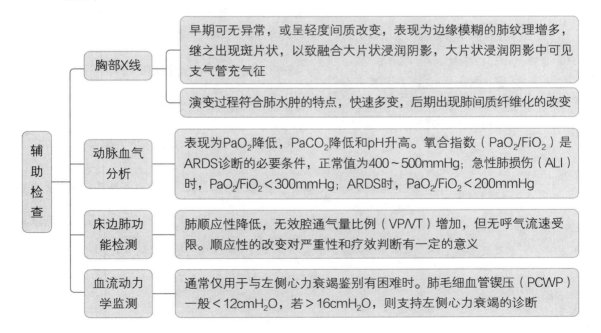

辅助检查：

胸部X线

早期可无异常，或呈轻度间质改变，表现为边缘模糊的肺纹理增多，继之出现斑片状，以致融合大片状浸润阴影，大片状浸润阴影中可见支气管充气征

演变过程符合肺水肿的特点，快速多变，后期出现肺间质纤维化的改变

动脉血气分析

表现为PaO_2降低，$PaCO_2$降低和pH升高。氧合指数（PaO_2/FiO_2）是ARDS诊断的必要条件，正常值为400～500mmHg；急性肺损伤（ALI）时，$PaO_2/FiO_2 < 300$mmHg；ARDS时，$PaO_2/FiO_2 < 200$mmHg

床边肺功能检测

肺顺应性降低，无效腔通气量比例（VP/VT）增加，但无呼气流速受限。顺应性的改变对严重性和疗效判断有一定的意义

血流动力学监测

通常仅用于与左侧心力衰竭鉴别有困难时。肺毛细血管锲压（PCWP）一般 < 12cmH$_2$O，若 > 16cmH$_2$O，则支持左侧心力衰竭的诊断

二、护理诊断

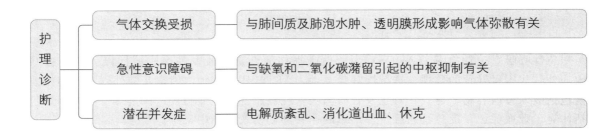

护理诊断
- 气体交换受损 —— 与肺间质及肺泡水肿、透明膜形成影响气体弥散有关
- 急性意识障碍 —— 与缺氧和二氧化碳潴留引起的中枢抑制有关
- 潜在并发症 —— 电解质紊乱、消化道出血、休克

三、护理措施

1. 急救护理措施

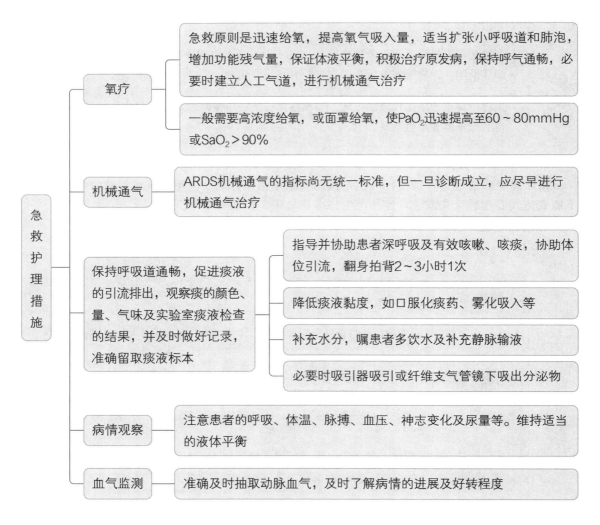

急救护理措施
- 氧疗
  - 急救原则是迅速给氧，提高氧气吸入量，适当扩张小呼吸道和肺泡，增加功能残气量，保证体液平衡，积极治疗原发病，保持呼气通畅，必要时建立人工气道，进行机械通气治疗
  - 一般需要高浓度给氧，或面罩给氧，使PaO_2迅速提高至60～80mmHg或$SaO_2 > 90\%$
- 机械通气
  - ARDS机械通气的指标尚无统一标准，但一旦诊断成立，应尽早进行机械通气治疗
- 保持呼吸道通畅，促进痰液的引流排出，观察痰的颜色、量、气味及实验室痰液检查的结果，并及时做好记录，准确留取痰液标本
  - 指导并协助患者深呼吸及有效咳嗽、咳痰，协助体位引流，翻身拍背2～3小时1次
  - 降低痰液黏度，如口服化痰药、雾化吸入等
  - 补充水分，嘱患者多饮水及补充静脉输液
  - 必要时吸引器吸引或纤维支气管镜下吸出分泌物
- 病情观察
  - 注意患者的呼吸、体温、脉搏、血压、神志变化及尿量等。维持适当的液体平衡
- 血气监测
  - 准确及时抽取动脉血气，及时了解病情的进展及好转程度

2. 一般护理

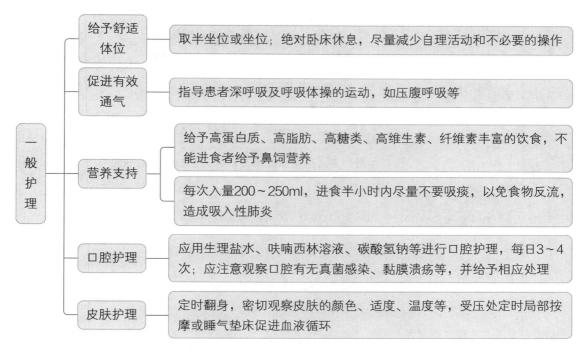

一般护理
- 给予舒适体位 —— 取半坐位或坐位；绝对卧床休息，尽量减少自理活动和不必要的操作
- 促进有效通气 —— 指导患者深呼吸及呼吸体操的运动，如压腹呼吸等
- 营养支持
  - 给予高蛋白质、高脂肪、高糖类、高维生素、纤维素丰富的饮食，不能进食者给予鼻饲营养
  - 每次入量200～250ml，进食半小时内尽量不要吸痰，以免食物反流，造成吸入性肺炎
- 口腔护理 —— 应用生理盐水、呋喃西林溶液、碳酸氢钠等进行口腔护理，每日3～4次；应注意观察口腔有无真菌感染、黏膜溃疡等，并给予相应处理
- 皮肤护理 —— 定时翻身，密切观察皮肤的颜色、适度、温度等，受压处定时局部按摩或睡气垫床促进血液循环

3. 心理护理

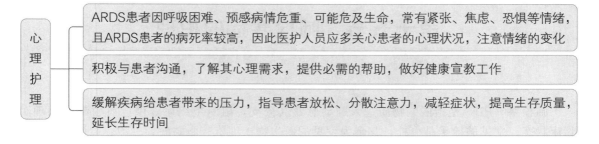

心理护理
- ARDS患者因呼吸困难、预感病情危重、可能危及生命，常有紧张、焦虑、恐惧等情绪，且ARDS患者的病死率较高，因此医护人员应多关心患者的心理状况，注意情绪的变化
- 积极与患者沟通，了解其心理需求，提供必需的帮助，做好健康宣教工作
- 缓解疾病给患者带来的压力，指导患者放松、分散注意力，减轻症状，提高生存质量，延长生存时间

四、健康教育

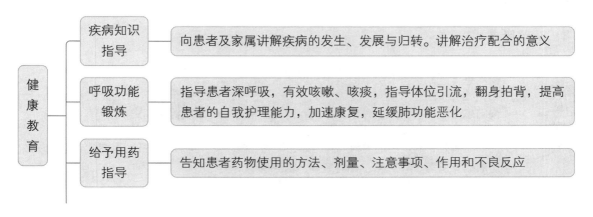

健康教育
- 疾病知识指导 —— 向患者及家属讲解疾病的发生、发展与归转。讲解治疗配合的意义
- 呼吸功能锻炼 —— 指导患者深呼吸，有效咳嗽、咳痰，指导体位引流，翻身拍背，提高患者的自我护理能力，加速康复，延缓肺功能恶化
- 给予用药指导 —— 告知患者药物使用的方法、剂量、注意事项、作用和不良反应

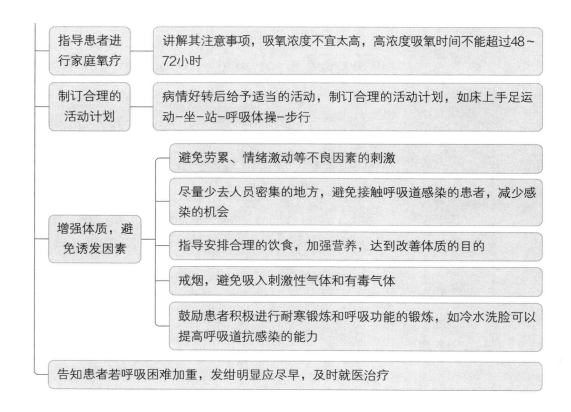

指导患者进行家庭氧疗	讲解其注意事项，吸氧浓度不宜太高，高浓度吸氧时间不能超过48～72小时
制订合理的活动计划	病情好转后给予适当的活动，制订合理的活动计划，如床上手足运动-坐-站-呼吸体操-步行
增强体质，避免诱发因素	避免劳累、情绪激动等不良因素的刺激
	尽量少去人员密集的地方，避免接触呼吸道感染的患者，减少感染的机会
	指导安排合理的饮食，加强营养，达到改善体质的目的
	戒烟，避免吸入刺激性气体和有毒气体
	鼓励患者积极进行耐寒锻炼和呼吸功能的锻炼，如冷水洗脸可以提高呼吸道抗感染的能力

告知患者若呼吸困难加重，发绀明显应尽早，及时就医治疗

第十五节　肺栓塞症的护理

肺栓塞（PE）是指嵌塞物质进入肺动脉及其分支，阻断组织血液供应所引起的病理和临床状态。常见的栓子是血栓，其余为少见的新生物、细胞、脂肪滴、气泡、静脉输入的药物颗粒，甚至导管头端引起的肺血管阻断。

一、护理评估

1. 健康史

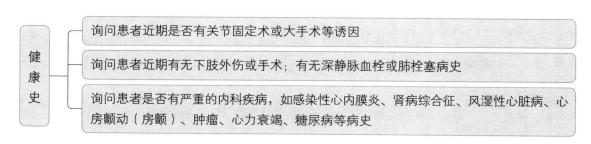

健康史	询问患者近期是否有关节固定术或大手术等诱因
	询问患者近期有无下肢外伤或手术；有无深静脉血栓或肺栓塞病史
	询问患者是否有严重的内科疾病，如感染性心内膜炎、肾病综合征、风湿性心脏病、心房颤动（房颤）、肿瘤、心力衰竭、糖尿病等病史

2. 身体状况

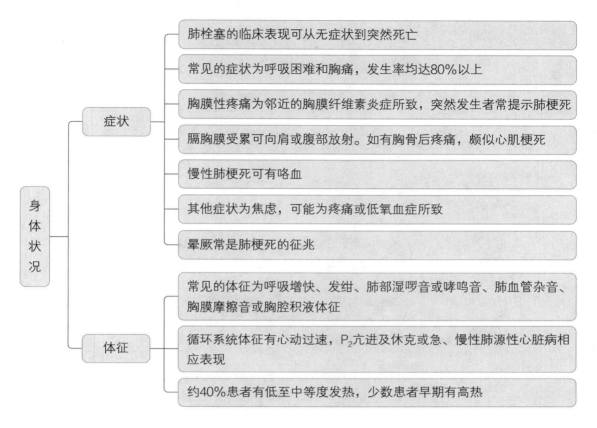

身体状况

症状
- 肺栓塞的临床表现可从无症状到突然死亡
- 常见的症状为呼吸困难和胸痛，发生率均达80%以上
- 胸膜性疼痛为邻近的胸膜纤维素炎症所致，突然发生者常提示肺梗死
- 膈胸膜受累可向肩或腹部放射。如有胸骨后疼痛，颇似心肌梗死
- 慢性肺梗死可有咯血
- 其他症状为焦虑，可能为疼痛或低氧血症所致
- 晕厥常是肺梗死的征兆

体征
- 常见的体征为呼吸增快、发绀、肺部湿啰音或哮鸣音、肺血管杂音、胸膜摩擦音或胸腔积液体征
- 循环系统体征有心动过速，P_2亢进及休克或急、慢性肺源性心脏病相应表现
- 约40%患者有低至中等度发热，少数患者早期有高热

3. 心理-社会状况

由于肺栓塞发病急，病情重，常伴有剧烈疼痛、呼吸困难，有濒死感，患者易出现烦躁、焦虑甚至恐惧心理。

4. 辅助检查

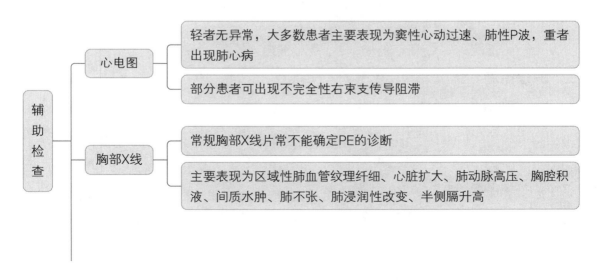

辅助检查

心电图
- 轻者无异常，大多数患者主要表现为窦性心动过速、肺性P波，重者出现肺心病
- 部分患者可出现不完全性右束支传导阻滞

胸部X线
- 常规胸部X线片常不能确定PE的诊断
- 主要表现为区域性肺血管纹理纤细、心脏扩大、肺动脉高压、胸腔积液、间质水肿、肺不张、肺浸润性改变、半侧膈升高

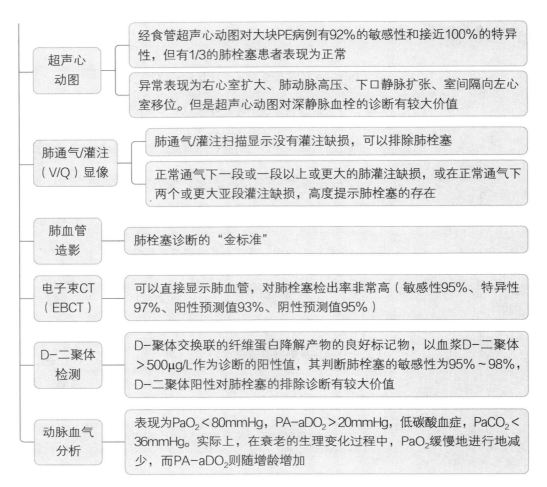

超声心动图	经食管超声心动图对大块PE病例有92%的敏感性和接近100%的特异性，但有1/3的肺栓塞患者表现为正常
	异常表现为右心室扩大、肺动脉高压、下口静脉扩张、室间隔向左心室移位。但是超声心动图对深静脉血栓的诊断有较大价值
肺通气/灌注（V/Q）显像	肺通气/灌注扫描显示没有灌注缺损，可以排除肺栓塞
	正常通气下一段或一段以上或更大的肺灌注缺损，或在正常通气下两个或更大亚段灌注缺损，高度提示肺栓塞的存在
肺血管造影	肺栓塞诊断的"金标准"
电子束CT（EBCT）	可以直接显示肺血管，对肺栓塞检出率非常高（敏感性95%、特异性97%、阳性预测值93%、阴性预测值95%）
D-二聚体检测	D-聚体交换联的纤维蛋白降解产物的良好标记物，以血浆D-二聚体>500μg/L作为诊断的阳性值，其判断肺栓塞的敏感性为95%～98%，D-二聚体阳性对肺栓塞的排除诊断有较大价值
动脉血气分析	表现为$PaO_2 < 80mmHg$，$PA-aDO_2 > 20mmHg$，低碳酸血症，$PaCO_2 < 36mmHg$。实际上，在衰老的生理变化过程中，PaO_2缓慢地进行地减少，而$PA-aDO_2$则随增龄增加

二、护理诊断

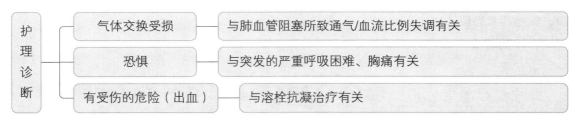

护理诊断	气体交换受损	与肺血管阻塞所致通气/血流比例失调有关
	恐惧	与突发的严重呼吸困难、胸痛有关
	有受伤的危险（出血）	与溶栓抗凝治疗有关

三、护理措施

1. 一般护理

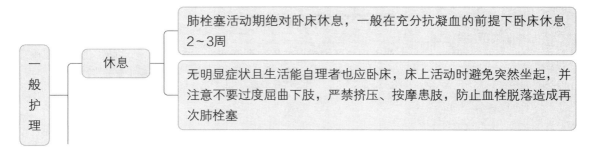

| 一般护理 | 休息 | 肺栓塞活动期绝对卧床休息，一般在充分抗凝血的前提下卧床休息2~3周 |
| | | 无明显症状且生活能自理者也应卧床，床上活动时避免突然坐起，并注意不要过度屈曲下肢，严禁挤压、按摩患肢，防止血栓脱落造成再次肺栓塞 |

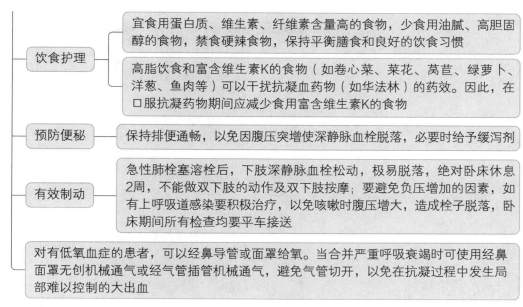

饮食护理 —— 宜食用蛋白质、维生素、纤维素含量高的食物，少食用油腻、高胆固醇的食物，禁食硬辣食物，保持平衡膳食和良好的饮食习惯

高脂饮食和富含维生素K的食物（如卷心菜、菜花、莴苣、绿萝卜、洋葱、鱼肉等）可以干扰抗凝血药物（如华法林）的药效。因此，在口服抗凝药物期间应减少食用富含维生素K的食物

预防便秘 —— 保持排便通畅，以免因腹压突增使深静脉血栓脱落，必要时给予缓泻剂

有效制动 —— 急性肺栓塞溶栓后，下肢深静脉血栓松动，极易脱落，绝对卧床休息2周，不能做双下肢的动作及双下肢按摩；要避免负压增加的因素，如有上呼吸道感染要积极治疗，以免咳嗽时腹压增大，造成栓子脱落，卧床期间所有检查均要平车接送

对有低氧血症的患者，可以经鼻导管或面罩给氧。当合并严重呼吸衰竭时可使用经鼻面罩无创机械通气或经气管插管机械通气，避免气管切开，以免在抗凝过程中发生局部难以控制的大出血

2. 病情观察

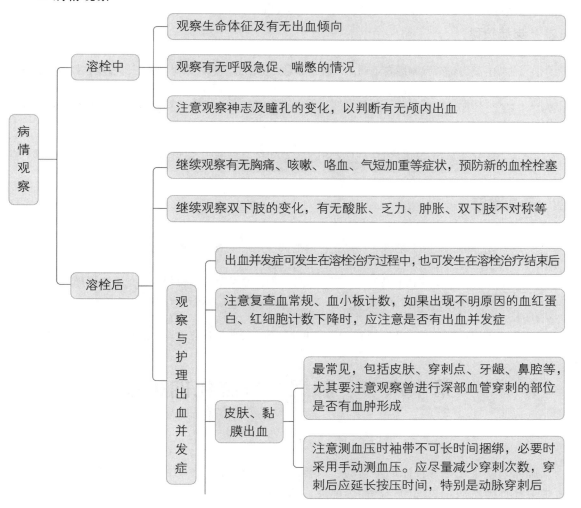

病情观察

溶栓中 —— 观察生命体征及有无出血倾向

观察有无呼吸急促、喘憋的情况

注意观察神志及瞳孔的变化，以判断有无颅内出血

溶栓后 —— 继续观察有无胸痛、咳嗽、咯血、气短加重等症状，预防新的血栓栓塞

继续观察双下肢的变化，有无酸胀、乏力、肿胀、双下肢不对称等

观察与护理出血并发症 —— 出血并发症可发生在溶栓治疗过程中，也可发生在溶栓治疗结束后

注意复查血常规、血小板计数，如果出现不明原因的血红蛋白、红细胞计数下降时，应注意是否有出血并发症

皮肤、黏膜出血 —— 最常见，包括皮肤、穿刺点、牙龈、鼻腔等，尤其要注意观察曾进行深部血管穿刺的部位是否有血肿形成

注意测血压时袖带不可长时间捆绑，必要时采用手动测血压。应尽量减少穿刺次数，穿刺后应延长按压时间，特别是动脉穿刺后

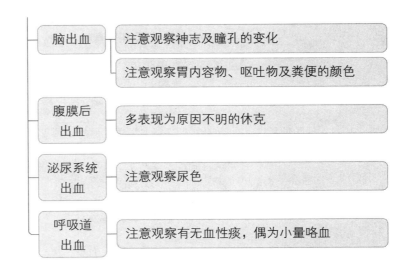

3. 心理护理

溶栓后患者自觉症状减轻，均有想下床活动的想法，这时护理人员耐心解释，使患者能了解溶栓后仍需要卧床休息，以免栓子脱落造成再栓塞。

4. 皮肤护理

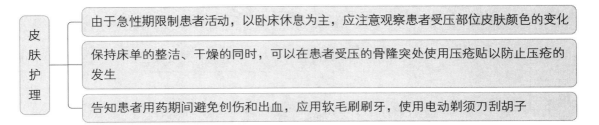

四、健康教育

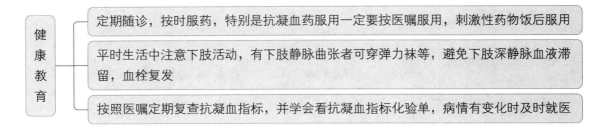

第十六节　肺间质纤维化的护理

肺间质纤维化是一种原因不明的、以普通型间质性肺炎（UIP）为特征性病理性改变的慢性炎症性肺疾病，表现为弥漫性肺泡炎，肺泡单位结构紊乱和纤维化。

一、护理评估

1. 健康史

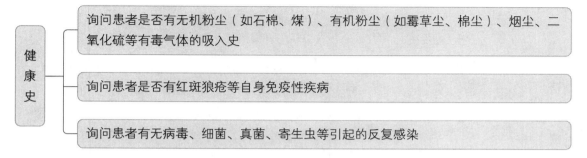

健康史

- 询问患者是否有无机粉尘（如石棉、煤）、有机粉尘（如霉草尘、棉尘）、烟尘、二氧化硫等有毒气体的吸入史
- 询问患者是否有红斑狼疮等自身免疫性疾病
- 询问患者有无病毒、细菌、真菌、寄生虫等引起的反复感染

2. 身体状况

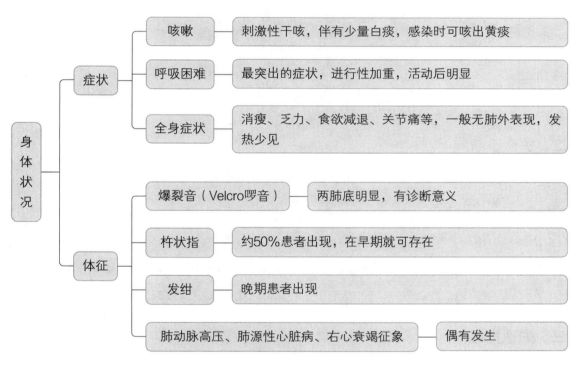

身体状况

- 症状
  - 咳嗽 —— 刺激性干咳，伴有少量白痰，感染时可咳出黄痰
  - 呼吸困难 —— 最突出的症状，进行性加重，活动后明显
  - 全身症状 —— 消瘦、乏力、食欲减退、关节痛等，一般无肺外表现，发热少见
- 体征
  - 爆裂音（Velcro啰音）—— 两肺底明显，有诊断意义
  - 杵状指 —— 约50%患者出现，在早期就可存在
  - 发绀 —— 晚期患者出现
  - 肺动脉高压、肺源性心脏病、右心衰竭征象 —— 偶有发生

3. 心理-社会状况

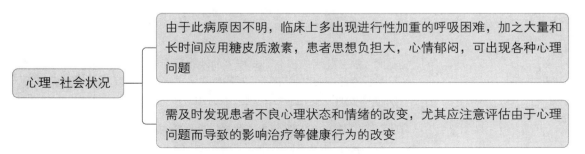

心理-社会状况

- 由于此病原因不明，临床上多出现进行性加重的呼吸困难，加之大量和长时间应用糖皮质激素，患者思想负担大，心情郁闷，可出现各种心理问题
- 需及时发现患者不良心理状态和情绪的改变，尤其应注意评估由于心理问题而导致的影响治疗等健康行为的改变

4. 辅助检查

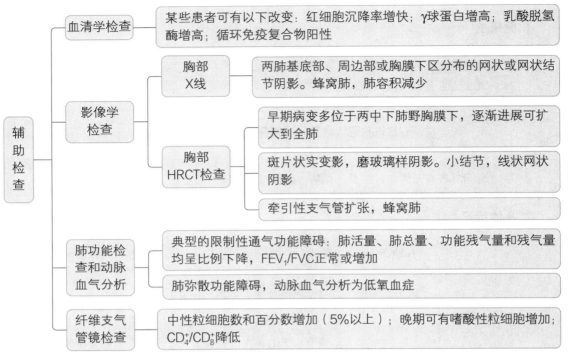

辅助检查

- 血清学检查 —— 某些患者可有以下改变：红细胞沉降率增快；γ球蛋白增高；乳酸脱氢酶增高；循环免疫复合物阳性
- 影像学检查
  - 胸部X线 —— 两肺基底部、周边部或胸膜下区分布的网状或网状结节阴影。蜂窝肺，肺容积减少
  - 胸部HRCT检查
    - 早期病变多位于两中下肺野胸膜下，逐渐进展可扩大到全肺
    - 斑片状实变影，磨玻璃样阴影。小结节，线状网状阴影
    - 牵引性支气管扩张，蜂窝肺
- 肺功能检查和动脉血气分析
  - 典型的限制性通气功能障碍：肺活量、肺总量、功能残气量和残气量均呈比例下降，FEV_1/FVC正常或增加
  - 肺弥散功能障碍，动脉血气分析为低氧血症
- 纤维支气管镜检查 —— 中性粒细胞数和百分数增加（5%以上）；晚期可有嗜酸性粒细胞增加；CD_4^+/CD_8^+降低

二、护理诊断

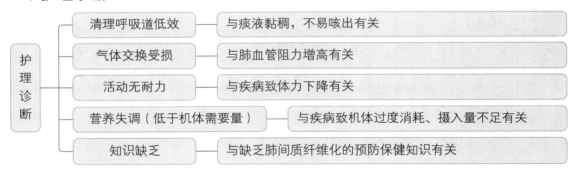

护理诊断

- 清理呼吸道低效 —— 与痰液黏稠，不易咳出有关
- 气体交换受损 —— 与肺血管阻力增高有关
- 活动无耐力 —— 与疾病致体力下降有关
- 营养失调（低于机体需要量）—— 与疾病致机体过度消耗、摄入量不足有关
- 知识缺乏 —— 与缺乏肺间质纤维化的预防保健知识有关

三、护理措施

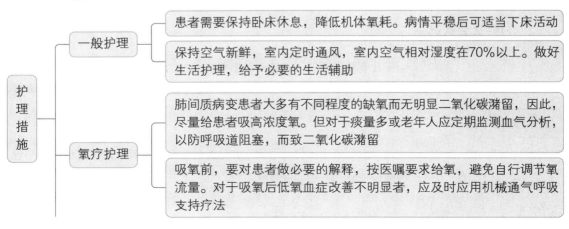

护理措施

- 一般护理
  - 患者需要保持卧床休息，降低机体氧耗。病情平稳后可适当下床活动
  - 保持空气新鲜，室内定时通风，室内空气相对湿度在70%以上。做好生活护理，给予必要的生活辅助
- 氧疗护理
  - 肺间质病变患者大多有不同程度的缺氧而无明显二氧化碳潴留，因此，尽量给患者吸高浓度氧。但对于痰量多或老年人应定期监测血气分析，以防呼吸道阻塞，而致二氧化碳潴留
  - 吸氧前，要对患者做必要的解释，按医嘱要求给氧，避免自行调节氧流量。对于吸氧后低氧血症改善不明显者，应及时应用机械通气呼吸支持疗法

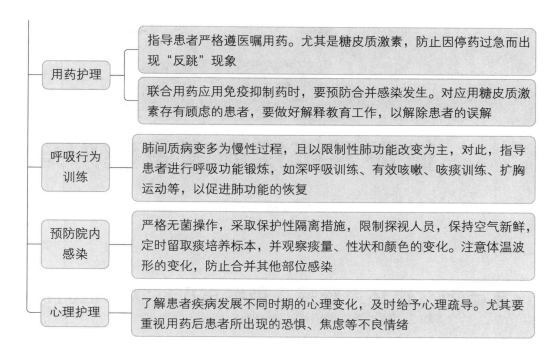

用药护理	指导患者严格遵医嘱用药。尤其是糖皮质激素，防止因停药过急而出现"反跳"现象
	联合用药应用免疫抑制药时，要预防合并感染发生。对应用糖皮质激素存有顾虑的患者，要做好解释教育工作，以解除患者的误解
呼吸行为训练	肺间质病变多为慢性过程，且以限制性肺功能改变为主，对此，指导患者进行呼吸功能锻炼，如深呼吸训练、有效咳嗽、咳痰训练、扩胸运动等，以促进肺功能的恢复
预防院内感染	严格无菌操作，采取保护性隔离措施，限制探视人员，保持空气新鲜，定时留取痰培养标本，并观察痰量、性状和颜色的变化。注意体温波形的变化，防止合并其他部位感染
心理护理	了解患者疾病发展不同时期的心理变化，及时给予心理疏导。尤其要重视用药后患者所出现的恐惧、焦虑等不良情绪

四、健康教育

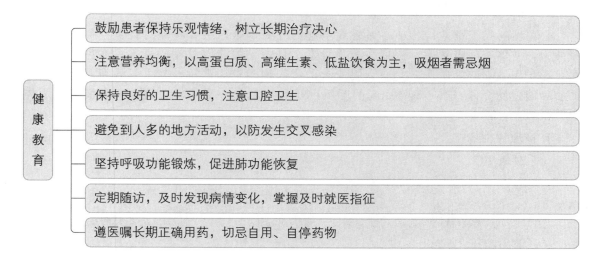

健康教育	鼓励患者保持乐观情绪，树立长期治疗决心
	注意营养均衡，以高蛋白质、高维生素、低盐饮食为主，吸烟者需忌烟
	保持良好的卫生习惯，注意口腔卫生
	避免到人多的地方活动，以防发生交叉感染
	坚持呼吸功能锻炼，促进肺功能恢复
	定期随访，及时发现病情变化，掌握及时就医指征
	遵医嘱长期正确用药，切忌自用、自停药物

第二章

循环系统疾病患者的护理

第一节　循环系统疾病患者常见症状体征的护理

一、心源性呼吸困难

心源性呼吸困难是指各种心血管病引起的呼吸困难，患者呼吸时自觉空气不足、呼吸费力，并伴有呼吸频率、深度与节律异常。最常见的病因是左心衰竭，亦见于右心衰竭、心包积液和心脏压塞。左心衰竭所致的呼吸困难较为严重，其主要病变基础为肺淤血和肺泡弹性降低。右心衰竭引起的呼吸困难程度较左心衰竭轻，其主要病变基础为体静脉淤血。

1. 护理评估

（1）健康史

```
┌──────┐   ┌─────────────────────────────────────────────────────────────┐
│      │───│ 询问患者既往有无原发性高血压、冠状动脉粥样硬化性心脏病、心脏瓣膜病、心肌炎 │
│ 健   │   │ 及心包炎等病史                                                   │
│      │   └─────────────────────────────────────────────────────────────┘
│ 康   │   ┌─────────────────────────────────────────────────────────────┐
│      │───│ 询问患者有无体力活动、精神紧张及感染等诱发因素                         │
│ 史   │   └─────────────────────────────────────────────────────────────┘
│      │   ┌─────────────────────────────────────────────────────────────┐
│      │───│ 了解心源性呼吸困难的发作时间、起病特点、发展过程及与活动的关系、减轻或缓解   │
│      │   │ 方法等                                                         │
└──────┘   └─────────────────────────────────────────────────────────────┘
```

（2）身体状况

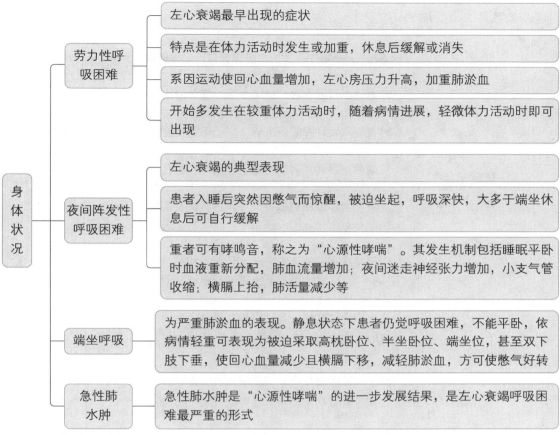

身体状况

劳力性呼吸困难
- 左心衰竭最早出现的症状
- 特点是在体力活动时发生或加重，休息后缓解或消失
- 系因运动使回心血量增加，左心房压力升高，加重肺淤血
- 开始多发生在较重体力活动时，随着病情进展，轻微体力活动时即可出现

夜间阵发性呼吸困难
- 左心衰竭的典型表现
- 患者入睡后突然因憋气而惊醒，被迫坐起，呼吸深快，大多于端坐休息后可自行缓解
- 重者可有哮鸣音，称之为"心源性哮喘"。其发生机制包括睡眠平卧时血液重新分配，肺血流量增加；夜间迷走神经张力增加，小支气管收缩；横膈上抬，肺活量减少等

端坐呼吸
- 为严重肺淤血的表现。静息状态下患者仍觉呼吸困难，不能平卧，依病情轻重可表现为被迫采取高枕卧位、半坐卧位、端坐位，甚至双下肢下垂，使回心血量减少且横膈下移，减轻肺淤血，方可使憋气好转

急性肺水肿
- 急性肺水肿是"心源性哮喘"的进一步发展结果，是左心衰竭呼吸困难最严重的形式

（3）心理-社会状况

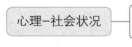

心理-社会状况
- 随着心功能不全的发展，患者呼吸困难逐渐加重，影响日常生活及睡眠
- 使患者产生紧张、焦虑，甚至悲观、恐惧的心理

（4）辅助检查

辅助检查
- 评估患者动脉血气分析结果，了解患者缺氧的程度、酸碱平衡失调的状况
- 评估患者胸部X线、超声心动图等检查结果
- 了解患者有无心脏病变、肺淤血及肺水肿等

2. 护理诊断

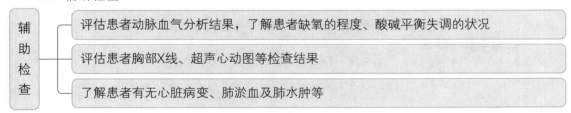

护理诊断
- 气体交换受损 —— 与肺淤血、肺水肿或伴肺部感染有关
- 活动无耐力 —— 与呼吸困难所致能量消耗增加和机体缺氧状态有关

3. 护理措施

（1）气体交换受损

气体交换受损
- 休息与体位
  - 患者有明显呼吸困难时应卧床休息，以减轻心脏负荷，利于心功能恢复
  - 劳力性呼吸困难者，应减少活动量，以不引起症状为度
  - 对夜间阵发性呼吸困难者，应给予高枕卧位或半卧位，加强夜间巡视
  - 对端坐呼吸者，可使用床上小桌，让患者扶桌休息，必要时双腿下垂
  - 注意患者体位的舒适与安全，可用枕或软垫支托肩、臂、骶、膝部，以避免受压，必要时加用床栏防止坠床
  - 应保持病室安静、整洁，利于患者休息，适当开窗通风，每次15~30分钟，但注意不要让风直接对着患者
  - 患者应衣着宽松，盖被轻软，以减轻憋闷感。保持排便通畅，避免排便时过度用力
- 氧疗
  - 对于有低氧血症者，纠正缺氧对缓解呼吸困难、保护心脏功能、减少缺氧性器官功能损害有重要的意义
  - 氧疗方法包括鼻导管吸氧（氧流量一般为2~4L/min）、面罩吸氧、无创正压通气吸氧等
- 控制输液速度和总量
  - 患者24小时内输液总量控制在1500ml内为宜，输液速度20~30滴/分钟
- 心理护理
  - 呼吸困难患者常因影响日常生活及睡眠而心情烦躁、痛苦、焦虑
  - 应与家属一起安慰鼓励患者，帮助树立战胜疾病的信心，稳定患者情绪，以降低交感神经兴奋性，有利于减轻呼吸困难
- 病情监测
  - 密切观察呼吸困难有无改善，发绀是否减轻，听诊肺部湿啰音是否减少，监测SaO_2、血气分析结果是否正常等
  - 若病情加重或SaO_2降低到94%以下，立即报告医生

（2）活动无耐力

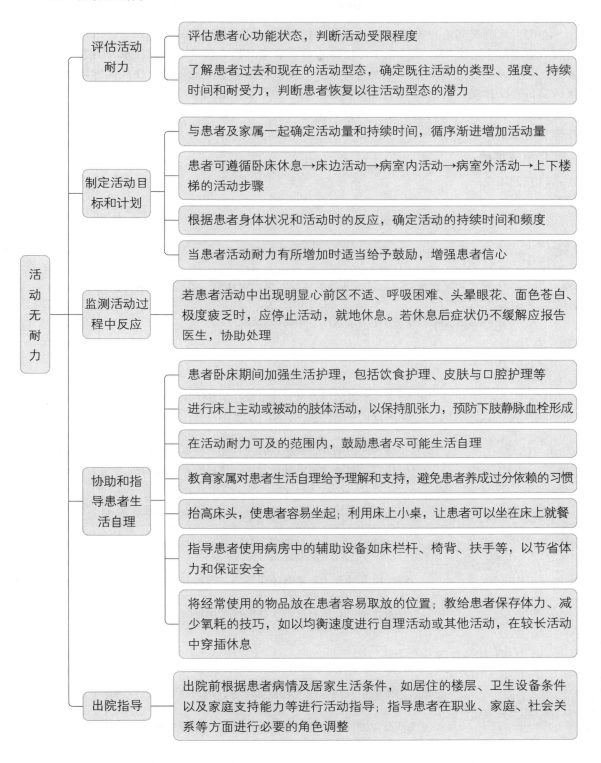

二、心源性水肿

心源性水肿是指心血管病引起的水肿，机体组织间隙有过多的体液积聚。最常见的病因是右心衰竭或全心衰竭，也可见于渗出性心包炎或缩窄性心包炎。心源性水肿的发生机制主要是：①有效循环血量不足，肾血流量减少，肾小球滤过率降低，继发性醛固酮增多，引起水钠潴留。②体循环静脉压及毛细血管静水压增高，组织液回吸收减少。③淤血性肝硬化导致蛋白质合成减少、胃肠道淤血导致食欲减退及消化吸收功能下降，继发低蛋白血症、血浆胶体渗透压下降。

1. 护理评估

（1）健康史

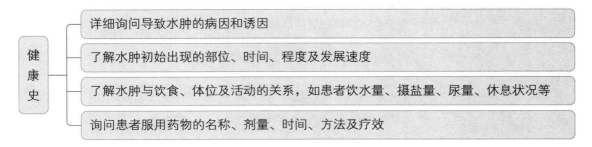

（2）身体状况

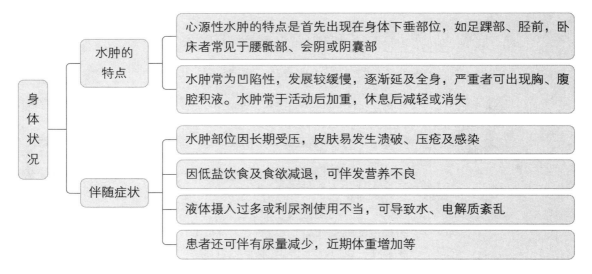

（3）心理-社会状况

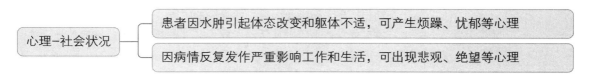

（4）辅助检查　评估患者血常规和血液生化检查结果，可了解患者有无低蛋白血症及电解质紊乱等。

2. 护理诊断

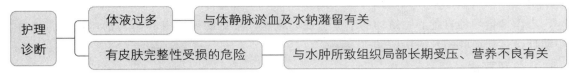

护理诊断
- 体液过多 —— 与体静脉淤血及水钠潴留有关
- 有皮肤完整性受损的危险 —— 与水肿所致组织局部长期受压、营养不良有关

3. 护理措施

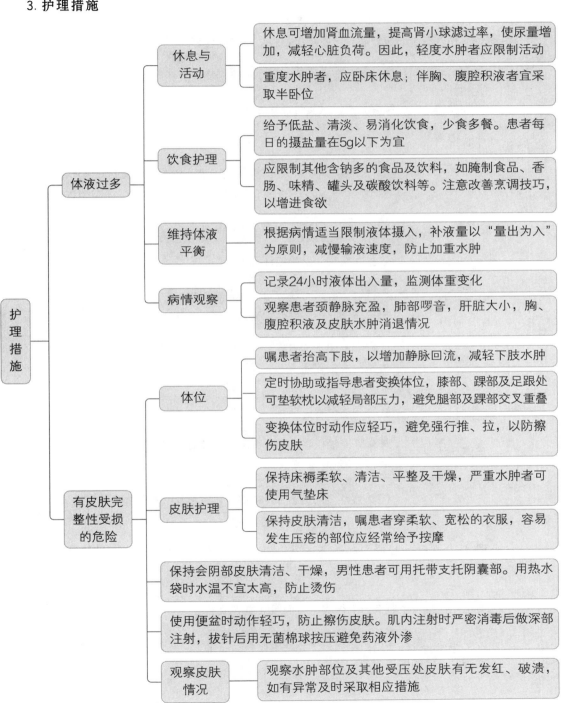

护理措施
- 体液过多
  - 休息与活动
    - 休息可增加肾血流量，提高肾小球滤过率，使尿量增加，减轻心脏负荷。因此，轻度水肿者应限制活动
    - 重度水肿者，应卧床休息；伴胸、腹腔积液者宜采取半卧位
  - 饮食护理
    - 给予低盐、清淡、易消化饮食，少食多餐。患者每日的摄盐量在5g以下为宜
    - 应限制其他含钠多的食品及饮料，如腌制食品、香肠、味精、罐头及碳酸饮料等。注意改善烹调技巧，以增进食欲
  - 维持体液平衡
    - 根据病情适当限制液体摄入，补液量以"量出为入"为原则，减慢输液速度，防止加重水肿
  - 病情观察
    - 记录24小时液体出入量，监测体重变化
    - 观察患者颈静脉充盈，肺部啰音，肝脏大小，胸、腹腔积液及皮肤水肿消退情况
- 有皮肤完整性受损的危险
  - 体位
    - 嘱患者抬高下肢，以增加静脉回流，减轻下肢水肿
    - 定时协助或指导患者变换体位，膝部、踝部及足跟处可垫软枕以减轻局部压力，避免腿部及踝部交叉重叠
    - 变换体位时动作应轻巧，避免强行推、拉，以防擦伤皮肤
  - 皮肤护理
    - 保持床褥柔软、清洁、平整及干燥，严重水肿者可使用气垫床
    - 保持皮肤清洁，嘱患者穿柔软、宽松的衣服，容易发生压疮的部位应经常给予按摩
  - 保持会阴部皮肤清洁、干燥，男性患者可用托带支托阴囊部。用热水袋时水温不宜太高，防止烫伤
  - 使用便盆时动作轻巧，防止擦伤皮肤。肌内注射时严密消毒后做深部注射，拔针后用无菌棉球按压避免药液外渗
  - 观察皮肤情况
    - 观察水肿部位及其他受压处皮肤有无发红、破溃，如有异常及时采取相应措施

三、心悸

心悸是指一种自觉心脏跳动的不适感或心慌感，常见的病因有心律失常，如心动过速、心动过缓、期前收缩及心房颤动等。

1. 护理评估

（1）健康史

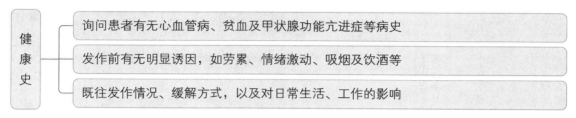

健康史
- 询问患者有无心血管病、贫血及甲状腺功能亢进症等病史
- 发作前有无明显诱因，如劳累、情绪激动、吸烟及饮酒等
- 既往发作情况、缓解方式，以及对日常生活、工作的影响

（2）身体状况

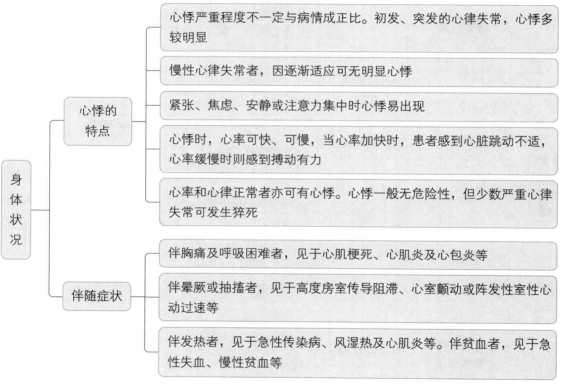

身体状况

心悸的特点
- 心悸严重程度不一定与病情成正比。初发、突发的心律失常，心悸多较明显
- 慢性心律失常者，因逐渐适应可无明显心悸
- 紧张、焦虑、安静或注意力集中时心悸易出现
- 心悸时，心率可快、可慢，当心率加快时，患者感到心脏跳动不适，心率缓慢时则感到搏动有力
- 心率和心律正常者亦可有心悸。心悸一般无危险性，但少数严重心律失常可发生猝死

伴随症状
- 伴胸痛及呼吸困难者，见于心肌梗死、心肌炎及心包炎等
- 伴晕厥或抽搐者，见于高度房室传导阻滞、心室颤动或阵发性室性心动过速等
- 伴发热者，见于急性传染病、风湿热及心肌炎等。伴贫血者，见于急性失血、慢性贫血等

（3）心理-社会状况　心悸引起的不适可使患者产生紧张、焦虑、甚至恐惧等心理。

（4）辅助检查

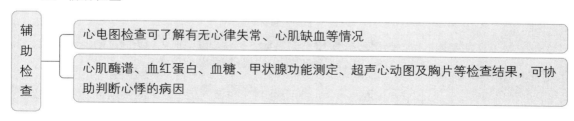

辅助检查
- 心电图检查可了解有无心律失常、心肌缺血等情况
- 心肌酶谱、血红蛋白、血糖、甲状腺功能测定、超声心动图及胸片等检查结果，可协助判断心悸的病因

2. 护理诊断

活动无耐力：与心悸发作时心前区不适、胸闷等有关。

3. 护理措施

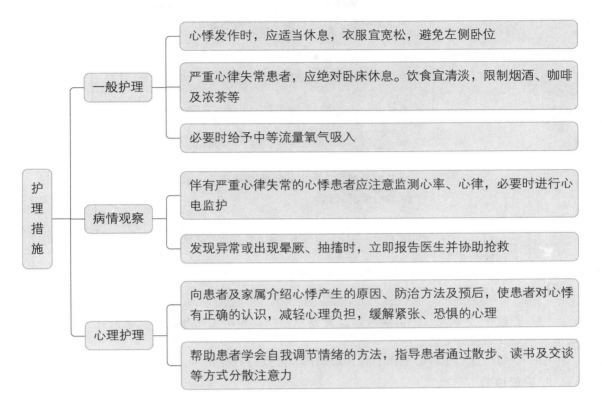

四、心前区疼痛

心前区疼痛是指由于各种原因引起的心前区或胸骨后的疼痛不适，最常见的病因是心绞痛及急性心肌梗死。

1. 护理评估

（1）健康史

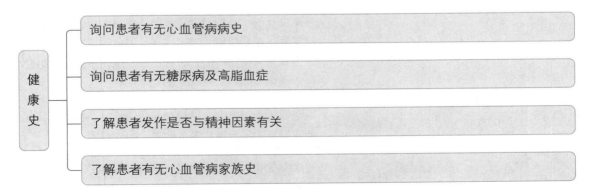

（2）身体状况

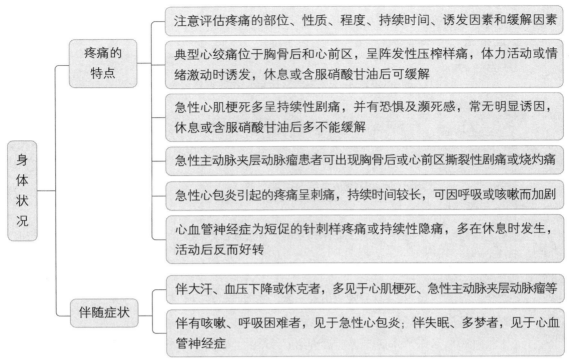

（3）心理-社会状况　心前区疼痛反复发作，严重影响工作和日常生活时，患者可出现忧郁、焦虑及恐惧等心理。

（4）辅助检查　了解心电图、超声心动图、X线检查等结果，可协助判断疼痛的原因。

2. 护理诊断

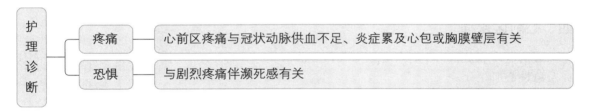

3. 护理措施

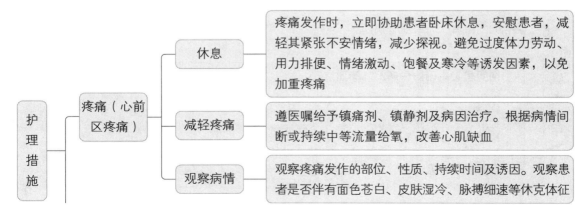

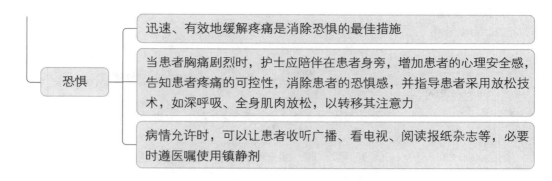

恐惧	迅速、有效地缓解疼痛是消除恐惧的最佳措施
	当患者胸痛剧烈时，护士应陪伴在患者身旁，增加患者的心理安全感，告知患者疼痛的可控性，消除患者的恐惧感，并指导患者采用放松技术，如深呼吸、全身肌肉放松，以转移其注意力
	病情允许时，可以让患者收听广播、看电视、阅读报纸杂志等，必要时遵医嘱使用镇静剂

五、心源性晕厥

心源性晕厥是指由于心排血量骤减、中断或严重低血压而引起脑供血骤然减少或停止而出现的短暂意识丧失，常伴有肌张力丧失而跌倒的临床征象。大多数晕厥患者预后良好，反复发作的晕厥是病情危重和危险的征兆。

1. 护理评估

（1）健康史

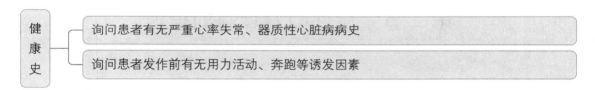

| 健康史 | 询问患者有无严重心率失常、器质性心脏病病史 |
| | 询问患者发作前有无用力活动、奔跑等诱发因素 |

（2）身体状况

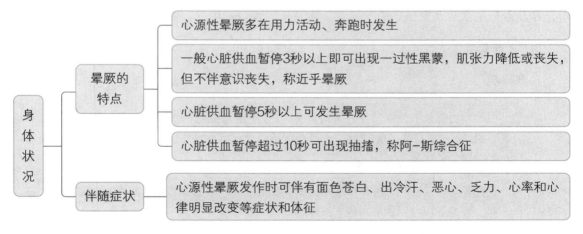

身体状况	晕厥的特点	心源性晕厥多在用力活动、奔跑时发生
		一般心脏供血暂停3秒以上即可出现一过性黑蒙，肌张力降低或丧失，但不伴意识丧失，称近乎晕厥
		心脏供血暂停5秒以上可发生晕厥
		心脏供血暂停超过10秒可出现抽搐，称阿-斯综合征
	伴随症状	心源性晕厥发作时可伴有面色苍白、出冷汗、恶心、乏力、心率和心律明显改变等症状和体征

（3）心理-社会状况　心源性晕厥发作多突然而迅速，患者常因惧怕突然死亡，担心不能胜任原来的工作，而产生紧张、恐惧等心理。

（4）辅助检查　了解心电图、动态心电图、超声心动图等检查结果，有助于查找心源性晕厥的病因。

2. 护理诊断

有受伤的危险：与晕厥发作有关。

3. 护理措施

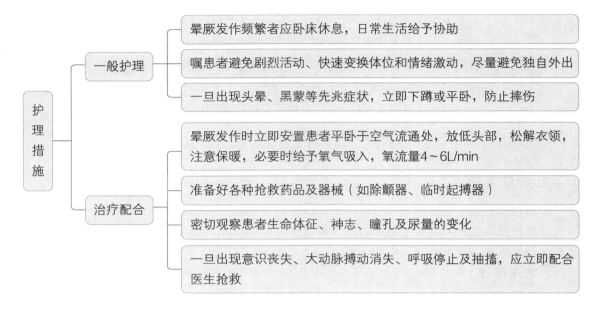

护理措施
- 一般护理
  - 晕厥发作频繁者应卧床休息，日常生活给予协助
  - 嘱患者避免剧烈活动、快速变换体位和情绪激动，尽量避免独自外出
  - 一旦出现头晕、黑蒙等先兆症状，立即下蹲或平卧，防止摔伤
- 治疗配合
  - 晕厥发作时立即安置患者平卧于空气流通处，放低头部，松解衣领，注意保暖，必要时给予氧气吸入，氧流量4~6L/min
  - 准备好各种抢救药品及器械（如除颤器、临时起搏器）
  - 密切观察患者生命体征、神志、瞳孔及尿量的变化
  - 一旦出现意识丧失、大动脉搏动消失、呼吸停止及抽搐，应立即配合医生抢救

第二节　慢性心力衰竭的护理

　　慢性心力衰竭是大多数心血管病的最终归宿，也是最主要的死亡原因。慢性心力衰竭的基本病因是原发性心肌损害和心脏负荷增加，基本病因导致心室扩张、心肌肥厚、心室重塑、神经内分泌激活及血流动力学异常，在诱发因素的作用下，引发心力衰竭。

一、护理评估

1. 健康史

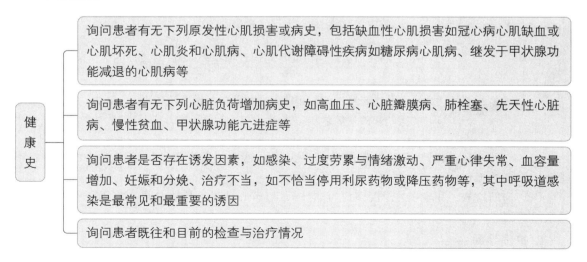

健康史
- 询问患者有无下列原发性心肌损害或病史，包括缺血性心肌损害如冠心病心肌缺血或心肌坏死、心肌炎和心肌病、心肌代谢障碍性疾病如糖尿病心肌病、继发于甲状腺功能减退的心肌病等
- 询问患者有无下列心脏负荷增加病史，如高血压、心脏瓣膜病、肺栓塞、先天性心脏病、慢性贫血、甲状腺功能亢进症等
- 询问患者是否存在诱发因素，如感染、过度劳累与情绪激动、严重心律失常、血容量增加、妊娠和分娩、治疗不当，如不恰当停用利尿药物或降压药物等，其中呼吸道感染是最常见和最重要的诱因
- 询问患者既往和目前的检查与治疗情况

2. 身体状况

（1）左心衰竭　以肺淤血和心排血量降低表现为主。

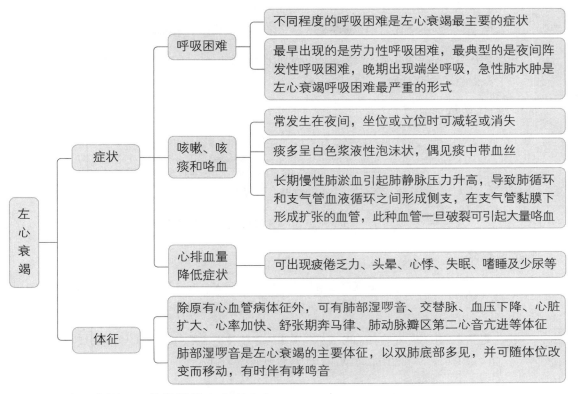

（2）右心衰竭　以体静脉淤血表现为主。

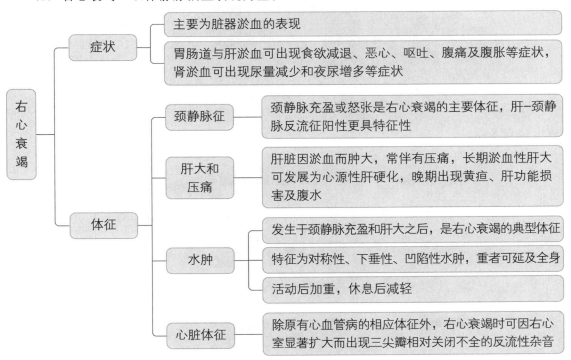

（3）全心衰竭

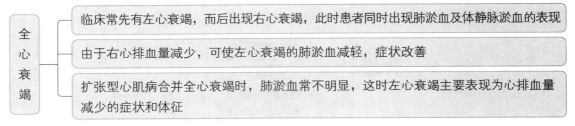

全心衰竭
- 临床常先有左心衰竭，而后出现右心衰竭，此时患者同时出现肺淤血及体静脉淤血的表现
- 由于右心排血量减少，可使左心衰竭的肺淤血减轻，症状改善
- 扩张型心肌病合并全心衰竭时，肺淤血常不明显，这时左心衰竭主要表现为心排血量减少的症状和体征

3. 心理-社会状况

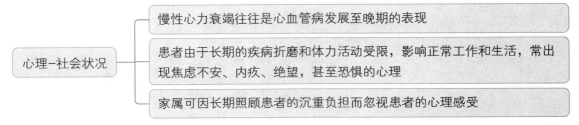

心理-社会状况
- 慢性心力衰竭往往是心血管病发展至晚期的表现
- 患者由于长期的疾病折磨和体力活动受限，影响正常工作和生活，常出现焦虑不安、内疚、绝望，甚至恐惧的心理
- 家属可因长期照顾患者的沉重负担而忽视患者的心理感受

4. 辅助检查

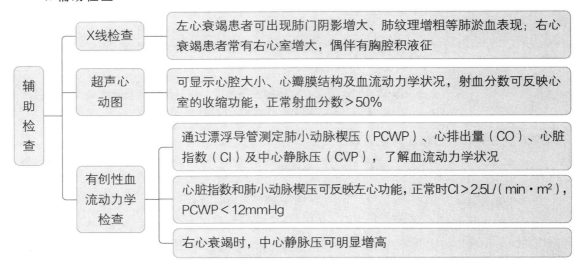

辅助检查
- X线检查
  - 左心衰竭患者可出现肺门阴影增大、肺纹理增粗等肺淤血表现；右心衰竭患者常有右心室增大，偶伴有胸腔积液征
- 超声心动图
  - 可显示心腔大小、心瓣膜结构及血流动力学状况，射血分数可反映心室的收缩功能，正常射血分数＞50%
- 有创性血流动力学检查
  - 通过漂浮导管测定肺小动脉楔压（PCWP）、心排出量（CO）、心脏指数（CI）及中心静脉压（CVP），了解血流动力学状况
  - 心脏指数和肺小动脉楔压可反映左心功能，正常时CI＞2.5L/（min·m²），PCWP＜12mmHg
  - 右心衰竭时，中心静脉压可明显增高

二、护理诊断

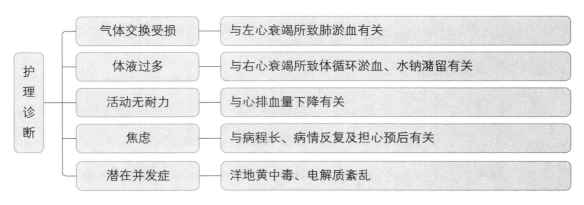

护理诊断
- 气体交换受损 —— 与左心衰竭所致肺淤血有关
- 体液过多 —— 与右心衰竭所致体循环淤血、水钠潴留有关
- 活动无耐力 —— 与心排血量下降有关
- 焦虑 —— 与病程长、病情反复及担心预后有关
- 潜在并发症 —— 洋地黄中毒、电解质紊乱

图解实用内科临床护理

三、护理措施

1. 一般护理

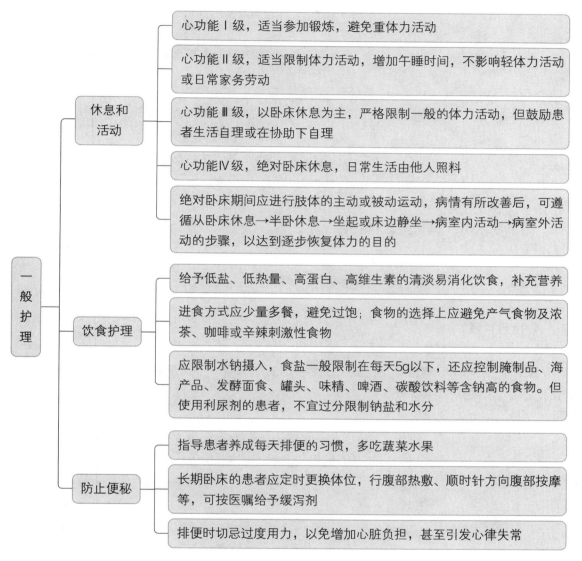

一般护理
- 休息和活动
  - 心功能Ⅰ级，适当参加锻炼，避免重体力活动
  - 心功能Ⅱ级，适当限制体力活动，增加午睡时间，不影响轻体力活动或日常家务劳动
  - 心功能Ⅲ级，以卧床休息为主，严格限制一般的体力活动，但鼓励患者生活自理或在协助下自理
  - 心功能Ⅳ级，绝对卧床休息，日常生活由他人照料
  - 绝对卧床期间应进行肢体的主动或被动运动，病情有所改善后，可遵循从卧床休息→半卧休息→坐起或床边静坐→病室内活动→病室外活动的步骤，以达到逐步恢复体力的目的
- 饮食护理
  - 给予低盐、低热量、高蛋白、高维生素的清淡易消化饮食，补充营养
  - 进食方式应少量多餐，避免过饱；食物的选择上应避免产气食物及浓茶、咖啡或辛辣刺激性食物
  - 应限制水钠摄入，食盐一般限制在每天5g以下，还应控制腌制品、海产品、发酵面食、罐头、味精、啤酒、碳酸饮料等含钠高的食物。但使用利尿剂的患者，不宜过分限制钠盐和水分
- 防止便秘
  - 指导患者养成每天排便的习惯，多吃蔬菜水果
  - 长期卧床的患者应定时更换体位，行腹部热敷、顺时针方向腹部按摩等，可按医嘱给予缓泻剂
  - 排便时切忌过度用力，以免增加心脏负担，甚至引发心律失常

2. 病情观察

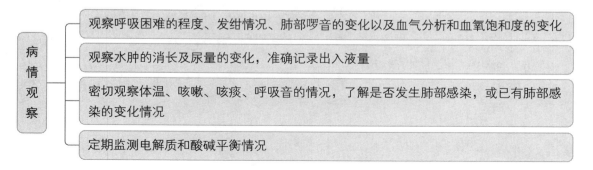

病情观察
- 观察呼吸困难的程度、发绀情况、肺部啰音的变化以及血气分析和血氧饱和度的变化
- 观察水肿的消长及尿量的变化，准确记录出入液量
- 密切观察体温、咳嗽、咳痰、呼吸音的情况，了解是否发生肺部感染，或已有肺部感染的变化情况
- 定期监测电解质和酸碱平衡情况

3. 对症护理

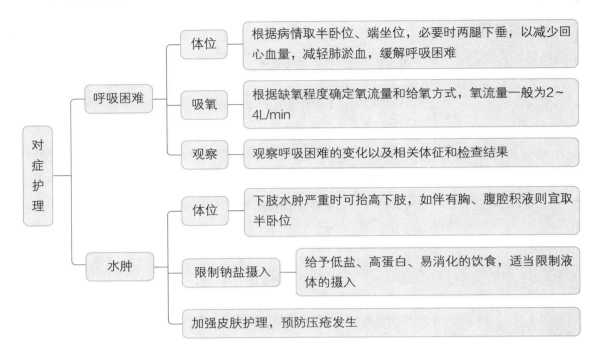

4. 用药护理

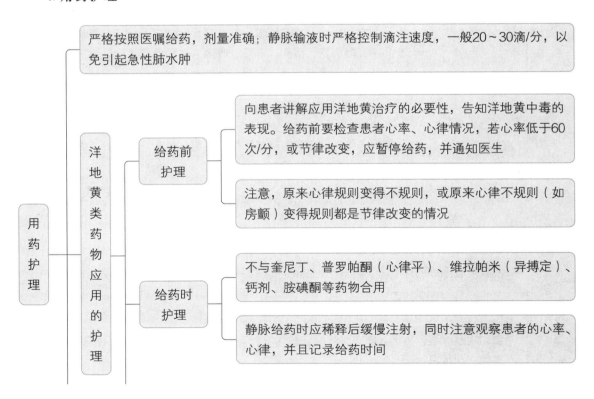

```
                    ┌─ 洋地黄毒      ┌─ 常见的包括胃肠道表现，如食欲减退、恶
                    │  性反应的      │  性、呕吐等
                    │  观察         │
                    │              ├─ 神经系统表现，如视物模糊、黄视、绿视、
                    │              │  头晕、头痛等
                    │              │
          ┌─ 给药后 ─┤              ├─ 心血管系统表现，主要为出现各种心律失
          │  护理    │              │  常，如房室传导阻滞、窦性心动过缓、室
          │         │              │  性期前收缩等，其中室性期前收缩二联律
          │         │              │  最为常见
          │         │              │
          │         │              └─ 注意，长期心房颤动患者使用洋地黄后心
          │         │                 律由绝对不规则变得规则，要警惕中毒的
          │         │                 可能
          │         │
          │         │  洋地黄毒      ┌─ 立即停用洋地黄类药物
          │         └─ 性反应的 ─────┤
          │            处理         ├─ 停用排钾利尿剂，观察血钾，积极补钾
          │                        │
          │                        └─ 迅速纠正心律失常，对快速性心律失常可
          │                           用利多卡因和苯妥英钠，对缓慢性心律失
          │                           常用阿托品治疗或安置临时心脏起搏器
          │
          │         ┌─ 给药时间选择早晨或日间，避免夜间排尿过频影响患者休息
          │         │
          │         │  运用排钾利尿剂要注意有无乏力、腹胀、肠鸣音减弱等低钾血症的表
          ├─ 利尿剂应 ─┤  现，注意监测血钾，同时可补充含钾食物，如深色蔬菜、瓜果、红枣、
          │  用的护理  │  菌类、豆类等，必要时遵医嘱补钾
          │         │
          │         └─ 运用保钾利尿剂要注意有无胃肠道反应、嗜睡、乏力、皮疹、高血钾
          │            等不良反应，不宜同时服用钾盐。高血钾的患者禁用保钾利尿剂
          │
          │         ┌─ 血管紧张素转换酶抑制剂的主要不良反应有干咳、低血压、头晕、肾
          │         │  损害、高血钾等。用药期间应监测血压，避免体位的突然改变，监测
          └─ 其他药物应 ─┤  血钾水平和肾功能。若患者出现不能耐受的干咳应停药
             用的护理   │
                      └─ β受体阻滞剂可减弱心肌收缩力，减慢心率，延缓房室传导时间，还
                         可引起支气管痉挛，对使用β受体阻滞剂的患者应监测心音、心率、
                         心律和呼吸
```

四、健康教育

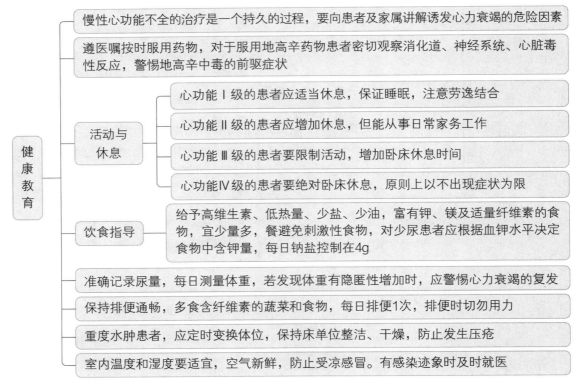

健康教育
- 慢性心功能不全的治疗是一个持久的过程，要向患者及家属讲解诱发心力衰竭的危险因素
- 遵医嘱按时服用药物，对于服用地高辛药物患者密切观察消化道、神经系统、心脏毒性反应，警惕地高辛中毒的前驱症状
- 活动与休息
  - 心功能Ⅰ级的患者应适当休息，保证睡眠，注意劳逸结合
  - 心功能Ⅱ级的患者应增加休息，但能从事日常家务工作
  - 心功能Ⅲ级的患者要限制活动，增加卧床休息时间
  - 心功能Ⅳ级的患者要绝对卧床休息，原则上以不出现症状为限
- 饮食指导
  - 给予高维生素、低热量、少盐、少油，富有钾、镁及适量纤维素的食物，宜少量多，餐避免刺激性食物，对少尿患者应根据血钾水平决定食物中含钾量，每日钠盐控制在4g
- 准确记录尿量，每日测量体重，若发现体重有隐匿性增加时，应警惕心力衰竭的复发
- 保持排便通畅，多食含纤维素的蔬菜和食物，每日排便1次，排便时切勿用力
- 重度水肿患者，应定时变换体位，保持床单位整洁、干燥，防止发生压疮
- 室内温度和湿度要适宜，空气新鲜，防止受凉感冒。有感染迹象时及时就医

第三节　急性心力衰竭的护理

　　急性心力衰竭是指心肌发生急性损害或心脏负荷突然增加，使心排血量急剧下降，甚至丧失排血功能，导致组织器官灌注不足和急性肺淤血的综合征。临床上以急性左心衰竭为常见，多表现为急性肺水肿或心源性休克，是临床常见的急危重症。

一、护理评估

1. 健康史

健康史
- 询问患者有无急性心肌梗死、急性重症心肌炎、急性瓣膜大量反流或瓣膜严重狭窄、高血压急症、慢性心力衰竭等心血管病史
- 询问患者有无急性感染、严重心律失常、过度疲劳、情绪激动、静脉输液过多过快等诱发因素

2. 身体状况

身体状况
- 发病急骤，主要表现为突发严重的呼吸困难伴窒息感，端坐呼吸，极度烦躁不安，频繁咳嗽，咳大量粉红色泡沫痰
- 呼吸频率30～40次/分，面色苍白或发绀，大汗淋漓，皮肤湿冷，双肺满布湿啰音及哮鸣音，心率快，心尖区可闻及舒张期奔马律，严重者出现心源性休克体征

3. 心理-社会状况

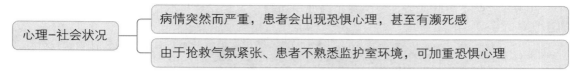

心理-社会状况 —— 病情突然而严重，患者会出现恐惧心理，甚至有濒死感

—— 由于抢救气氛紧张、患者不熟悉监护室环境，可加重恐惧心理

4. 辅助检查

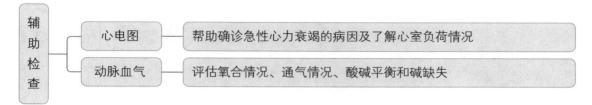

辅助检查 —— 心电图 —— 帮助确诊急性心力衰竭的病因及了解心室负荷情况

—— 动脉血气 —— 评估氧合情况、通气情况、酸碱平衡和碱缺失

二、护理诊断

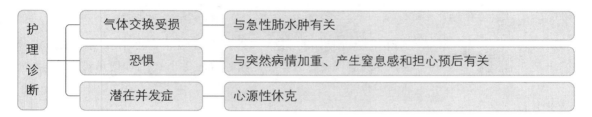

护理诊断 —— 气体交换受损 —— 与急性肺水肿有关

—— 恐惧 —— 与突然病情加重、产生窒息感和担心预后有关

—— 潜在并发症 —— 心源性休克

三、护理措施

1. 一般护理

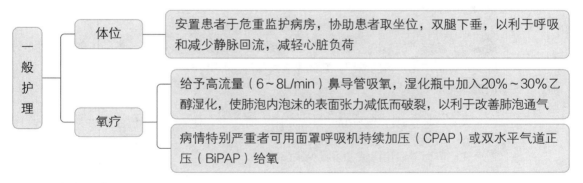

一般护理 —— 体位 —— 安置患者于危重监护病房，协助患者取坐位，双腿下垂，以利于呼吸和减少静脉回流，减轻心脏负荷

—— 氧疗 —— 给予高流量（6～8L/min）鼻导管吸氧，湿化瓶中加入20%～30%乙醇湿化，使肺泡内泡沫的表面张力减低而破裂，以利于改善肺泡通气

—— 病情特别严重者可用面罩呼吸机持续加压（CPAP）或双水平气道正压（BiPAP）给氧

2. 病情观察

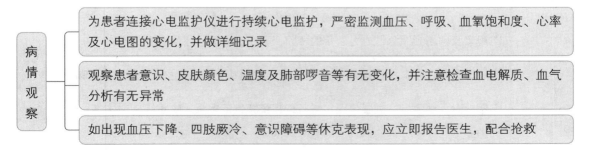

病情观察 —— 为患者连接心电监护仪进行持续心电监护，严密监测血压、呼吸、血氧饱和度、心率及心电图的变化，并做详细记录

—— 观察患者意识、皮肤颜色、温度及肺部啰音等有无变化，并注意检查血电解质、血气分析有无异常

—— 如出现血压下降、四肢厥冷、意识障碍等休克表现，应立即报告医生，配合抢救

3. 抢救配合

迅速开放两条静脉通道，遵医嘱正确使用药物，观察疗效与不良反应。

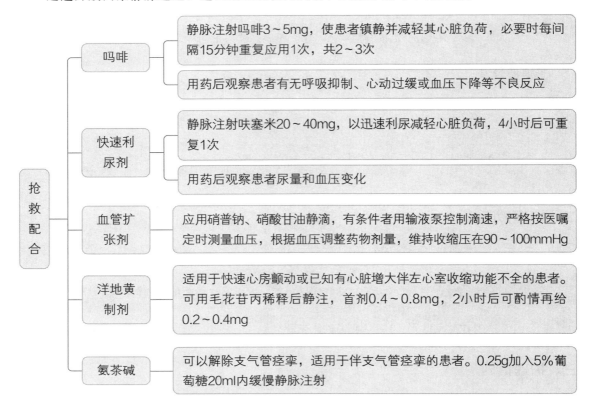

- 抢救配合
  - 吗啡
    - 静脉注射吗啡3~5mg，使患者镇静并减轻其心脏负荷，必要时每间隔15分钟重复应用1次，共2~3次
    - 用药后观察患者有无呼吸抑制、心动过缓或血压下降等不良反应
  - 快速利尿剂
    - 静脉注射呋塞米20~40mg，以迅速利尿减轻心脏负荷，4小时后可重复1次
    - 用药后观察患者尿量和血压变化
  - 血管扩张剂
    - 应用硝普钠、硝酸甘油静滴，有条件者用输液泵控制滴速，严格按医嘱定时测量血压，根据血压调整药物剂量，维持收缩压在90~100mmHg
  - 洋地黄制剂
    - 适用于快速心房颤动或已知有心脏增大伴左心室收缩功能不全的患者。可用毛花苷丙稀释后静注，首剂0.4~0.8mg，2小时后可酌情再给0.2~0.4mg
  - 氨茶碱
    - 可以解除支气管痉挛，适用于伴支气管痉挛的患者。0.25g加入5%葡萄糖20ml内缓慢静脉注射

4. 心理护理

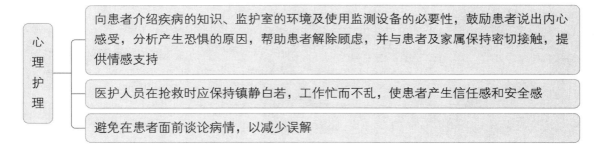

- 心理护理
  - 向患者介绍疾病的知识、监护室的环境及使用监测设备的必要性，鼓励患者说出内心感受，分析产生恐惧的原因，帮助患者解除顾虑，并与患者及家属保持密切接触，提供情感支持
  - 医护人员在抢救时应保持镇静自若，工作忙而不乱，使患者产生信任感和安全感
  - 避免在患者面前谈论病情，以减少误解

四、健康教育

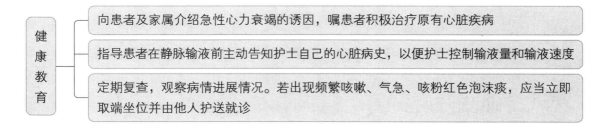

- 健康教育
  - 向患者及家属介绍急性心力衰竭的诱因，嘱患者积极治疗原有心脏疾病
  - 指导患者在静脉输液前主动告知护士自己的心脏病史，以便护士控制输液量和输液速度
  - 定期复查，观察病情进展情况。若出现频繁咳嗽、气急、咳粉红色泡沫痰，应当立即取端坐位并由他人护送就诊

第四节　心律失常的护理

正常心脏的电冲动起源于窦房结，窦房结按一定的频率和节律发出冲动。心脏冲动的起源和（或）传导发生异常，就称为心律失常。心律失常可由各种器质性心脏病引起，其中以冠状动脉粥样硬化性心脏病（冠心病）、心肌病、心肌炎和风湿性心脏病为多见，电解质紊乱、内分泌失调、麻醉、低温、胸腔或心脏手术、药物作用和中枢神经系统疾病等也可引发心律失常，部分健康人或自主神经功能失调者也可发生心律失常，少数心律失常病因不明。

一、护理评估

1.健康史

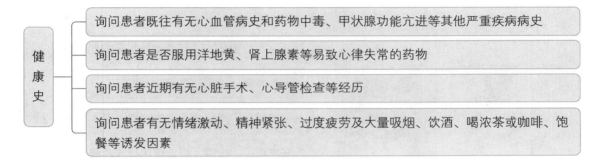

健康史
- 询问患者既往有无心血管病史和药物中毒、甲状腺功能亢进等其他严重疾病病史
- 询问患者是否服用洋地黄、肾上腺素等易致心律失常的药物
- 询问患者近期有无心脏手术、心导管检查等经历
- 询问患者有无情绪激动、精神紧张、过度疲劳及大量吸烟、饮酒、喝浓茶或咖啡、饱餐等诱发因素

2.身体状况

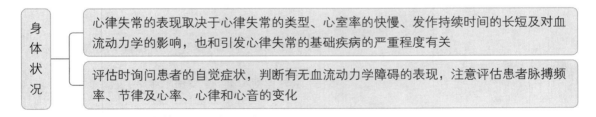

身体状况
- 心律失常的表现取决于心律失常的类型、心室率的快慢、发作持续时间的长短及对血流动力学的影响，也和引发心律失常的基础疾病的严重程度有关
- 评估时询问患者的自觉症状，判断有无血流动力学障碍的表现，注意评估患者脉搏频率、节律及心率、心律和心音的变化

3.心理-社会状况

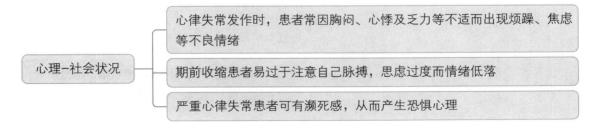

心理-社会状况
- 心律失常发作时，患者常因胸闷、心悸及乏力等不适而出现烦躁、焦虑等不良情绪
- 期前收缩患者易过于注意自己脉搏，思虑过度而情绪低落
- 严重心律失常患者可有濒死感，从而产生恐惧心理

4.辅助检查

（1）心电图　诊断心律失常最重要的无创性检查技术。

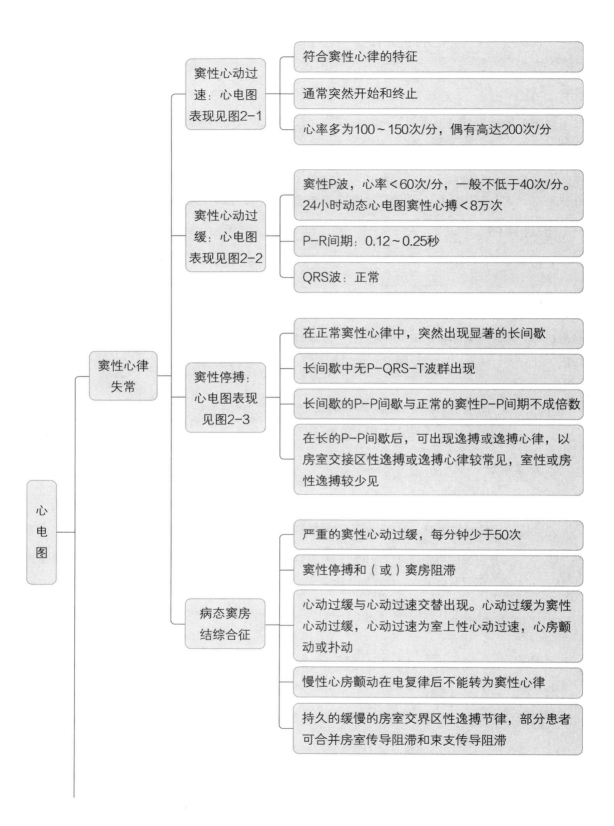

心电图 —— 窦性心律失常

窦性心动过速：心电图表现见图2-1
- 符合窦性心律的特征
- 通常突然开始和终止
- 心率多为100~150次/分，偶有高达200次/分

窦性心动过缓：心电图表现见图2-2
- 窦性P波，心率＜60次/分，一般不低于40次/分。24小时动态心电图窦性心搏＜8万次
- P-R间期：0.12~0.25秒
- QRS波：正常

窦性停搏：心电图表现见图2-3
- 在正常窦性心律中，突然出现显著的长间歇
- 长间歇中无P-QRS-T波群出现
- 长间歇的P-P间歇与正常的窦性P-P间期不成倍数
- 在长的P-P间歇后，可出现逸搏或逸搏心律，以房室交接区性逸搏或逸搏心律较常见，室性或房性逸搏较少见

病态窦房结综合征
- 严重的窦性心动过缓，每分钟少于50次
- 窦性停搏和（或）窦房阻滞
- 心动过缓与心动过速交替出现。心动过缓为窦性心动过缓，心动过速为室上性心动过速，心房颤动或扑动
- 慢性心房颤动在电复律后不能转为窦性心律
- 持久的缓慢的房室交界区性逸搏节律，部分患者可合并房室传导阻滞和束支传导阻滞

```
房性心律
失常
├─ 房性期前收
│  缩：心电图
│  表现见图2-4
│  ├─ 期前出现的房性异位P波，其形态与窦性P波不同
│  ├─ P-R间期在正常范围（＞0.10秒）或有干扰性P-R
│  │  间期延长
│  ├─ 异位P波之后的QRS波与窦性QRS波相同，如发生
│  │  差异性传导，则QRS波形态有变异，如异位P波发
│  │  生过早房室交界区尚处于绝对不应期，则P波之后
│  │  无QRS波称为未下传的房性期前收缩
│  └─ 代偿间歇多为不完全性
│
├─ 房性心动过
│  速：心电图
│  表现见图2-5
│  ├─ 心动过速的P波形态和心房激动顺序不同于窦性心律
│  ├─ 心房刺激不能诱发、拖带和终止心动过速，但（不
│  │  总是）可被超速起搏所抑制
│  ├─ 心动过速发作与终止时可出现温醒与冷却现象；异
│  │  常自律性房性心动过速
│  ├─ 房内传导或房室结传导延缓，甚至房室结传导阻滞
│  │  不影响心动过速的存在
│  └─ 刺激迷走神经和静脉注射腺苷不能终止心动过速
│
├─ 心房扑动：
│  心电图表现
│  见图2-6
│  ├─ 心房活动呈现规律的锯齿状扑动波，扑动波之间
│  │  的等电线消失，在Ⅱ、Ⅲ、aVF或V1导联最为明
│  │  显，常呈倒置。典型心房扑动的心房率通常为
│  │  250～350次/分
│  └─ QRS波群形态正常，当出现室内差异传导或原先
│     有束支传导阻滞时，QRS波群增宽、形态异常
│
└─ 心房颤动：
   心电图表现
   见图2-7
   ├─ P波消失，代之以连续、规则的房扑波或连续、不
   │  规则的房颤波
   ├─ 心房冲动接连多次在房室交界处组织内隐匿性传导
   │  使心室律绝对不规则，心室率在120～180次/分
   └─ QRS波群大多与窦性心律时的相同；伴频率依赖
      性心室内传导改变时，QRS波群畸形
```

室性心律失常
- 室性期前收缩：心电图特征见图2-8
  - 提前发生的QRS波群，时限通常超过0.12秒，宽大畸形，ST段随T波移位，T波的方向与QRS波群主波方向相反
  - 室性期前收缩与其前面的窦性搏动之间期（称为配对间期）恒定
  - 室性期前收缩后出现完全性代偿间歇
  - 室性并行心律：心室的异位起搏点规律地自行发放冲动，并能防止窦房结冲动入侵
- 室性心动过速：心电图表现见图2-9
  - 心室率常在150～250次/分，QRS波宽大畸形，时限增宽
  - T波方向与QRS主波相反，P波与QRS波之间无固定关系
  - Q-T间期多正常，可伴有Q-T间期延长，多见于多形室速
  - 心电图特征
    - 3个或以上的室性期前收缩连续出现
    - QRS波群形态畸形，时限超过0.12秒，ST-T波方向与QRS波群主方向相反
    - 心室率通常为100～250次/分，心律规律，但亦可不规律
    - 心房独立活动与QRS波群无固定关系，形成室房分离，偶尔个别或者所有心室激动逆传夺获心房
    - 通常发作突然开始
    - 心室夺获与室性融合波：室速发作时少数室上性冲动可下传心室，产生心室夺获，表现为在P波之后，突前发生一次正常的QRS波群

心脏传导阻滞
- 一度房室传导阻滞
  - 每个心房冲动都能传导至心室，但P-R间期超过0.20秒（见图2-10）
- 二度房室传导阻滞
  - 通常将二度房室阻滞分为Ⅰ型和Ⅱ型。莫氏Ⅰ型又称文氏阻滞，特征为P-R间期逐次延长直至P波不能下传，R-R间期逐次缩短直至心脱漏。莫氏Ⅱ型的特征为心室脱漏前P-R间期固定（见图2-11）
- 三度房室传导阻滞
  - 特征为P-R和R-R间距基本规则，P波与QRS波群之间无固定关系，见图2-12

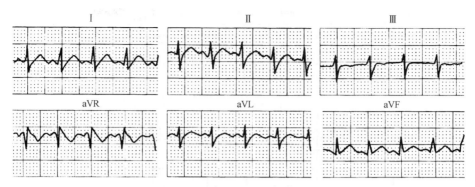

图 2-1 窦性心动过速

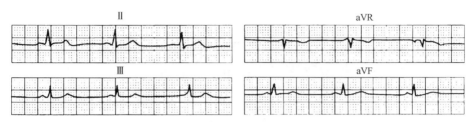

图 2-2 窦性心动过缓

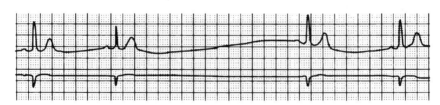

图 2-3 窦性停搏

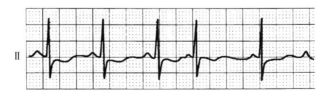

图 2-4 房性期前收缩

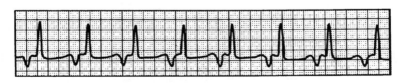

图 2-5 房性心动过速

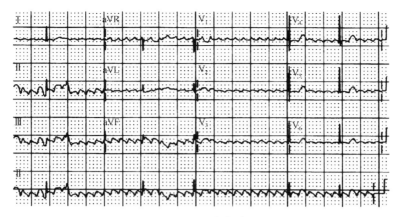

图 2-6 心房扑动

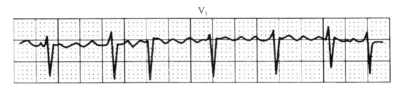

图 2-7 心房颤动

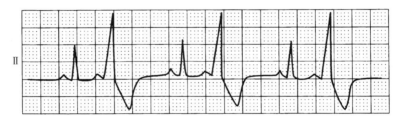

图 2-8 室性期前收缩

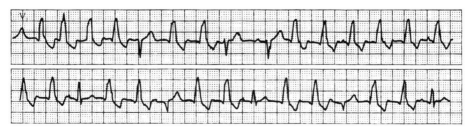

图 2-9 室性心动过速

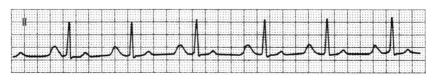

图 2-10 一度房室传导阻滞

图解实用内科临床护理

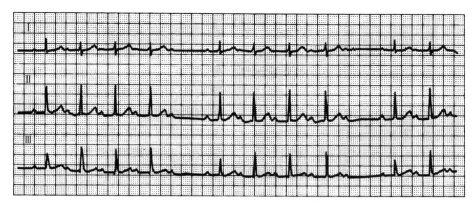

图 2-11　二度房室传导阻滞（莫氏Ⅱ型）

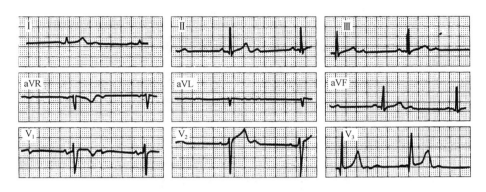

图 2-12　三度房室传导阻滞

（2）动态心电图　亦称 Holter 心电图，可检测到常规心电图检查不易发现的心律失常。

（3）其他检查　食管心电图、临床心电生理检查等有助于鉴别复杂的心律失常。

二、护理诊断

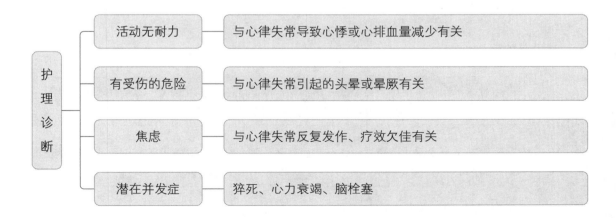

三、护理措施

1. 一般护理

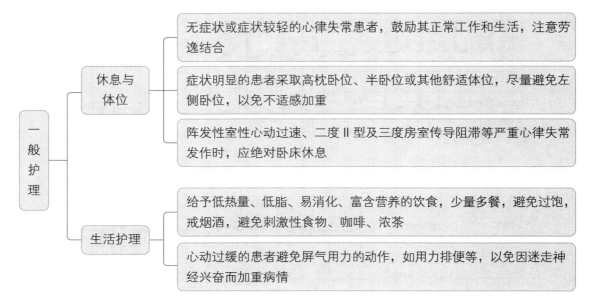

一般护理
- 休息与体位
  - 无症状或症状较轻的心律失常患者，鼓励其正常工作和生活，注意劳逸结合
  - 症状明显的患者采取高枕卧位、半卧位或其他舒适体位，尽量避免左侧卧位，以免不适感加重
  - 阵发性室性心动过速、二度Ⅱ型及三度房室传导阻滞等严重心律失常发作时，应绝对卧床休息
- 生活护理
  - 给予低热量、低脂、易消化、富含营养的饮食，少量多餐，避免过饱，戒烟酒，避免刺激性食物、咖啡、浓茶
  - 心动过缓的患者避免屏气用力的动作，如用力排便等，以免因迷走神经兴奋而加重病情

2. 病情观察

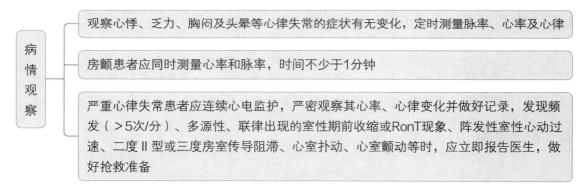

病情观察
- 观察心悸、乏力、胸闷及头晕等心律失常的症状有无变化，定时测量脉率、心率及心律
- 房颤患者应同时测量心率和脉率，时间不少于1分钟
- 严重心律失常患者应连续心电监护，严密观察其心率、心律变化并做好记录，发现频发（>5次/分）、多源性、联律出现的室性期前收缩或RonT现象、阵发性室性心动过速、二度Ⅱ型或三度房室传导阻滞、心室扑动、心室颤动等时，应立即报告医生，做好抢救准备

3. 用药护理

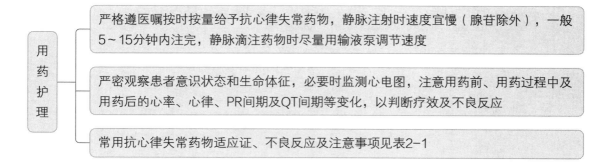

用药护理
- 严格遵医嘱按时按量给予抗心律失常药物，静脉注射时速度宜慢（腺苷除外），一般5~15分钟内注完，静脉滴注药物时尽量用输液泵调节速度
- 严密观察患者意识状态和生命体征，必要时监测心电图，注意用药前、用药过程中及用药后的心率、心律、PR间期及QT间期等变化，以判断疗效及不良反应
- 常用抗心律失常药物适应证、不良反应及注意事项见表2-1

表 2-1 常用抗心律失常药物适应证、不良反应及注意事项

药名	适应证	主要不良反应	注意事项
奎尼丁	各种快速型心律失常	可引起窦性停搏、房室传导阻滞、QT 间期延长、晕厥、低血压等心脏毒性反应	给药前要测量血压、心率、心律，避免夜间给药；白天给药剂量较大时，夜间应注意观察血压
普罗帕酮	各种室性心律失常	可引起恶心、呕吐、眩晕、视物模糊及窦房结抑制、房室传导阻滞、加重心力衰竭	餐时或餐后服用可减少胃肠道刺激；增加剂量时要监测血药浓度
利多卡因	室性快速性心律失常	少数引起窦房结抑制、室内传导阻滞，可出现眩晕、感觉异常、意识模糊、昏迷等	用药期间监测血压、心电图及血清电解质，过敏、肝肾功能障碍者禁用
普萘洛尔	窦性心动过速	可引起低血压、心动过缓、心力衰竭等，并加重哮喘与慢性阻塞性肺疾病，糖尿病患者可能引起低血糖、乏力	给药前测量患者心率，当心率低于 50 次/分时及时停药，用药后观察血压、心率变化
胺碘酮	房性心律失常	可致转氨酶升高、心动过缓、肺纤维化、胃肠道反应等，久服影响甲状腺功能及导致光过敏、角膜色素沉着	静脉给药时选择大血管，浓度不宜过高，严密观察穿刺局部情况；用药期间观察血压、心电图、肝功能、肺功能、甲状腺功能及眼科检查
维拉帕米	阵发性室上性心动过速的首选药	可引起低血压、心动过缓、房室传导阻滞等，偶有肝毒性	严重心力衰竭、高度房室传导阻滞及低血压者禁用，肝肾功能障碍者慎用
腺苷	迅速终止折返性室上性心动过速	可引起短暂窦性停搏、室性期前收缩、非持续性室性心动过速等，面部潮红、呼吸困难、胸部压迫感通常持续短于 1 分钟	使用时需静脉快速注射给药

4. 心理护理

心理护理
- 精神紧张或情绪激动，可导致自主神经功能紊乱，诱发或加重心律失常，因此护士应及时向患者说明心律失常的可治性，解除其思想顾虑，病情允许时，鼓励家属多探视患者，帮助树立战胜疾病的信心
- 护理操作及特殊治疗前向患者做必要的解释，指导患者采用放松技术，如全身肌肉放松、缓慢深呼吸，鼓励患者参加力所能及的活动或适当的娱乐，以分散其注意力
- 经常巡视病房了解患者的需要，帮助其解决问题，使其保持情绪稳定

四、健康教育

健康教育 — 疾病知识指导
- 向患者及家属讲解心律失常的常见病因、诱因及防治知识，积极配合治疗及护理
- 有晕厥史的患者避免从事驾驶、高空作业等有危险的工作，有头晕、黑蒙时立即平卧，以免晕厥发作时摔伤

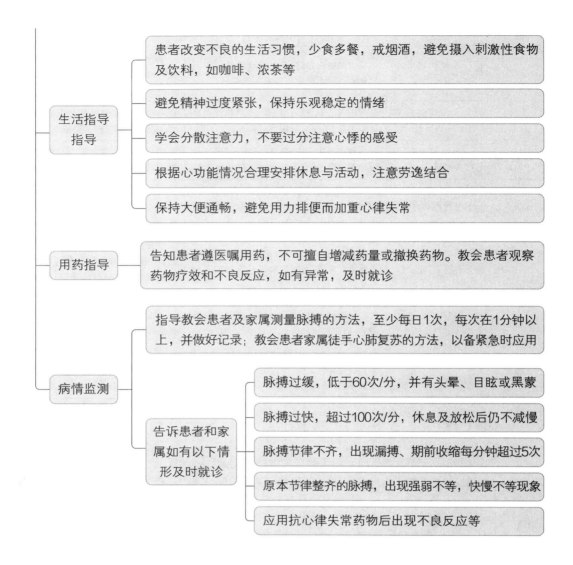

生活指导
指导

患者改变不良的生活习惯，少食多餐，戒烟酒，避免摄入刺激性食物及饮料，如咖啡、浓茶等

避免精神过度紧张，保持乐观稳定的情绪

学会分散注意力，不要过分注意心悸的感受

根据心功能情况合理安排休息与活动，注意劳逸结合

保持大便通畅，避免用力排便而加重心律失常

用药指导

告知患者遵医嘱用药，不可擅自增减药量或撤换药物。教会患者观察药物疗效和不良反应，如有异常，及时就诊

病情监测

指导教会患者及家属测量脉搏的方法，至少每日1次，每次在1分钟以上，并做好记录；教会患者家属徒手心肺复苏的方法，以备紧急时应用

告诉患者和家属如有以下情形及时就诊

脉搏过缓，低于60次/分，并有头晕、目眩或黑蒙

脉搏过快，超过100次/分，休息及放松后仍不减慢

脉搏节律不齐，出现漏搏、期前收缩每分钟超过5次

原本节律整齐的脉搏，出现强弱不等，快慢不等现象

应用抗心律失常药物后出现不良反应等

第五节　原发性高血压的护理

　　原发性高血压是指原因未明的以动脉血压升高为主的临床综合征，通常简称高血压，是常见的慢性病之一。可引起心、脑、肾等重要脏器的结构与功能损害，最终导致这些脏器功能衰竭，是心血管疾病死亡的主要原因之一。在血压升高的患者中，原发性高血压占绝大多数，约有 5％ 的患者血压升高是继发在某些疾病基础之上的症状，称为继发性高血压。

一、护理评估

1.健康史

健康史
- 询问患者有无高血压家族史；有无摄盐过多、摄钙和摄钾过少、摄入高蛋白质饮食和摄饱和脂肪酸过多的习惯；有无烟酒嗜好
- 了解患者个性特征、职业、人际关系，是否从事脑力劳动，或从事精神紧张度高的职业和长期噪声环境中工作
- 询问患者有无肥胖、心脏病、肾脏疾病、糖尿病、高脂血症及痛风等病史及用药情况

2.身体状况

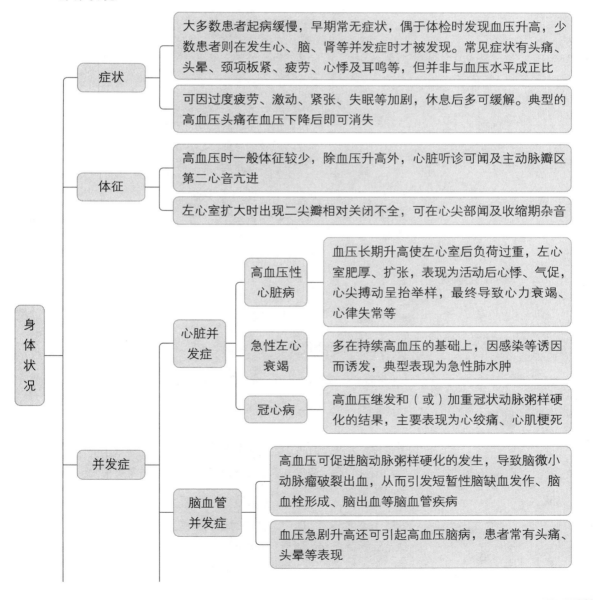

身体状况

症状
- 大多数患者起病缓慢，早期常无症状，偶于体检时发现血压升高，少数患者则在发生心、脑、肾等并发症时才被发现。常见症状有头痛、头晕、颈项板紧、疲劳、心悸及耳鸣等，但并非与血压水平成正比
- 可因过度疲劳、激动、紧张、失眠等加剧，休息后多可缓解。典型的高血压头痛在血压下降后即可消失

体征
- 高血压时一般体征较少，除血压升高外，心脏听诊可闻及主动脉瓣区第二心音亢进
- 左心室扩大时出现二尖瓣相对关闭不全，可在心尖部闻及收缩期杂音

并发症
- 心脏并发症
  - 高血压性心脏病：血压长期升高使左心室后负荷过重，左心室肥厚、扩张，表现为活动后心悸、气促，心尖搏动呈抬举样，最终导致心力衰竭、心律失常等
  - 急性左心衰竭：多在持续高血压的基础上，因感染等诱因而诱发，典型表现为急性肺水肿
  - 冠心病：高血压继发和（或）加重冠状动脉粥样硬化的结果，主要表现为心绞痛、心肌梗死
- 脑血管并发症
  - 高血压可促进脑动脉粥样硬化的发生，导致脑微小动脉瘤破裂出血，从而引发短暂性脑缺血发作、脑血栓形成、脑出血等脑血管疾病
  - 血压急剧升高还可引起高血压脑病，患者常有头痛、头晕等表现

肾脏 并发症	长久血压升高可引起高血压肾病及慢性肾衰竭，早期表现为夜尿增多、轻度蛋白尿、镜下血尿或管型尿等，晚期可出现氮质血症及尿毒症
其他 并发症	高血压可引起眼底改变及视力视野异常、鼻出血、主动脉夹层等

		指原发性或继发性高血压患者，在某些诱因作用下，血压突然和显著升高（一般超过180/120mmHg），同时伴有进行性心、脑、肾等重要靶器官功能不全的表现
高血压急症 和亚急症	高血压 急症	高血压急症包括高血压脑病、颅内出血、脑梗死、急性左心衰竭、急性冠状动脉综合征、主动脉夹层动脉瘤等
		高血压急症时，如不能及时控制血压，短时间内缓解病情，将对脏器功能产生严重影响，甚至危及生命，但应注意血压水平的高低与急性靶器官损害的程度并非成正比
	高血压亚 急症	血压显著升高但不伴靶器官损害，患者可有血压明显升高引起的症状，如头痛、胸闷、鼻出血、烦躁不安等

3. 心理-社会状况

心理-社会状况	高血压是一种慢性病，病程迁延不愈，需终身用药
	高血压并发症多而严重，给患者带来生活痛苦和精神压力
	常使患者产生紧张、烦躁、焦虑及忧郁等不良心理

4. 辅助检查

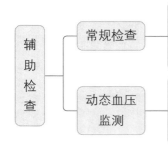

辅助检查	常规检查	尿常规、血糖、血脂、血清电解质、肾功能、胸部X线、心电图、超声心动图、眼底检查等，有助于发现相关的危险因素和高血压对靶器官的损害情况
	动态血压监测	通过小型便携式血压记录仪定时自动测量血压，每15~30分钟测量一次，连续监测24小时或更长时间的血压，有助于诊断白大衣高血压，发现隐蔽性高血压，判断高血压的程度及指导治疗

图解实用内科临床护理

二、护理诊断

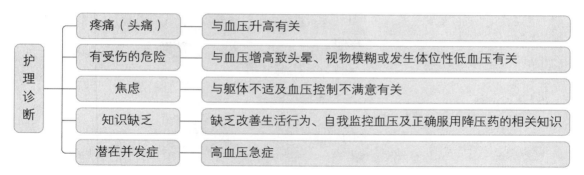

护理诊断	疼痛（头痛）	与血压升高有关
	有受伤的危险	与血压增高致头晕、视物模糊或发生体位性低血压有关
	焦虑	与躯体不适及血压控制不满意有关
	知识缺乏	缺乏改善生活行为、自我监控血压及正确服用降压药的相关知识
	潜在并发症	高血压急症

三、护理措施

1. 一般护理

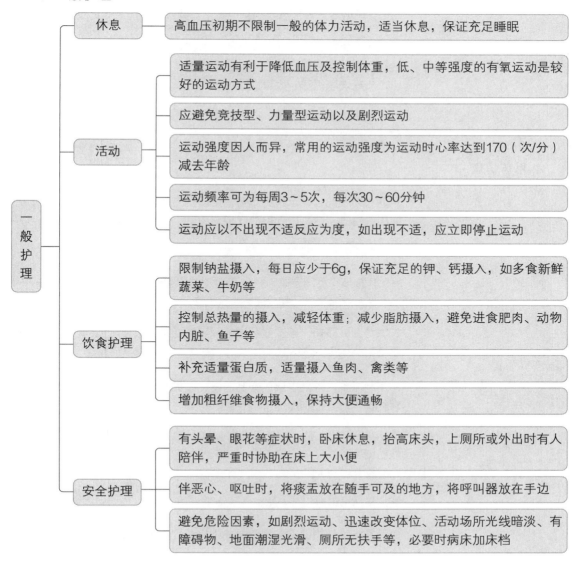

一般护理	休息	高血压初期不限制一般的体力活动，适当休息，保证充足睡眠
	活动	适量运动有利于降低血压及控制体重，低、中等强度的有氧运动是较好的运动方式
		应避免竞技型、力量型运动以及剧烈运动
		运动强度因人而异，常用的运动强度为运动时心率达到170（次/分）减去年龄
		运动频率可为每周3~5次，每次30~60分钟
		运动应以不出现不适反应为度，如出现不适，应立即停止运动
	饮食护理	限制钠盐摄入，每日应少于6g，保证充足的钾、钙摄入，如多食新鲜蔬菜、牛奶等
		控制总热量的摄入，减轻体重；减少脂肪摄入，避免进食肥肉、动物内脏、鱼子等
		补充适量蛋白质，适量摄入鱼肉、禽类等
		增加粗纤维食物摄入，保持大便通畅
	安全护理	有头晕、眼花等症状时，卧床休息，抬高床头，上厕所或外出时有人陪伴，严重时协助在床上大小便
		伴恶心、呕吐时，将痰盂放在随手可及的地方，将呼叫器放在手边
		避免危险因素，如剧烈运动、迅速改变体位、活动场所光线暗淡、有障碍物、地面潮湿光滑、厕所无扶手等，必要时病床加床档

2. 病情观察

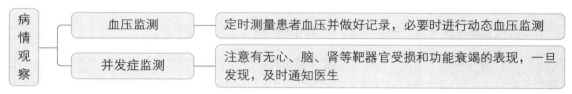

| 病情观察 | 血压监测 | 定时测量患者血压并做好记录，必要时进行动态血压监测 |
| | 并发症监测 | 注意有无心、脑、肾等靶器官受损和功能衰竭的表现，一旦发现，及时通知医生 |

3. 对症护理

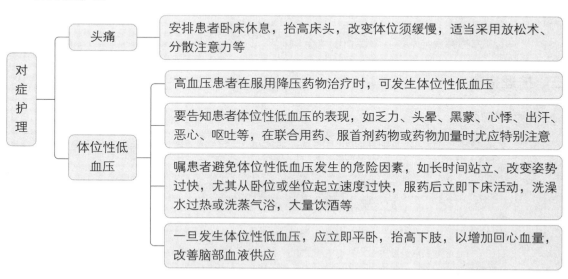

对症护理

头痛：安排患者卧床休息，抬高床头，改变体位须缓慢，适当采用放松术、分散注意力等

体位性低血压：
- 高血压患者在服用降压药物治疗时，可发生体位性低血压
- 要告知患者体位性低血压的表现，如乏力、头晕、黑蒙、心悸、出汗、恶心、呕吐等，在联合用药、服首剂药物或药物加量时尤应特别注意
- 嘱患者避免体位性低血压发生的危险因素，如长时间站立、改变姿势过快，尤其从卧位或坐位起立速度过快，服药后立即下床活动，洗澡水过热或洗蒸气浴，大量饮酒等
- 一旦发生体位性低血压，应立即平卧，抬高下肢，以增加回心血量，改善脑部血液供应

4. 用药护理

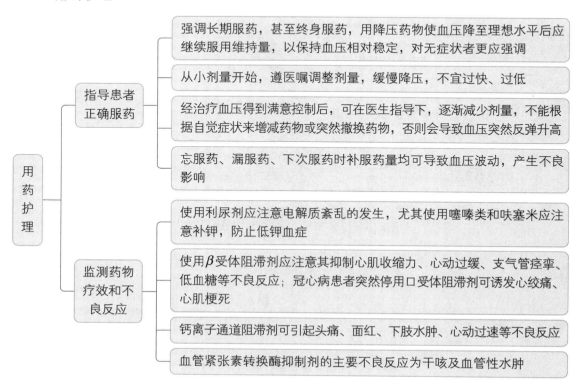

用药护理

指导患者正确服药：
- 强调长期服药，甚至终身服药，用降压药物使血压降至理想水平后应继续服用维持量，以保持血压相对稳定，对无症状者更应强调
- 从小剂量开始，遵医嘱调整剂量，缓慢降压，不宜过快、过低
- 经治疗血压得到满意控制后，可在医生指导下，逐渐减少剂量，不能根据自觉症状来增减药物或突然撤换药物，否则会导致血压突然反弹升高
- 忘服药、漏服药、下次服药时补服药量均可导致血压波动，产生不良影响

监测药物疗效和不良反应：
- 使用利尿剂应注意电解质紊乱的发生，尤其使用噻嗪类和呋塞米应注意补钾，防止低钾血症
- 使用β受体阻滞剂应注意其抑制心肌收缩力、心动过缓、支气管痉挛、低血糖等不良反应；冠心病患者突然停用β受体阻滞剂可诱发心绞痛、心肌梗死
- 钙离子通道阻滞剂可引起头痛、面红、下肢水肿、心动过速等不良反应
- 血管紧张素转换酶抑制剂的主要不良反应为干咳及血管性水肿

图解实用内科临床护理

5. 高血压急症的护理

高
血
压
急
症
的
护
理

- 绝对卧床休息，抬高床头，避免一切不良刺激
- 安定患者情绪，必要时遵医嘱使用镇静剂
- 吸氧，保持呼吸道通畅
- 迅速建立静脉通路，遵医嘱尽早正确给药，以迅速降压、制止抽搐、减低颅内压
- 用药过程中密切监测血压，观察药物的不良反应。应用硝普钠和硝酸甘油时，应严格遵医嘱，根据血压变化调整滴速

6. 心理护理

心
理
护
理

- 精神紧张、情绪激动、焦虑不安、大喜大怒等不良心理反应会使体内儿茶酚胺释放增多，血压升高，心率增快，使病情加重
- 应指导患者改变急躁脾气，学会沉着冷静，自我控制情绪
- 高血压病程长，并发症多，患者长期受疾病的折磨，存在着焦虑、紧张、恐惧、抑郁的心理
- 护理人员要做好心理疏导，调节情绪，变换心境，安慰鼓励，同时要取得家庭和社会的配合

四、健康教育

健
康
教
育

- 使患者了解相关高血压的知识、危险因素、非药物治疗与长期随访的重要性，坚持终身治疗的必要性，有针对性的纠正不良生活方式，如紧张、吸烟、酗酒，正确认识高血压药物的疗效和不良反应
- 向患者说明高血压需坚持长期规律治疗和保健护理的重要性，将血压控制在"理想"水平的目的是防止靶器官进一步损害，使心、脑、肾得以保护
- 养成良好的生活习惯，情绪稳定，劳逸结合，避免熬夜，掌握放松紧张的心理的调控方式
- 积极控制心血管病的危险因素，戒烟、戒酒，控制体重、血糖、血脂和血压
- 合理饮食，减少食盐、动物脂肪的摄入量，多食水果、蔬菜，减少食物中饱和脂肪酸的含量和脂肪总量，保持排便通畅，必要时服用缓泻药

适当参加体育锻炼，并注意血压变化，如有不适应及时休息；血压持续升高或出现头晕、头痛、恶心、呕吐等症状时及时就医

服用降压药注意事宜

采用较小的有效剂量

为有效防止靶器官的损害，24小时血压稳定于目标范围内。按时服用降压药物，不要随意换药和减少药物的用量

服用降压药物期间，定时测量血压、脉搏，当血压突然升高或降低时要及时就医

服用利尿药的患者要定时复查血钾、血钠、血氯

第六节　心绞痛的护理

　　心绞痛是指因冠状动脉供血不足，导致心肌急剧、暂时的缺血、缺氧所引起的临床综合征。根据 WHO 心绞痛分型分为劳力性心绞痛和自发性心绞痛；根据心绞痛的自然病程分为稳定型心绞痛和不稳定型心绞痛。以下重点介绍稳定型心绞痛。

　　稳定型心绞痛也称劳力性心绞痛，是在冠状动脉固定性严重狭窄基础上，由于心肌负荷的增加，引起心肌急剧的、暂时的缺血、缺氧的临床综合征。其特点为阵发性的前胸压榨性疼痛或憋闷感觉，主要位于胸骨后部，可放射至心前区和左上肢尺侧，常发生于劳力负荷增加时，持续数分钟，休息或服用硝酸酯制剂后疼痛消失。疼痛发作的程度、频度、性质及诱发因素在数周至数月内无明显变化。

　　本病男性多于女性，多数患者年龄在 40 岁以上，劳累、情绪激动、饱食、受寒、急性循环衰竭等为本病的常见诱因。

一、护理评估

1. 健康史

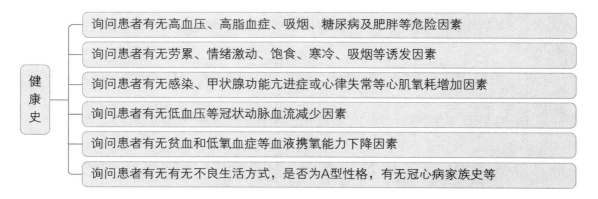

健康史

询问患者有无高血压、高脂血症、吸烟、糖尿病及肥胖等危险因素

询问患者有无劳累、情绪激动、饱食、寒冷、吸烟等诱发因素

询问患者有无感染、甲状腺功能亢进症或心律失常等心肌氧耗增加因素

询问患者有无低血压等冠状动脉血流减少因素

询问患者有无贫血和低氧血症等血液携氧能力下降因素

询问患者有无有无不良生活方式，是否为A型性格，有无冠心病家族史等

2. 身体状况

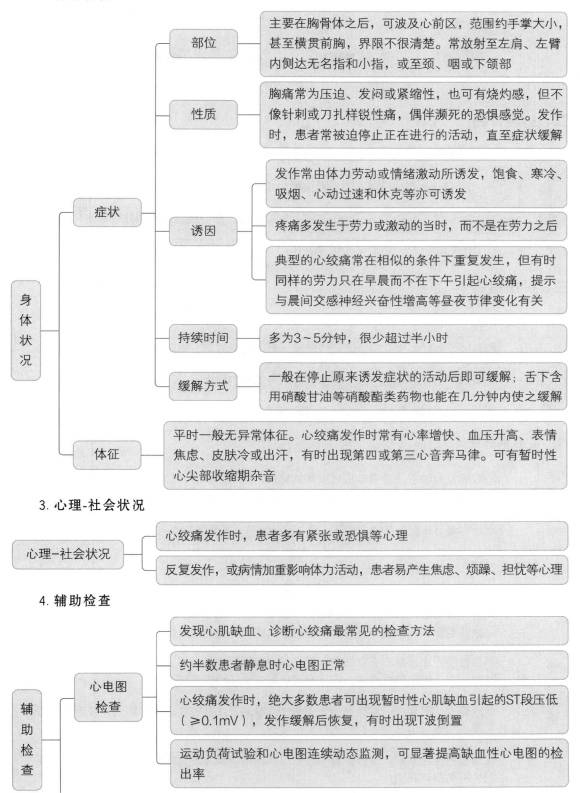

症状

部位：主要在胸骨体之后，可波及心前区，范围约手掌大小，甚至横贯前胸，界限不很清楚。常放射至左肩、左臂内侧达无名指和小指，或至颈、咽或下颌部

性质：胸痛常为压迫、发闷或紧缩性，也可有烧灼感，但不像针刺或刀扎样锐性痛，偶伴濒死的恐惧感觉。发作时，患者常被迫停止正在进行的活动，直至症状缓解

诱因：
- 发作常由体力劳动或情绪激动所诱发，饱食、寒冷、吸烟、心动过速和休克等亦可诱发
- 疼痛多发生于劳力或激动的当时，而不是在劳力之后
- 典型的心绞痛常在相似的条件下重复发生，但有时同样的劳力只在早晨而不在下午引起心绞痛，提示与晨间交感神经兴奋性增高等昼夜节律变化有关

持续时间：多为3～5分钟，很少超过半小时

缓解方式：一般在停止原来诱发症状的活动后即可缓解；舌下含用硝酸甘油等硝酸酯类药物也能在几分钟内使之缓解

体征：平时一般无异常体征。心绞痛发作时常有心率增快、血压升高、表情焦虑、皮肤冷或出汗，有时出现第四或第三心音奔马律。可有暂时性心尖部收缩期杂音

3. 心理-社会状况

心理-社会状况
- 心绞痛发作时，患者多有紧张或恐惧等心理
- 反复发作，或病情加重影响体力活动，患者易产生焦虑、烦躁、担忧等心理

4. 辅助检查

辅助检查

心电图检查
- 发现心肌缺血、诊断心绞痛最常见的检查方法
- 约半数患者静息时心电图正常
- 心绞痛发作时，绝大多数患者可出现暂时性心肌缺血引起的ST段压低（≥0.1mV），发作缓解后恢复，有时出现T波倒置
- 运动负荷试验和心电图连续动态监测，可显著提高缺血性心电图的检出率

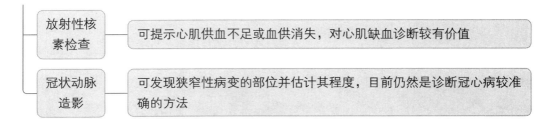

| 放射性核素检查 | 可提示心肌供血不足或血供消失，对心肌缺血诊断较有价值 |
| 冠状动脉造影 | 可发现狭窄性病变的部位并估计其程度，目前仍然是诊断冠心病较准确的方法 |

二、护理诊断

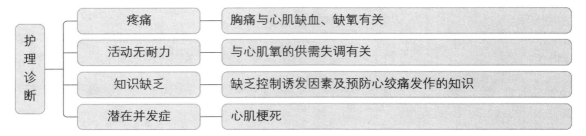

	疼痛	胸痛与心肌缺血、缺氧有关
护理诊断	活动无耐力	与心肌氧的供需失调有关
	知识缺乏	缺乏控制诱发因素及预防心绞痛发作的知识
	潜在并发症	心肌梗死

三、护理措施

1. 一般护理

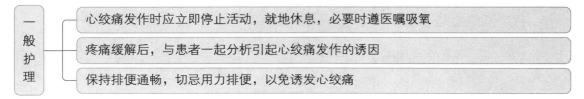

	心绞痛发作时应立即停止活动，就地休息，必要时遵医嘱吸氧
一般护理	疼痛缓解后，与患者一起分析引起心绞痛发作的诱因
	保持排便通畅，切忌用力排便，以免诱发心绞痛

2. 病情观察

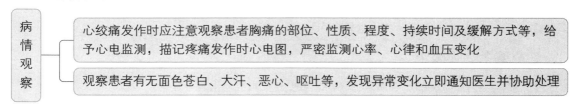

| | 心绞痛发作时应注意观察患者胸痛的部位、性质、程度、持续时间及缓解方式等，给予心电监测，描记疼痛发作时心电图，严密监测心率、心律和血压变化 |
| 病情观察 | 观察患者有无面色苍白、大汗、恶心、呕吐等，发现异常变化立即通知医生并协助处理 |

3. 用药护理

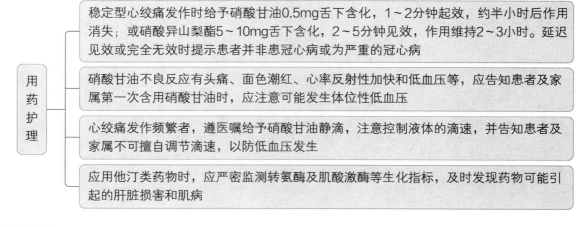

	稳定型心绞痛发作时给予硝酸甘油0.5mg舌下含化，1～2分钟起效，约半小时后作用消失；或硝酸异山梨酯5～10mg舌下含化，2～5分钟见效，作用维持2～3小时。延迟见效或完全无效时提示患者并非患冠心病或为严重的冠心病
用药护理	硝酸甘油不良反应有头痛、面色潮红、心率反射性加快和低血压等，应告知患者及家属第一次含用硝酸甘油时，应注意可能发生体位性低血压
	心绞痛发作频繁者，遵医嘱给予硝酸甘油静滴，注意控制液体的滴速，并告知患者及家属不可擅自调节滴速，以防低血压发生
	应用他汀类药物时，应严密监测转氨酶及肌酸激酶等生化指标，及时发现药物可能引起的肝脏损害和肌病

图解实用内科临床护理

4. 心理护理

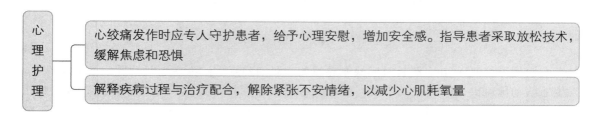

心理护理

心绞痛发作时应专人守护患者，给予心理安慰，增加安全感。指导患者采取放松技术，缓解焦虑和恐惧

解释疾病过程与治疗配合，解除紧张不安情绪，以减少心肌耗氧量

四、健康教育

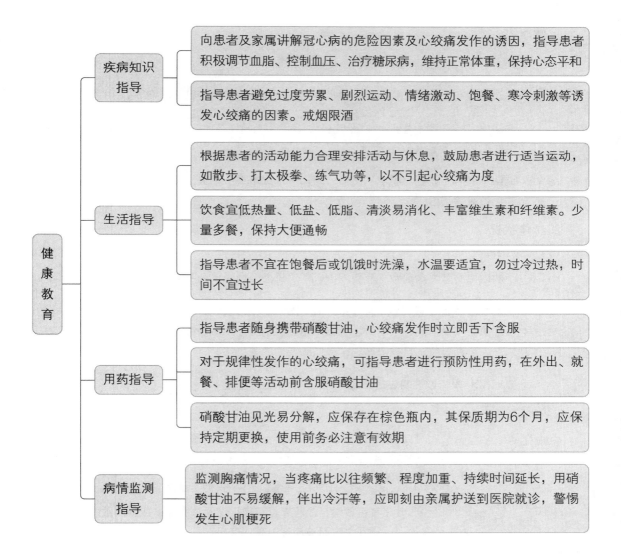

健康教育

疾病知识指导

向患者及家属讲解冠心病的危险因素及心绞痛发作的诱因，指导患者积极调节血脂、控制血压、治疗糖尿病，维持正常体重，保持心态平和

指导患者避免过度劳累、剧烈运动、情绪激动、饱餐、寒冷刺激等诱发心绞痛的因素。戒烟限酒

生活指导

根据患者的活动能力合理安排活动与休息，鼓励患者进行适当运动，如散步、打太极拳、练气功等，以不引起心绞痛为度

饮食宜低热量、低盐、低脂、清淡易消化、丰富维生素和纤维素。少量多餐，保持大便通畅

指导患者不宜在饱餐后或饥饿时洗澡，水温要适宜，勿过冷过热，时间不宜过长

用药指导

指导患者随身携带硝酸甘油，心绞痛发作时立即舌下含服

对于规律性发作的心绞痛，可指导患者进行预防性用药，在外出、就餐、排便等活动前含服硝酸甘油

硝酸甘油见光易分解，应保存在棕色瓶内，其保质期为6个月，应保持定期更换，使用前务必注意有效期

病情监测指导

监测胸痛情况，当疼痛比以往频繁、程度加重、持续时间延长，用硝酸甘油不易缓解，伴出冷汗等，应即刻由亲属护送到医院就诊，警惕发生心肌梗死

第七节　心肌梗死的护理

心肌梗死（MI）是心肌长时间缺血导致的心肌细胞死亡。为在冠状动脉病变的基础上，发生冠状动脉血供急剧减少或中断，使相应心肌严重而持久地急性缺血导致的心肌细胞死亡。急性心肌梗死（AMI）临床表现有持久的胸骨后剧烈疼痛、发热、白细胞计数和血清心肌坏死标志物增高以及心电图进行性改变；可发生心律失常、休克或心力衰竭，属急性冠脉综合征（ACS）的严重类型。

一、护理评估

1. 健康史

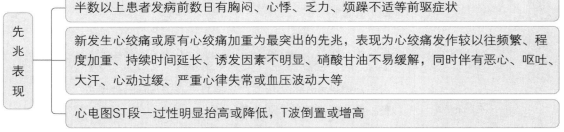

健康史
- 询问患者有无冠心病危险因素及心绞痛发作史
- 询问患者有无饱餐，特别是进食多量脂肪致血脂增高、血黏稠度增高的诱因
- 询问患者有无重体力劳动、情绪过分激动、用力排便及血压剧升使心肌氧耗骤增，冠脉供血明显不足等诱因
- 询问患者有无休克、脱水、出血、外科手术或严重心律失常使心排血量骤降、冠脉灌注量锐减等诱因

2. 身体状况

（1）先兆表现

先兆表现
- 半数以上患者发病前数日有胸闷、心悸、乏力、烦躁不适等前驱症状
- 新发生心绞痛或原有心绞痛加重为最突出的先兆，表现为心绞痛发作较以往频繁、程度加重、持续时间延长、诱发因素不明显、硝酸甘油不易缓解，同时伴有恶心、呕吐、大汗、心动过缓、严重心律失常或血压波动大等
- 心电图ST段一过性明显抬高或降低，T波倒置或增高

（2）症状

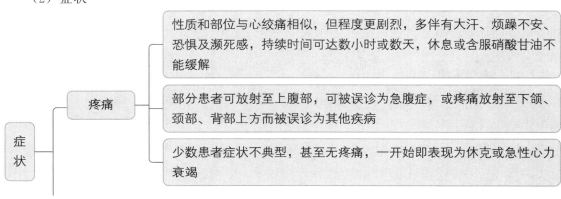

症状
- 疼痛
  - 性质和部位与心绞痛相似，但程度更剧烈，多伴有大汗、烦躁不安、恐惧及濒死感，持续时间可达数小时或数天，休息或含服硝酸甘油不能缓解
  - 部分患者可放射至上腹部，可被误诊为急腹症，或疼痛放射至下颌、颈部、背部上方而被误诊为其他疾病
  - 少数患者症状不典型，甚至无疼痛，一开始即表现为休克或急性心力衰竭

图解实用内科临床护理

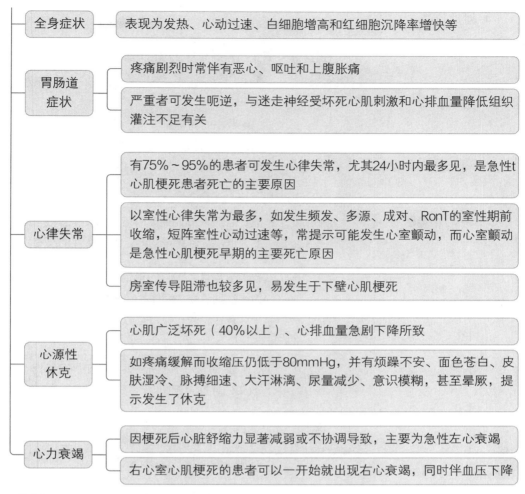

全身症状 — 表现为发热、心动过速、白细胞增高和红细胞沉降率增快等

胃肠道症状 — 疼痛剧烈时常伴有恶心、呕吐和上腹胀痛

严重者可发生呃逆，与迷走神经受坏死心肌刺激和心排血量降低组织灌注不足有关

心律失常 — 有75%～95%的患者可发生心律失常，尤其24小时内最多见，是急性t心肌梗死患者死亡的主要原因

以室性心律失常为最多，如发生频发、多源、成对、RonT的室性期前收缩，短阵室性心动过速等，常提示可能发生心室颤动，而心室颤动是急性心肌梗死早期的主要死亡原因

房室传导阻滞也较多见，易发生于下壁心肌梗死

心源性休克 — 心肌广泛坏死（40%以上）、心排血量急剧下降所致

如疼痛缓解而收缩压仍低于80mmHg，并有烦躁不安、面色苍白、皮肤湿冷、脉搏细速、大汗淋漓、尿量减少、意识模糊，甚至晕厥，提示发生了休克

心力衰竭 — 因梗死后心脏舒缩力显著减弱或不协调导致，主要为急性左心衰竭

右心室心肌梗死的患者可以一开始就出现右心衰竭，同时伴血压下降

（3）体征

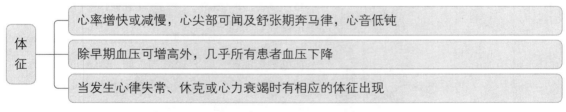

体征 — 心率增快或减慢，心尖部可闻及舒张期奔马律，心音低钝

除早期血压可增高外，几乎所有患者血压下降

当发生心律失常、休克或心力衰竭时有相应的体征出现

（4）并发症　乳头肌功能失调或断裂、心脏破裂、栓塞、心室壁瘤等。

3. 心理-社会状况

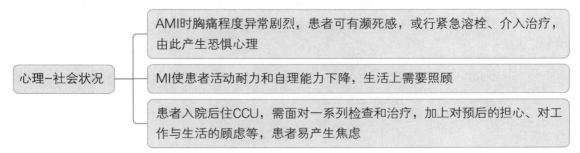

心理-社会状况 — AMI时胸痛程度异常剧烈，患者可有濒死感，或行紧急溶栓、介入治疗，由此产生恐惧心理

MI使患者活动耐力和自理能力下降，生活上需要照顾

患者入院后住CCU，需面对一系列检查和治疗，加上对预后的担心、对工作与生活的顾虑等，患者易产生焦虑

4. 辅助检查

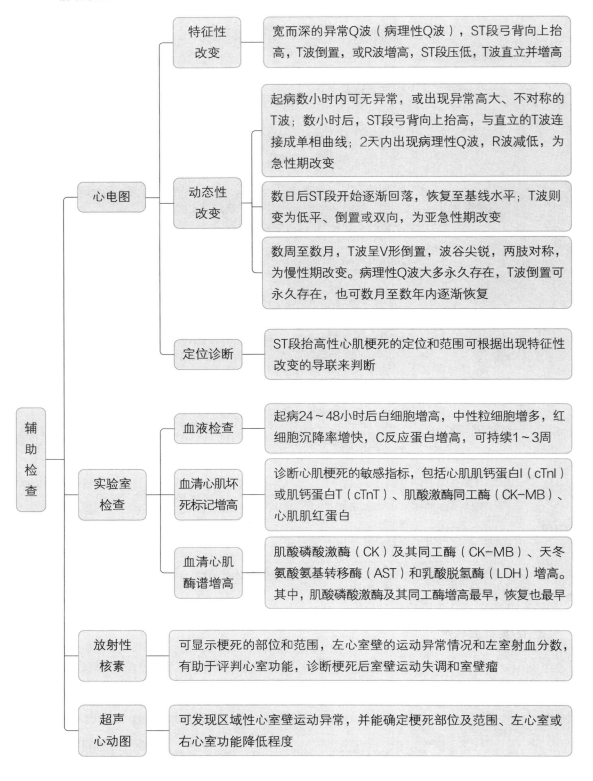

特征性改变：宽而深的异常Q波（病理性Q波），ST段弓背向上抬高，T波倒置，或R波增高，ST段压低，T波直立并增高

心电图

动态性改变：
- 起病数小时内可无异常，或出现异常高大、不对称的T波；数小时后，ST段弓背向上抬高，与直立的T波连接成单相曲线；2天内出现病理性Q波，R波减低，为急性期改变
- 数日后ST段开始逐渐回落，恢复至基线水平；T波则变为低平、倒置或双向，为亚急性期改变
- 数周至数月，T波呈V形倒置，波谷尖锐，两肢对称，为慢性期改变。病理性Q波大多永久存在，T波倒置可永久存在，也可数月至数年内逐渐恢复

定位诊断：ST段抬高性心肌梗死的定位和范围可根据出现特征性改变的导联来判断

辅助检查

实验室检查

血液检查：起病24～48小时后白细胞增高，中性粒细胞增多，红细胞沉降率增快，C反应蛋白增高，可持续1～3周

血清心肌坏死标记增高：诊断心肌梗死的敏感指标，包括心肌肌钙蛋白I（cTnI）或肌钙蛋白T（cTnT）、肌酸激酶同工酶（CK-MB）、心肌肌红蛋白

血清心肌酶谱增高：肌酸磷酸激酶（CK）及其同工酶（CK-MB）、天冬氨酸氨基转移酶（AST）和乳酸脱氢酶（LDH）增高。其中，肌酸磷酸激酶及其同工酶增高最早，恢复也最早

放射性核素：可显示梗死的部位和范围，左心室壁的运动异常情况和左室射血分数，有助于评判心室功能，诊断梗死后室壁运动失调和室壁瘤

超声心动图：可发现区域性心室壁运动异常，并能确定梗死部位及范围、左心室或右心室功能降低程度

二、护理诊断

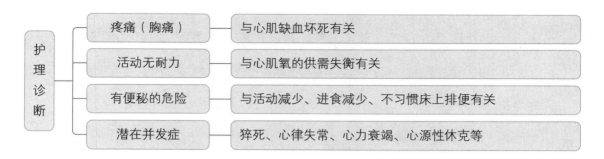

护理诊断		
	疼痛（胸痛）	与心肌缺血坏死有关
	活动无耐力	与心肌氧的供需失衡有关
	有便秘的危险	与活动减少、进食减少、不习惯床上排便有关
	潜在并发症	猝死、心律失常、心力衰竭、心源性休克等

三、护理措施

1. 一般护理

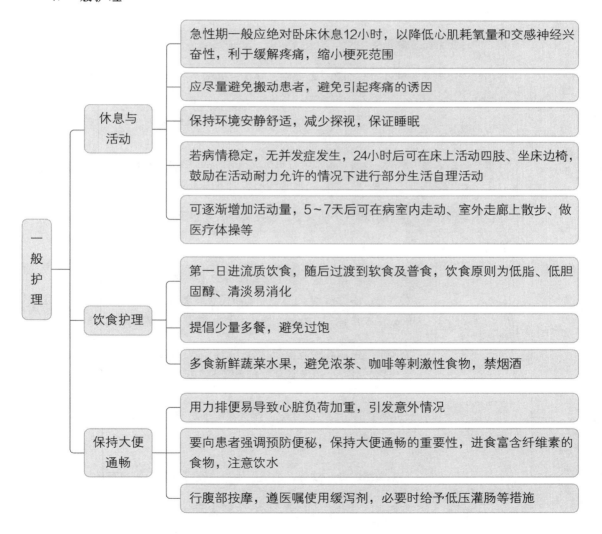

一般护理		
	休息与活动	急性期一般应绝对卧床休息12小时，以降低心肌耗氧量和交感神经兴奋性，利于缓解疼痛，缩小梗死范围
		应尽量避免搬动患者，避免引起疼痛的诱因
		保持环境安静舒适，减少探视，保证睡眠
		若病情稳定，无并发症发生，24小时后可在床上活动四肢、坐床边椅，鼓励在活动耐力允许的情况下进行部分生活自理活动
		可逐渐增加活动量，5~7天后可在病室内走动、室外走廊上散步、做医疗体操等
	饮食护理	第一日进流质饮食，随后过渡到软食及普食，饮食原则为低脂、低胆固醇、清淡易消化
		提倡少量多餐，避免过饱
		多食新鲜蔬菜水果，避免浓茶、咖啡等刺激性食物，禁烟酒
	保持大便通畅	用力排便易导致心脏负荷加重，引发意外情况
		要向患者强调预防便秘，保持大便通畅的重要性，进食富含纤维素的食物，注意饮水
		行腹部按摩，遵医嘱使用缓泻剂，必要时给予低压灌肠等措施

2. 病情观察

病情观察
- 患者收入冠心病监护病房（CCU）
- 严密监测心电图、血压、呼吸、神志、出入液量、末梢循环、血流动力学等情况
- 及时发现心律失常、休克、心力衰竭等危险情况的早期症状，备好各种抢救设备和药物

3. 疼痛护理

疼痛护理
- 及早采取有效的止痛措施
- 遵医嘱使用哌替啶或吗啡，给予吸氧
- 根据血氧饱和度监测调整氧流量

4. 溶栓治疗的护理

溶栓治疗的护理
- 建立并保持静脉通路通畅
- 仔细询问患者有无活动性出血和出血倾向、消化性溃疡、严重而未控制的高血压、脑血管病史、近期大手术或外伤史等溶栓禁忌证
- 检查血常规、出凝血时间和血型
- 注意观察患者有无寒战、皮疹、发热等过敏反应，有无低血压（收缩压低于90mmHg），有无皮肤黏膜出血、血尿、便血、咯血和颅内出血等出血症状
- 溶栓后定时记录心电图，检查心肌酶谱，观察胸痛有无缓解

5. 预防并发症的护理

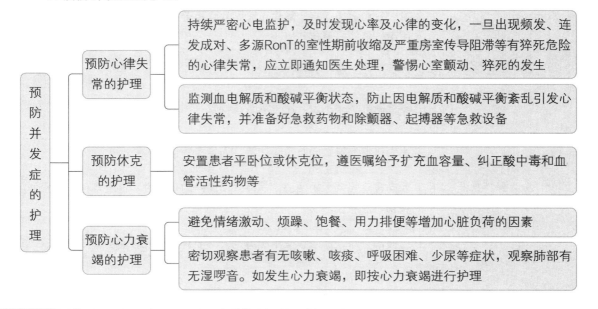

预防并发症的护理
- 预防心律失常的护理
  - 持续严密心电监护，及时发现心率及心律的变化，一旦出现频发、连发成对、多源RonT的室性期前收缩及严重房室传导阻滞等有猝死危险的心律失常，应立即通知医生处理，警惕心室颤动、猝死的发生
  - 监测血电解质和酸碱平衡状态，防止因电解质和酸碱平衡紊乱引发心律失常，并准备好急救药物和除颤器、起搏器等急救设备
- 预防休克的护理
  - 安置患者平卧位或休克位，遵医嘱给予扩充血容量、纠正酸中毒和血管活性药物等
- 预防心力衰竭的护理
  - 避免情绪激动、烦躁、饱餐、用力排便等增加心脏负荷的因素
  - 密切观察患者有无咳嗽、咳痰、呼吸困难、少尿等症状，观察肺部有无湿啰音。如发生心力衰竭，即按心力衰竭进行护理

6. 心理护理

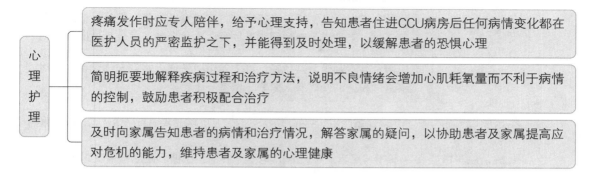

心理护理

- 疼痛发作时应专人陪伴，给予心理支持，告知患者住进CCU病房后任何病情变化都在医护人员的严密监护之下，并能得到及时处理，以缓解患者的恐惧心理
- 简明扼要地解释疾病过程和治疗方法，说明不良情绪会增加心肌耗氧量而不利于病情的控制，鼓励患者积极配合治疗
- 及时向家属告知患者的病情和治疗情况，解答家属的疑问，以协助患者及家属提高应对危机的能力，维持患者及家属的心理健康

7. 康复护理

急性心肌梗死患者进行早期康复护理有利于疾病的预后和提高患者的生活质量。根据美国心脏康复学会的建议，急性心肌梗死患者的康复护理可分为以下 3 期。

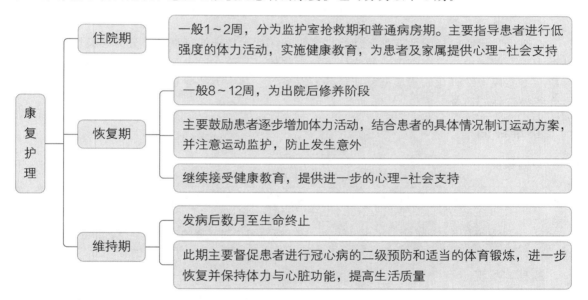

康复护理

- 住院期
  - 一般1~2周，分为监护室抢救期和普通病房期。主要指导患者进行低强度的体力活动，实施健康教育，为患者及家属提供心理-社会支持
- 恢复期
  - 一般8~12周，为出院后修养阶段
  - 主要鼓励患者逐步增加体力活动，结合患者的具体情况制订运动方案，并注意运动监护，防止发生意外
  - 继续接受健康教育，提供进一步的心理-社会支持
- 维持期
  - 发病后数月至生命终止
  - 此期主要督促患者进行冠心病的二级预防和适当的体育锻炼，进一步恢复并保持体力与心脏功能，提高生活质量

四、健康教育

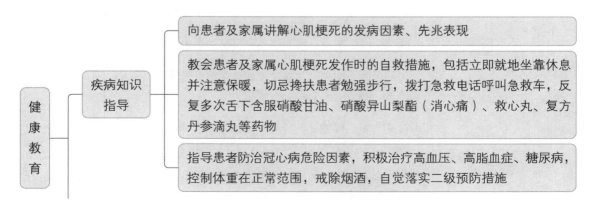

健康教育

- 疾病知识指导
  - 向患者及家属讲解心肌梗死的发病因素、先兆表现
  - 教会患者及家属心肌梗死发作时的自救措施，包括立即就地坐靠休息并注意保暖，切忌搀扶患者勉强步行，拨打急救电话呼叫急救车，反复多次舌下含服硝酸甘油、硝酸异山梨酯（消心痛）、救心丸、复方丹参滴丸等药物
  - 指导患者防治冠心病危险因素，积极治疗高血压、高脂血症、糖尿病，控制体重在正常范围，戒除烟酒，自觉落实二级预防措施

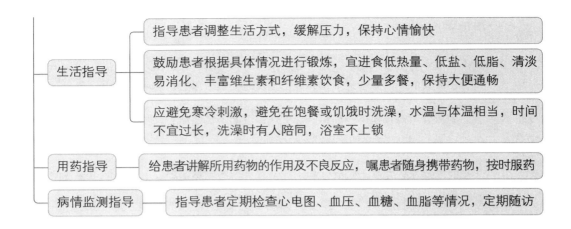

第八节　病毒性心肌炎的护理

心肌炎是指心肌局限性或弥漫性炎性渗出和坏死为特征的过程，可分为感染性和非感染性两大类。前者由病毒、细菌、螺旋体、立克次体、真菌、原虫等感染所致，后者包括过敏反应、变态反应、理化因素或药物所致的心肌炎等。其中大部分是由病毒感染引起，本节重点介绍病毒性心肌炎。

一、护理评估

1. 健康史

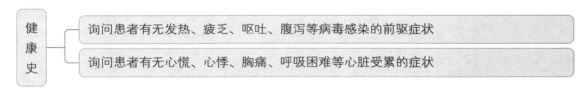

2. 身体状况

病毒性心肌炎的临床表现取决于病变的广泛程度和严重性，大多病例属轻症，可无明显症状，预后良好，但重症病例可发生猝死。

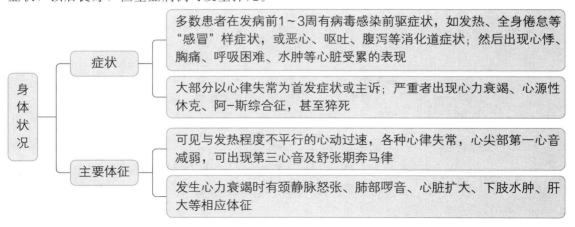

3. 心理-社会状况

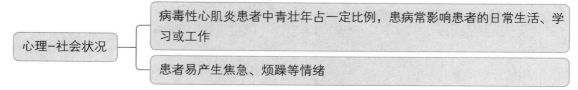

| 心理-社会状况 | 病毒性心肌炎患者中青壮年占一定比例，患病常影响患者的日常生活、学习或工作 |
| | 患者易产生焦急、烦躁等情绪 |

4. 辅助检查

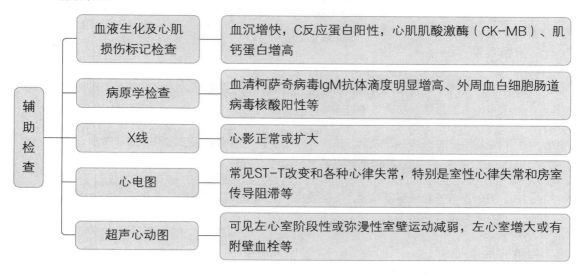

辅助检查	血液生化及心肌损伤标记检查	血沉增快，C反应蛋白阳性，心肌肌酸激酶（CK-MB）、肌钙蛋白增高
	病原学检查	血清柯萨奇病毒IgM抗体滴度明显增高、外周血白细胞肠道病毒核酸阳性等
	X线	心影正常或扩大
	心电图	常见ST-T改变和各种心律失常，特别是室性心律失常和房室传导阻滞等
	超声心动图	可见左心室阶段性或弥漫性室壁运动减弱，左心室增大或有附壁血栓等

二、护理诊断

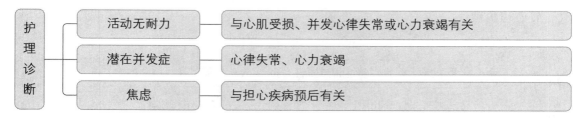

护理诊断	活动无耐力	与心肌受损、并发心律失常或心力衰竭有关
	潜在并发症	心律失常、心力衰竭
	焦虑	与担心疾病预后有关

三、护理措施

1. 一般护理

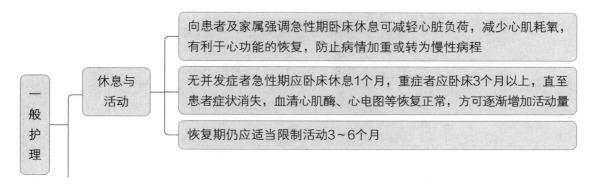

一般护理	休息与活动	向患者及家属强调急性期卧床休息可减轻心脏负荷，减少心肌耗氧，有利于心功能的恢复，防止病情加重或转为慢性病程
		无并发症者急性期应卧床休息1个月，重症者应卧床3个月以上，直至患者症状消失，血清心肌酶、心电图等恢复正常，方可逐渐增加活动量
		恢复期仍应适当限制活动3~6个月

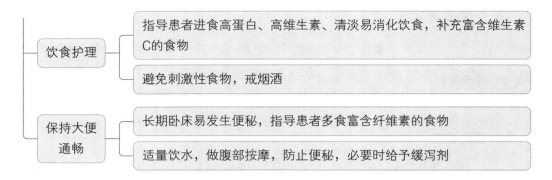

饮食护理
- 指导患者进食高蛋白、高维生素、清淡易消化饮食，补充富含维生素C的食物
- 避免刺激性食物，戒烟酒

保持大便通畅
- 长期卧床易发生便秘，指导患者多食富含纤维素的食物
- 适量饮水，做腹部按摩，防止便秘，必要时给予缓泻剂

2.病情观察

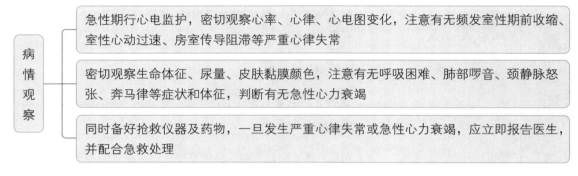

病情观察
- 急性期行心电监护，密切观察心率、心律、心电图变化，注意有无频发室性期前收缩、室性心动过速、房室传导阻滞等严重心律失常
- 密切观察生命体征、尿量、皮肤黏膜颜色，注意有无呼吸困难、肺部啰音、颈静脉怒张、奔马律等症状和体征，判断有无急性心力衰竭
- 同时备好抢救仪器及药物，一旦发生严重心律失常或急性心力衰竭，应立即报告医生，并配合急救处理

3.用药护理

对于急性心肌炎发生心力衰竭的患者，因受损的心肌细胞对洋地黄的耐受性差，如果运用洋地黄，护士要特别注意观察是否发生毒性反应。

4.心理护理

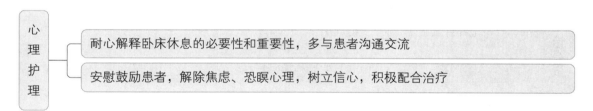

心理护理
- 耐心解释卧床休息的必要性和重要性，多与患者沟通交流
- 安慰鼓励患者，解除焦虑、恐惧心理，树立信心，积极配合治疗

四、健康教育

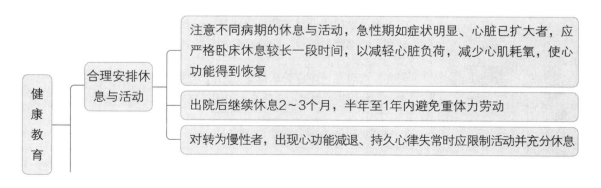

健康教育
合理安排休息与活动
- 注意不同病期的休息与活动，急性期如症状明显、心脏已扩大者，应严格卧床休息较长一段时间，以减轻心脏负荷，减少心肌耗氧，使心功能得到恢复
- 出院后继续休息2~3个月，半年至1年内避免重体力劳动
- 对转为慢性者，出现心功能减退、持久心律失常时应限制活动并充分休息

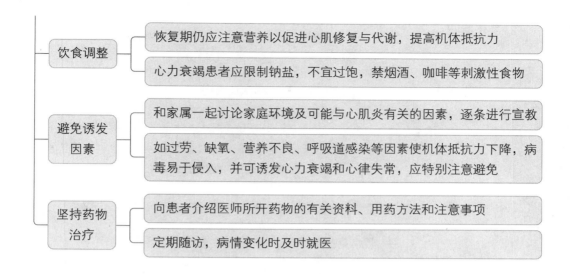

饮食调整	恢复期仍应注意营养以促进心肌修复与代谢，提高机体抵抗力
	心力衰竭患者应限制钠盐，不宜过饱，禁烟酒、咖啡等刺激性食物
避免诱发因素	和家属一起讨论家庭环境及可能与心肌炎有关的因素，逐条进行宣教
	如过劳、缺氧、营养不良、呼吸道感染等因素使机体抵抗力下降，病毒易于侵入，并可诱发心力衰竭和心律失常，应特别注意避免
坚持药物治疗	向患者介绍医师所开药物的有关资料、用药方法和注意事项
	定期随访，病情变化时及时就医

第九节　心肌病的护理

心肌病是一组异质性心肌疾病，由不同病因（遗传性病因多见）引起的心肌病变，导致心肌机械和（或）心电功能障碍，常表现为心室肥厚或扩张。由其他心血管疾病继发的心肌病理改变不属于心肌病范畴，如冠心病、高血压性心脏病、心脏瓣膜病、先天性心脏病、肺源性心脏病等所致的心肌损害。目前心肌病的分类如下：①遗传性心肌病，包括肥厚型心肌病、右心室发育不良心肌病等；②混合性心肌病，包括扩张型心肌病、限制型心肌病；③获得性心肌病，包括感染性心肌病、心动过速心肌病、心脏气球样变、围生期心肌病。本节重点阐述扩张型心肌病和肥厚型心肌病。

扩张型心肌病（DCM）是一类以左心室或双心室扩大伴收缩功能障碍为特征的心肌病。临床主要表现为心脏扩大、心力衰竭、心律失常、血栓栓塞及猝死。本病预后差，确诊后5年存活率约50%。扩张型心肌病病因迄今未明，部分患者有家族遗传史，可能的病因包括感染（以病毒感染最常见）、非感染的炎症、中毒（包括酒精等）、内分泌和代谢紊乱、遗传、精神创伤等。

肥厚型心肌病（HCM）是一种遗传性心肌病，以心室非对称性肥厚为解剖特点，是青少年运动猝死的最主要原因之一。根据左心室流出道有无梗阻可分为梗阻性及非梗阻性HCM。我国调查显示患病率为180/（10万）。本病为常染色体显性遗传疾病，儿茶酚胺代谢异常、高血压、高强度体力活动是本病促进因素。

一、护理评估

1. 健康史

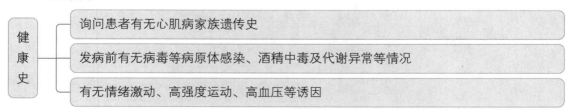

健康史	询问患者有无心肌病家族遗传史
	发病前有无病毒等病原体感染、酒精中毒及代谢异常等情况
	有无情绪激动、高强度运动、高血压等诱因

2. 身体状况

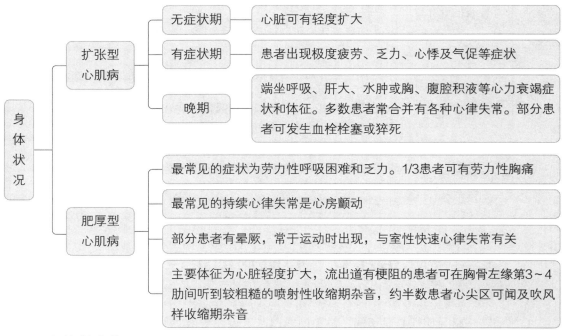

身体状况

扩张型心肌病
- 无症状期 —— 心脏可有轻度扩大
- 有症状期 —— 患者出现极度疲劳、乏力、心悸及气促等症状
- 晚期 —— 端坐呼吸、肝大、水肿或胸、腹腔积液等心力衰竭症状和体征。多数患者常合并有各种心律失常。部分患者可发生血栓栓塞或猝死

肥厚型心肌病
- 最常见的症状为劳力性呼吸困难和乏力。1/3患者可有劳力性胸痛
- 最常见的持续心律失常是心房颤动
- 部分患者有晕厥，常于运动时出现，与室性快速心律失常有关
- 主要体征为心脏轻度扩大，流出道有梗阻的患者可在胸骨左缘第3～4肋间听到较粗糙的喷射性收缩期杂音，约半数患者心尖区可闻及吹风样收缩期杂音

3. 心理-社会状况

心理-社会状况
- 扩张型心肌病由于长期的疾病折磨，影响工作和生活，患者出现焦虑、烦躁和忧郁，甚至绝望等心理反应
- 肥厚型心肌病一旦确诊，有猝死的危险，会出现焦虑、恐惧等心理
- 长期的疾病折磨及反复出现心力衰竭、晕厥等症状，患者会出现紧张、忧郁、绝望等心理

4. 辅助检查

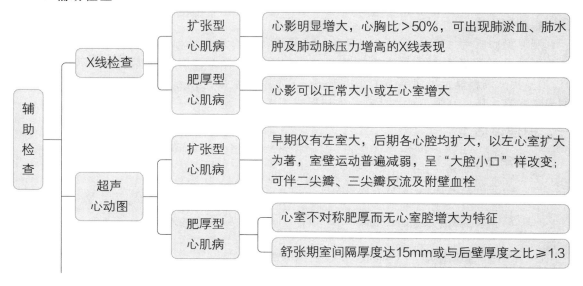

辅助检查

X线检查
- 扩张型心肌病 —— 心影明显增大，心胸比＞50%，可出现肺淤血、肺水肿及肺动脉压力增高的X线表现
- 肥厚型心肌病 —— 心影可以正常大小或左心室增大

超声心动图
- 扩张型心肌病 —— 早期仅有左室大，后期各心腔均扩大，以左心室扩大为著，室壁运动普遍减弱，呈"大腔小口"样改变；可伴二尖瓣、三尖瓣反流及附壁血栓
- 肥厚型心肌病
  - 心室不对称肥厚而无心室腔增大为特征
  - 舒张期室间隔厚度达15mm或与后壁厚度之比≥1.3

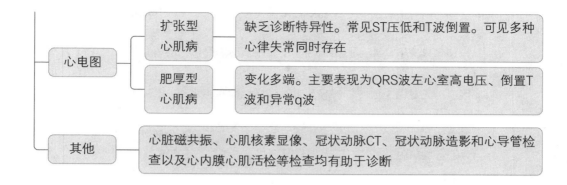

心电图	扩张型 心肌病	缺乏诊断特异性。常见ST压低和T波倒置。可见多种心律失常同时存在
	肥厚型 心肌病	变化多端。主要表现为QRS波左心室高电压、倒置T波和异常q波
其他		心脏磁共振、心肌核素显像、冠状动脉CT、冠状动脉造影和心导管检查以及心内膜心肌活检等检查均有助于诊断

二、护理诊断

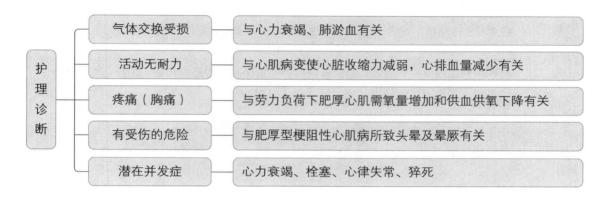

护理诊断	气体交换受损	与心力衰竭、肺淤血有关
	活动无耐力	与心肌病变使心脏收缩力减弱，心排血量减少有关
	疼痛（胸痛）	与劳力负荷下肥厚心肌需氧量增加和供血供氧下降有关
	有受伤的危险	与肥厚型梗阻性心肌病所致头晕及晕厥有关
	潜在并发症	心力衰竭、栓塞、心律失常、猝死

三、护理措施

1. 一般护理

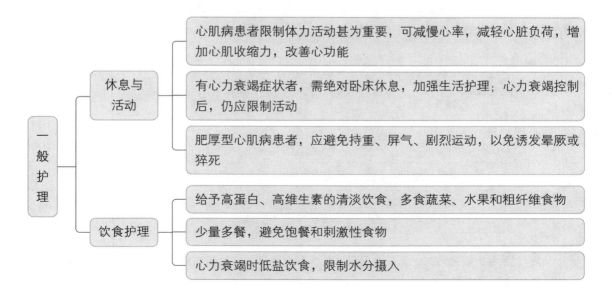

一般护理	休息与活动	心肌病患者限制体力活动甚为重要，可减慢心率，减轻心脏负荷，增加心肌收缩力，改善心功能
		有心力衰竭症状者，需绝对卧床休息，加强生活护理；心力衰竭控制后，仍应限制活动
		肥厚型心肌病患者，应避免持重、屏气、剧烈运动，以免诱发晕厥或猝死
	饮食护理	给予高蛋白、高维生素的清淡饮食，多食蔬菜、水果和粗纤维食物
		少量多餐，避免饱餐和刺激性食物
		心力衰竭时低盐饮食，限制水分摄入

2. 病情观察

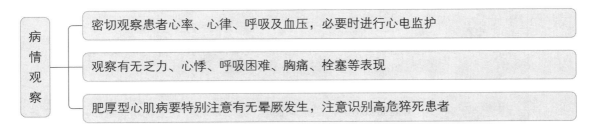

病情观察	密切观察患者心率、心律、呼吸及血压，必要时进行心电监护
	观察有无乏力、心悸、呼吸困难、胸痛、栓塞等表现
	肥厚型心肌病要特别注意有无晕厥发生，注意识别高危猝死患者

3. 用药护理

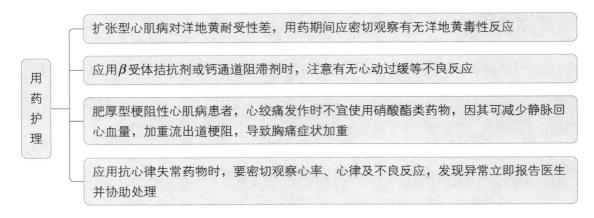

用药护理	扩张型心肌病对洋地黄耐受性差，用药期间应密切观察有无洋地黄毒性反应
	应用β受体拮抗剂或钙通道阻滞剂时，注意有无心动过缓等不良反应
	肥厚型梗阻性心肌病患者，心绞痛发作时不宜使用硝酸酯类药物，因其可减少静脉回心血量，加重流出道梗阻，导致胸痛症状加重
	应用抗心律失常药物时，要密切观察心率、心律及不良反应，发现异常立即报告医生并协助处理

4. 晕厥护理

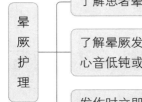

晕厥护理	了解患者晕厥发作前有无恐惧、紧张、剧痛等诱因
	了解晕厥发生的时间、体位、历时长短及缓解方式，发作时有无心率增快、血压下降、心音低钝或消失、抽搐等
	发作时立即置患者于通风处，头低足高位，解松领口，及时清除口、咽中分泌物，以防窒息

5. 心理护理

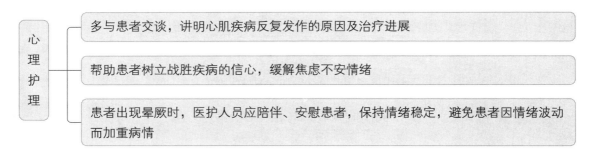

心理护理	多与患者交谈，讲明心肌疾病反复发作的原因及治疗进展
	帮助患者树立战胜疾病的信心，缓解焦虑不安情绪
	患者出现晕厥时，医护人员应陪伴、安慰患者，保持情绪稳定，避免患者因情绪波动而加重病情

四、健康教育

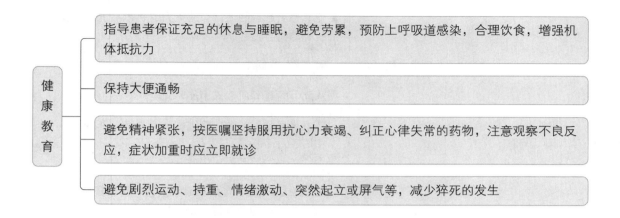

健康教育
- 指导患者保证充足的休息与睡眠，避免劳累，预防上呼吸道感染，合理饮食，增强机体抵抗力
- 保持大便通畅
- 避免精神紧张，按医嘱坚持服用抗心力衰竭、纠正心律失常的药物，注意观察不良反应，症状加重时应立即就诊
- 避免剧烈运动、持重、情绪激动、突然起立或屏气等，减少猝死的发生

第十节　感染性心内膜炎的护理

感染性心内膜炎（IE）指各种病原微生物经血流直接侵犯心内膜、心瓣膜或邻近的大血管内膜所引起的感染性炎症，最常累及心脏瓣膜，造成瓣膜损害，往往伴有赘生物形成。根据病程，可分为急性感染性心内膜炎和亚急性感染性心内膜炎，临床上以后者更为多见。感染性心内膜炎常发生于已有病变的心脏，但近年来发生于无心脏病变者日益增多，尤其见于接受长时间经静脉治疗、静脉注射麻醉药成瘾、由药物或疾病引起免疫功能抑制的患者，人工瓣膜置换术后的感染性心内膜炎也有所增多。因此，又可将感染性心内膜炎分为自体瓣膜心内膜炎、人工瓣膜和静脉药瘾者心内膜炎。

一、护理评估

1. 健康史

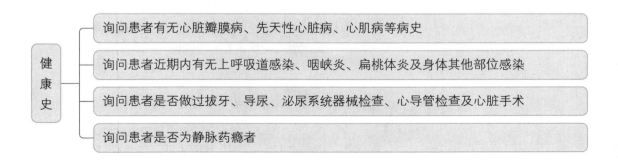

健康史
- 询问患者有无心脏瓣膜病、先天性心脏病、心肌病等病史
- 询问患者近期内有无上呼吸道感染、咽峡炎、扁桃体炎及身体其他部位感染
- 询问患者是否做过拔牙、导尿、泌尿系统器械检查、心导管检查及心脏手术
- 询问患者是否为静脉药瘾者

2. 身体状况

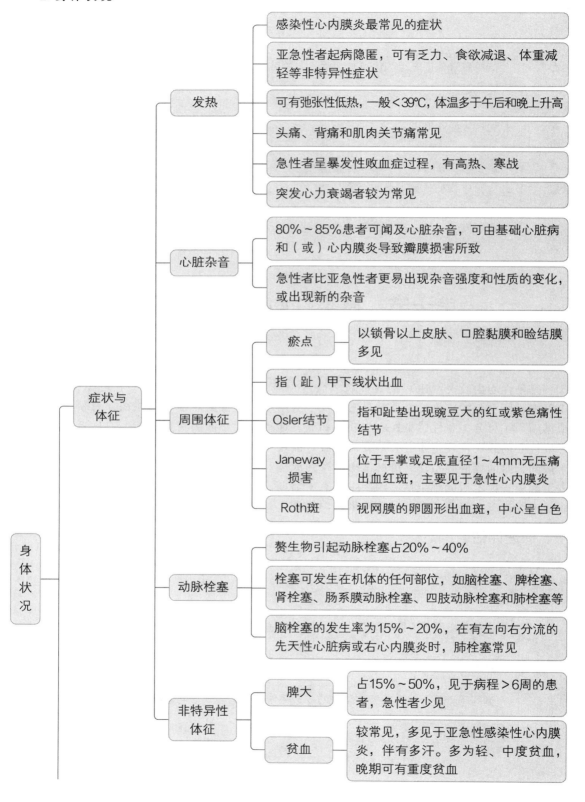

身体状况 — 症状与体征

发热
- 感染性心内膜炎最常见的症状
- 亚急性者起病隐匿，可有乏力、食欲减退、体重减轻等非特异性症状
- 可有弛张性低热，一般<39℃，体温多于午后和晚上升高
- 头痛、背痛和肌肉关节痛常见
- 急性者呈暴发性败血症过程，有高热、寒战
- 突发心力衰竭者较为常见

心脏杂音
- 80%～85%患者可闻及心脏杂音，可由基础心脏病和（或）心内膜炎导致瓣膜损害所致
- 急性者比亚急性者更易出现杂音强度和性质的变化，或出现新的杂音

周围体征
- 瘀点：以锁骨以上皮肤、口腔黏膜和睑结膜多见
- 指（趾）甲下线状出血
- Osler结节：指和趾垫出现豌豆大的红或紫色痛性结节
- Janeway损害：位于手掌或足底直径1～4mm无压痛出血红斑，主要见于急性心内膜炎
- Roth斑：视网膜的卵圆形出血斑，中心呈白色

动脉栓塞
- 赘生物引起动脉栓塞占20%～40%
- 栓塞可发生在机体的任何部位，如脑栓塞、脾栓塞、肾栓塞、肠系膜动脉栓塞、四肢动脉栓塞和肺栓塞等
- 脑栓塞的发生率为15%～20%，在有左向右分流的先天性心脏病或右心内膜炎时，肺栓塞常见

非特异性体征
- 脾大：占15%～50%，见于病程>6周的患者，急性者少见
- 贫血：较常见，多见于亚急性感染性心内膜炎，伴有多汗。多为轻、中度贫血，晚期可有重度贫血

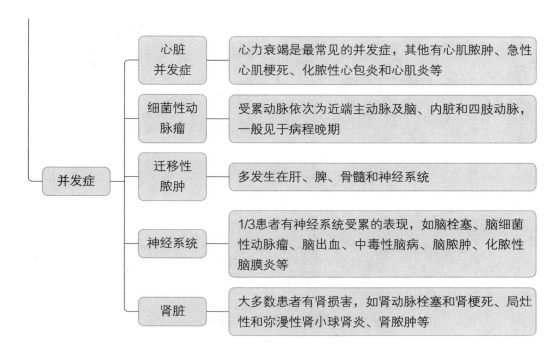

3.心理-社会状况

由于症状逐渐加重，患者烦躁、焦虑。当病情进展且疗效不佳时，往往出现精神紧张、悲观、绝望等心理反应。

4.辅助检查

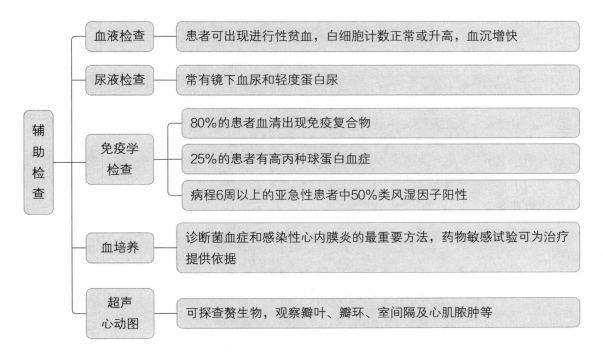

二、护理诊断

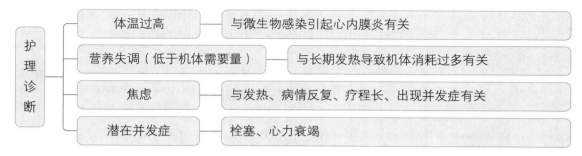

护理诊断
- 体温过高 —— 与微生物感染引起心内膜炎有关
- 营养失调（低于机体需要量） —— 与长期发热导致机体消耗过多有关
- 焦虑 —— 与发热、病情反复、疗程长、出现并发症有关
- 潜在并发症 —— 栓塞、心力衰竭

三、护理措施

1. 一般护理

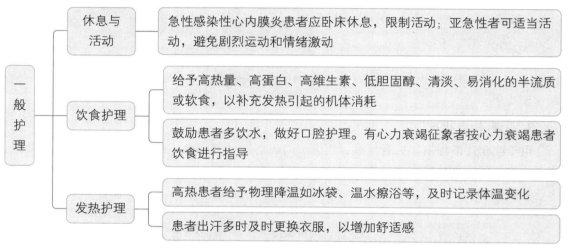

一般护理
- 休息与活动 —— 急性感染性心内膜炎患者应卧床休息，限制活动；亚急性者可适当活动，避免剧烈运动和情绪激动
- 饮食护理
  - 给予高热量、高蛋白、高维生素、低胆固醇、清淡、易消化的半流质或软食，以补充发热引起的机体消耗
  - 鼓励患者多饮水，做好口腔护理。有心力衰竭征象者按心力衰竭患者饮食进行指导
- 发热护理
  - 高热患者给予物理降温如冰袋、温水擦浴等，及时记录体温变化
  - 患者出汗多时及时更换衣服，以增加舒适感

2. 病情观察

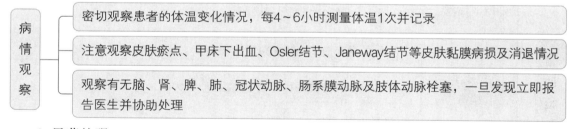

病情观察
- 密切观察患者的体温变化情况，每4～6小时测量体温1次并记录
- 注意观察皮肤瘀点、甲床下出血、Osler结节、Janeway结节等皮肤黏膜病损及消退情况
- 观察有无脑、肾、脾、肺、冠状动脉、肠系膜动脉及肢体动脉栓塞，一旦发现立即报告医生并协助处理

3. 用药护理

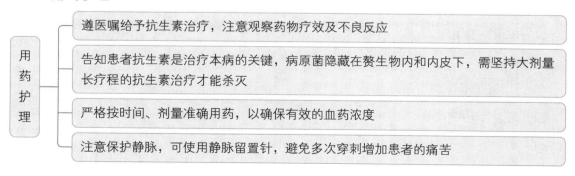

用药护理
- 遵医嘱给予抗生素治疗，注意观察药物疗效及不良反应
- 告知患者抗生素是治疗本病的关键，病原菌隐藏在赘生物内和内皮下，需坚持大剂量长疗程的抗生素治疗才能杀灭
- 严格按时间、剂量准确用药，以确保有效的血药浓度
- 注意保护静脉，可使用静脉留置针，避免多次穿刺增加患者的痛苦

图解实用内科临床护理

4. 正确采集血培养标本

正确采集血培养标本	
	对未经治疗的亚急性患者，应在第1天间隔1小时采血1次，共3次；如次日未见细菌生长，重复采血3次后，开始抗生素治疗
	已用过抗生素者，停药2~7天后根据体温情况进行采血
	急性患者应在入院后立即安排采血，在3小时内每隔1小时采血1次，共取3次血标本后，按医嘱开始治疗
	本病的菌血症为持续性，无需在体温升高时采血
	每次采血10~20ml，同时做需氧和厌氧菌培养

5. 心理护理

加强与患者的沟通，耐心解释治疗目的与意义，给予心理支持，使其积极配合治疗与护理。

四、健康教育

健康教育		
	嘱患者要充分休息，忌劳累。禁烟、忌酒，合理饮食	
	向患者和家属讲解本病的病因与发病机制、致病菌侵入途径、坚持足够剂量和足够疗程抗生素治疗的重要性	
	嘱患者平时注意防寒保暖，避免感冒，加强营养，增强机体抵抗力，合理安排休息	
	嘱患者保持口腔和皮肤清洁，少去公共场所	
	勿挤压痤疮、疖、痈等感染病灶，减少病原体入侵的机会	
	在施行口腔手术如拔牙、扁桃体摘除术、上呼吸道手术或操作、泌尿、生殖、消化道侵入性诊治或其他外科手术治疗前，应说明自己患有心瓣膜病、心内膜炎等病史，以预防使用抗生素	
	教会患者自我监测体温，最常采用测量腋温，安静休息30分钟后测量，时间为10分钟	
	教育家属应给患者以生活照顾，精神支持，鼓励患者保持良好的精神状态，放下思想包袱，树立战胜疾病的信心	
	病情自我监测指导	有无呼吸困难等心力衰竭表现及局部疼痛等栓塞表现，定期门诊随访

第十一节 心脏瓣膜病的护理

心脏瓣膜病指由于炎症、黏液样变、退行性变、先天性畸形、缺血性坏死及创伤等原因引起的单个或多个瓣膜（包括瓣叶、瓣环、腱索或乳头肌）的功能或结构异常，导致瓣口狭窄或关闭不全，产生血流动力学显著改变的一组疾病。风湿性心脏瓣膜病简称风心病，是风湿性炎症过程所致瓣膜损害，主要累及 40 岁以下人群，女性多于男性，仍然是目前我国常见的心脏病之一。本节重点介绍风湿性心脏瓣膜病。风湿性心脏瓣膜病的发生与 A 族 B 溶血性链球菌反复感染有关。患者感染后对链球菌产生免疫反应，使心脏结缔组织发生炎症病变，在炎症的修复过程中，心脏瓣膜增厚、变硬、畸形、相互粘连导致瓣膜的开放受限，阻碍血液正常流通，称为瓣膜狭窄；如心脏瓣膜增厚、缩短而不能完全闭合，称为关闭不全。最常受累的瓣膜是二尖瓣，其次是主动脉瓣。

一、护理评估

1. 健康史

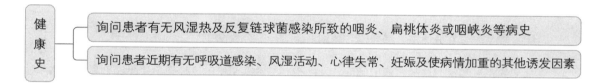

健康史
- 询问患者有无风湿热及反复链球菌感染所致的咽炎、扁桃体炎或咽峡炎等病史
- 询问患者近期有无呼吸道感染、风湿活动、心律失常、妊娠及使病情加重的其他诱发因素

2. 身体状况

（1）二尖瓣狭窄

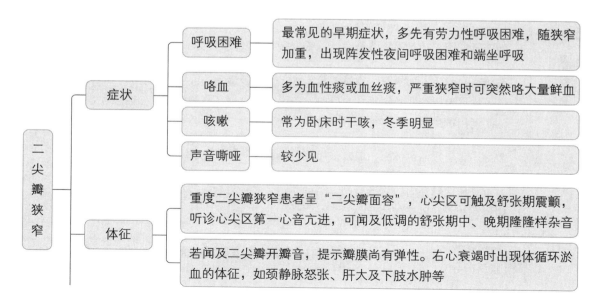

二尖瓣狭窄

症状
- 呼吸困难：最常见的早期症状，多先有劳力性呼吸困难，随狭窄加重，出现阵发性夜间呼吸困难和端坐呼吸
- 咯血：多为血性痰或血丝痰，严重狭窄时可突然咯大量鲜血
- 咳嗽：常为卧床时干咳，冬季明显
- 声音嘶哑：较少见

体征
- 重度二尖瓣狭窄患者呈"二尖瓣面容"，心尖区可触及舒张期震颤，听诊心尖区第一心音亢进，可闻及低调的舒张期中、晚期隆隆样杂音
- 若闻及二尖瓣开瓣音，提示瓣膜尚有弹性。右心衰竭时出现体循环淤血的体征，如颈静脉怒张、肝大及下肢水肿等

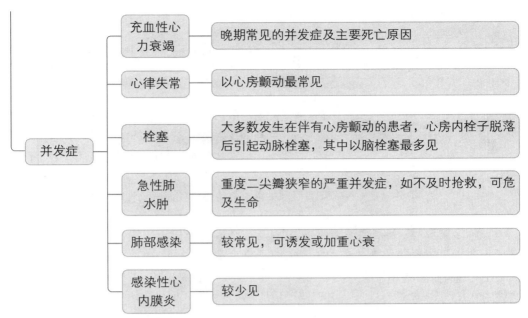

并发症
- 充血性心力衰竭 —— 晚期常见的并发症及主要死亡原因
- 心律失常 —— 以心房颤动最常见
- 栓塞 —— 大多数发生在伴有心房颤动的患者，心房内栓子脱落后引起动脉栓塞，其中以脑栓塞最多见
- 急性肺水肿 —— 重度二尖瓣狭窄的严重并发症，如不及时抢救，可危及生命
- 肺部感染 —— 较常见，可诱发或加重心衰
- 感染性心内膜炎 —— 较少见

（2）二尖瓣关闭不全

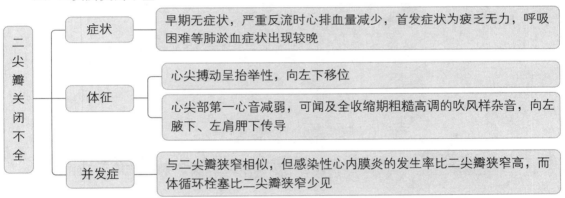

二尖瓣关闭不全
- 症状 —— 早期无症状，严重反流时心排血量减少，首发症状为疲乏无力，呼吸困难等肺淤血症状出现较晚
- 体征
  - 心尖搏动呈抬举性，向左下移位
  - 心尖部第一心音减弱，可闻及全收缩期粗糙高调的吹风样杂音，向左腋下、左肩胛下传导
- 并发症 —— 与二尖瓣狭窄相似，但感染性心内膜炎的发生率比二尖瓣狭窄高，而体循环栓塞比二尖瓣狭窄少见

（3）主动脉瓣关闭不全

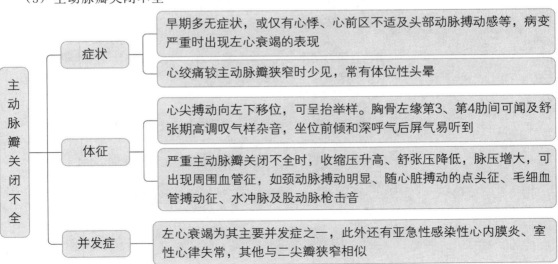

主动脉瓣关闭不全
- 症状
  - 早期多无症状，或仅有心悸、心前区不适及头部动脉搏动感等，病变严重时出现左心衰竭的表现
  - 心绞痛较主动脉瓣狭窄时少见，常有体位性头晕
- 体征
  - 心尖搏动向左下移位，可呈抬举样。胸骨左缘第3、第4肋间可闻及舒张期高调叹气样杂音，坐位前倾和深呼气后屏气易听到
  - 严重主动脉瓣关闭不全时，收缩压升高、舒张压降低，脉压增大，可出现周围血管征，如颈动脉搏动明显、随心脏搏动的点头征、毛细血管搏动征、水冲脉及股动脉枪击音
- 并发症 —— 左心衰竭为其主要并发症之一，此外还有亚急性感染性心内膜炎、室性心律失常，其他与二尖瓣狭窄相似

（4）主动脉瓣狭窄

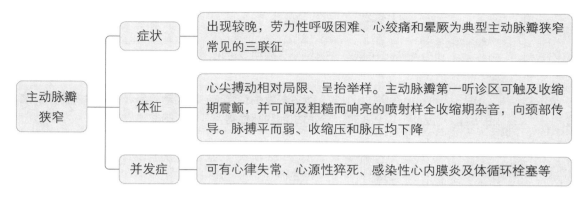

（5）多瓣膜病　多瓣膜病是指同时累及 2 个或 2 个以上瓣膜的疾病，又称联合瓣膜病，临床主要以二尖瓣狭窄合并主动脉瓣关闭不全为常见。

3. 心理-社会状况

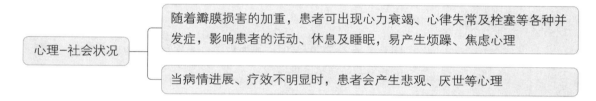

4. 辅助检查

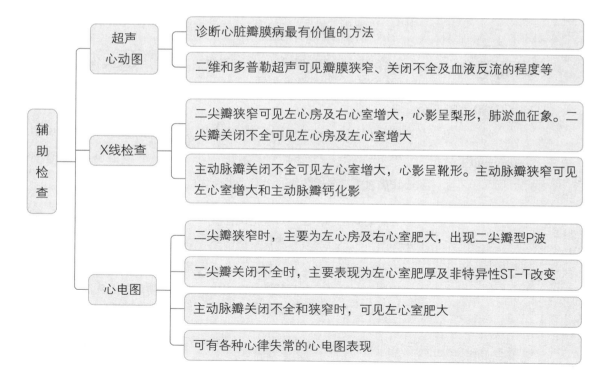

二、护理诊断

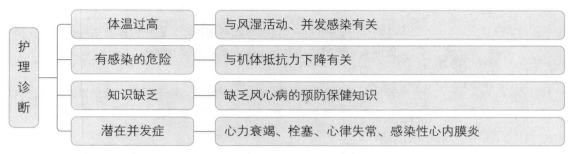

护理诊断
- 体温过高 —— 与风湿活动、并发感染有关
- 有感染的危险 —— 与机体抵抗力下降有关
- 知识缺乏 —— 缺乏风心病的预防保健知识
- 潜在并发症 —— 心力衰竭、栓塞、心律失常、感染性心内膜炎

三、护理措施

1. 一般护理

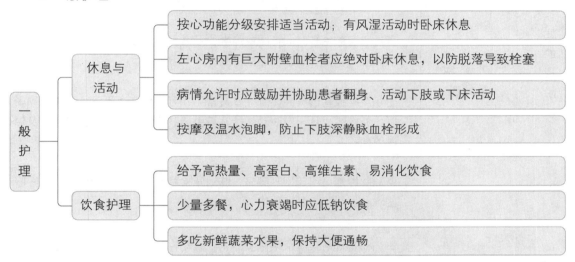

一般护理
- 休息与活动
  - 按心功能分级安排适当活动；有风湿活动时卧床休息
  - 左心房内有巨大附壁血栓者应绝对卧床休息，以防脱落导致栓塞
  - 病情允许时应鼓励并协助患者翻身、活动下肢或下床活动
  - 按摩及温水泡脚，防止下肢深静脉血栓形成
- 饮食护理
  - 给予高热量、高蛋白、高维生素、易消化饮食
  - 少量多餐，心力衰竭时应低钠饮食
  - 多吃新鲜蔬菜水果，保持大便通畅

2. 病情观察

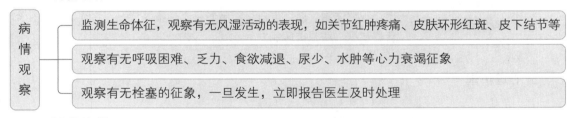

病情观察
- 监测生命体征，观察有无风湿活动的表现，如关节红肿疼痛、皮肤环形红斑、皮下结节等
- 观察有无呼吸困难、乏力、食欲减退、尿少、水肿等心力衰竭征象
- 观察有无栓塞的征象，一旦发生，立即报告医生及时处理

3. 用药护理

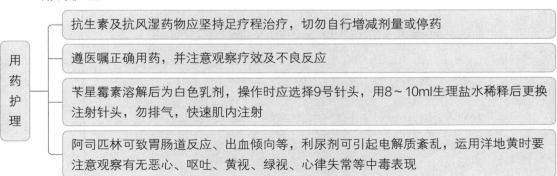

用药护理
- 抗生素及抗风湿药物应坚持足疗程治疗，切勿自行增减剂量或停药
- 遵医嘱正确用药，并注意观察疗效及不良反应
- 苄星霉素溶解后为白色乳剂，操作时应选择9号针头，用8~10ml生理盐水稀释后更换注射针头，勿排气，快速肌内注射
- 阿司匹林可致胃肠道反应、出血倾向等，利尿剂可引起电解质紊乱，运用洋地黄时要注意观察有无恶心、呕吐、黄视、绿视、心律失常等中毒表现

4. 并发症的预防护理

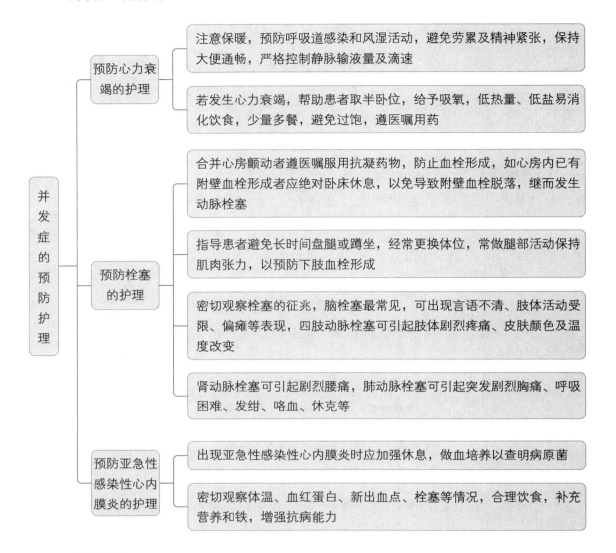

并发症的预防护理

- **预防心力衰竭的护理**
  - 注意保暖，预防呼吸道感染和风湿活动，避免劳累及精神紧张，保持大便通畅，严格控制静脉输液量及滴速
  - 若发生心力衰竭，帮助患者取半卧位，给予吸氧，低热量、低盐易消化饮食，少量多餐，避免过饱，遵医嘱用药

- **预防栓塞的护理**
  - 合并心房颤动者遵医嘱服用抗凝药物，防止血栓形成，如心房内已有附壁血栓形成者应绝对卧床休息，以免导致附壁血栓脱落，继而发生动脉栓塞
  - 指导患者避免长时间盘腿或蹲坐，经常更换体位，常做腿部活动保持肌肉张力，以预防下肢血栓形成
  - 密切观察栓塞的征兆，脑栓塞最常见，可出现言语不清、肢体活动受限、偏瘫等表现，四肢动脉栓塞可引起肢体剧烈疼痛、皮肤颜色及温度改变
  - 肾动脉栓塞可引起剧烈腰痛，肺动脉栓塞可引起突发剧烈胸痛、呼吸困难、发绀、咯血、休克等

- **预防亚急性感染性心内膜炎的护理**
  - 出现亚急性感染性心内膜炎时应加强休息，做血培养以查明病原菌
  - 密切观察体温、血红蛋白、新出血点、栓塞等情况，合理饮食，补充营养和铁，增强抗病能力

5. 心理护理

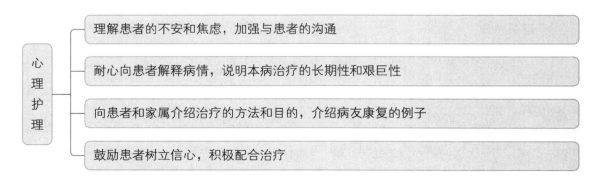

心理护理

- 理解患者的不安和焦虑，加强与患者的沟通
- 耐心向患者解释病情，说明本病治疗的长期性和艰巨性
- 向患者和家属介绍治疗的方法和目的，介绍病友康复的例子
- 鼓励患者树立信心，积极配合治疗

四、健康教育

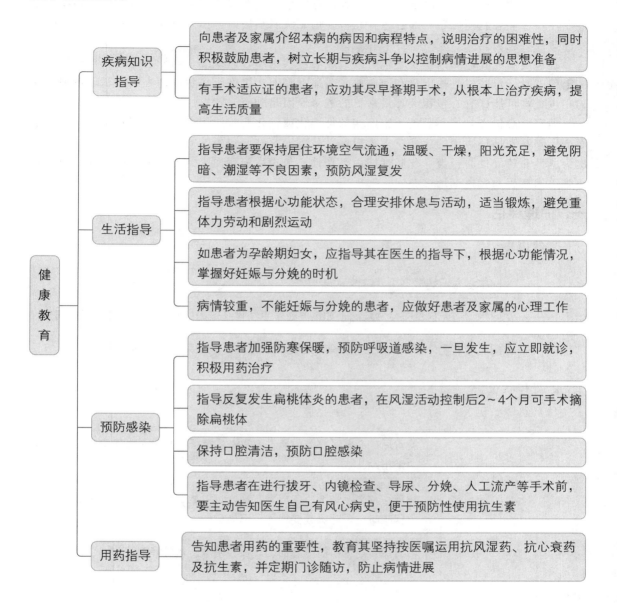

健康教育

- **疾病知识指导**
  - 向患者及家属介绍本病的病因和病程特点，说明治疗的困难性，同时积极鼓励患者，树立长期与疾病斗争以控制病情进展的思想准备
  - 有手术适应证的患者，应劝其尽早择期手术，从根本上治疗疾病，提高生活质量

- **生活指导**
  - 指导患者要保持居住环境空气流通，温暖、干燥，阳光充足，避免阴暗、潮湿等不良因素，预防风湿复发
  - 指导患者根据心功能状态，合理安排休息与活动，适当锻炼，避免重体力劳动和剧烈运动
  - 如患者为孕龄期妇女，应指导其在医生的指导下，根据心功能情况，掌握好妊娠与分娩的时机
  - 病情较重，不能妊娠与分娩的患者，应做好患者及家属的心理工作

- **预防感染**
  - 指导患者加强防寒保暖，预防呼吸道感染，一旦发生，应立即就诊，积极用药治疗
  - 指导反复发生扁桃体炎的患者，在风湿活动控制后2~4个月可手术摘除扁桃体
  - 保持口腔清洁，预防口腔感染
  - 指导患者在进行拔牙、内镜检查、导尿、分娩、人工流产等手术前，要主动告知医生自己有风心病史，便于预防性使用抗生素

- **用药指导**
  - 告知患者用药的重要性，教育其坚持按医嘱运用抗风湿药、抗心衰药及抗生素，并定期门诊随访，防止病情进展

第十二节　心包疾病的护理

　　心包疾病是由感染、肿瘤、代谢性疾病、尿毒症等引起的心包病理性改变。临床上按病程分为急性（病程＜6周）、亚急性（病程6周至6个月）及慢性（病程＞6个月）；按病理性质分为纤维素性、渗出性、缩窄性、粘连性；按病因分为感染性、非感染性、过敏性或免疫性。感染性心包炎可由细菌、病毒、真菌等引起；非感染性心包炎可由急性心肌梗死、肿瘤、尿毒症等所引起。

急性心包炎为心包脏层和壁层的急性炎症性疾病。可以单独存在，也可以是某种全身疾病累及心包的表现。本病最常见的病因为病毒感染，其他包括细菌、自身免疫病、肿瘤、尿毒症性及急性心肌梗死后。部分患者经检查仍无法明确病因，称为急性非特异性心包炎或特发性急性心包炎。

心包疾病或其他病因累及心包可以造成心包渗出和心包积液，当积液迅速或积液量达到一定程度时，可造成心输出量和回心血量明显下降而产生临床症状，即心脏压塞。各种病因的心包炎均可能伴有心包积液，最常见的三个原因是肿瘤、特发性心包炎和肾衰竭。

缩窄性心包炎是指心脏被致密厚实的纤维化或钙化心包所包围，使心室舒张期充盈受限而产生一系列循环障碍的疾病，多为慢性。我国缩窄性心包炎的病因以结核性最为常见，其次为急性非特异性心包炎、化脓性或由创伤性心包炎后演变而来。近年来，放射性心包炎和心脏手术后引起者逐渐增多。

一、护理评估

1. 健康史

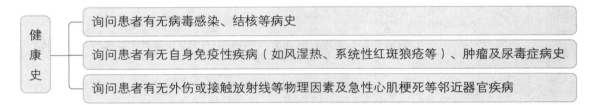

健康史	询问患者有无病毒感染、结核等病史
	询问患者有无自身免疫性疾病（如风湿热、系统性红斑狼疮等）、肿瘤及尿毒症病史
	询问患者有无外伤或接触放射线等物理因素及急性心肌梗死等邻近器官疾病

2. 身体状况

（1）急性心包炎

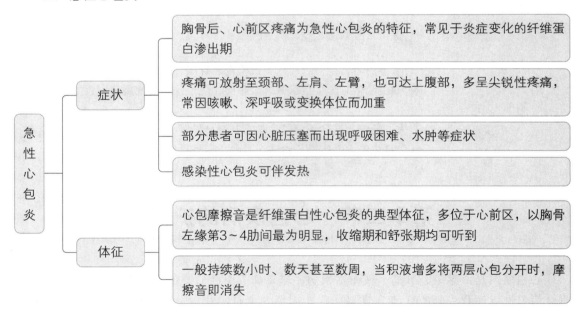

急性心包炎	症状	胸骨后、心前区疼痛为急性心包炎的特征，常见于炎症变化的纤维蛋白渗出期
		疼痛可放射至颈部、左肩、左臂，也可达上腹部，多呈尖锐性疼痛，常因咳嗽、深呼吸或变换体位而加重
		部分患者可因心脏压塞而出现呼吸困难、水肿等症状
		感染性心包炎可伴发热
	体征	心包摩擦音是纤维蛋白性心包炎的典型体征，多位于心前区，以胸骨左缘第3~4肋间最为明显，收缩期和舒张期均可听到
		一般持续数小时、数天甚至数周，当积液增多将两层心包分开时，摩擦音即消失

（2）心包积液及心脏压塞　心脏压塞的临床特征为Beck三联征，即低血压、心音低弱、颈静脉怒张。

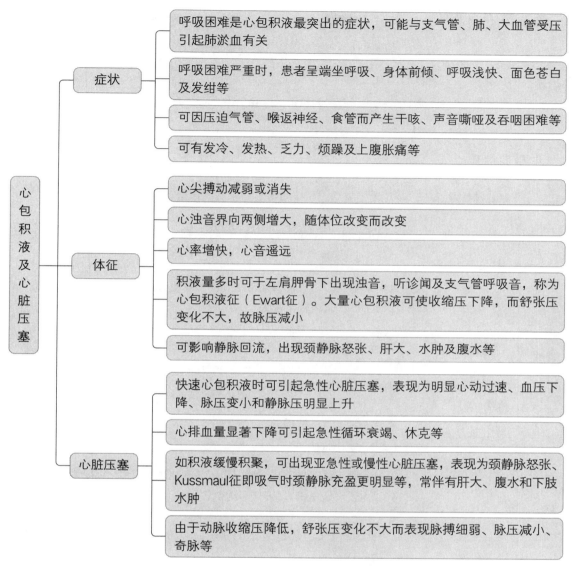

心包积液及心脏压塞

症状
- 呼吸困难是心包积液最突出的症状，可能与支气管、肺、大血管受压引起肺淤血有关
- 呼吸困难严重时，患者呈端坐呼吸、身体前倾、呼吸浅快、面色苍白及发绀等
- 可因压迫气管、喉返神经、食管而产生干咳、声音嘶哑及吞咽困难等
- 可有发冷、发热、乏力、烦躁及上腹胀痛等

体征
- 心尖搏动减弱或消失
- 心浊音界向两侧增大，随体位改变而改变
- 心率增快，心音遥远
- 积液量多时可于左肩胛骨下出现浊音，听诊闻及支气管呼吸音，称为心包积液征（Ewart征）。大量心包积液可使收缩压下降，而舒张压变化不大，故脉压减小
- 可影响静脉回流，出现颈静脉怒张、肝大、水肿及腹水等

心脏压塞
- 快速心包积液时可引起急性心脏压塞，表现为明显心动过速、血压下降、脉压变小和静脉压明显上升
- 心排血量显著下降可引起急性循环衰竭、休克等
- 如积液缓慢积聚，可出现亚急性或慢性心脏压塞，表现为颈静脉怒张、Kussmaul征即吸气时颈静脉充盈更明显等，常伴有肝大、腹水和下肢水肿
- 由于动脉收缩压降低，舒张压变化不大而表现脉搏细弱、脉压减小、奇脉等

（3）缩窄性心包炎

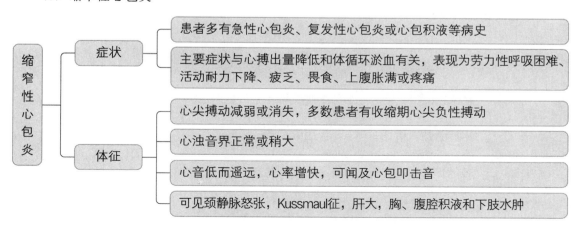

缩窄性心包炎

症状
- 患者多有急性心包炎、复发性心包炎或心包积液等病史
- 主要症状与心搏出量降低和体循环淤血有关，表现为劳力性呼吸困难、活动耐力下降、疲乏、畏食、上腹胀满或疼痛

体征
- 心尖搏动减弱或消失，多数患者有收缩期心尖负性搏动
- 心浊音界正常或稍大
- 心音低而遥远，心率增快，可闻及心包叩击音
- 可见颈静脉怒张，Kussmaul征，肝大，胸、腹腔积液和下肢水肿

3. 心理-社会状况

心理-社会状况
- 由于呼吸困难、心前区疼痛症状逐渐加重，影响患者的活动、休息及睡眠，使患者产生焦虑心理
- 后期因病情迁延影响日常生活和工作，而丧失信心，甚至出现悲观、绝望心理

4. 辅助检查

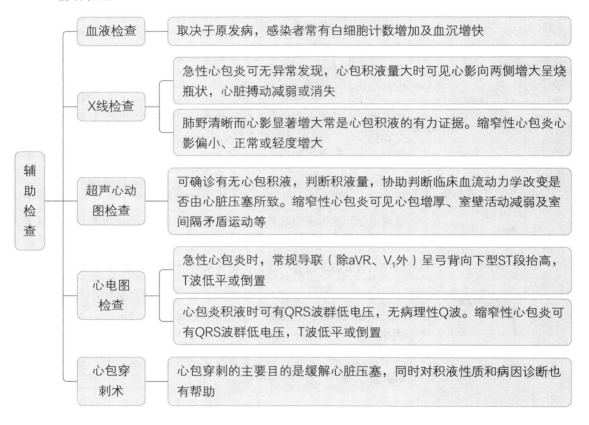

辅助检查
- 血液检查 —— 取决于原发病，感染者常有白细胞计数增加及血沉增快
- X线检查
  - 急性心包炎可无异常发现，心包积液量大时可见心影向两侧增大呈烧瓶状，心脏搏动减弱或消失
  - 肺野清晰而心影显著增大常是心包积液的有力证据。缩窄性心包炎心影偏小、正常或轻度增大
- 超声心动图检查 —— 可确诊有无心包积液，判断积液量，协助判断临床血流动力学改变是否由心脏压塞所致。缩窄性心包炎可见心包增厚、室壁活动减弱及室间隔矛盾运动等
- 心电图检查
  - 急性心包炎时，常规导联（除aVR、V₁外）呈弓背向下型ST段抬高，T波低平或倒置
  - 心包炎积液时可有QRS波群低电压，无病理性Q波。缩窄性心包炎可有QRS波群低电压，T波低平或倒置
- 心包穿刺术 —— 心包穿刺的主要目的是缓解心脏压塞，同时对积液性质和病因诊断也有帮助

二、护理诊断

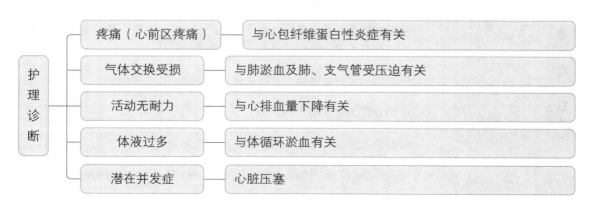

护理诊断
- 疼痛（心前区疼痛） —— 与心包纤维蛋白性炎症有关
- 气体交换受损 —— 与肺淤血及肺、支气管受压迫有关
- 活动无耐力 —— 与心排血量下降有关
- 体液过多 —— 与体循环淤血有关
- 潜在并发症 —— 心脏压塞

图解实用内科临床护理

三、护理措施

1. 一般护理

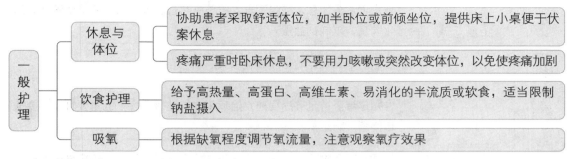

一般护理
- 休息与体位
  - 协助患者采取舒适体位，如半卧位或前倾坐位，提供床上小桌便于伏案休息
  - 疼痛严重时卧床休息，不要用力咳嗽或突然改变体位，以免使疼痛加剧
- 饮食护理
  - 给予高热量、高蛋白、高维生素、易消化的半流质或软食，适当限制钠盐摄入
- 吸氧
  - 根据缺氧程度调节氧流量，注意观察氧疗效果

2. 病情观察

观察患者的生命体征、意识状态及胸痛的部位、性质及呼吸困难的程度，有无心脏压塞的表现。

3. 治疗配合

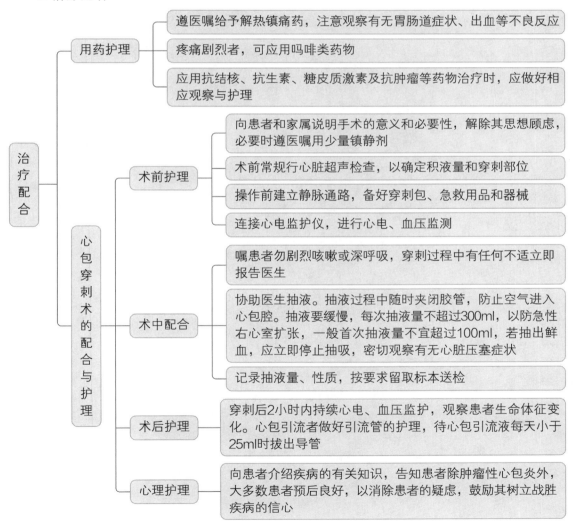

治疗配合
- 用药护理
  - 遵医嘱给予解热镇痛药，注意观察有无胃肠道症状、出血等不良反应
  - 疼痛剧烈者，可应用吗啡类药物
  - 应用抗结核、抗生素、糖皮质激素及抗肿瘤等药物治疗时，应做好相应观察与护理
- 心包穿刺术的配合与护理
  - 术前护理
    - 向患者和家属说明手术的意义和必要性，解除其思想顾虑，必要时遵医嘱用少量镇静剂
    - 术前常规行心脏超声检查，以确定积液量和穿刺部位
    - 操作前建立静脉通路，备好穿刺包、急救用品和器械
    - 连接心电监护仪，进行心电、血压监测
  - 术中配合
    - 嘱患者勿剧烈咳嗽或深呼吸，穿刺过程中有任何不适立即报告医生
    - 协助医生抽液。抽液过程中随时夹闭胶管，防止空气进入心包腔。抽液要缓慢，每次抽液量不超过300ml，以防急性右心室扩张，一般首次抽液量不宜超过100ml，若抽出鲜血，应立即停止抽吸，密切观察有无心脏压塞症状
    - 记录抽液量、性质，按要求留取标本送检
  - 术后护理
    - 穿刺后2小时内持续心电、血压监护，观察患者生命体征变化。心包引流者做好引流管的护理，待心包引流液每天小于25ml时拔出导管
  - 心理护理
    - 向患者介绍疾病的有关知识，告知患者除肿瘤性心包炎外，大多数患者预后良好，以消除患者的疑虑，鼓励其树立战胜疾病的信心

四、健康教育

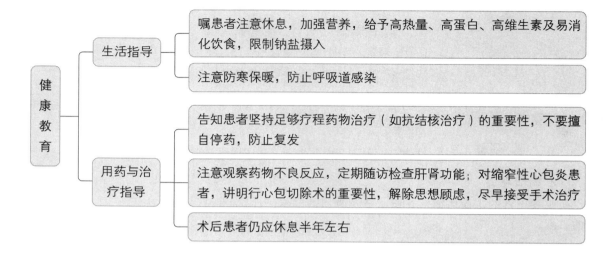

第三章

消化系统疾病患者的护理

第一节　消化系统疾病患者常见症状体征的护理

一、恶心与呕吐

恶心、呕吐是消化系疾病的常见症状。恶心为上腹不适、紧迫欲呕吐的感觉，并伴有自主神经功能紊乱的表现，如皮肤苍白、头晕、出汗、血压下降等。呕吐则是导致胃或小肠的内容物通过食管从口腔迅速排出体外的现象。

恶心常为呕吐的前驱症状，也可单独出现。呕吐是人体的一种本能，可将有害物由胃排出，从而起到保护作用。因此，恶心、呕吐也是身体的一个警示。但持久而剧烈的呕吐可引起失水、电解质紊乱，代谢性碱中毒及营养障碍等。

1. 护理评估

（1）健康史

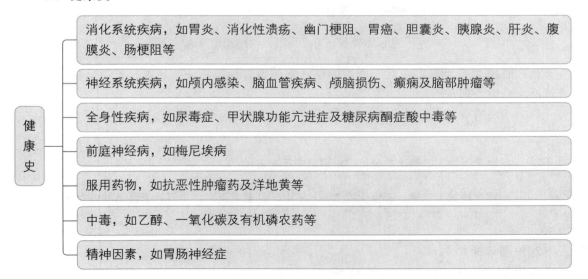

健康史

消化系统疾病，如胃炎、消化性溃疡、幽门梗阻、胃癌、胆囊炎、胰腺炎、肝炎、腹膜炎、肠梗阻等

神经系统疾病，如颅内感染、脑血管疾病、颅脑损伤、癫痫及脑部肿瘤等

全身性疾病，如尿毒症、甲状腺功能亢进症及糖尿病酮症酸中毒等

前庭神经病，如梅尼埃病

服用药物，如抗恶性肿瘤药及洋地黄等

中毒，如乙醇、一氧化碳及有机磷农药等

精神因素，如胃肠神经症

（2）身体状况

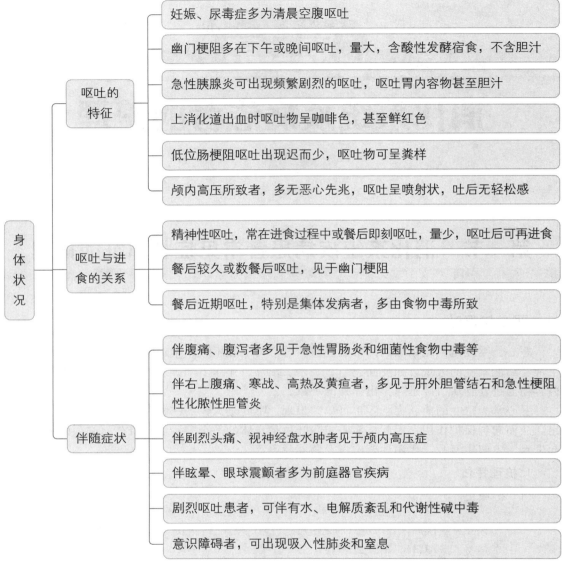

身体状况

呕吐的特征
- 妊娠、尿毒症多为清晨空腹呕吐
- 幽门梗阻多在下午或晚间呕吐，量大，含酸性发酵宿食，不含胆汁
- 急性胰腺炎可出现频繁剧烈的呕吐，呕吐胃内容物甚至胆汁
- 上消化道出血时呕吐物呈咖啡色，甚至鲜红色
- 低位肠梗阻呕吐出现迟而少，呕吐物可呈粪样
- 颅内高压所致者，多无恶心先兆，呕吐呈喷射状，吐后无轻松感

呕吐与进食的关系
- 精神性呕吐，常在进食过程中或餐后即刻呕吐，量少，呕吐后可再进食
- 餐后较久或数餐后呕吐，见于幽门梗阻
- 餐后近期呕吐，特别是集体发病者，多由食物中毒所致

伴随症状
- 伴腹痛、腹泻者多见于急性胃肠炎和细菌性食物中毒等
- 伴右上腹痛、寒战、高热及黄疸者，多见于肝外胆管结石和急性梗阻性化脓性胆管炎
- 伴剧烈头痛、视神经盘水肿者见于颅内高压症
- 伴眩晕、眼球震颤者多为前庭器官疾病
- 剧烈呕吐患者，可伴有水、电解质紊乱和代谢性碱中毒
- 意识障碍者，可出现吸入性肺炎和窒息

（3）心理-社会状况　急性、剧烈的呕吐常使患者烦躁不安、焦虑。长期反复恶心与呕吐可产生恐惧心理。

（4）辅助检查

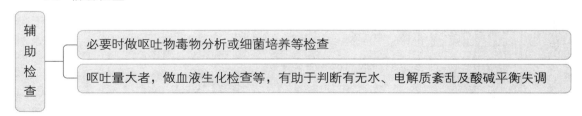

辅助检查
- 必要时做呕吐物毒物分析或细菌培养等检查
- 呕吐量大者，做血液生化检查等，有助于判断有无水、电解质紊乱及酸碱平衡失调

2. 护理诊断

有体液不足的危险：与大量呕吐导致失水有关。

图解实用内科临床护理

3. 护理措施

（1）生活护理

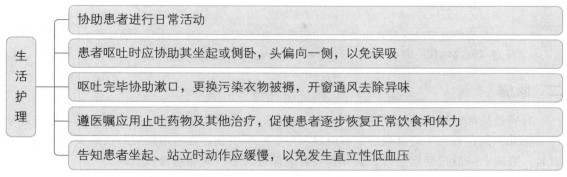

生活护理
- 协助患者进行日常活动
- 患者呕吐时应协助其坐起或侧卧，头偏向一侧，以免误吸
- 呕吐完毕协助漱口，更换污染衣物被褥，开窗通风去除异味
- 遵医嘱应用止吐药物及其他治疗，促使患者逐步恢复正常饮食和体力
- 告知患者坐起、站立时动作应缓慢，以免发生直立性低血压

（2）病情观察　患者呕吐量大者，注意有无水、电解及酸碱平衡失调。

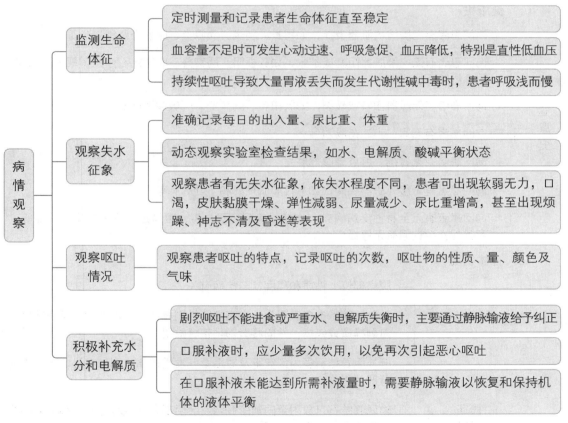

病情观察
- 监测生命体征
  - 定时测量和记录患者生命体征直至稳定
  - 血容量不足时可发生心动过速、呼吸急促、血压降低，特别是直性低血压
  - 持续性呕吐导致大量胃液丢失而发生代谢性碱中毒时，患者呼吸浅而慢
- 观察失水征象
  - 准确记录每日的出入量、尿比重、体重
  - 动态观察实验室检查结果，如水、电解质、酸碱平衡状态
  - 观察患者有无失水征象，依失水程度不同，患者可出现软弱无力，口渴、皮肤黏膜干燥、弹性减弱、尿量减少、尿比重增高，甚至出现烦躁、神志不清及昏迷等表现
- 观察呕吐情况
  - 观察患者呕吐的特点，记录呕吐的次数，呕吐物的性质、量、颜色及气味
- 积极补充水分和电解质
  - 剧烈呕吐不能进食或严重水、电解质失衡时，主要通过静脉输液给予纠正
  - 口服补液时，应少量多次饮用，以免再次引起恶心呕吐
  - 在口服补液未能达到所需补液量时，需要静脉输液以恢复和保持机体的液体平衡

（3）应用放松技术　常用深呼吸、转移注意力等放松技术，减少呕吐的发生。

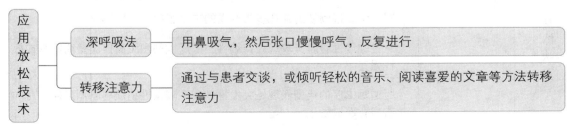

应用放松技术
- 深呼吸法
  - 用鼻吸气，然后张口慢慢呼气，反复进行
- 转移注意力
  - 通过与患者交谈，或倾听轻松的音乐、阅读喜爱的文章等方法转移注意力

（4）心理护理

| 心理护理 | 通过观察患者以及与患者家属交谈，了解患者心理状态，耐心解答患者及家属所提出的种种疑惑 |
| | 解释呕吐与精神因素的关系，讲解精神紧张不利于呕吐的缓解，而且紧张、焦虑影响食欲及消化能力 |

二、腹痛

腹痛是局部的感觉神经纤维受到炎症、缺血、损伤及理化因子等因素刺激后，产生冲动传至痛觉中枢，所产生的疼痛感。多由腹部脏器疾病引起，亦可由腹腔外疾病及全身性疾病引起。临床上一般按起病急缓、病程长短将腹痛分为急性腹痛与慢性腹痛。

1. 护理评估

（1）健康史

健康史	询问患者有无腹腔内脏器炎症，如胃炎、肠炎、胰腺炎、胆囊炎及阑尾炎等
	询问患者有无空腔脏器阻塞或扩张，如肠梗阻、肠套叠、胆道结石、胆道蛔虫症及泌尿系统结石梗阻等
	询问患者有无脏器扭转或破裂，如肠扭转、肠绞窄、肝破裂及脾破裂
	询问患者有无胃、十二指肠溃疡
	询问患者有无胃癌、肝癌等腹部肿瘤
	询问患者有无腹外脏器疾病，如急性心肌梗死和下叶肺炎等
	询问患者有无全身性疾病病史，如糖尿病酮症酸中毒、腹型过敏性紫癜及尿毒症等。育龄妇女要询问有无停经史

（2）身体状况

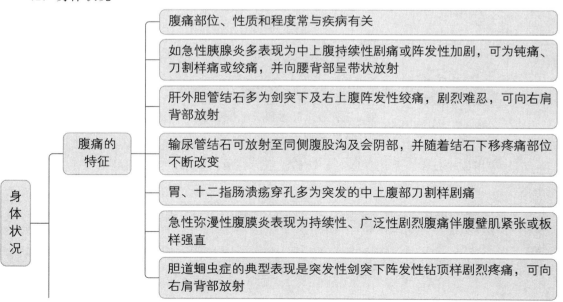

```
                    ┌─ 消化性溃疡患者腹痛与进食有关，胃溃疡表现为餐后痛，十二指肠溃
                    │  疡表现为饥饿痛，上腹痛常可在服用抗酸药后缓解
                    │
                    ├─ 急性胰腺炎患者进食或饮酒后疼痛加重，取弯腰抱膝位疼痛可减轻
        影响疼痛     │
        的因素    ───┤
                    ├─ 胆绞痛、肾绞痛及肠绞痛患者发作时，辗转不安，变换体位可使腹痛
                    │  减轻
                    │
                    └─ 胆结石患者进食油腻食物可使腹痛加剧；急性腹膜炎患者深呼吸、咳
                       嗽、转动体位时疼痛加重，故患者多不愿改变体位

                    ┌─ 伴发热、黄疸者见于急性胆囊炎、肝外胆管结石等
                    │
                    ├─ 伴休克及贫血者可能是腹腔脏器破裂，无贫血见于胃肠穿孔、绞窄
                    │  性肠梗阻等
                    │
        伴随症状  ───┼─ 心肌梗死和肺炎等腹腔外疾病，也可有腹痛与休克，应特别警惕
                    │
                    ├─ 伴呕吐量大者提示胃肠道梗阻；伴腹泻者见于肠道炎症、溃疡或肿瘤
                    │
                    └─ 伴血尿者见于泌尿系统结石等
```

（3）心理-社会状况

```
                    ┌─ 急骤发生的剧烈腹痛可使患者产生紧张、焦虑等心理反应
        心理-社会状况 ─┤
                    └─ 持续存在或反复发作的慢性腹痛以及预后不良的癌性疼痛可使患者情绪低
                       落、消极悲观，甚至产生恐惧心理
```

（4）辅助检查　根据疾病不同进行相应的实验室检查，必要时需做 X 线钡餐检查、消化道内镜检查等。

2. 护理诊断

疼痛（腹痛）：与胃肠道炎症、溃疡及肿瘤等病变累及脏器包膜、腹膜壁层或腹部（内脏）的感觉神经有关。

3. 护理措施

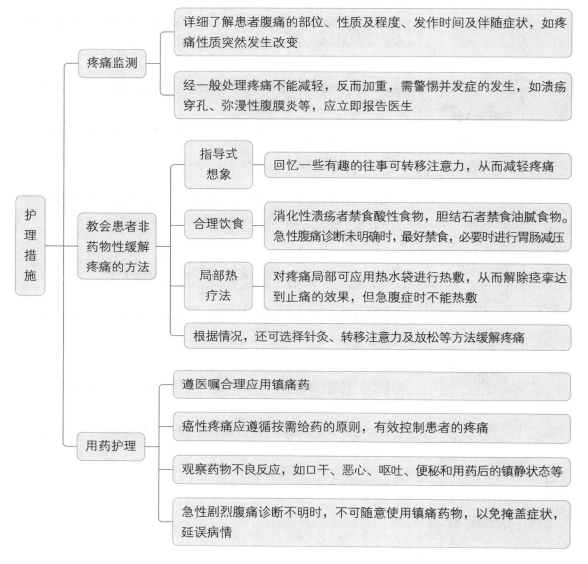

护理措施
- 疼痛监测
  - 详细了解患者腹痛的部位、性质及程度、发作时间及伴随症状，如疼痛性质突然发生改变
  - 经一般处理疼痛不能减轻，反而加重，需警惕并发症的发生，如溃疡穿孔、弥漫性腹膜炎等，应立即报告医生
- 教会患者非药物性缓解疼痛的方法
  - 指导式想象：回忆一些有趣的往事可转移注意力，从而减轻疼痛
  - 合理饮食：消化性溃疡者禁食酸性食物，胆结石者禁食油腻食物。急性腹痛诊断未明确时，最好禁食，必要时进行胃肠减压
  - 局部热疗法：对疼痛局部可应用热水袋进行热敷，从而解除痉挛达到止痛的效果，但急腹症时不能热敷
  - 根据情况，还可选择针灸、转移注意力及放松等方法缓解疼痛
- 用药护理
  - 遵医嘱合理应用镇痛药
  - 癌性疼痛应遵循按需给药的原则，有效控制患者的疼痛
  - 观察药物不良反应，如口干、恶心、呕吐、便秘和用药后的镇静状态等
  - 急性剧烈腹痛诊断不明时，不可随意使用镇痛药物，以免掩盖症状，延误病情

三、腹泻与便秘

腹泻是指排便次数增多，粪质稀薄，或带有黏液、脓血或未消化的食物。多由肠道疾病引起，其他原因有食物中毒、全身性疾病、药物、过敏和心理因素等。发生机制为肠蠕动亢进、肠分泌增多或吸收障碍。腹泻可分为急性与慢性两种，超过 2 个月者属慢性腹泻。便秘是指排便次数减少，1 周内排便次数少于 2～3 次，排便困难，大便干结。便秘按病程或起病方式分为急性便秘和慢性便秘，按有无器质性病变分为器质性便秘和功能性便秘。器质性便秘多见于结肠、直肠、肛门疾病以及全身性疾病等。功能性便秘常由于进食量少或食物中缺乏纤维素、年老体弱或活动过少、不良排便习惯、药物或长期滥用泻药等引起。

1. 护理评估

(1) 健康史

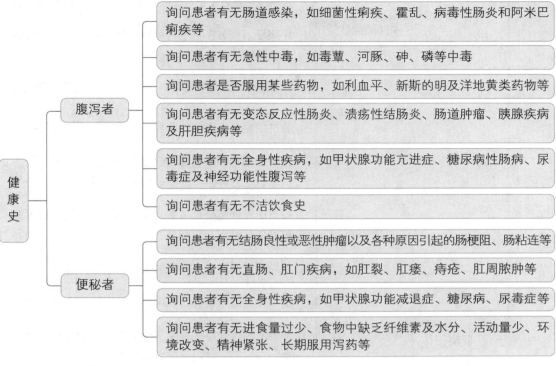

健康史

腹泻者
- 询问患者有无肠道感染，如细菌性痢疾、霍乱、病毒性肠炎和阿米巴痢疾等
- 询问患者有无急性中毒，如毒蕈、河豚、砷、磷等中毒
- 询问患者是否服用某些药物，如利血平、新斯的明及洋地黄类药物等
- 询问患者有无变态反应性肠炎、溃疡性结肠炎、肠道肿瘤、胰腺疾病及肝胆疾病等
- 询问患者有无全身性疾病，如甲状腺功能亢进症、糖尿病性肠病、尿毒症及神经功能性腹泻等
- 询问患者有无不洁饮食史

便秘者
- 询问患者有无结肠良性或恶性肿瘤以及各种原因引起的肠梗阻、肠粘连等
- 询问患者有无直肠、肛门疾病，如肛裂、肛瘘、痔疮、肛周脓肿等
- 询问患者有无全身性疾病，如甲状腺功能减退症、糖尿病、尿毒症等
- 询问患者有无进食量过少、食物中缺乏纤维素及水分、活动量少、环境改变、精神紧张、长期服用泻药等

(2) 身体状况

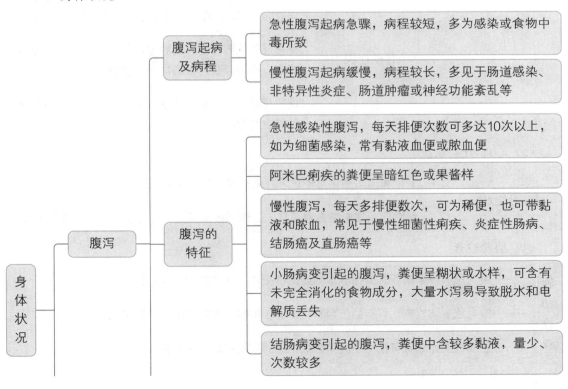

身体状况

腹泻

腹泻起病及病程
- 急性腹泻起病急骤，病程较短，多为感染或食物中毒所致
- 慢性腹泻起病缓慢，病程较长，多见于肠道感染、非特异性炎症、肠道肿瘤或神经功能紊乱等

腹泻的特征
- 急性感染性腹泻，每天排便次数可多达10次以上，如为细菌感染，常有黏液血便或脓血便
- 阿米巴痢疾的粪便呈暗红色或果酱样
- 慢性腹泻，每天多排便数次，可为稀便，也可带黏液和脓血，常见于慢性细菌性痢疾、炎症性肠病、结肠癌及直肠癌等
- 小肠病变引起的腹泻，粪便呈糊状或水样，可含有未完全消化的食物成分，大量水泻易导致脱水和电解质丢失
- 结肠病变引起的腹泻，粪便中含较多黏液，量少、次数较多

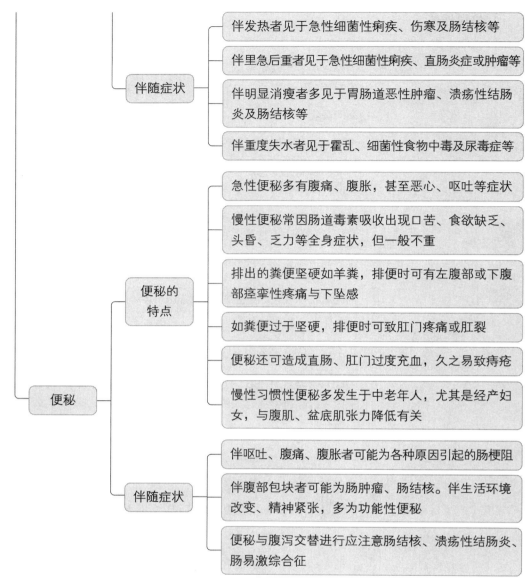

（3）心理-社会状况

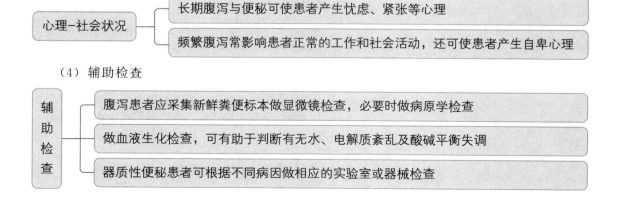

心理-社会状况 —— 长期腹泻与便秘可使患者产生忧虑、紧张等心理

频繁腹泻常影响患者正常的工作和社会活动，还可使患者产生自卑心理

（4）辅助检查

辅助检查 —— 腹泻患者应采集新鲜粪便标本做显微镜检查，必要时做病原学检查

做血液生化检查，可有助于判断有无水、电解质紊乱及酸碱平衡失调

器质性便秘患者可根据不同病因做相应的实验室或器械检查

2. 护理诊断

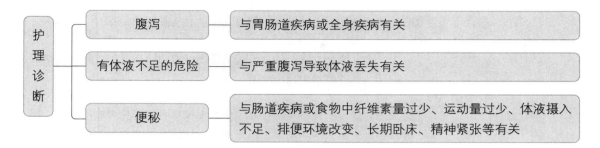

护理诊断

- 腹泻 —— 与胃肠道疾病或全身疾病有关
- 有体液不足的危险 —— 与严重腹泻导致体液丢失有关
- 便秘 —— 与肠道疾病或食物中纤维素量过少、运动量过少、体液摄入不足、排便环境改变、长期卧床、精神紧张等有关

3. 护理措施

（1）腹泻

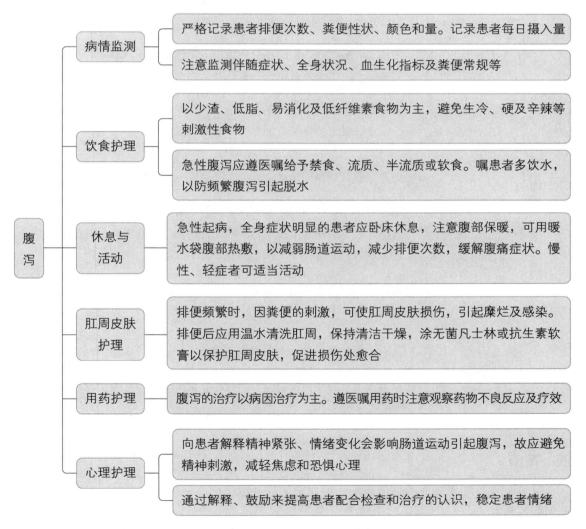

腹泻

- 病情监测
  - 严格记录患者排便次数、粪便性状、颜色和量。记录患者每日摄入量
  - 注意监测伴随症状、全身状况、血生化指标及粪便常规等
- 饮食护理
  - 以少渣、低脂、易消化及低纤维素食物为主，避免生冷、硬及辛辣等刺激性食物
  - 急性腹泻应遵医嘱给予禁食、流质、半流质或软食。嘱患者多饮水，以防频繁腹泻引起脱水
- 休息与活动
  - 急性起病，全身症状明显的患者应卧床休息，注意腹部保暖，可用暖水袋腹部热敷，以减弱肠道运动，减少排便次数，缓解腹痛症状。慢性、轻症者可适当活动
- 肛周皮肤护理
  - 排便频繁时，因粪便的刺激，可使肛周皮肤损伤，引起糜烂及感染。排便后应用温水清洗肛周，保持清洁干燥，涂无菌凡士林或抗生素软膏以保护肛周皮肤，促进损伤处愈合
- 用药护理
  - 腹泻的治疗以病因治疗为主。遵医嘱用药时注意观察药物不良反应及疗效
- 心理护理
  - 向患者解释精神紧张、情绪变化会影响肠道运动引起腹泻，故应避免精神刺激，减轻焦虑和恐惧心理
  - 通过解释、鼓励来提高患者配合检查和治疗的认识，稳定患者情绪

（2）有体液不足的危险　动态观察患者的液体平衡状态，遵医嘱补充水分和电解质。具体护理措施参见"恶心与呕吐"。

（3）便秘

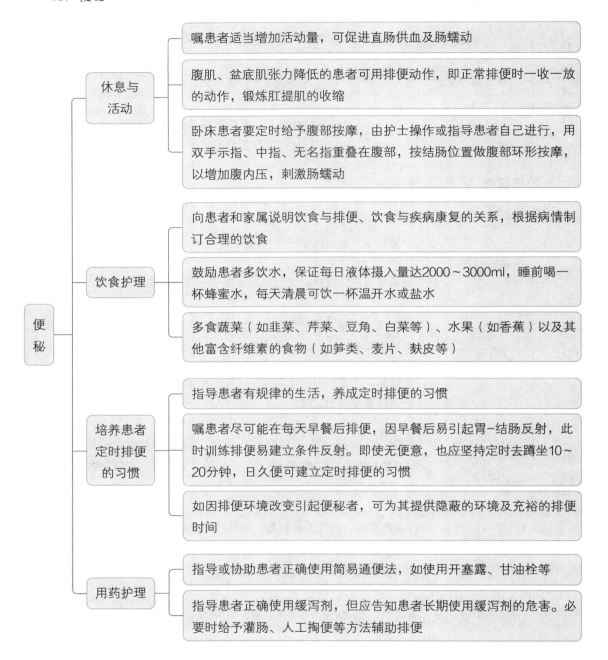

休息与活动

嘱患者适当增加活动量，可促进直肠供血及肠蠕动

腹肌、盆底肌张力降低的患者可用排便动作，即正常排便时一收一放的动作，锻炼肛提肌的收缩

卧床患者要定时给予腹部按摩，由护士操作或指导患者自己进行，用双手示指、中指、无名指重叠在腹部，按结肠位置做腹部环形按摩，以增加腹内压，刺激肠蠕动

饮食护理

向患者和家属说明饮食与排便、饮食与疾病康复的关系，根据病情制订合理的饮食

鼓励患者多饮水，保证每日液体摄入量达2000～3000ml，睡前喝一杯蜂蜜水，每天清晨可饮一杯温开水或盐水

多食蔬菜（如韭菜、芹菜、豆角、白菜等）、水果（如香蕉）以及其他富含纤维素的食物（如笋类、麦片、麸皮等）

培养患者定时排便的习惯

指导患者有规律的生活，养成定时排便的习惯

嘱患者尽可能在每天早餐后排便，因早餐后易引起胃-结肠反射，此时训练排便易建立条件反射。即使无便意，也应坚持定时去蹲坐10～20分钟，日久便可建立定时排便的习惯

如因排便环境改变引起便秘者，可为其提供隐蔽的环境及充裕的排便时间

用药护理

指导或协助患者正确使用简易通便法，如使用开塞露、甘油栓等

指导患者正确使用缓泻剂，但应告知患者长期使用缓泻剂的危害。必要时给予灌肠、人工掏便等方法辅助排便

四、黄疸

黄疸是高胆红素血症的临床表现，即血中胆红素浓度增高使巩膜、皮肤、黏膜以及其他组织和体液发生黄染的现象。正常血清总胆红素含量为 $5\sim17\mu mol/L$（$0.3\sim1.0mg/dl$），主要为非结合胆红素。当血中胆红素浓度在 $17.1\sim34.2\mu mol/L$，临床不易察觉，无肉眼黄疸时，称为隐性或亚临床黄疸，超过 $34.2\mu mol/L$（$2.0mg/dl$）时，出现黄疸。

1. 护理评估

（1）健康史

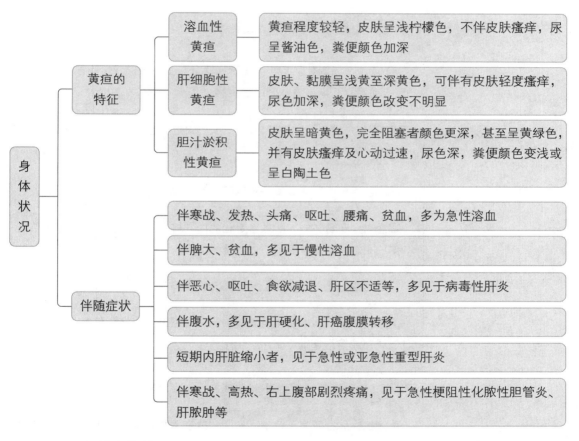

健康史

溶血性黄疸，如遗传性球形红细胞增多症、珠蛋白生成障碍性贫血、自身免疫溶血性贫血、新生儿溶血、不同血型输血及毒蛇咬伤等

肝细胞性黄疸，如病毒性肝炎、肝硬化、肝癌等

胆汁淤积性黄疸，如毛细胆管型病毒性肝炎、原发性胆汁性肝硬化及胆总管结石、炎症、肿瘤及蛔虫阻塞等

（2）身体状况

身体状况

黄疸的特征

溶血性黄疸：黄疸程度较轻，皮肤呈浅柠檬色，不伴皮肤瘙痒，尿呈酱油色，粪便颜色加深

肝细胞性黄疸：皮肤、黏膜呈浅黄至深黄色，可伴有皮肤轻度瘙痒，尿色加深，粪便颜色改变不明显

胆汁淤积性黄疸：皮肤呈暗黄色，完全阻塞者颜色更深，甚至呈黄绿色，并有皮肤瘙痒及心动过速，尿色深，粪便颜色变浅或呈白陶土色

伴随症状

伴寒战、发热、头痛、呕吐、腰痛、贫血，多为急性溶血

伴脾大、贫血，多见于慢性溶血

伴恶心、呕吐、食欲减退、肝区不适等，多见于病毒性肝炎

伴腹水，多见于肝硬化、肝癌腹膜转移

短期内肝脏缩小者，见于急性或亚急性重型肝炎

伴寒战、高热、右上腹部剧烈疼痛，见于急性梗阻性化脓性胆管炎、肝脓肿等

（3）心理-社会状况

心理-社会状况

黄疸导致患者皮肤黏膜颜色异常，使患者容颜发生改变，易出现焦虑、抑郁等负性情绪

原发病给患者带来的不适和痛苦常使上述不良情绪加重，甚至出现悲观、恐惧等心理反应

（4）辅助检查

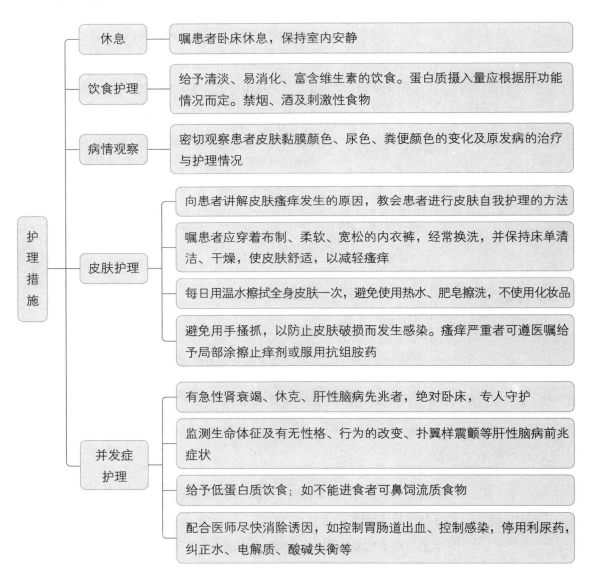

辅助检查
- 血液生化和尿常规检查可初步判断黄疸的类型
- B型超声波检查、X线检查、经内镜逆行胰胆管造影（ERCP）、上腹部CT扫描及磁共振成像（MRI）等对黄疸的病因诊断有较大帮助

2. 护理诊断

有皮肤完整性受损的危险：与胆盐沉着刺激皮肤神经末梢引起瘙痒有关。

3. 护理措施

护理措施
- 休息
  - 嘱患者卧床休息，保持室内安静
- 饮食护理
  - 给予清淡、易消化、富含维生素的饮食。蛋白质摄入量应根据肝功能情况而定。禁烟、酒及刺激性食物
- 病情观察
  - 密切观察患者皮肤黏膜颜色、尿色、粪便颜色的变化及原发病的治疗与护理情况
- 皮肤护理
  - 向患者讲解皮肤瘙痒发生的原因，教会患者进行皮肤自我护理的方法
  - 嘱患者应穿着布制、柔软、宽松的内衣裤，经常换洗，并保持床单清洁、干燥，使皮肤舒适，以减轻瘙痒
  - 每日用温水擦拭全身皮肤一次，避免使用热水、肥皂擦洗，不使用化妆品
  - 避免用手搔抓，以防止皮肤破损而发生感染。瘙痒严重者可遵医嘱给予局部涂擦止痒剂或服用抗组胺药
- 并发症护理
  - 有急性肾衰竭、休克、肝性脑病先兆者，绝对卧床，专人守护
  - 监测生命体征及有无性格、行为的改变、扑翼样震颤等肝性脑病前兆症状
  - 给予低蛋白质饮食；如不能进食者可鼻饲流质食物
  - 配合医师尽快消除诱因，如控制胃肠道出血、控制感染，停用利尿药，纠正水、电解质、酸碱失衡等

第二节 胃食管反流病的护理

胃食管反流病（GERD）是指胃十二指肠内容物反流入食管引起烧灼感等不适症状，可引起反流性食管炎（RE），以及咽喉、气道等食管邻近组织损害。内镜下无食管炎表现的称为非糜烂性反流病。

一、护理评估

1. 健康史

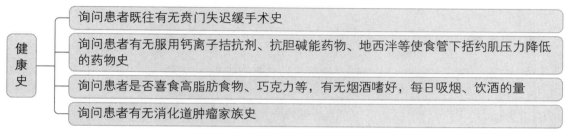

健康史
- 询问患者既往有无贲门失迟缓手术史
- 询问患者有无服用钙离子拮抗剂、抗胆碱能药物、地西泮等使食管下括约肌压力降低的药物史
- 询问患者是否喜食高脂肪食物、巧克力等，有无烟酒嗜好，每日吸烟、饮酒的量
- 询问患者有无消化道肿瘤家族史

2. 身体状况

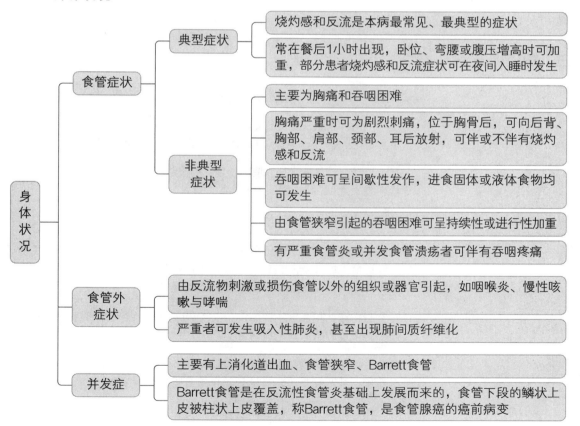

身体状况

食管症状
- 典型症状
  - 烧灼感和反流是本病最常见、最典型的症状
  - 常在餐后1小时出现，卧位、弯腰或腹压增高时可加重，部分患者烧灼感和反流症状可在夜间入睡时发生
- 非典型症状
  - 主要为胸痛和吞咽困难
  - 胸痛严重时可为剧烈刺痛，位于胸骨后，可向后背、胸部、肩部、颈部、耳后放射，可伴或不伴有烧灼感和反流
  - 吞咽困难可呈间歇性发作，进食固体或液体食物均可发生
  - 由食管狭窄引起的吞咽困难可呈持续性或进行性加重
  - 有严重食管炎或并发食管溃疡者可伴有吞咽疼痛

食管外症状
- 由反流物刺激或损伤食管以外的组织或器官引起，如咽喉炎、慢性咳嗽与哮喘
- 严重者可发生吸入性肺炎，甚至出现肺间质纤维化

并发症
- 主要有上消化道出血、食管狭窄、Barrett食管
- Barrett食管是在反流性食管炎基础上发展而来的，食管下段的鳞状上皮被柱状上皮覆盖，称Barrett食管，是食管腺癌的癌前病变

3. 心理-社会状况

本病会使患者产生焦虑、抑郁等不良情绪。

4. 辅助检查

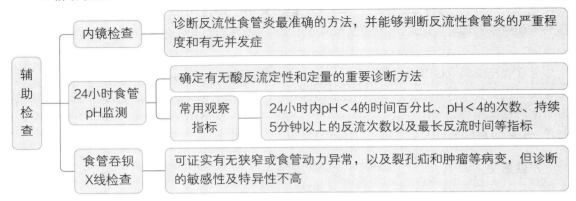

辅助检查
- 内镜检查 —— 诊断反流性食管炎最准确的方法，并能够判断反流性食管炎的严重程度和有无并发症
- 24小时食管pH监测
  - 确定有无酸反流定性和定量的重要诊断方法
  - 常用观察指标 —— 24小时内pH＜4的时间百分比、pH＜4的次数、持续5分钟以上的反流次数以及最长反流时间等指标
- 食管吞钡X线检查 —— 可证实有无狭窄或食管动力异常，以及裂孔疝和肿瘤等病变，但诊断的敏感性及特异性不高

二、护理诊断

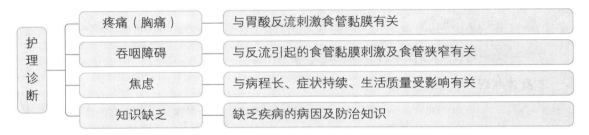

护理诊断
- 疼痛（胸痛）—— 与胃酸反流刺激食管黏膜有关
- 吞咽障碍 —— 与反流引起的食管黏膜刺激及食管狭窄有关
- 焦虑 —— 与病程长、症状持续、生活质量受影响有关
- 知识缺乏 —— 缺乏疾病的病因及防治知识

三、护理措施

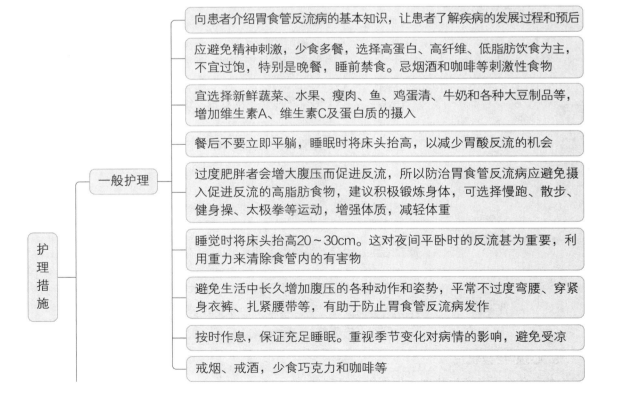

护理措施
- 一般护理
  - 向患者介绍胃食管反流病的基本知识，让患者了解疾病的发展过程和预后
  - 应避免精神刺激，少食多餐，选择高蛋白、高纤维、低脂肪饮食为主，不宜过饱，特别是晚餐，睡前禁食。忌烟酒和咖啡等刺激性食物
  - 宜选择新鲜蔬菜、水果、瘦肉、鱼、鸡蛋清、牛奶和各种大豆制品等，增加维生素A、维生素C及蛋白质的摄入
  - 餐后不要立即平躺，睡眠时将床头抬高，以减少胃酸反流的机会
  - 过度肥胖者会增大腹压而促进反流，所以防治胃食管反流病应避免摄入促进反流的高脂肪食物，建议积极锻炼身体，可选择慢跑、散步、健身操、太极拳等运动，增强体质，减轻体重
  - 睡觉时将床头抬高20～30cm。这对夜间平卧时的反流甚为重要，利用重力来清除食管内的有害物
  - 避免生活中长久增加腹压的各种动作和姿势，平常不过度弯腰、穿紧身衣裤、扎紧腰带等，有助于防止胃食管反流病发作
  - 按时作息，保证充足睡眠。重视季节变化对病情的影响，避免受凉
  - 戒烟、戒酒，少食巧克力和咖啡等

图解实用内科临床护理

反流护理

- 应将床头抬高15～20cm，使床头至床尾有一个斜形坡度，这样即使反流也能较快消除
- 避免睡前2小时内进食，白天进餐后亦不宜立即卧床
- 注意减少一切引起腹压增高的因素，如肥胖、便秘、紧束腰带等
- 按医嘱使用降低反流物刺激的药物。改善食管下端括约肌的功能，餐前15～30分钟服用胃复安或吗丁啉，可增加食管下段括约肌的压力，加速胃排空，减少反流
- 避免应用降低食管下括约肌（LES）压的药物及引起胃排空延迟的药物。一些支气管哮喘患者如合并胃食管反流可加重或诱发哮喘症状，尽量避免应用茶碱及多巴胺受体激动药

四、健康教育

健康教育

- 饮食均衡，多吃蔬菜、水果，保持大便通畅，防止便秘，避免腹压增加诱发反流
- 戒烟戒酒，少量多餐，避免饱餐及摄入过多促进反流和胃酸过量分泌的高脂肪食物
- 避免过多进食刺激胃酸分泌的食物，如巧克力、薄荷、浓茶、碳酸饮料等
- 过烫、烤炙、油炸加工的食物可直接刺激甚至损伤食管黏膜导致反流的发生
- 鼓励患者适当咀嚼口香糖，通过正常吞咽动作改善食管清除功能，增加唾液分泌量以刺激吞咽功能，协调食管的运动功能
- 睡眠时抬高床头15～20cm，利用重力作用改善平卧位食管的排空功能
- 某一角度的体位，比如身体屈曲、鞠躬、头低位等姿势时，可能诱发或加剧胃食管反流患者的症状，睡前3小时避免进食以减少睡眠期间的胃酸分泌和LES短暂松弛
- 按医嘱定时服药，不可擅自加量或减量。定期复查，如有不适，及时就诊
- 保持心情舒畅，避免过喜过悲，勿急躁，减少不良情绪影响，心态平和

第三节　急性胃炎的护理

急性胃炎也称糜烂性胃炎、出血性胃炎、急性胃黏膜病变，在胃镜下可见胃黏膜糜烂和出血。应激、药物、酒精、创伤和物理因素、十二指肠-胃反流、胃黏膜血液循环障碍等均可导致急性胃炎的发生。

一、护理评估

1. 健康史

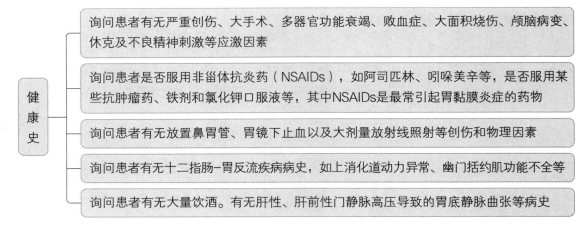

健康史
- 询问患者有无严重创伤、大手术、多器官功能衰竭、败血症、大面积烧伤、颅脑病变、休克及不良精神刺激等应激因素
- 询问患者是否服用非甾体抗炎药（NSAIDs），如阿司匹林、吲哚美辛等，是否服用某些抗肿瘤药、铁剂和氯化钾口服液等，其中NSAIDs是最常引起胃黏膜炎症的药物
- 询问患者有无放置鼻胃管、胃镜下止血以及大剂量放射线照射等创伤和物理因素
- 询问患者有无十二指肠-胃反流疾病病史，如上消化道动力异常、幽门括约肌功能不全等
- 询问患者有无大量饮酒。有无肝性、肝前性门静脉高压导致的胃底静脉曲张等病史

2. 身体状况

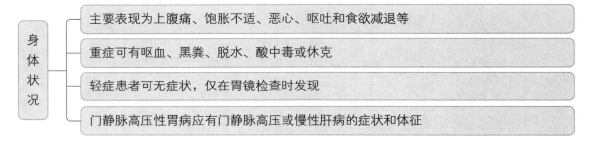

身体状况
- 主要表现为上腹痛、饱胀不适、恶心、呕吐和食欲减退等
- 重症可有呕血、黑粪、脱水、酸中毒或休克
- 轻症患者可无症状，仅在胃镜检查时发现
- 门静脉高压性胃病应有门静脉高压或慢性肝病的症状和体征

3. 心理-社会状况

因起病急，上腹部不适，或有呕血和（或）黑粪，易使患者紧张不安，尤其是急性应激导致的出血，患者及家属常出现焦虑、恐惧等心理。

4. 辅助检查

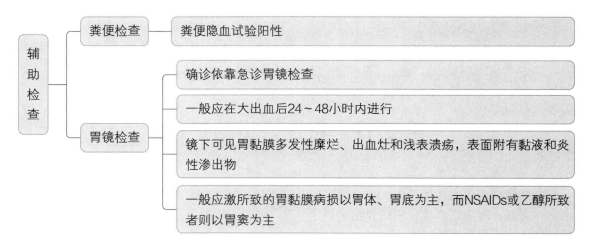

辅助检查
- 粪便检查
  - 粪便隐血试验阳性
- 胃镜检查
  - 确诊依靠急诊胃镜检查
  - 一般应在大出血后24～48小时内进行
  - 镜下可见胃黏膜多发性糜烂、出血灶和浅表溃疡，表面附有黏液和炎性渗出物
  - 一般应激所致的胃黏膜病损以胃体、胃底为主，而NSAIDs或乙醇所致者则以胃窦为主

图解实用内科临床护理

二、护理诊断

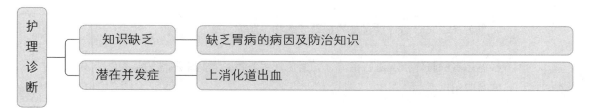

护理诊断

- 知识缺乏 —— 缺乏胃病的病因及防治知识
- 潜在并发症 —— 上消化道出血

三、护理措施

1. 一般护理

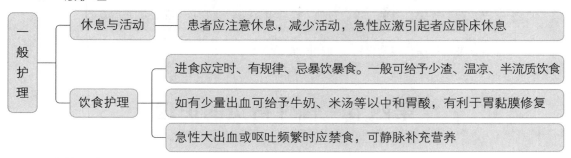

一般护理

- 休息与活动 —— 患者应注意休息，减少活动，急性应激引起者应卧床休息
- 饮食护理
  - 进食应定时、有规律、忌暴饮暴食。一般可给予少渣、温凉、半流质饮食
  - 如有少量出血可给予牛奶、米汤等以中和胃酸，有利于胃黏膜修复
  - 急性大出血或呕吐频繁时应禁食，可静脉补充营养

2. 病情观察

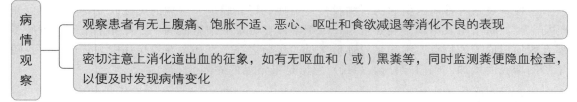

病情观察

- 观察患者有无上腹痛、饱胀不适、恶心、呕吐和食欲减退等消化不良的表现
- 密切注意上消化道出血的征象，如有无呕血和（或）黑粪等，同时监测粪便隐血检查，以便及时发现病情变化

3. 上消化道出血的护理

具体措施参见"上消化道出血的护理"。

4. 用药护理

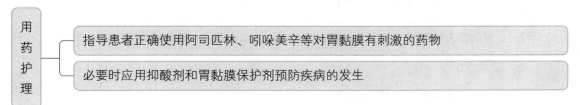

用药护理

- 指导患者正确使用阿司匹林、吲哚美辛等对胃黏膜有刺激的药物
- 必要时应用抑酸剂和胃黏膜保护剂预防疾病的发生

5. 心理护理

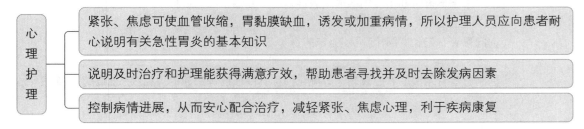

心理护理

- 紧张、焦虑可使血管收缩，胃黏膜缺血，诱发或加重病情，所以护理人员应向患者耐心说明有关急性胃炎的基本知识
- 说明及时治疗和护理能获得满意疗效，帮助患者寻找并及时去除发病因素
- 控制病情进展，从而安心配合治疗，减轻紧张、焦虑心理，利于疾病康复

四、健康教育

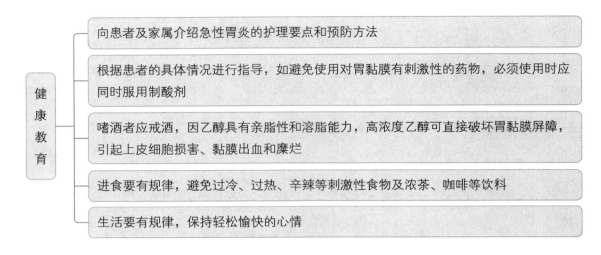

健康教育
- 向患者及家属介绍急性胃炎的护理要点和预防方法
- 根据患者的具体情况进行指导，如避免使用对胃黏膜有刺激性的药物，必须使用时应同时服用制酸剂
- 嗜酒者应戒酒，因乙醇具有亲脂性和溶脂能力，高浓度乙醇可直接破坏胃黏膜屏障，引起上皮细胞损害、黏膜出血和糜烂
- 进食要有规律，避免过冷、过热、辛辣等刺激性食物及浓茶、咖啡等饮料
- 生活要有规律，保持轻松愉快的心情

第四节　慢性胃炎的护理

　　慢性胃炎指各种病因引起的胃黏膜慢性炎症。胃黏膜呈非糜烂的炎性改变，如黏膜色泽不均、颗粒状增殖及黏膜皱襞异常等；组织学以显著炎症细胞浸润、上皮异常增殖、胃腺萎缩及瘢痕形成等为特点。本病是胃部最常见的疾病之一，发病率在胃疾病中为首位，而且随年龄的增长而增加。幽门螺杆菌（Hp）感染是最常见的病因。

一、护理评估

1. 健康史

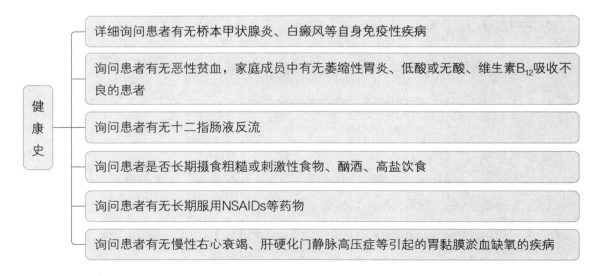

健康史
- 详细询问患者有无桥本甲状腺炎、白癜风等自身免疫性疾病
- 询问患者有无恶性贫血，家庭成员中有无萎缩性胃炎、低酸或无酸、维生素B_{12}吸收不良的患者
- 询问患者有无十二指肠液反流
- 询问患者是否长期摄食粗糙或刺激性食物、酗酒、高盐饮食
- 询问患者有无长期服用NSAIDs等药物
- 询问患者有无慢性右心衰竭、肝硬化门静脉高压症等引起的胃黏膜淤血缺氧的疾病

2. 身体状况

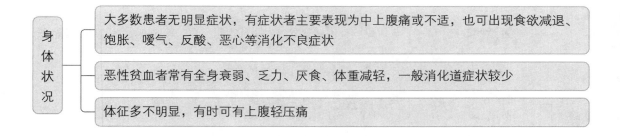

身体状况	大多数患者无明显症状，有症状者主要表现为中上腹痛或不适，也可出现食欲减退、饱胀、嗳气、反酸、恶心等消化不良症状
	恶性贫血者常有全身衰弱、乏力、厌食、体重减轻，一般消化道症状较少
	体征多不明显，有时可有上腹轻压痛

3. 心理-社会状况

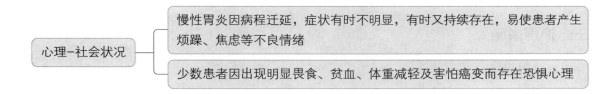

心理-社会状况	慢性胃炎因病程迁延，症状有时不明显，有时又持续存在，易使患者产生烦躁、焦虑等不良情绪
	少数患者因出现明显畏食、贫血、体重减轻及害怕癌变而存在恐惧心理

4. 辅助检查

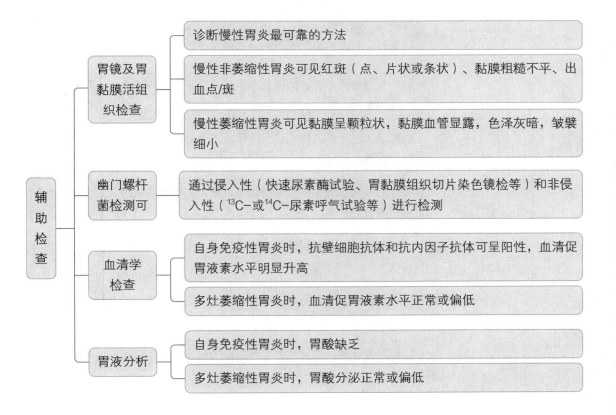

辅助检查	胃镜及胃黏膜活组织检查	诊断慢性胃炎最可靠的方法
		慢性非萎缩性胃炎可见红斑（点、片状或条状）、黏膜粗糙不平、出血点/斑
		慢性萎缩性胃炎可见黏膜呈颗粒状，黏膜血管显露，色泽灰暗，皱襞细小
	幽门螺杆菌检测可	通过侵入性（快速尿素酶试验、胃黏膜组织切片染色镜检等）和非侵入性（^{13}C-或^{14}C-尿素呼气试验等）进行检测
	血清学检查	自身免疫性胃炎时，抗壁细胞抗体和抗内因子抗体可呈阳性，血清促胃液素水平明显升高
		多灶萎缩性胃炎时，血清促胃液素水平正常或偏低
	胃液分析	自身免疫性胃炎时，胃酸缺乏
		多灶萎缩性胃炎时，胃酸分泌正常或偏低

二、护理诊断

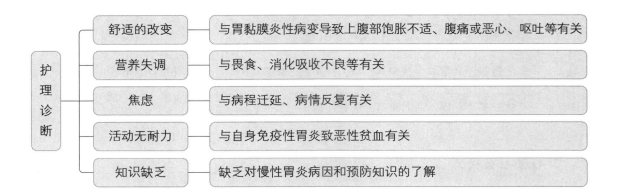

护理诊断

- 舒适的改变 —— 与胃黏膜炎性病变导致上腹部饱胀不适、腹痛或恶心、呕吐等有关
- 营养失调 —— 与畏食、消化吸收不良等有关
- 焦虑 —— 与病程迁延、病情反复有关
- 活动无耐力 —— 与自身免疫性胃炎致恶性贫血有关
- 知识缺乏 —— 缺乏对慢性胃炎病因和预防知识的了解

三、护理措施

1. 一般护理

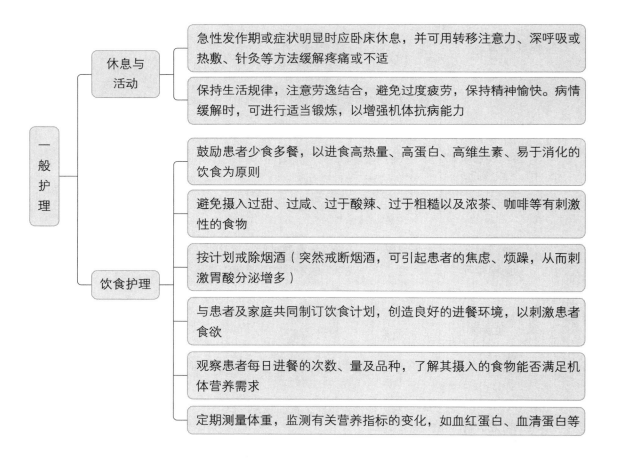

一般护理

休息与活动
- 急性发作期或症状明显时应卧床休息，并可用转移注意力、深呼吸或热敷、针灸等方法缓解疼痛或不适
- 保持生活规律，注意劳逸结合，避免过度疲劳，保持精神愉快。病情缓解时，可进行适当锻炼，以增强机体抗病能力

饮食护理
- 鼓励患者少食多餐，以进食高热量、高蛋白、高维生素、易于消化的饮食为原则
- 避免摄入过甜、过咸、过于酸辣、过于粗糙以及浓茶、咖啡等有刺激性的食物
- 按计划戒除烟酒（突然戒断烟酒，可引起患者的焦虑、烦躁，从而刺激胃酸分泌增多）
- 与患者及家庭共同制订饮食计划，创造良好的进餐环境，以刺激患者食欲
- 观察患者每日进餐的次数、量及品种，了解其摄入的食物能否满足机体营养需求
- 定期测量体重，监测有关营养指标的变化，如血红蛋白、血清蛋白等

2. 用药护理

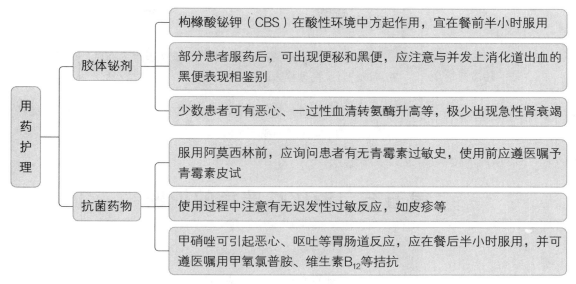

用药护理

胶体铋剂
- 枸橼酸铋钾（CBS）在酸性环境中方起作用，宜在餐前半小时服用
- 部分患者服药后，可出现便秘和黑便，应注意与并发上消化道出血的黑便表现相鉴别
- 少数患者可有恶心、一过性血清转氨酶升高等，极少出现急性肾衰竭

抗菌药物
- 服用阿莫西林前，应询问患者有无青霉素过敏史，使用前应遵医嘱予青霉素皮试
- 使用过程中注意有无迟发性过敏反应，如皮疹等
- 甲硝唑可引起恶心、呕吐等胃肠道反应，应在餐后半小时服用，并可遵医嘱用甲氧氯普胺、维生素B$_{12}$等拮抗

3. 心理护理

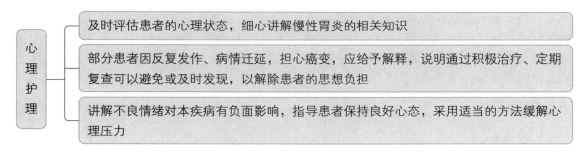

心理护理
- 及时评估患者的心理状态，细心讲解慢性胃炎的相关知识
- 部分患者因反复发作、病情迁延，担心癌变，应给予解释，说明通过积极治疗、定期复查可以避免或及时发现，以解除患者的思想负担
- 讲解不良情绪对本疾病有负面影响，指导患者保持良好心态，采用适当的方法缓解心理压力

四、健康教育

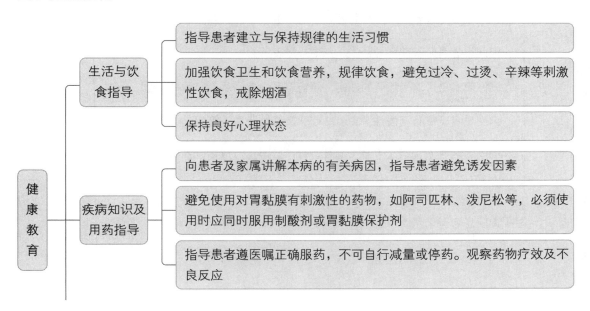

健康教育

生活与饮食指导
- 指导患者建立与保持规律的生活习惯
- 加强饮食卫生和饮食营养，规律饮食，避免过冷、过烫、辛辣等刺激性饮食，戒除烟酒
- 保持良好心理状态

疾病知识及用药指导
- 向患者及家属讲解本病的有关病因，指导患者避免诱发因素
- 避免使用对胃黏膜有刺激性的药物，如阿司匹林、泼尼松等，必须使用时应同时服用制酸剂或胃黏膜保护剂
- 指导患者遵医嘱正确服药，不可自行减量或停药。观察药物疗效及不良反应

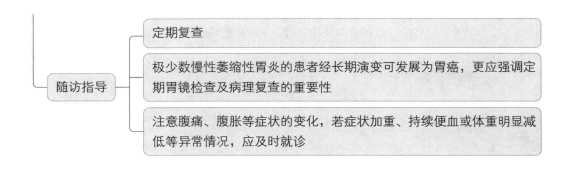

定期复查

极少数慢性萎缩性胃炎的患者经长期演变可发展为胃癌，更应强调定期胃镜检查及病理复查的重要性

注意腹痛、腹胀等症状的变化，若症状加重、持续便血或体重明显减低等异常情况，应及时就诊

随访指导

第五节 消化性溃疡的护理

消化性溃疡（PU）指胃肠道黏膜被自身消化而形成的溃疡，可发生于食管、胃、十二指肠、胃-空肠吻合口附近以及含有胃黏膜的 Meckel 憩室。胃溃疡（GU）和十二指肠溃疡（DU）最为常见。临床特点为慢性过程、周期性发作、节律性上腹部疼痛。消化性溃疡是全球常见病，约 10％的人在其一生中患过本病。本病可发生于任何年龄，好发于男性，十二指肠溃疡多见于青壮年，胃溃疡多见于中老年，后者的发病年龄比前者约迟 10 年。临床上十二指肠溃疡多于胃溃疡。

一、护理评估

1. 健康史

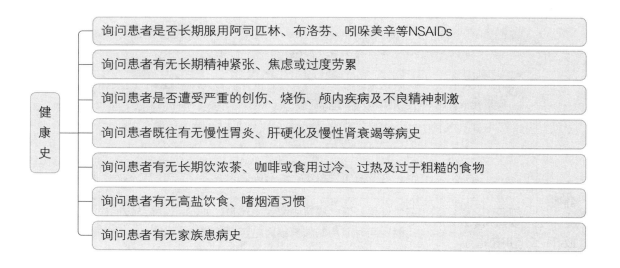

健康史

询问患者是否长期服用阿司匹林、布洛芬、吲哚美辛等NSAIDs

询问患者有无长期精神紧张、焦虑或过度劳累

询问患者是否遭受严重的创伤、烧伤、颅内疾病及不良精神刺激

询问患者既往有无慢性胃炎、肝硬化及慢性肾衰竭等病史

询问患者有无长期饮浓茶、咖啡或食用过冷、过热及过于粗糙的食物

询问患者有无高盐饮食、嗜烟酒习惯

询问患者有无家族患病史

2.身体状况

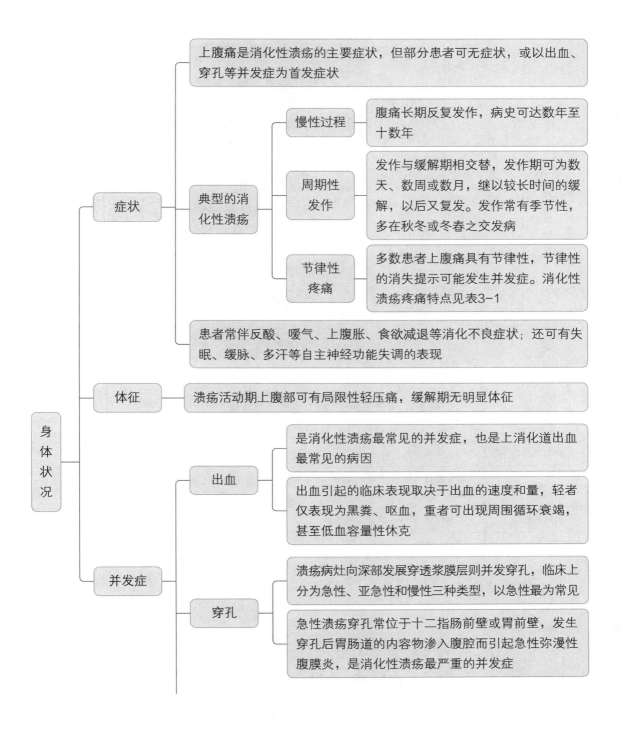

身体状况 → 症状 → 典型的消化性溃疡

上腹痛是消化性溃疡的主要症状,但部分患者可无症状,或以出血、穿孔等并发症为首发症状

慢性过程
腹痛长期反复发作,病史可达数年至十数年

周期性发作
发作与缓解期相交替,发作期可为数天、数周或数月,继以较长时间的缓解,以后又复发。发作常有季节性,多在秋冬或冬春之交发病

节律性疼痛
多数患者上腹痛具有节律性,节律性的消失提示可能发生并发症。消化性溃疡疼痛特点见表3-1

患者常伴反酸、嗳气、上腹胀、食欲减退等消化不良症状;还可有失眠、缓脉、多汗等自主神经功能失调的表现

体征
溃疡活动期上腹部可有局限性轻压痛,缓解期无明显体征

并发症 → **出血**
是消化性溃疡最常见的并发症,也是上消化道出血最常见的病因

出血引起的临床表现取决于出血的速度和量,轻者仅表现为黑粪、呕血,重者可出现周围循环衰竭,甚至低血容量性休克

穿孔
溃疡病灶向深部发展穿透浆膜层则并发穿孔,临床上分为急性、亚急性和慢性三种类型,以急性最为常见

急性溃疡穿孔常位于十二指肠前壁或胃前壁,发生穿孔后胃肠道的内容物渗入腹腔而引起急性弥漫性腹膜炎,是消化性溃疡最严重的并发症

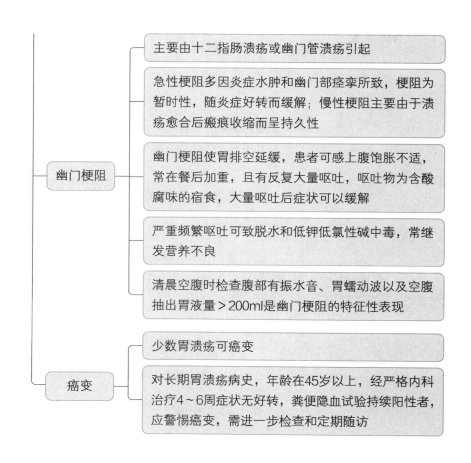

幽门梗阻
- 主要由十二指肠溃疡或幽门管溃疡引起
- 急性梗阻多因炎症水肿和幽门部痉挛所致，梗阻为暂时性，随炎症好转而缓解；慢性梗阻主要由于溃疡愈合后瘢痕收缩而呈持久性
- 幽门梗阻使胃排空延缓，患者可感上腹饱胀不适，常在餐后加重，且有反复大量呕吐，呕吐物为含酸腐味的宿食，大量呕吐后症状可以缓解
- 严重频繁呕吐可致脱水和低钾低氯性碱中毒，常继发营养不良
- 清晨空腹时检查腹部有振水音、胃蠕动波以及空腹抽出胃液量＞200ml是幽门梗阻的特征性表现

癌变
- 少数胃溃疡可癌变
- 对长期胃溃疡病史，年龄在45岁以上，经严格内科治疗4～6周症状无好转，粪便隐血试验持续阳性者，应警惕癌变，需进一步检查和定期随访

表 3-1　胃溃疡和十二指肠溃疡上腹痛特点的比较

鉴别项目	胃溃疡	十二指肠溃疡
疼痛的部位	中上腹或剑突下偏左	中上腹或中上腹偏右
疼痛的时间	常在餐后约1小时发生，经1～2小时后逐渐缓解，较少发生夜间痛	常在两餐之间，至下次进餐后缓解，故又称空腹痛、饥饿痛，部分患者于午夜发生，称夜间痛
疼痛的性质	多呈灼痛、胀痛或饥饿样不适感	多呈灼痛、胀痛或饥饿样不适感
疼痛的节律性	进食—疼痛—缓解	疼痛—进食—缓解

3. 心理-社会状况

心理-社会状况
- 消化性溃疡有周期性发作和节律性疼痛的特点，易使患者产生焦虑、急躁情绪
- 当合并上消化道出血等并发症时，患者可表现为紧张、恐惧等心理
- 慢性经过，反复发作及担心溃疡癌变，易使患者产生焦虑、抑郁、恐惧等心理

4.辅助检查

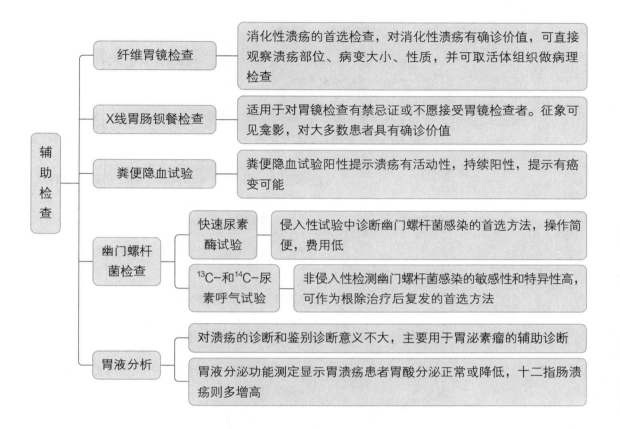

辅助检查
- 纤维胃镜检查 —— 消化性溃疡的首选检查，对消化性溃疡有确诊价值，可直接观察溃疡部位、病变大小、性质，并可取活体组织做病理检查
- X线胃肠钡餐检查 —— 适用于对胃镜检查有禁忌证或不愿接受胃镜检查者。征象可见龛影，对大多数患者具有确诊价值
- 粪便隐血试验 —— 粪便隐血试验阳性提示溃疡有活动性，持续阳性，提示有癌变可能
- 幽门螺杆菌检查
  - 快速尿素酶试验 —— 侵入性试验中诊断幽门螺杆菌感染的首选方法，操作简便，费用低
  - $^{13}C-$和$^{14}C-$尿素呼气试验 —— 非侵入性检测幽门螺杆菌感染的敏感性和特异性高，可作为根除治疗后复发的首选方法
- 胃液分析
  - 对溃疡的诊断和鉴别诊断意义不大，主要用于胃泌素瘤的辅助诊断
  - 胃液分泌功能测定显示胃溃疡患者胃酸分泌正常或降低，十二指肠溃疡则多增高

二、护理诊断

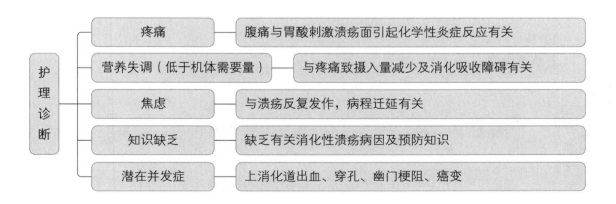

护理诊断
- 疼痛 —— 腹痛与胃酸刺激溃疡面引起化学性炎症反应有关
- 营养失调（低于机体需要量）—— 与疼痛致摄入量减少及消化吸收障碍有关
- 焦虑 —— 与溃疡反复发作，病程迁延有关
- 知识缺乏 —— 缺乏有关消化性溃疡病因及预防知识
- 潜在并发症 —— 上消化道出血、穿孔、幽门梗阻、癌变

三、护理措施

1. 一般护理

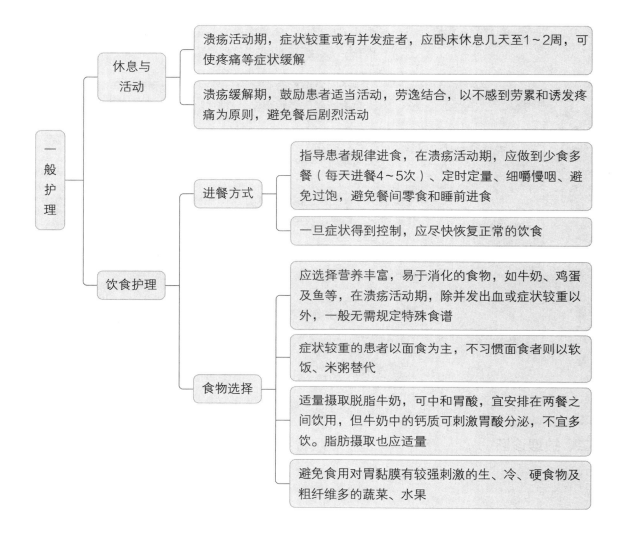

一般护理
- 休息与活动
  - 溃疡活动期，症状较重或有并发症者，应卧床休息几天至1~2周，可使疼痛等症状缓解
  - 溃疡缓解期，鼓励患者适当活动，劳逸结合，以不感到劳累和诱发疼痛为原则，避免餐后剧烈活动
- 饮食护理
  - 进餐方式
    - 指导患者规律进食，在溃疡活动期，应做到少食多餐（每天进餐4~5次）、定时定量、细嚼慢咽、避免过饱，避免餐间零食和睡前进食
    - 一旦症状得到控制，应尽快恢复正常的饮食
  - 食物选择
    - 应选择营养丰富，易于消化的食物，如牛奶、鸡蛋及鱼等，在溃疡活动期，除并发出血或症状较重以外，一般无需规定特殊食谱
    - 症状较重的患者以面食为主，不习惯面食者则以软饭、米粥替代
    - 适量摄取脱脂牛奶，可中和胃酸，宜安排在两餐之间饮用，但牛奶中的钙质可刺激胃酸分泌，不宜多饮。脂肪摄取也应适量
    - 避免食用对胃黏膜有较强刺激的生、冷、硬食物及粗纤维多的蔬菜、水果

2. 病情观察

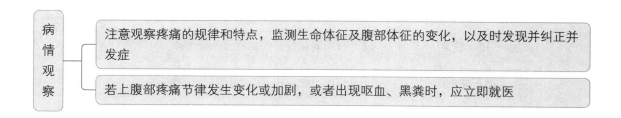

病情观察
- 注意观察疼痛的规律和特点，监测生命体征及腹部体征的变化，以及时发现并纠正并发症
- 若上腹部疼痛节律发生变化或加剧，或者出现呕血、黑粪时，应立即就医

3. 对症护理

对症护理
- 患者出现腹痛，除按常规给予相应护理
- 帮助患者认识和去除病因，对服用NSAIDs者，若病情允许，应立即停药
- 避免暴饮暴食和进食刺激性食物，以免加重对胃黏膜的损伤
- 对嗜烟酒者，应与患者共同制订切实可行的戒烟酒计划，并督促其执行
- 指导患者缓解疼痛的方法，如十二指肠溃疡表现为空腹痛或夜间痛时，应指导患者进食碱性食物，如苏打饼干，或遵医嘱服用制酸剂，也可采用局部热敷或针灸止痛等方法

4. 用药护理

用药护理

碱性抗酸药
- 抗酸药应在饭后1小时和睡前服用。服用片剂时应嚼服，乳剂给药前应充分摇匀，不宜与酸性食物及饮料同服。抗酸药还应避免与奶制品同时服用，因两者相互作用可形成络合物
- 氢氧化铝凝胶能阻碍磷的吸收，引起磷缺乏症，表现为食欲减退、软弱无力等症状，甚至可致骨质疏松，长期大量服用还可引起便秘，对长期便秘者应慎用，为防止便秘可与氢化镁交替服用
- 氢氧化铝凝胶应在阴凉密闭处保存，但不得冰冻
- 铝碳酸镁可能引起个别患者腹泻，还可能干扰四环素类等药物的吸收，必须服用时避开服药时间。此类抗酸药不宜长期服用

H_2受体抑制剂(H_2RA)
- 应在餐中或餐后即刻服用，也可将一日剂量在睡前服用
- 如需同时服用碱性抗酸药，则两药应间隔1小时以上，如与甲氧氯普胺合用，需适当增加H_2RA剂量
- 若静脉应用H_2RA，应注意控制速度，速度过快可引起低血压和心律失常。H_2RA可从母乳排出，哺乳期应停止用药
- 西咪替丁常见的不良反应有腹泻、腹胀、口苦、咽干等，可通过血脑屏障，偶有精神异常等不良反应。西咪替丁因对雌激素受体有亲和力而影响性功能，若突然停药，还可以引起慢性消化性溃疡穿孔，因此完成治疗后尚需继续服药3个月
- 雷尼替丁不良反应较少，静脉注射后部分患者可出现面热感、头晕、恶心等，持续10分钟可自行消失
- 法莫替丁较雷尼替丁不良反应少，偶见过敏反应，一旦发生应立即停药

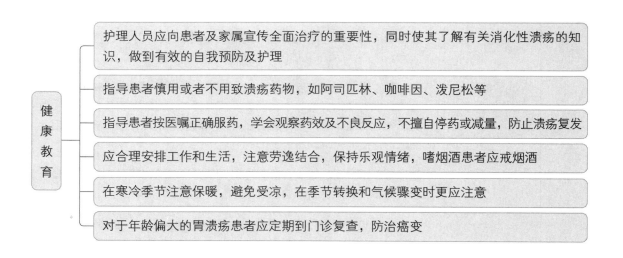

质子泵抑制剂（PPI）
- 奥美拉唑可引起个别患者头晕，特别是用药初期，应嘱患者用药期间避免开车或做其他必须高度集中注意力的工作
- 奥美拉唑还有延缓地西泮及苯妥英钠代谢和排泄的作用，合用时必须慎重
- 兰索拉唑的主要不良反应包括荨麻疹、皮疹、瘙痒、头痛、口苦、肝功能异常等，轻度不良反应时不影响继续用药，较为严重时应及时停药
- 泮托拉唑的不良反应较少，偶可引起头痛和腹泻

其他药物
- 硫糖铝片宜在进餐前服用，可有便秘、口干、皮疹、眩晕、嗜睡等不良反应。不能与多酶片同服，以免降低两者的效价
- 枸橼酸铋钾在酸性环境中方可起作用，故宜在餐前半小时服用。因其可使齿、舌变黑，应用吸管直接吸入，部分患者服药后出现便秘和大便呈黑色，停药后自行消失
- 服用阿莫西林前应询问患者有无青霉素过敏史，服用过程中应注意有无迟发性过敏反应，如是否出现皮疹等
- 甲硝唑可引起恶心、呕吐等胃肠反应，可遵医嘱用甲氧氯普胺等拮抗

四、健康教育

健康教育
- 护理人员应向患者及家属宣传全面治疗的重要性，同时使其了解有关消化性溃疡的知识，做到有效的自我预防及护理
- 指导患者慎用或者不用致溃疡药物，如阿司匹林、咖啡因、泼尼松等
- 指导患者按医嘱正确服药，学会观察药效及不良反应，不擅自停药或减量，防止溃疡复发
- 应合理安排工作和生活，注意劳逸结合，保持乐观情绪，嗜烟酒患者应戒烟酒
- 在寒冷季节注意保暖，避免受凉，在季节转换和气候骤变时更应注意
- 对于年龄偏大的胃溃疡患者应定期到门诊复查，防治癌变

第六节 溃疡性结肠炎的护理

溃疡性结肠炎（UC）是一种病因尚不十分清楚的直肠和结肠慢性非特异性炎症性疾病，病变主要限于大肠黏膜与黏膜下层。临床表现为腹泻、黏液脓血便、腹痛。病情轻重不等，多呈反复发作的慢性病程。本病可发生在任何年龄，多见于 20～40 岁，亦可见于儿童或老年人。男女发病率无明显差别。

一、护理评估

1. 健康史

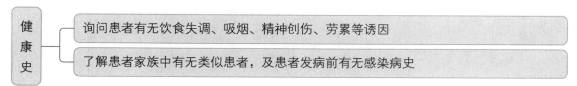

健康史
- 询问患者有无饮食失调、吸烟、精神创伤、劳累等诱因
- 了解患者家族中有无类似患者，及患者发病前有无感染病史

2. 身体状况

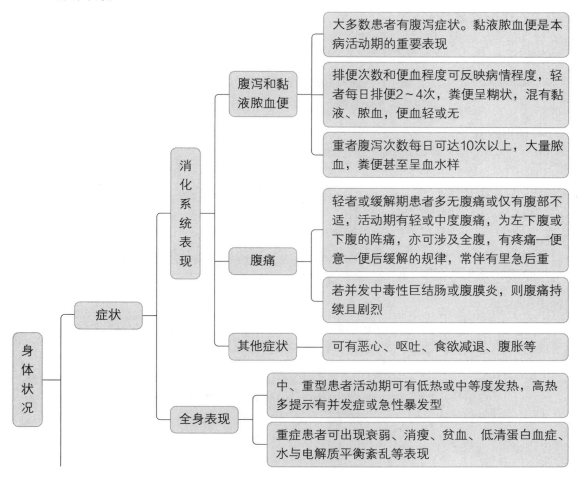

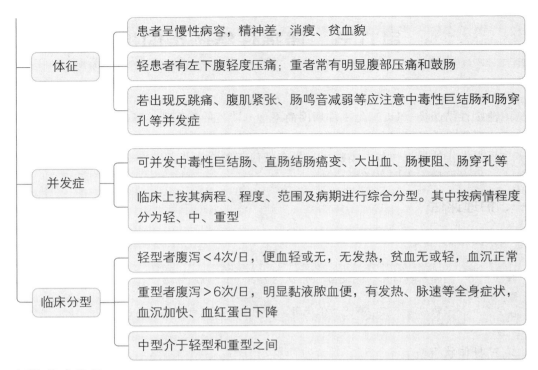

体征
- 患者呈慢性病容，精神差，消瘦、贫血貌
- 轻患者有左下腹轻度压痛；重者常有明显腹部压痛和鼓肠
- 若出现反跳痛、腹肌紧张、肠鸣音减弱等应注意中毒性巨结肠和肠穿孔等并发症

并发症
- 可并发中毒性巨结肠、直肠结肠癌变、大出血、肠梗阻、肠穿孔等
- 临床上按其病程、程度、范围及病期进行综合分型。其中按病情程度分为轻、中、重型

临床分型
- 轻型者腹泻＜4次/日，便血轻或无，无发热，贫血无或轻，血沉正常
- 重型者腹泻＞6次/日，明显黏液脓血便，有发热、脉速等全身症状，血沉加快、血红蛋白下降
- 中型介于轻型和重型之间

3. 心理-社会状况

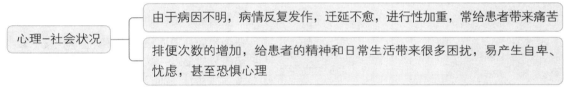

心理-社会状况
- 由于病因不明，病情反复发作，迁延不愈，进行性加重，常给患者带来痛苦
- 排便次数的增加，给患者的精神和日常生活带来很多困扰，易产生自卑、忧虑，甚至恐惧心理

4. 辅助检查

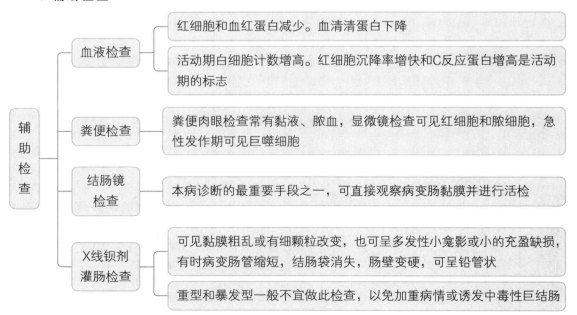

辅助检查

血液检查
- 红细胞和血红蛋白减少。血清清蛋白下降
- 活动期白细胞计数增高。红细胞沉降率增快和C反应蛋白增高是活动期的标志

粪便检查
- 粪便肉眼检查常有黏液、脓血，显微镜检查可见红细胞和脓细胞，急性发作期可见巨噬细胞

结肠镜检查
- 本病诊断的最重要手段之一，可直接观察病变肠黏膜并进行活检

X线钡剂灌肠检查
- 可见黏膜粗乱或有细颗粒改变，也可呈多发性小龛影或小的充盈缺损，有时病变肠管缩短，结肠袋消失，肠壁变硬，可呈铅管状
- 重型和暴发型一般不宜做此检查，以免加重病情或诱发中毒性巨结肠

二、护理诊断

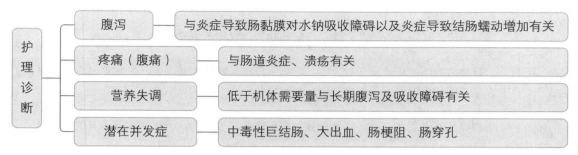

护理诊断

腹泻	与炎症导致肠黏膜对水钠吸收障碍以及炎症导致结肠蠕动增加有关
疼痛（腹痛）	与肠道炎症、溃疡有关
营养失调	低于机体需要量与长期腹泻及吸收障碍有关
潜在并发症	中毒性巨结肠、大出血、肠梗阻、肠穿孔

三、护理措施

1. 一般护理

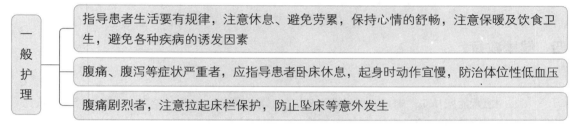

一般护理

- 指导患者生活要有规律，注意休息、避免劳累，保持心情的舒畅，注意保暖及饮食卫生，避免各种疾病的诱发因素
- 腹痛、腹泻等症状严重者，应指导患者卧床休息，起身时动作宜慢，防治体位性低血压
- 腹痛剧烈者，注意拉起床栏保护，防止坠床等意外发生

2. 饮食护理

饮食护理

- 指导患者进食质软、易于消化、富含营养的少渣食物，以有利于吸收、减轻食物对肠黏膜的刺激并给予充足的热量以维持机体代谢的需要
- 避免食用冷饮、多纤维素的蔬菜和水果以及其他刺激性食物，对乳制品以及其他不能耐受的食物，应避免摄入
- 急性发作期的患者，应进食流质或半流质
- 必要时遵医嘱予全要素饮食口服或管饲饮食，病情严重者应禁食，遵医嘱给予静脉营养
- 注意为患者提供良好的进餐环境，避免不良刺激，以增进患者的食欲

3. 病情的观察

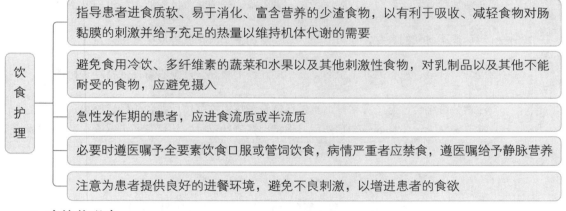

病情的观察

- 观察患者腹泻的次数、粪便的颜色、形状和量以及伴随症状。若排便的次数增多，粪便内含有脓液及血液，甚至呈鲜红色血便，提示疾病加重。腹泻严重者，应注意观察有无脱水及贫血征象
- 观察患者腹痛的部位、程度及伴随症状的变化。若患者出现腹部胀痛、肠鸣音消失、伴有高热等毒血症状，应考虑是否并发了中毒性巨结肠等。一旦出现，应立即汇报医生，配合处理
- 注意观察患者的进食情况，定期测量体重，监测血红蛋白、血清白蛋白等指标的变化
- 监测体温的变化及其他肠外表现的观察

4. 用药的护理

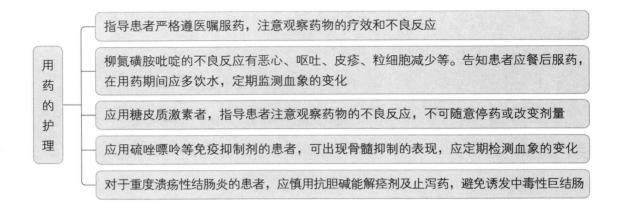

用药的护理

- 指导患者严格遵医嘱服药，注意观察药物的疗效和不良反应
- 柳氮磺胺吡啶的不良反应有恶心、呕吐、皮疹、粒细胞减少等。告知患者应餐后服药，在用药期间应多饮水，定期监测血象的变化
- 应用糖皮质激素者，指导患者注意观察药物的不良反应，不可随意停药或改变剂量
- 应用硫唑嘌呤等免疫抑制剂的患者，可出现骨髓抑制的表现，应定期检测血象的变化
- 对于重度溃疡性结肠炎的患者，应慎用抗胆碱能解痉剂及止泻药，避免诱发中毒性巨结肠

四、健康教育

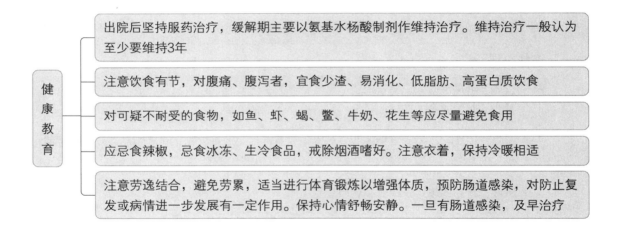

健康教育

- 出院后坚持服药治疗，缓解期主要以氨基水杨酸制剂作维持治疗。维持治疗一般认为至少要维持3年
- 注意饮食有节，对腹痛、腹泻者，宜食少渣、易消化、低脂肪、高蛋白质饮食
- 对可疑不耐受的食物，如鱼、虾、蝎、鳖、牛奶、花生等应尽量避免食用
- 应忌食辣椒，忌食冰冻、生冷食品，戒除烟酒嗜好。注意衣着，保持冷暖相适
- 注意劳逸结合，避免劳累，适当进行体育锻炼以增强体质，预防肠道感染，对防止复发或病情进一步发展有一定作用。保持心情舒畅安静。一旦有肠道感染，及早治疗

第七节　肠易激综合征的护理

　　肠易激综合征（IBS）是一种以腹痛或腹部不适伴排便习惯改变为特征的功能性肠病，经检查排除可引起这些症状的器质性疾病。本病是最常见的一种功能性肠道疾病，患者以中青年居多，50岁以后首次发病少见。男女比例约1：2。

一、护理评估

1. 健康史

询问患者是否有失眠、焦虑、抑郁等精神症状。

2.身体状况

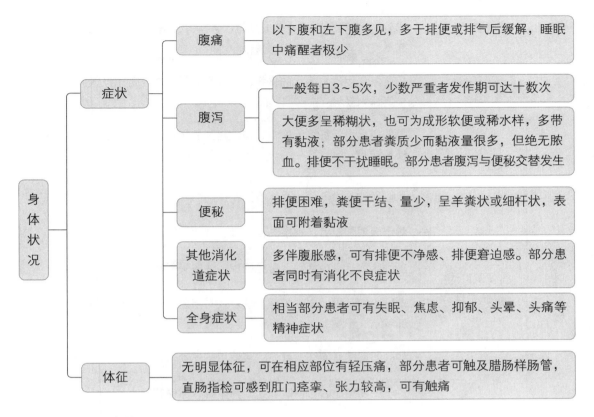

身体状况
- 症状
  - 腹痛：以下腹和左下腹多见，多于排便或排气后缓解，睡眠中痛醒者极少
  - 腹泻：
    - 一般每日3~5次，少数严重者发作期可达十数次
    - 大便多呈稀糊状，也可为成形软便或稀水样，多带有黏液；部分患者粪质少而黏液量很多，但绝无脓血。排便不干扰睡眠。部分患者腹泻与便秘交替发生
  - 便秘：排便困难，粪便干结、量少，呈羊粪状或细杆状，表面可附着黏液
  - 其他消化道症状：多伴腹胀感，可有排便不净感、排便窘迫感。部分患者同时有消化不良症状
  - 全身症状：相当部分患者可有失眠、焦虑、抑郁、头晕、头痛等精神症状
- 体征：无明显体征，可在相应部位有轻压痛，部分患者可触及腊肠样肠管，直肠指检可感到肛门痉挛、张力较高，可有触痛

3.心理-社会状况

本病多发生于中青年，以女性居多，多数患者会产生恐惧、紧张等情绪。

4.辅助检查

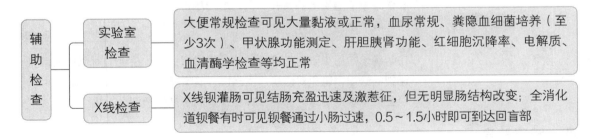

辅助检查
- 实验室检查：大便常规检查可见大量黏液或正常，血尿常规、粪隐血细菌培养（至少3次）、甲状腺功能测定、肝胆胰肾功能、红细胞沉降率、电解质、血清酶学检查等均正常
- X线检查：X线钡灌肠可见结肠充盈迅速及激惹征，但无明显肠结构改变；全消化道钡餐有时可见钡餐通过小肠过速，0.5~1.5小时即可到达回盲部

二、护理诊断

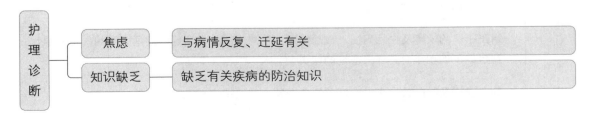

护理诊断
- 焦虑：与病情反复、迁延有关
- 知识缺乏：缺乏有关疾病的防治知识

三、护理措施

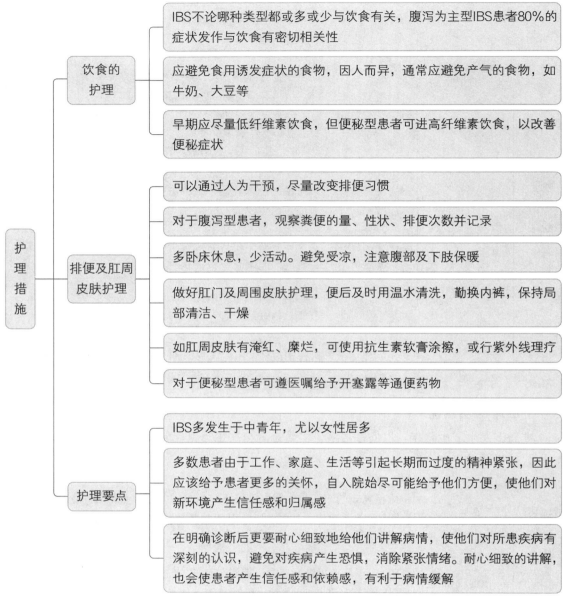

护理措施

饮食的护理
- IBS不论哪种类型都或多或少与饮食有关，腹泻为主型IBS患者80%的症状发作与饮食有密切相关性
- 应避免食用诱发症状的食物，因人而异，通常应避免产气的食物，如牛奶、大豆等
- 早期应尽量低纤维素饮食，但便秘型患者可进高纤维素饮食，以改善便秘症状

排便及肛周皮肤护理
- 可以通过人为干预，尽量改变排便习惯
- 对于腹泻型患者，观察粪便的量、性状、排便次数并记录
- 多卧床休息，少活动。避免受凉，注意腹部及下肢保暖
- 做好肛门及周围皮肤护理，便后及时用温水清洗，勤换内裤，保持局部清洁、干燥
- 如肛周皮肤有淹红、糜烂，可使用抗生素软膏涂擦，或行紫外线理疗
- 对于便秘型患者可遵医嘱给予开塞露等通便药物

护理要点
- IBS多发生于中青年，尤以女性居多
- 多数患者由于工作、家庭、生活等引起长期而过度的精神紧张，因此应该给予患者更多的关怀，自入院始尽可能给予他们方便，使他们对新环境产生信任感和归属感
- 在明确诊断后更要耐心细致地给他们讲解病情，使他们对所患疾病有深刻的认识，避免对疾病产生恐惧，消除紧张情绪。耐心细致的讲解，也会使患者产生信任感和依赖感，有利于病情缓解

四、健康教育

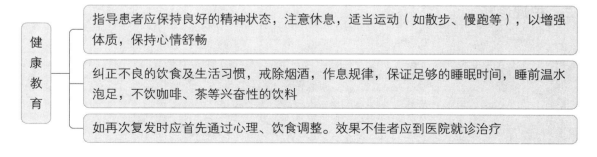

健康教育
- 指导患者应保持良好的精神状态，注意休息，适当运动（如散步、慢跑等），以增强体质，保持心情舒畅
- 纠正不良的饮食及生活习惯，戒除烟酒，作息规律，保证足够的睡眠时间，睡前温水泡足，不饮咖啡、茶等兴奋性的饮料
- 如再次复发时应首先通过心理、饮食调整。效果不佳者应到医院就诊治疗

第八节 肝硬化的护理

肝硬化是一种由不同病因引起的慢性进行性、弥散性肝病。其病理特点为广泛的肝细胞变性坏死、纤维组织弥漫性增生，并有再生小结节形成，结缔组织增生，正常肝小叶结构破坏和假小叶形成，致使肝内血循环紊乱，加重肝细胞营养障碍，导致肝脏逐渐变形、变硬而成为肝硬化。临床主要表现为肝功能损害和门静脉高压，可有多系统受累，晚期可出现消化道出血、肝性脑病、感染等严重并发症。

一、护理评估

1. 健康史

健康史
- 询问患者有无乙型、丙型和丁型肝炎病毒感染史，尤其是乙型和丙型或丁型肝炎病毒重叠感染的病史
- 询问患者有无输血史，是否长期大量饮酒
- 询问患者有无持续肝内胆汁淤积或肝外胆管阻塞病史
- 询问患者有无慢性充血性心力衰竭、缩窄性心包炎等循环障碍性疾病
- 询问患者是否长期服用对肝脏有损害的药物，如双醋酚丁、甲基多巴、异烟肼等，或长期反复接触化学毒物，如四氯化碳、磷、砷等
- 询问患者有无免疫紊乱以及长期或反复感染血吸虫等病史，有无遗传和代谢性疾病，如肝豆状核变性、血色病等

2. 身体状况

（1）代偿期肝硬化

代偿期肝硬化
- 症状较轻，以乏力、食欲减退较为突出，可伴有上腹不适、恶心、厌油腻、腹胀及腹泻等非特异性症状
- 症状常因劳累或伴发病而出现，经休息或治疗可缓解
- 患者营养状况一般或消瘦，肝脏是否肿大取决于不同类型的肝硬化，脾轻至中度增大
- 肝功能多在正常范围或轻度异常

（2）失代偿期肝硬化　主要表现为肝功能减退和门静脉高压的症状和体征。

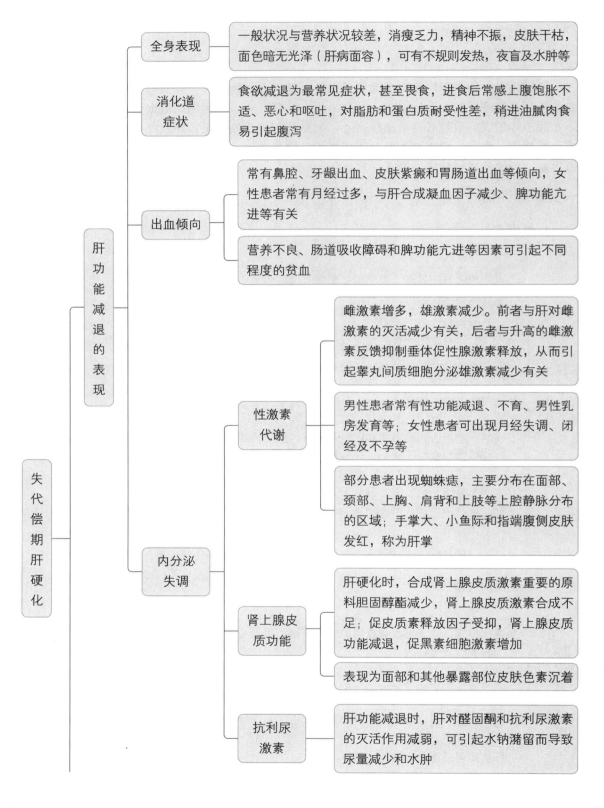

　图解实用内科临床护理

门静脉高压的表现	脾大	多为轻、中度增大，与长期脾淤血有关。晚期出现脾功能亢进，导致白细胞、血小板和红细胞计数减少
	侧支循环的建立和开放	门静脉高压时，正常消化器官和脾的回心血液流经肝脏受阻，使门静脉系统许多部位与腔静脉之间建立门-腔侧支循环（见图3-1）
	腹水	肝硬化失代偿期最突出的临床表现，失代偿期患者75%以上有腹水。腹水时患者常有腹胀，尤以饭后明显，大量腹水使腹部膨隆，呈蛙腹状，膈显著抬高，可出现呼吸困难和脐疝
	肝脏体征	早期肝脏增大，表面尚平滑，质地稍硬；晚期缩小，表面可呈结节状，质地坚硬困难和脐疝
		一般无压痛，在肝细胞进行性坏死或并发肝炎和肝周围炎时可有压痛与叩击痛

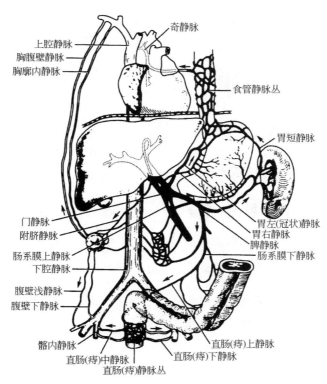

图 3-1 门静脉回流受阻时，侧支循环血流方向示意图

（3）并发症

并发症

- **上消化道出血**
  - 本病最常见的并发症
  - 常在恶心、呕吐、咳嗽等使腹内压突然升高，或因粗糙食物机械损伤、胃酸反流腐蚀损伤时，引起突然大量的呕血和黑粪，可引起失血性休克或诱发肝性脑病，病死率高
  - 部分肝硬化患者上消化道大出血可由其他原因如消化性溃疡和急性出血性糜烂性胃炎、门脉高压性胃病引起

- **胆石症**
  - 肝硬化患者胆结石发生率增高，约为30%，且随肝功能失代偿期程度加重，胆石症发生率升高

- **感染**
  - 由于抵抗力低下、门腔静脉侧支循环开放等因素，易并发感染，如自发性细菌性腹膜炎、胆道感染、肺部、肠道及尿路感染等

- **门静脉血栓形成或海绵样变**
  - 门静脉血栓形成的临床表现变化较大，当血栓缓慢形成，局限于门静脉左、右支或肝外门静脉，多无明显症状
  - 急性或亚急性发展时，表现为中、重度腹胀痛或突发剧烈腹痛、脾大、顽固性腹水、肠坏死、消化道出血及肝性脑病等
  - 门静脉海绵样变是指肝门部或肝内门静脉分支部分或完全慢性阻塞后，在门静脉周围形成细小迂曲的血管，也可视为门静脉的血管瘤

- **电解质和酸碱平衡紊乱**
  - 常见有低钠血症，与长期低钠饮食、长期利尿或大量放腹水有关；低钾、低氯血症与代谢性碱中毒，与摄入不足、呕吐、腹泻、利尿及继发性醛固酮增多有关

- **肝肾综合征**
  - 肝硬化终末期最常见的严重并发症之一
  - 常在难治性腹水、进食减少、呕吐、腹泻、利尿剂应用不当、自发性细菌性腹膜炎及肝功能衰竭时诱发
  - 表现为少尿或无尿、氮质血症、稀释性低钠血症和低尿钠，但肾脏无明显器质性损害

- **肝性脑病**
  - 晚期肝硬化最严重的并发症，最常见的死亡原因

- **原发性肝癌**
  - 若肝脏进行性增大、肝表面出现肿块，持续性肝区疼痛、腹水增加且为血性及不明原因的发热等，应怀疑并发原发性肝癌

图解实用内科临床护理

3. 心理-社会状况

心理-社会状况

- 因病程漫长，疗效不佳，预后不良，且长期治疗，家庭经济负担逐渐加重，常使患者及家属出现悲观失望等不良情绪
- 肝硬化患者常因疾病带来生活上的限制，影响工作或学习，易产生角色适应不良
- 失代偿期易产生焦虑、紧张、抑郁及恐惧等心理
- 家属对患者的关心和支持不足及医疗费用保障不足，会使患者产生抑郁、绝望等心理
- 如果对患者实施过度的保护，又可使患者产生依赖心理

4. 辅助检查

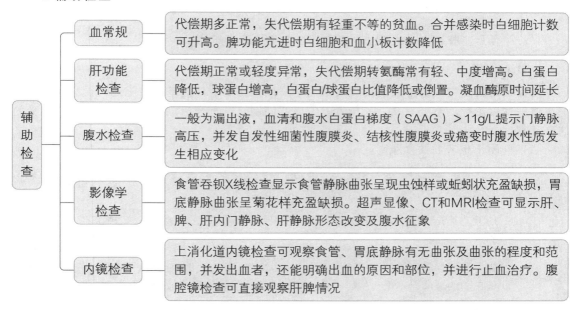

辅助检查

- **血常规**：代偿期多正常，失代偿期有轻重不等的贫血。合并感染时白细胞计数可升高。脾功能亢进时白细胞和血小板计数降低
- **肝功能检查**：代偿期正常或轻度异常，失代偿期转氨酶常有轻、中度增高。白蛋白降低，球蛋白增高，白蛋白/球蛋白比值降低或倒置。凝血酶原时间延长
- **腹水检查**：一般为漏出液，血清和腹水白蛋白梯度（SAAG）＞11g/L提示门静脉高压，并发自发性细菌性腹膜炎、结核性腹膜炎或癌变时腹水性质发生相应变化
- **影像学检查**：食管吞钡X线检查显示食管静脉曲张呈现虫蚀样或蚯蚓状充盈缺损，胃底静脉曲张呈菊花样充盈缺损。超声显像、CT和MRI检查可显示肝、脾、肝内门静脉、肝静脉形态改变及腹水征象
- **内镜检查**：上消化道内镜检查可观察食管、胃底静脉有无曲张及曲张的程度和范围，并发出血者，还能明确出血的原因和部位，并进行止血治疗。腹腔镜检查可直接观察肝脾情况

二、护理诊断

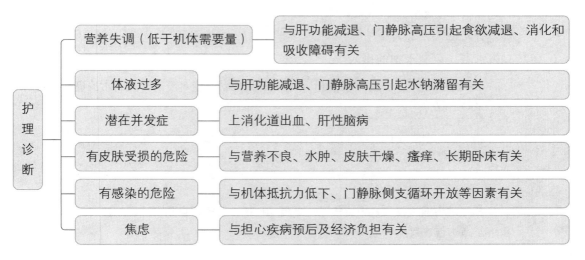

护理诊断

- **营养失调（低于机体需要量）**：与肝功能减退、门静脉高压引起食欲减退、消化和吸收障碍有关
- **体液过多**：与肝功能减退、门静脉高压引起水钠潴留有关
- **潜在并发症**：上消化道出血、肝性脑病
- **有皮肤受损的危险**：与营养不良、水肿、皮肤干燥、瘙痒、长期卧床有关
- **有感染的危险**：与机体抵抗力低下、门静脉侧支循环开放等因素有关
- **焦虑**：与担心疾病预后及经济负担有关

三、护理措施

1. 休息与活动

休息与活动

- 代偿期，指导患者可从事轻体力活动，注意休息，避免劳累。失代偿期，患者应增加卧床休息的时间
- 卧床休息可以减少机体的耗能，减轻肝的负担
- 当患者取平卧位时，肝和肾的血流量增加，既为肝细胞的修复提供充足的物质基础，又使得肾血流灌注改善，肾小球滤过率增加，有利于水分的排出，促进腹水的消退
- 大量腹水者，卧床时应取半卧位，可减少大量腹水对心、肺的压迫，使膈肌下降，有利于呼吸运动，减轻呼吸困难和心悸
- 下肢水肿者，可抬高下肢，促进下肢血液回流，减轻水肿

2. 饮食护理

既保证饮食营养又遵守必要的饮食限制是肝硬化疾病治疗的基本措施之一。应向患者和家属讲解饮食治疗的重要意义，与患者及家属共同制订既符合治疗需要又能被患者所接受的饮食计划。

（1）肝硬化患者的饮食原则

肝硬化患者的饮食原则

- 高热量、高蛋白、高维生素、适量脂肪、易消化饮食，严禁饮酒，并根据病情变化随时调整
- 热量的补充以碳水化合物为主，以增加肝糖原，促使肝细胞新生，增强肝细胞对毒素的抵抗力
- 指导患者少量多餐，每日以4~6顿为宜。饮食中蛋白质以每天每千克体重1~1.5g为宜，蛋白质的来源以鸡蛋、牛奶、鱼、瘦肉、豆制品等高生物效价蛋白为主
- 如果患者出现肝性脑病或血氨升高，应限制甚至禁止蛋白质的摄入
- 当病情好转后再逐渐增加摄入量，并以植物蛋白为宜，如豆制品等。多吃蔬菜水果，以补充各类维生素

（2）有腹水者应限制水钠的摄入

有腹水者应限制水钠的摄入

- 限制钠的摄入（食盐1~2g/d），有稀释性低钠血症者应同时控制水的摄入（每日1000ml左右）
- 指导患者避免食用高钠食品，如各类腌制食品、罐头食品、酱油、含钠味精等
- 限制钠盐的摄入，常使患者感觉食物淡而无味，影响食欲
- 指导患者通过在食物中适量添加食醋、柠檬汁等改善食物口味，创造良好的就餐环境等方法来刺激食欲

图解实用内科临床护理

（3）避免损伤曲张的静脉

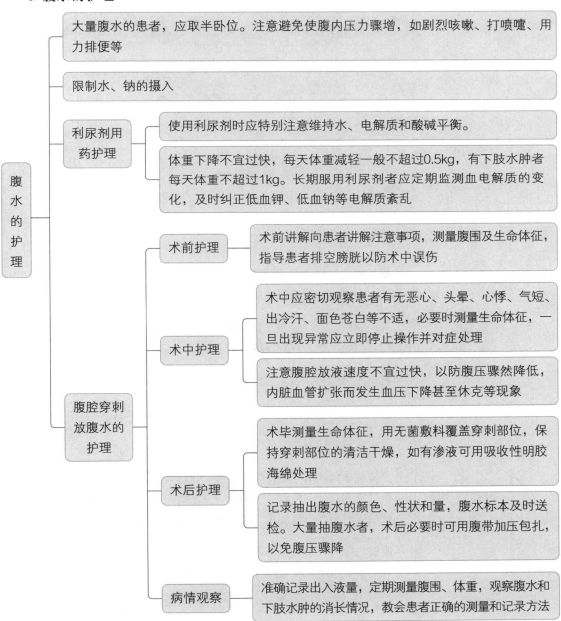

避免损伤曲张的静脉	对于食管-胃底静脉曲张者，应选择柔软的食物，如软饭、菜泥、肉末等，避免进食坚硬粗糙的食物，如油炸食物、带骨刺的食物、粗纤维蔬菜等
	烹调时应去除硬壳和骨刺，尽量煮至软烂
	在进餐方式上应注意细嚼慢咽，咽下的食团宜小且光滑，不宜过烫，以防损伤曲张的静脉，导致出血

3. 腹水的护理

腹水的护理			大量腹水的患者，应取半卧位。注意避免使腹内压力骤增，如剧烈咳嗽、打喷嚏、用力排便等
			限制水、钠的摄入
	利尿剂用药护理		使用利尿剂时应特别注意维持水、电解质和酸碱平衡。
			体重下降不宜过快，每天体重减轻一般不超过0.5kg，有下肢水肿者每天体重不超过1kg。长期服用利尿剂者应定期监测血电解质的变化，及时纠正低血钾、低血钠等电解质紊乱
	腹腔穿刺放腹水的护理	术前护理	术前讲解向患者讲解注意事项，测量腹围及生命体征，指导患者排空膀胱以防术中误伤
		术中护理	术中应密切观察患者有无恶心、头晕、心悸、气短、出冷汗、面色苍白等不适，必要时测量生命体征，一旦出现异常应立即停止操作并对症处理
			注意腹腔放液速度不宜过快，以防腹压骤然降低，内脏血管扩张而发生血压下降甚至休克等现象
		术后护理	术毕测量生命体征，用无菌敷料覆盖穿刺部位，保持穿刺部位的清洁干燥，如有渗液可用吸收性明胶海绵处理
			记录抽出腹水的颜色、性状和量，腹水标本及时送检。大量抽腹水者，术后必要时可用腹带加压包扎，以免腹压骤降
		病情观察	准确记录出入液量，定期测量腹围、体重，观察腹水和下肢水肿的消长情况，教会患者正确的测量和记录方法

四、健康教育

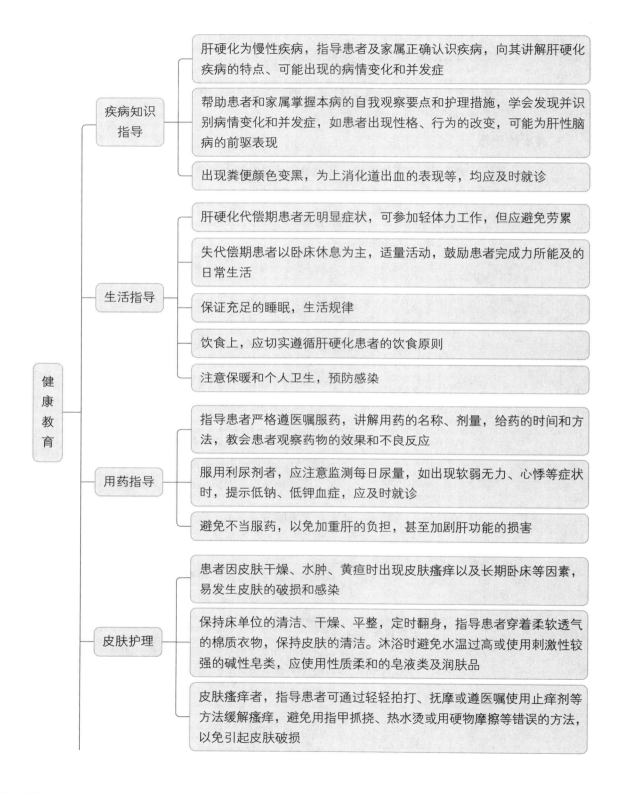

健康教育

疾病知识指导
- 肝硬化为慢性疾病，指导患者及家属正确认识疾病，向其讲解肝硬化疾病的特点、可能出现的病情变化和并发症
- 帮助患者和家属掌握本病的自我观察要点和护理措施，学会发现并识别病情变化和并发症，如患者出现性格、行为的改变，可能为肝性脑病的前驱表现
- 出现粪便颜色变黑，为上消化道出血的表现等，均应及时就诊

生活指导
- 肝硬化代偿期患者无明显症状，可参加轻体力工作，但应避免劳累
- 失代偿期患者以卧床休息为主，适量活动，鼓励患者完成力所能及的日常生活
- 保证充足的睡眠，生活规律
- 饮食上，应切实遵循肝硬化患者的饮食原则
- 注意保暖和个人卫生，预防感染

用药指导
- 指导患者严格遵医嘱服药，讲解用药的名称、剂量，给药的时间和方法，教会患者观察药物的效果和不良反应
- 服用利尿剂者，应注意监测每日尿量，如出现软弱无力、心悸等症状时，提示低钠、低钾血症，应及时就诊
- 避免不当服药，以免加重肝的负担，甚至加剧肝功能的损害

皮肤护理
- 患者因皮肤干燥、水肿、黄疸时出现皮肤瘙痒以及长期卧床等因素，易发生皮肤的破损和感染
- 保持床单位的清洁、干燥、平整，定时翻身，指导患者穿着柔软透气的棉质衣物，保持皮肤的清洁。沐浴时避免水温过高或使用刺激性较强的碱性皂类，应使用性质柔和的皂液类及润肤品
- 皮肤瘙痒者，指导患者可通过轻轻拍打、抚摩或遵医嘱使用止痒剂等方法缓解瘙痒，避免用指甲抓挠、热水烫或用硬物摩擦等错误的方法，以免引起皮肤破损

图解实用内科临床护理

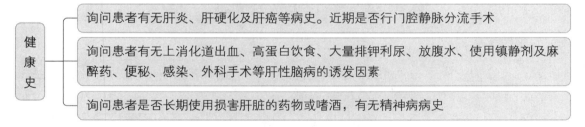

心理指导	肝硬化病程迁延、病情反复，晚期可出现各种严重的并发症，危及生命，预后不佳，严重影响生活质量，故患者和家属均易出现较重的心理负担
	指导患者注意情绪的自我调节，告知患者通过积极配合治疗与护理，可有效延缓疾病的进展，改善生活质量
	保持豁达的心态，勿过多纠结于病情。指导家属多关心理解患者，给予精神支持和生活照顾

第九节 肝性脑病的护理

肝性脑病（HE）是指由严重肝病引起的、以代谢紊乱为基础的中枢神经系统功能失调综合征，其主要临床表现为意识障碍、行为失常和昏迷。过去也称为肝昏迷。对于有严重肝病尚无明显的肝性脑病临床表现，而用精细的智力测试或电生理检测可发现异常者，称之为轻微肝性脑病，是肝性脑病发病过程中的一个阶段。

一、护理评估

1. 健康史

健康史	询问患者有无肝炎、肝硬化及肝癌等病史。近期是否行门腔静脉分流手术
	询问患者有无上消化道出血、高蛋白饮食、大量排钾利尿、放腹水、使用镇静剂及麻醉药、便秘、感染、外科手术等肝性脑病的诱发因素
	询问患者是否长期使用损害肝脏的药物或嗜酒，有无精神病病史

2. 身体状况

肝性脑病常因原有肝病的性质、肝细胞损害的轻重缓急以及诱因的不同，临床表现很不一致。主要表现为高级神经中枢的功能紊乱以及运动和反射异常，其临床过程分为5期。

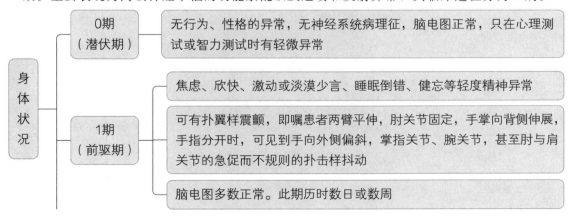

身体状况	0期（潜伏期）	无行为、性格的异常，无神经系统病理征，脑电图正常，只在心理测试或智力测试时有轻微异常
	1期（前驱期）	焦虑、欣快、激动或淡漠少言、睡眠倒错、健忘等轻度精神异常
		可有扑翼样震颤，即嘱患者两臂平伸，肘关节固定，手掌向背侧伸展，手指分开时，可见到手向外侧偏斜，掌指关节、腕关节，甚至肘与肩关节的急促而不规则的扑击样抖动
		脑电图多数正常。此期历时数日或数周

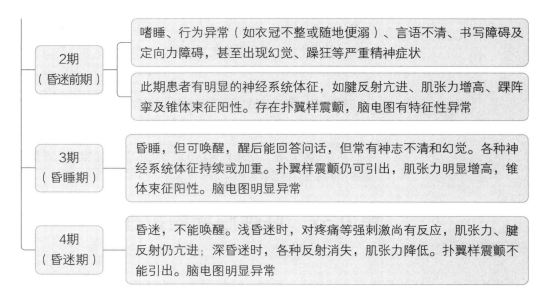

2期 （昏迷前期）	嗜睡、行为异常（如衣冠不整或随地便溺）、言语不清、书写障碍及定向力障碍，甚至出现幻觉、躁狂等严重精神症状
	此期患者有明显的神经系统体征，如腱反射亢进、肌张力增高、踝阵挛及锥体束征阳性。存在扑翼样震颤，脑电图有特征性异常
3期 （昏睡期）	昏睡，但可唤醒，醒后能回答问话，但常有神志不清和幻觉。各种神经系统体征持续或加重。扑翼样震颤仍可引出，肌张力明显增高，锥体束征阳性。脑电图明显异常
4期 （昏迷期）	昏迷，不能唤醒。浅昏迷时，对疼痛等强刺激尚有反应，肌张力、腱反射仍亢进；深昏迷时，各种反射消失，肌张力降低。扑翼样震颤不能引出。脑电图明显异常

3. 心理-社会状况

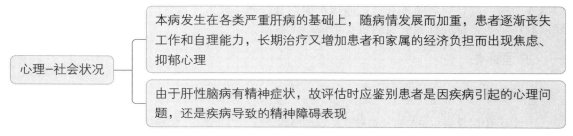

心理-社会状况	本病发生在各类严重肝病的基础上，随病情发展而加重，患者逐渐丧失工作和自理能力，长期治疗又增加患者和家属的经济负担而出现焦虑、抑郁心理
	由于肝性脑病有精神症状，故评估时应鉴别患者是因疾病引起的心理问题，还是疾病导致的精神障碍表现

4. 辅助检查

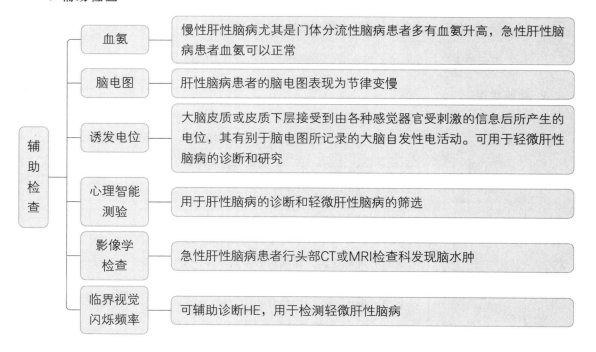

血氨	慢性肝性脑病尤其是门体分流性脑病患者多有血氨升高，急性肝性脑病患者血氨可以正常
脑电图	肝性脑病患者的脑电图表现为节律变慢
诱发电位	大脑皮质或皮质下层接受到由各种感觉器官受刺激的信息后所产生的电位，其有别于脑电图所记录的大脑自发性电活动。可用于轻微肝性脑病的诊断和研究
心理智能测验	用于肝性脑病的诊断和轻微肝性脑病的筛选
影像学检查	急性肝性脑病患者行头部CT或MRI检查科发现脑水肿
临界视觉闪烁频率	可辅助诊断HE，用于检测轻微肝性脑病

二、护理诊断

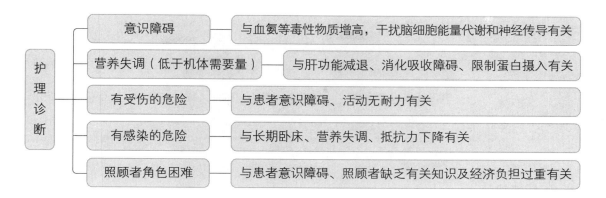

护理诊断

- 意识障碍 —— 与血氨等毒性物质增高，干扰脑细胞能量代谢和神经传导有关
- 营养失调（低于机体需要量）—— 与肝功能减退、消化吸收障碍、限制蛋白摄入有关
- 有受伤的危险 —— 与患者意识障碍、活动无耐力有关
- 有感染的危险 —— 与长期卧床、营养失调、抵抗力下降有关
- 照顾者角色困难 —— 与患者意识障碍、照顾者缺乏有关知识及经济负担过重有关

三、护理措施

1. 一般护理

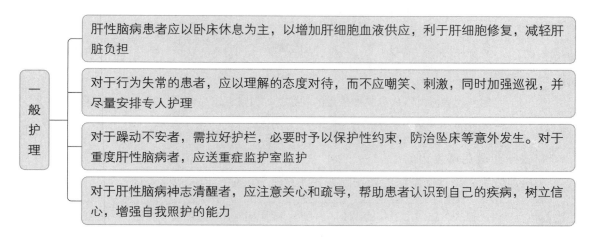

一般护理

- 肝性脑病患者应以卧床休息为主，以增加肝细胞血液供应，利于肝细胞修复，减轻肝脏负担
- 对于行为失常的患者，应以理解的态度对待，而不应嘲笑、刺激，同时加强巡视，并尽量安排专人护理
- 对于躁动不安者，需拉好护栏，必要时予以保护性约束，防治坠床等意外发生。对于重度肝性脑病者，应送重症监护室监护
- 对于肝性脑病神志清醒者，应注意关心和疏导，帮助患者认识到自己的疾病，树立信心，增强自我照护的能力

2. 饮食护理

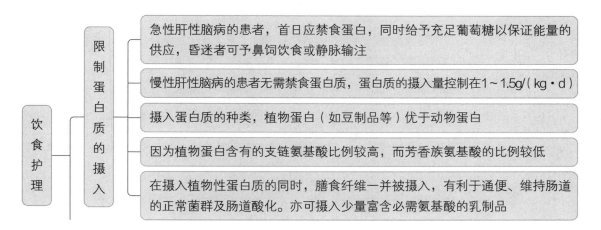

饮食护理 —— 限制蛋白质的摄入

- 急性肝性脑病的患者，首日应禁食蛋白，同时给予充足葡萄糖以保证能量的供应，昏迷者可予鼻饲饮食或静脉输注
- 慢性肝性脑病的患者无需禁食蛋白质，蛋白质的摄入量控制在$1\sim1.5g/(kg\cdot d)$
- 摄入蛋白质的种类，植物蛋白（如豆制品等）优于动物蛋白
- 因为植物蛋白含有的支链氨基酸比例较高，而芳香族氨基酸的比例较低
- 在摄入植物性蛋白质的同时，膳食纤维一并被摄入，有利于通便、维持肠道的正常菌群及肠道酸化。亦可摄入少量富含必需氨基酸的乳制品

给予充足热量饮食	保证每日的热量供应在5～6.7MJ（1200～1600kcal），且热量来源应以碳水化合物为主
	碳水化合物为机体最直接的供能来源，当碳水化合物摄入不足时，机体通过分解蛋白质来获取能量，即出现负氮平衡，产氨增多，从而诱发或加重病情
	可指导患者多食蜂蜜、葡萄糖、果汁、面条、稀饭等食物，以保证足量碳水化合物的摄入
	昏迷患者可通过鼻饲或静脉营养的方式摄入葡萄糖

3. 病情观察

病情观察	对于有发生肝性脑病危险的各类肝病患者，应密切观察肝性脑病的早期征象
	对于已经发生肝性脑病的患者，应密切观察病程的进展，通过刺激和定时唤醒等方法评估患者意识障碍的程度
	对于重度肝性脑病的患者，还应严密监测患者的血压、脉搏、呼吸、体温等生命体征的变化以及瞳孔的变化
	注意对患者原发肝病的其他表现的观察，如黄疸、出血倾向、腹水及水肿等以及有无出现其他并发症的征象

4. 去除和避免诱发因素

应协助医生去除本次发病的诱发因素，注意避免其他的诱发因素。

去除和避免诱发因素	积极配合医生防治消化道出血，并清除胃肠道内积血，可用生理盐水、弱酸性溶液或乳果糖稀释后灌肠，忌用碱性肥皂液灌肠
	避免应用镇静催眠药物以及镇痛麻醉药
	当患者烦躁不安或有抽搐时，应避免使用吗啡、水合氯醛、哌替啶、速效巴比妥等药物，必要时可遵医嘱减量使用地西泮、东莨菪碱等，并减少给药次数
	避免快速利尿和大量放腹水，及时纠正腹泻与呕吐，以防有效循环血量减少，电解质丢失引起低钾血症，导致低钾性碱中毒，从而增加氨的毒性而加重病情
	在长期服用利尿剂的过程中，应密切监测血电解质的变化，应及时纠正水、电解质、酸碱平衡紊乱
	在大量放腹水的同时补充血浆白蛋白以提高血浆渗透压，纠正血容量的不足

| | 各类晚期肝病的患者抵抗力差，易发生各种感染 |

积极防治与控制感染
- 各类晚期肝病的患者抵抗力差，易发生各种感染
- 应加强基础护理，保持口腔、皮肤、会阴部的清洁，注意保暖及饮食卫生
- 关注体温的变化，及早发现感染征象。如有感染症状出现，如发热、咳嗽、腹泻、尿频尿急或腹痛及腹膜炎体征等，应及时报告医生，遵医嘱及时准确地应用抗生素，以有效控制感染

保持排便的通畅，防治便秘
- 便秘时粪便中的各种有毒物质与肠道黏膜接触时间延长，从而增加有毒物质的吸收
- 可遵医嘱指导患者多食新鲜水果蔬菜以增加膳食纤维的摄入，必要时遵医嘱服用乳果糖等缓泻剂，口服或鼻饲50%硫酸镁30～50ml导泻，也可用生理盐水或弱酸性溶液洗肠
- 弱酸溶液洗肠可使肠内保持pH 5～6，有利于血中氨逸出进入肠腔随粪便排出

避免大量补液
- 过多的液体输入可引起稀释性低血钾、低血钠及脑水肿，从而加重肝性脑病
- 每日入液总量以不超过2500ml为宜，肝硬化腹水患者更应严格控制（一般为尿量为1000ml/d）

5. 用药护理

用药护理
- 乳果糖在肠道内产气较多，可引起腹胀、腹部绞痛、恶心呕吐及电解质紊乱等不良反应，在应用时应从小剂量开始，逐步增加，以调节至患者每日排2～3次软便为宜
- L-鸟氨酸-L-门冬氨酸的不良反应主要为恶心、呕吐等胃肠道反应，用药过程中应注意观察
- 长期服用新霉素的患者中少数可出现听力或肾损害，故服用新霉素不宜超过1个月，用药期间应注意监测听力和肾功能
- 肝性脑病患者不宜使用维生素B_6，因其可使多巴在外周神经处转变为多巴胺，影响多巴进入脑组织，减少中枢神经系统递质的正常传导
- 谷氨酰胺或谷氨酸钠等降氨药物偏碱性，使用前可先用3～5g维生素C，碱中毒时应慎用
- 根据患者电解质情况选用钠盐或钾盐
- 静脉滴注速度不宜过快，过快可引起呕吐及面部潮红等症状。在用药过程中应注意观察药物的疗效及不良反应

6. 昏迷患者的护理

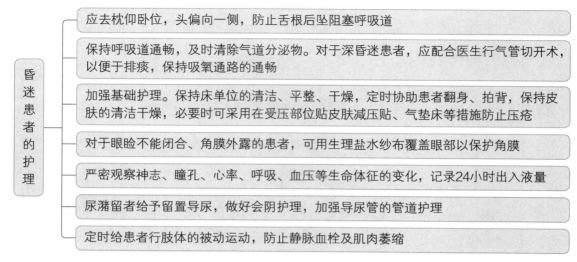

昏迷患者的护理

- 应去枕仰卧位，头偏向一侧，防止舌根后坠阻塞呼吸道
- 保持呼吸道通畅，及时清除气道分泌物。对于深昏迷患者，应配合医生行气管切开术，以便于排痰，保持吸氧通路的通畅
- 加强基础护理。保持床单位的清洁、平整、干燥，定时协助患者翻身、拍背，保持皮肤的清洁干燥，必要时可采用在受压部位贴皮肤减压贴、气垫床等措施防止压疮
- 对于眼睑不能闭合、角膜外露的患者，可用生理盐水纱布覆盖眼部以保护角膜
- 严密观察神志、瞳孔、心率、呼吸、血压等生命体征的变化，记录24小时出入液量
- 尿潴留者给予留置导尿，做好会阴护理，加强导尿管的管道护理
- 定时给患者行肢体的被动运动，防止静脉血栓及肌肉萎缩

四、健康教育

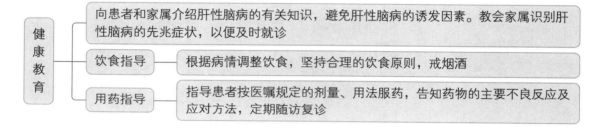

健康教育

- 向患者和家属介绍肝性脑病的有关知识，避免肝性脑病的诱发因素。教会家属识别肝性脑病的先兆症状，以便及时就诊
- 饮食指导 —— 根据病情调整饮食，坚持合理的饮食原则，戒烟酒
- 用药指导 —— 指导患者按医嘱规定的剂量、用法服药，告知药物的主要不良反应及应对方法，定期随访复诊

第十节　急性胰腺炎的护理

急性胰腺炎（AP）是多种原因导致胰腺组织自身消化所致的胰腺水肿、出血及坏死等炎性损伤。临床上以急性上腹痛及血淀粉酶或脂肪酶升高为特点。病变程度轻重不等，轻者以胰腺水肿为主，临床多见，病情常呈自限性，预后良好，称为轻症急性胰腺炎；少数重者胰腺出血、坏死，常继发感染、腹膜炎及休克等多种并发症，病死率高，称为重症急性胰腺炎。本病多见于青壮年，女性多于男性。

一、护理评估

1. 健康史

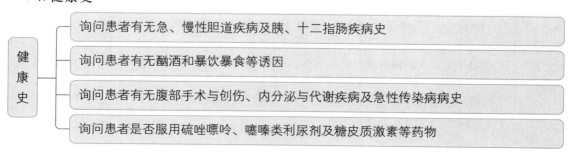

健康史

- 询问患者有无急、慢性胆道疾病及胰、十二指肠疾病史
- 询问患者有无酗酒和暴饮暴食等诱因
- 询问患者有无腹部手术与创伤、内分泌与代谢疾病及急性传染病病史
- 询问患者是否服用硫唑嘌呤、噻嗪类利尿剂及糖皮质激素等药物

2. 身体状况

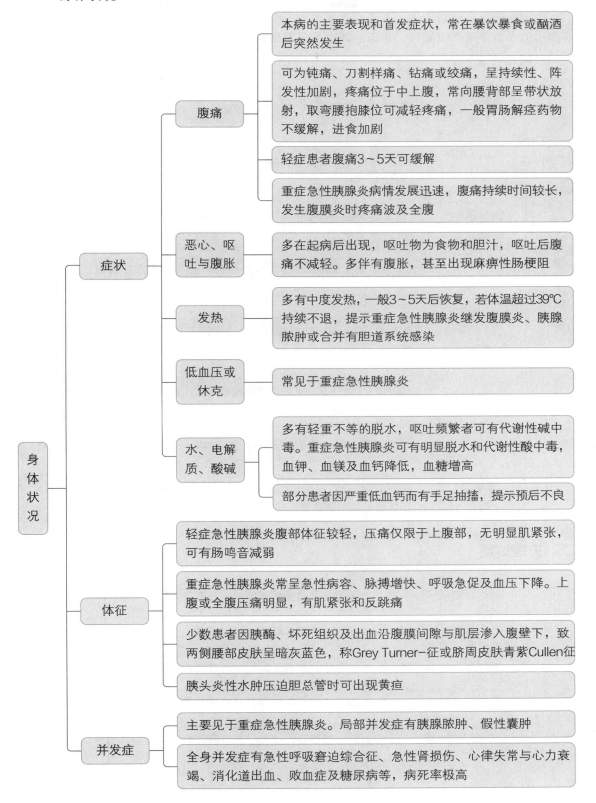

身体状况

症状

腹痛
- 本病的主要表现和首发症状，常在暴饮暴食或酗酒后突然发生
- 可为钝痛、刀割样痛、钻痛或绞痛，呈持续性、阵发性加剧，疼痛位于中上腹，常向腰背部呈带状放射，取弯腰抱膝位可减轻疼痛，一般胃肠解痉药物不缓解，进食加剧
- 轻症患者腹痛3~5天可缓解
- 重症急性胰腺炎病情发展迅速，腹痛持续时间较长，发生腹膜炎时疼痛波及全腹

恶心、呕吐与腹胀
- 多在起病后出现，呕吐物为食物和胆汁，呕吐后腹痛不减轻。多伴有腹胀，甚至出现麻痹性肠梗阻

发热
- 多有中度发热，一般3~5天后恢复，若体温超过39℃持续不退，提示重症急性胰腺炎继发腹膜炎、胰腺脓肿或合并有胆道系统感染

低血压或休克
- 常见于重症急性胰腺炎

水、电解质、酸碱
- 多有轻重不等的脱水，呕吐频繁者可有代谢性碱中毒。重症急性胰腺炎可有明显脱水和代谢性酸中毒，血钾、血镁及血钙降低，血糖增高
- 部分患者因严重低血钙而有手足抽搐，提示预后不良

体征
- 轻症急性胰腺炎腹部体征较轻，压痛仅限于上腹部，无明显肌紧张，可有肠鸣音减弱
- 重症急性胰腺炎常呈急性病容、脉搏增快、呼吸急促及血压下降。上腹或全腹压痛明显，有肌紧张和反跳痛
- 少数患者因胰酶、坏死组织及出血沿腹膜间隙与肌层渗入腹壁下，致两侧腰部皮肤呈暗灰蓝色，称Grey Turner-征或脐周皮肤青紫Cullen征
- 胰头炎性水肿压迫胆总管时可出现黄疸

并发症
- 主要见于重症急性胰腺炎。局部并发症有胰腺脓肿、假性囊肿
- 全身并发症有急性呼吸窘迫综合征、急性肾损伤、心律失常与心力衰竭、消化道出血、败血症及糖尿病等，病死率极高

3. 心理-社会状况

由于起病急，疼痛剧烈，患者常表现为痛苦呻吟、烦躁不安，加之对疾病认识不足和担心疾病的预后等可产生紧张、焦虑心理，甚至感到有死亡的威胁。

4. 辅助检查

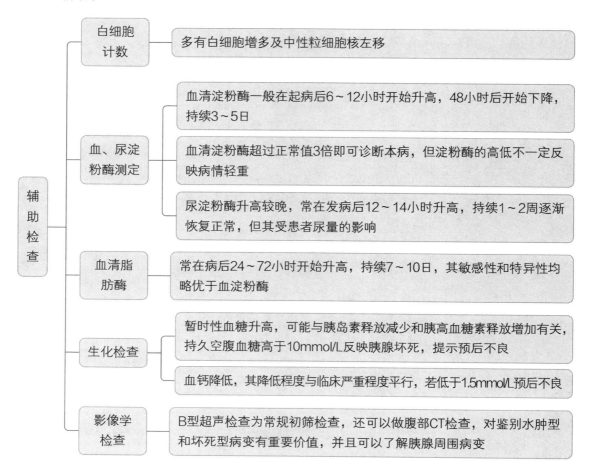

- 辅助检查
  - 白细胞计数 —— 多有白细胞增多及中性粒细胞核左移
  - 血、尿淀粉酶测定
    - 血清淀粉酶一般在起病后6～12小时开始升高，48小时后开始下降，持续3～5日
    - 血清淀粉酶超过正常值3倍即可诊断本病，但淀粉酶的高低不一定反映病情轻重
    - 尿淀粉酶升高较晚，常在发病后12～14小时升高，持续1～2周逐渐恢复正常，但其受患者尿量的影响
  - 血清脂肪酶 —— 常在病后24～72小时开始升高，持续7～10日，其敏感性和特异性均略优于血淀粉酶
  - 生化检查
    - 暂时性血糖升高，可能与胰岛素释放减少和胰高血糖素释放增加有关，持久空腹血糖高于10mmol/L反映胰腺坏死，提示预后不良
    - 血钙降低，其降低程度与临床严重程度平行，若低于1.5mmol/L预后不良
  - 影像学检查 —— B型超声检查为常规初筛检查，还可以做腹部CT检查，对鉴别水肿型和坏死型病变有重要价值，并且可以了解胰腺周围病变

二、护理诊断

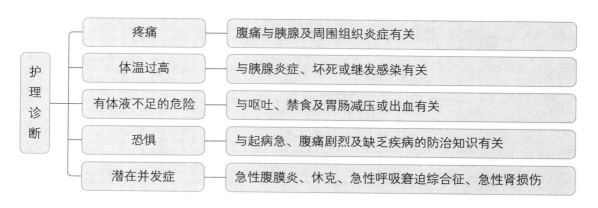

- 护理诊断
  - 疼痛 —— 腹痛与胰腺及周围组织炎症有关
  - 体温过高 —— 与胰腺炎症、坏死或继发感染有关
  - 有体液不足的危险 —— 与呕吐、禁食及胃肠减压或出血有关
  - 恐惧 —— 与起病急、腹痛剧烈及缺乏疾病的防治知识有关
  - 潜在并发症 —— 急性腹膜炎、休克、急性呼吸窘迫综合征、急性肾损伤

三、护理措施

1. 一般护理

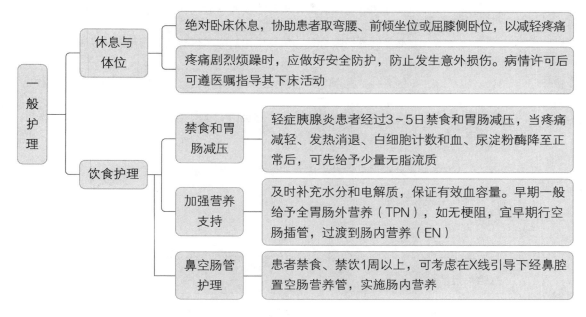

一般护理
- 休息与体位
  - 绝对卧床休息，协助患者取弯腰、前倾坐位或屈膝侧卧位，以减轻疼痛
  - 疼痛剧烈烦躁时，应做好安全防护，防止发生意外损伤。病情许可后可遵医嘱指导其下床活动
- 饮食护理
  - 禁食和胃肠减压
    - 轻症胰腺炎患者经过3~5日禁食和胃肠减压，当疼痛减轻、发热消退、白细胞计数和血、尿淀粉酶降至正常后，可先给予少量无脂流质
  - 加强营养支持
    - 及时补充水分和电解质，保证有效血容量。早期一般给予全胃肠外营养（TPN），如无梗阻，宜早期行空肠插管，过渡到肠内营养（EN）
  - 鼻空肠管护理
    - 患者禁食、禁饮1周以上，可考虑在X线引导下经鼻腔置空肠营养管，实施肠内营养

2. 病情观察

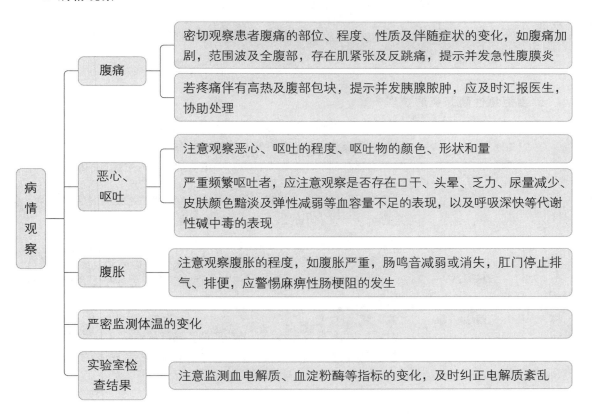

病情观察
- 腹痛
  - 密切观察患者腹痛的部位、程度、性质及伴随症状的变化，如腹痛加剧，范围波及全腹部，存在肌紧张及反跳痛，提示并发急性腹膜炎
  - 若疼痛伴有高热及腹部包块，提示并发胰腺脓肿，应及时汇报医生，协助处理
- 恶心、呕吐
  - 注意观察恶心、呕吐的程度、呕吐物的颜色、形状和量
  - 严重频繁呕吐者，应注意观察是否存在口干、头晕、乏力、尿量减少、皮肤颜色黯淡及弹性减弱等血容量不足的表现，以及呼吸深快等代谢性碱中毒的表现
- 腹胀
  - 注意观察腹胀的程度，如腹胀严重，肠鸣音减弱或消失，肛门停止排气、排便，应警惕麻痹性肠梗阻的发生
- 严密监测体温的变化
- 实验室检查结果
  - 注意监测血电解质、血淀粉酶等指标的变化，及时纠正电解质紊乱

3. 对症护理

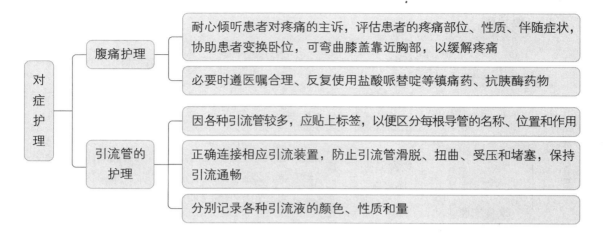

对症护理	腹痛护理	耐心倾听患者对疼痛的主诉，评估患者的疼痛部位、性质、伴随症状，协助患者变换卧位，可弯曲膝盖靠近胸部，以缓解疼痛
		必要时遵医嘱合理、反复使用盐酸哌替啶等镇痛药、抗胰酶药物
	引流管的护理	因各种引流管较多，应贴上标签，以便区分每根导管的名称、位置和作用
		正确连接相应引流装置，防止引流管滑脱、扭曲、受压和堵塞，保持引流通畅
		分别记录各种引流液的颜色、性质和量

4. 心理护理

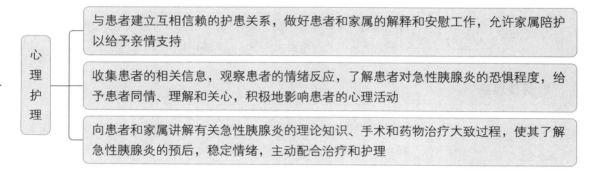

心理护理	与患者建立互相信赖的护患关系，做好患者和家属的解释和安慰工作，允许家属陪护以给予亲情支持
	收集患者的相关信息，观察患者的情绪反应，了解患者对急性胰腺炎的恐惧程度，给予患者同情、理解和关心，积极地影响患者的心理活动
	向患者和家属讲解有关急性胰腺炎的理论知识、手术和药物治疗大致过程，使其了解急性胰腺炎的预后，稳定情绪，主动配合治疗和护理

5. 重症急性胰腺炎的护理

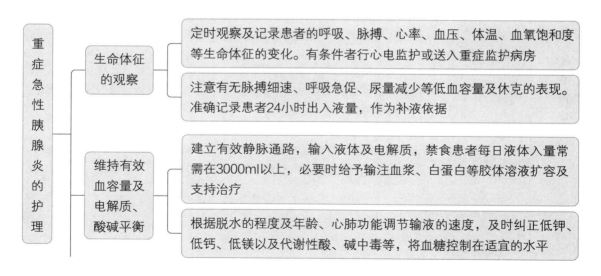

重症急性胰腺炎的护理	生命体征的观察	定时观察及记录患者的呼吸、脉搏、心率、血压、体温、血氧饱和度等生命体征的变化。有条件者行心电监护或送入重症监护病房
		注意有无脉搏细速、呼吸急促、尿量减少等低血容量及休克的表现。准确记录患者24小时出入液量，作为补液依据
	维持有效血容量及电解质、酸碱平衡	建立有效静脉通路，输入液体及电解质，禁食患者每日液体入量常需在3000ml以上，必要时给予输注血浆、白蛋白等胶体溶液扩容及支持治疗
		根据脱水的程度及年龄、心肺功能调节输液的速度，及时纠正低钾、低钙、低镁以及代谢性酸、碱中毒等，将血糖控制在适宜的水平

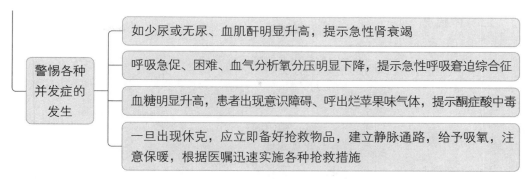

警惕各种并发症的发生

- 如少尿或无尿、血肌酐明显升高，提示急性肾衰竭
- 呼吸急促、困难、血气分析氧分压明显下降，提示急性呼吸窘迫综合征
- 血糖明显升高，患者出现意识障碍、呼出烂苹果味气体，提示酮症酸中毒
- 一旦出现休克，应立即备好抢救物品，建立静脉通路，给予吸氧，注意保暖，根据医嘱迅速实施各种抢救措施

四、健康教育

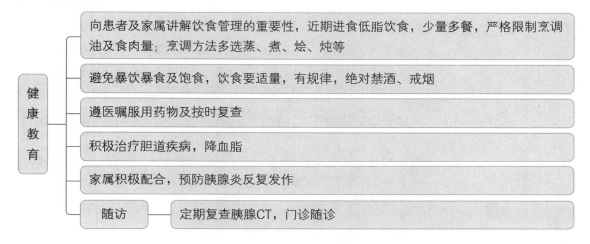

健康教育

- 向患者及家属讲解饮食管理的重要性，近期进食低脂饮食，少量多餐，严格限制烹调油及食肉量；烹调方法多选蒸、煮、烩、炖等
- 避免暴饮暴食及饱食，饮食要适量，有规律，绝对禁酒、戒烟
- 遵医嘱服用药物及按时复查
- 积极治疗胆道疾病，降血脂
- 家属积极配合，预防胰腺炎反复发作
- 随访 —— 定期复查胰腺CT，门诊随诊

第十一节　上消化道出血的护理

上消化道出血是指屈氏韧带（Treitz 韧带）以上的消化道，包括食管、胃、十二指肠和胰胆等部位病变引起的出血，以及胃、空肠吻合术后的空肠病变出血。上消化道急性大量出血是指在数小时内机体失血量超过 1000ml 或循环血量的 20％，其主要临床表现为呕血和（或）黑便，患者常伴有血容量减少引起的急性周围循环衰竭。病情严重者如不及时抢救，可危及生命。

一、护理评估

1. 健康史

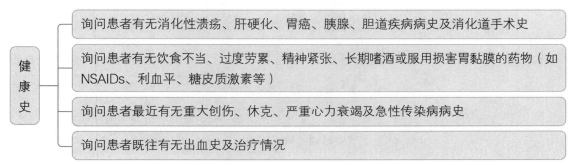

健康史

- 询问患者有无消化性溃疡、肝硬化、胃癌、胰腺、胆道疾病病史及消化道手术史
- 询问患者有无饮食不当、过度劳累、精神紧张、长期嗜酒或服用损害胃黏膜的药物（如 NSAIDs、利血平、糖皮质激素等）
- 询问患者最近有无重大创伤、休克、严重心力衰竭及急性传染病病史
- 询问患者既往有无出血史及治疗情况

2. 身体状况

```
                 ┌─ 上消化道出血的特征性表现

                 ├─ 呕血常伴有黑便，但黑便可无呕血

                 ├─ 一般来说，幽门以上的出血容易导致呕血。如果出血的量少、速度慢，
          呕血和   │   往往只出现黑便
          黑便 ────┤
                 ├─ 幽门以下的部位出血如果量大且速度快，也可反流至胃内引起呕血

                 ├─ 呕血的颜色主要取决于血液在呕出前是否经过胃酸的作用

                 ├─ 如果出血的量多、速度快，在胃内停留时间短，则呕出的血液颜色呈
                 │   暗红色，甚至鲜红色，可伴有血块；反之，血液在胃内停留时间长，
                 │   经胃酸作用后，呕出的血液可呈棕褐色或咖啡色（正铁血红蛋白的颜色）

                 └─ 粪便的颜色取决于血液在肠道内停留的时间。注意与下消化道出血相鉴别
```

身体状况

失血性周围循环衰竭
- 上消化道大量出血时，由于循环血量急剧减少，导致周围循环衰竭，其程度的轻重因出血量的大小、出血速度的快慢，以及患者的年龄、出血前的全身状况及心、肾、肝等重要脏器的功能不同而异
- 患者可出现头晕、心悸、乏力、出汗，突然起立时可发生黑蒙、晕厥、血压偏低等表现，严重者可呈休克状态，表现为面色苍白、反应迟钝、呼吸急促、皮肤湿冷、脉搏细速、血压下降、少尿或无尿、烦躁不安，甚至意识丧失

贫血和血象的变化
- 急性大量出血后均有急性失血性贫血。在出血的早期，血红蛋白浓度、红细胞计数及血细胞比容可无明显变化
- 经3～4小时后，开始出现失血性贫血的血象改变。白细胞计数在出血后2～5小时出现轻度至中度升高，但肝硬化伴有脾功能亢进的患者白细胞可不增高

氮质血症
- 在上消化道出血后，进入肠道的血液蛋白质被肠道黏膜吸收，引起循环血液中尿素氮浓度增高，称为肠源性氮质血症
- 血尿素氮在出血停止后3～4天降至正常

发热
- 上消化道大量出血后，多数患者在出血24小时内出现低热，可持续3～5天
- 机制尚不明确，可能与血液的分解产物吸收以及周围循环衰竭，导致体温调节中枢功能障碍有关

图解实用内科临床护理

3. 心理-社会状况

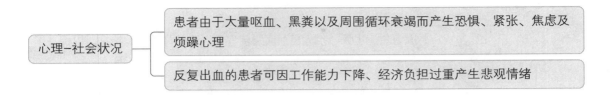

心理-社会状况
- 患者由于大量呕血、黑粪以及周围循环衰竭而产生恐惧、紧张、焦虑及烦躁心理
- 反复出血的患者可因工作能力下降、经济负担过重产生悲观情绪

4. 辅助检查

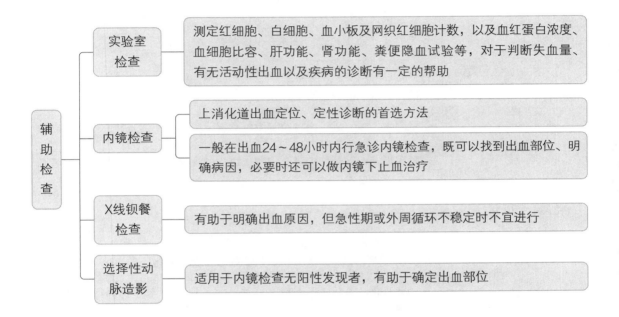

辅助检查
- 实验室检查：测定红细胞、白细胞、血小板及网织红细胞计数，以及血红蛋白浓度、血细胞比容、肝功能、肾功能、粪便隐血试验等，对于判断失血量、有无活动性出血以及疾病的诊断有一定的帮助
- 内镜检查：
  - 上消化道出血定位、定性诊断的首选方法
  - 一般在出血24～48小时内行急诊内镜检查，既可以找到出血部位、明确病因，必要时还可以做内镜下止血治疗
- X线钡餐检查：有助于明确出血原因，但急性期或外周循环不稳定时不宜进行
- 选择性动脉造影：适用于内镜检查无阳性发现者，有助于确定出血部位

二、护理诊断

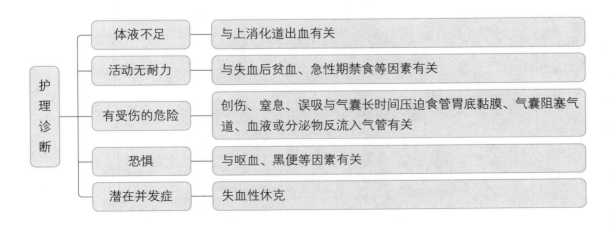

护理诊断
- 体液不足：与上消化道出血有关
- 活动无耐力：与失血后贫血、急性期禁食等因素有关
- 有受伤的危险：创伤、窒息、误吸与气囊长时间压迫食管胃底黏膜、气囊阻塞气道、血液或分泌物反流入气管有关
- 恐惧：与呕血、黑便等因素有关
- 潜在并发症：失血性休克

三、护理措施

1. 一般护理

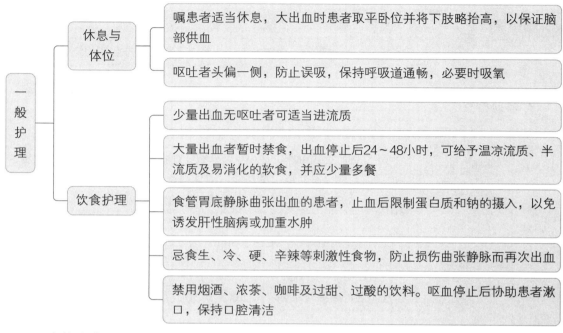

一般护理
- 休息与体位
  - 嘱患者适当休息，大出血时患者取平卧位并将下肢略抬高，以保证脑部供血
  - 呕吐者头偏一侧，防止误吸，保持呼吸道通畅，必要时吸氧
- 饮食护理
  - 少量出血无呕吐者可适当进流质
  - 大量出血者暂时禁食，出血停止后24~48小时，可给予温凉流质、半流质及易消化的软食，并应少量多餐
  - 食管胃底静脉曲张出血的患者，止血后限制蛋白质和钠的摄入，以免诱发肝性脑病或加重水肿
  - 忌食生、冷、硬、辛辣等刺激性食物，防止损伤曲张静脉而再次出血
  - 禁用烟酒、浓茶、咖啡及过甜、过酸的饮料。呕血停止后协助患者漱口，保持口腔清洁

2. 病情观察

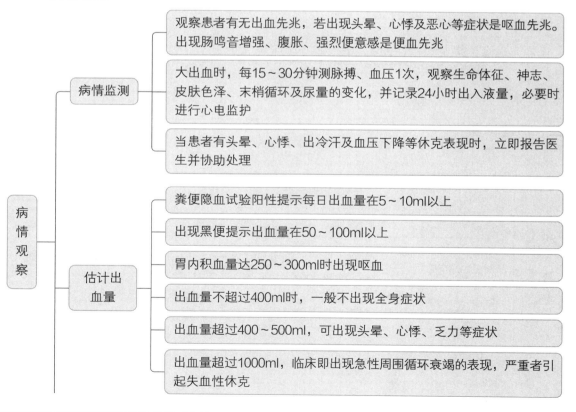

病情观察
- 病情监测
  - 观察患者有无出血先兆，若出现头晕、心悸及恶心等症状是呕血先兆。出现肠鸣音增强、腹胀、强烈便意感是便血先兆
  - 大出血时，每15~30分钟测脉搏、血压1次，观察生命体征、神志、皮肤色泽、末梢循环及尿量的变化，并记录24小时出入液量，必要时进行心电监护
  - 当患者有头晕、心悸、出冷汗及血压下降等休克表现时，立即报告医生并协助处理
- 估计出血量
  - 粪便隐血试验阳性提示每日出血量在5~10ml以上
  - 出现黑便提示出血量在50~100ml以上
  - 胃内积血量达250~300ml时出现呕血
  - 出血量不超过400ml时，一般不出现全身症状
  - 出血量超过400~500ml，可出现头晕、心悸、乏力等症状
  - 出血量超过1000ml，临床即出现急性周围循环衰竭的表现，严重者引起失血性休克

继续或再次出血的判断

- 反复呕血，甚至呕吐物由咖啡色转为鲜红色
- 黑便次数及量增多，或排出暗红色甚至鲜红色血便，伴肠鸣音活跃
- 经积极输液、输血仍不能稳定血压和脉搏，或虽暂时好转而又继续恶化
- 血红蛋白、红细胞计数与血细胞比容继续下降，网织红细胞计数持续增高
- 在补液足量、尿量正常的情况下，血尿素氮持续或再次增高
- 原有脾大、门静脉高压的患者，在出血后常暂时性缩小，如不见脾恢复肿大亦提示有继续出血

3. 治疗配合

治疗配合

用药护理

- 立即建立静脉通道，遵医嘱尽快补充血容量，配合医生实施止血治疗，同时做好配血、备血及输血准备，观察治疗效果及不良反应
- 输液开始宜快，必要时根据中心静脉压调节输液量和速度，避免输血、输液量过多而引起急性肺水肿或诱发再次出血
- 肝病导致出血者宜输新鲜血，因库存血含氨量高，易诱发肝性脑病
- 用垂体加压素止血时，应注意滴速，观察有无恶心、腹痛、血压升高、心律失常、心绞痛等不良反应，高血压、冠心病、妊娠者禁用此药
- 老年患者应同时遵医嘱静滴或舌下含化硝酸甘油，以减轻该药的不良反应，并且可以协同降低门静脉的压力

三（四）腔二囊管压迫止血术的应用及护理

- 该法在药物治疗无效的大出血时可暂时使用
- 两个气囊分别为胃囊和食管囊，三个腔分别通往两个气囊和患者的胃腔，四腔管较三腔管多了一条在食管囊上方开口的管腔，用以抽吸食管内积蓄的分泌物或血液（见图3-2）
- 三（四）腔二囊管经鼻腔插入，注气入胃囊150～200ml，至囊内压50～70mmHg，向外加压牵引，用以压迫胃底；若未能止血，再注气入食管囊，至囊内压35～45mmHg，用以压迫食管曲张静脉
- 管外端以绷带连接0.5kg沙袋，经牵引架做持续牵引
- 为防止黏膜糜烂，一般持续压迫时间不应超过24小时，放气解除压迫一段时间后，必要时可重复压迫
- 出血停止后，放松牵引，放出囊内气体，保留管道观察24小时，未再出血可考虑拔管

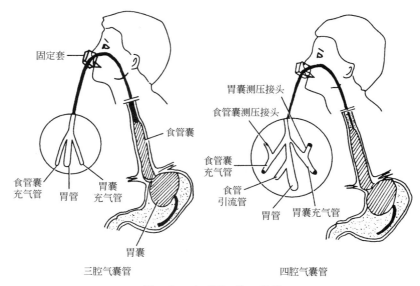

固定套

食管囊

食管囊充气管   胃管   胃囊充气管

胃囊

三腔气囊管

胃囊测压接头

食管囊测压接头

食管囊充气管

食管引流管

胃管   胃囊充气管

四腔气囊管

图 3-2   三（四）腔二囊管

4. 心理护理

心理护理	观察患者的心理变化，解释各项检查、治疗措施，耐心细致地解答患者或家属的提问，消除他们的疑虑
	说明情绪稳定有助于止血，而过度的精神紧张则可加重出血
	帮助患者消除紧张、恐惧心理，使其产生安全感、信任感，保持稳定情绪，更好地配合治疗及护理

四、健康教育

健康教育	疾病知识指导帮助患者和家属掌握上消化道出血的病因和诱因，预防、治疗及护理知识，减少再次出血的危险
	教会患者和家属早期识别出血征象及应急措施，一旦出现异常应及时就诊
	生活指导指导患者保持良好的心境，避免长期精神紧张，合理安排休息与活动
	注意饮食卫生，禁烟、浓茶、咖啡及刺激性食物，尤其在上消化道出血的好发季节更应注意

第四章

泌尿系统疾病患者的护理

第一节 泌尿系统疾病患者常见症状体征的护理

一、肾源性水肿

肾源性水肿是指肾脏病变引起人体组织间隙有过多的液体积聚而导致的组织肿胀。可见于各型肾炎和肾病的患者，是肾小球疾病最常见的症状。按发生机制可分为两类。

（1）肾炎性水肿 如急、慢性肾小球肾炎引起的水肿，主要是由于肾小球滤过功能下降，而肾小管重吸收功能相对正常，导致水钠潴留而产生水肿。

（2）肾病性水肿 如肾病综合征引起的水肿，主要是由于长期大量蛋白尿导致低蛋白血症，血浆胶体渗透压降低，液体从血管内进入组织间隙，产生水肿。

1. 护理评估

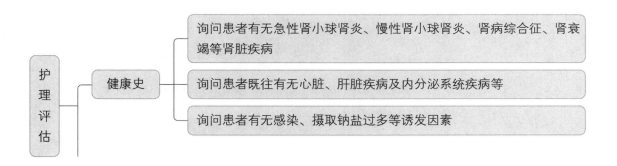

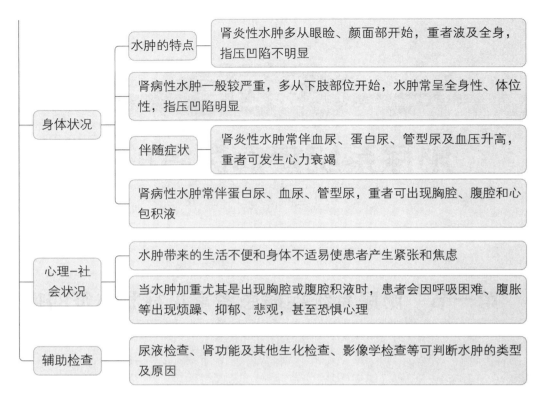

身体状况

水肿的特点 —— 肾炎性水肿多从眼睑、颜面部开始，重者波及全身，指压凹陷不明显

肾病性水肿一般较严重，多从下肢部位开始，水肿常呈全身性、体位性，指压凹陷明显

伴随症状 —— 肾炎性水肿常伴血尿、蛋白尿、管型尿及血压升高，重者可发生心力衰竭

肾病性水肿常伴蛋白尿、血尿、管型尿，重者可出现胸腔、腹腔和心包积液

心理-社会状况

水肿带来的生活不便和身体不适易使患者产生紧张和焦虑

当水肿加重尤其是出现胸腔或腹腔积液时，患者会因呼吸困难、腹胀等出现烦躁、抑郁、悲观，甚至恐惧心理

辅助检查 —— 尿液检查、肾功能及其他生化检查、影像学检查等可判断水肿的类型及原因

2. 护理诊断

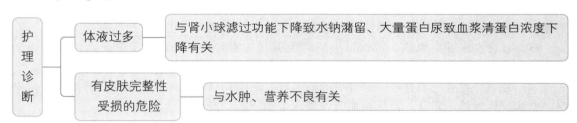

护理诊断

体液过多 —— 与肾小球滤过功能下降致水钠潴留、大量蛋白尿致血浆清蛋白浓度下降有关

有皮肤完整性受损的危险 —— 与水肿、营养不良有关

3. 护理措施

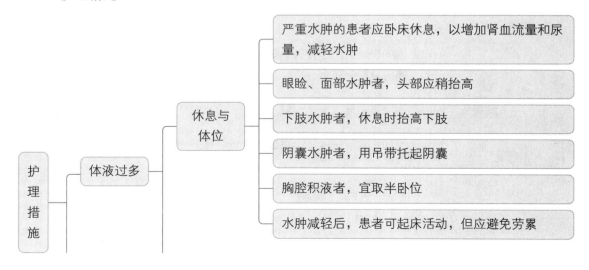

护理措施

体液过多

休息与体位

严重水肿的患者应卧床休息，以增加肾血流量和尿量，减轻水肿

眼睑、面部水肿者，头部应稍抬高

下肢水肿者，休息时抬高下肢

阴囊水肿者，用吊带托起阴囊

胸腔积液者，宜取半卧位

水肿减轻后，患者可起床活动，但应避免劳累

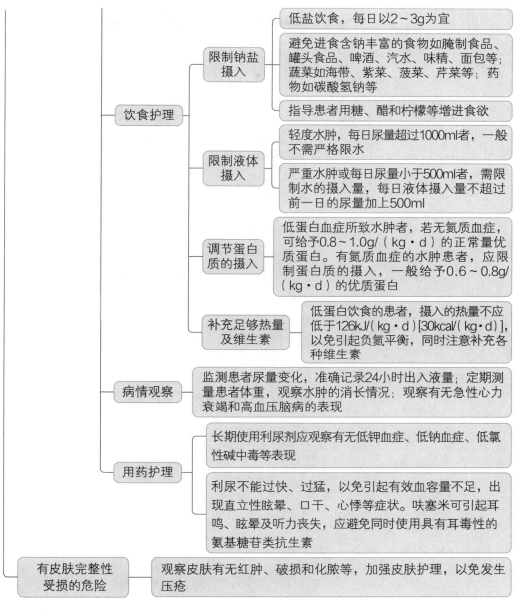

饮食护理
- 限制钠盐摄入
  - 低盐饮食，每日以2~3g为宜
  - 避免进食含钠丰富的食物如腌制食品、罐头食品、啤酒、汽水、味精、面包等；蔬菜如海带、紫菜、菠菜、芹菜等；药物如碳酸氢钠等
  - 指导患者用糖、醋和柠檬等增进食欲
- 限制液体摄入
  - 轻度水肿，每日尿量超过1000ml者，一般不需严格限水
  - 严重水肿或每日尿量小于500ml者，需限制水的摄入量，每日液体摄入量不超过前一日的尿量加上500ml
- 调节蛋白质的摄入
  - 低蛋白血症所致水肿者，若无氮质血症，可给予0.8~1.0g/（kg·d）的正常量优质蛋白。有氮质血症的水肿患者，应限制蛋白质的摄入，一般给予0.6~0.8g/（kg·d）的优质蛋白
- 补充足够热量及维生素
  - 低蛋白饮食的患者，摄入的热量不应低于126kJ/（kg·d）[30kcal/（kg·d）]，以免引起负氮平衡，同时注意补充各种维生素

病情观察
- 监测患者尿量变化，准确记录24小时出入液量；定期测量患者体重，观察水肿的消长情况；观察有无急性心力衰竭和高血压脑病的表现

用药护理
- 长期使用利尿剂应观察有无低钾血症、低钠血症、低氯性碱中毒等表现
- 利尿不能过快、过猛，以免引起有效血容量不足，出现直立性眩晕、口干、心悸等症状。呋塞米可引起耳鸣、眩晕及听力丧失，应避免同时使用具有耳毒性的氨基糖苷类抗生素

有皮肤完整性受损的危险
- 观察皮肤有无红肿、破损和化脓等，加强皮肤护理，以免发生压疮

二、肾性高血压

肾性高血压是指肾脏疾病引起的高血压，是由肾实质疾患或肾动脉狭窄引起，其发病机制有"容量依赖性高血压"及"肾素依赖性高血压"之分。

1.护理评估

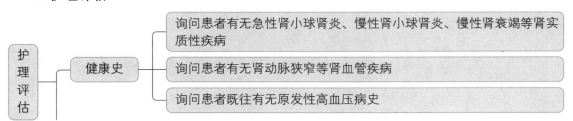

护理评估
- 健康史
  - 询问患者有无急性肾小球肾炎、慢性肾小球肾炎、慢性肾衰竭等肾实质性疾病
  - 询问患者有无肾动脉狭窄等肾血管疾病
  - 询问患者既往有无原发性高血压病史

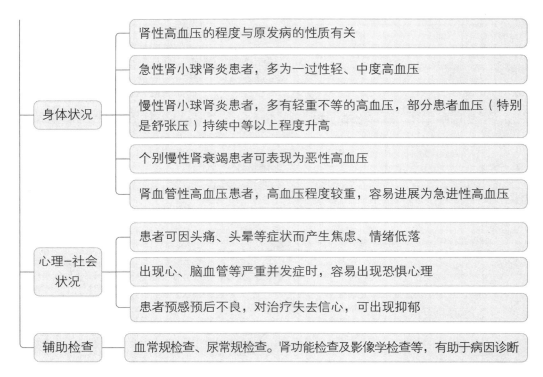

身体状况
- 肾性高血压的程度与原发病的性质有关
- 急性肾小球肾炎患者，多为一过性轻、中度高血压
- 慢性肾小球肾炎患者，多有轻重不等的高血压，部分患者血压（特别是舒张压）持续中等以上程度升高
- 个别慢性肾衰竭患者可表现为恶性高血压
- 肾血管性高血压患者，高血压程度较重，容易进展为急进性高血压

心理-社会状况
- 患者可因头痛、头晕等症状而产生焦虑、情绪低落
- 出现心、脑血管等严重并发症时，容易出现恐惧心理
- 患者预感预后不良，对治疗失去信心，可出现抑郁

辅助检查
- 血常规检查、尿常规检查。肾功能检查及影像学检查等，有助于病因诊断

2. 护理诊断

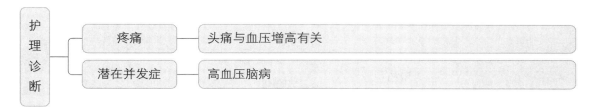

护理诊断
- 疼痛 —— 头痛与血压增高有关
- 潜在并发症 —— 高血压脑病

3. 护理措施

（1）一般护理

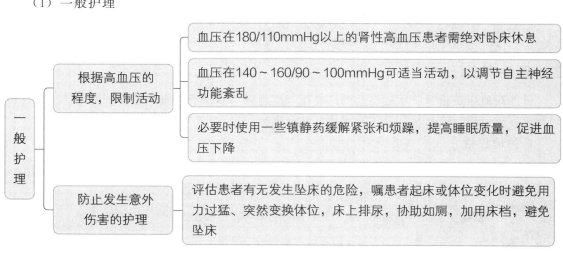

一般护理

根据高血压的程度，限制活动
- 血压在180/110mmHg以上的肾性高血压患者需绝对卧床休息
- 血压在140～160/90～100mmHg可适当活动，以调节自主神经功能紊乱
- 必要时使用一些镇静药缓解紧张和烦躁，提高睡眠质量，促进血压下降

防止发生意外伤害的护理
- 评估患者有无发生坠床的危险，嘱患者起床或体位变化时避免用力过猛、突然变换体位，床上排尿，协助如厕，加用床档，避免坠床

（2）病情观察

病情观察
- 观察高血压早期表现 —— 头痛、头晕、颈项板紧、疲劳
- 观察意识变化 —— 头痛、烦躁、眩晕、耳鸣、恶心、呕吐、心悸、气急及视物模糊等表现，提示高血压危象及高血压脑病的发生
- 观察并发症 —— 心绞痛、高血压脑病、脑血管病
- 观察降压药的反应 —— 使用降压药物前、后，以及早、中、晚睡前监测血压，对于血压波动较大、调整降压药物以及使用强效降压药物患者应给予持续血压监测，每15～30分钟1次。防止直立性低血压发生
- 观察肾功能 —— 定时检测血清肌酐、尿素氮、内生肌酐清除率，了解肾功能情况，防止肾衰竭导致药物蓄积中毒致血压骤降，而危及生命
- 严格记录出入量 —— 肾性高血压伴重度水肿患者应每天记录出入量和体重，评估水盐平衡、中心静脉压以及有无肺水肿等容量负荷过重的表现

（3）用药护理

用药护理
- 采用较小的有效剂量，能够获得疗效且使不良反应最小
- 为有效防止靶器官的损害，24小时血压稳定于目标范围内。按时服用降压药物，不要随意换药和减少药物的用量
- 服用降压药物期间，定时测量血压、脉搏，当血压突然升高或降低时要及时就医
- 口服降压药有血管紧张素转化酶抑制药（ACEI）、血管紧张素受体拮抗药（ARBS）、钙拮抗药（CCBS）、β-受体阻滞药、利尿药、α-受体阻滞药
- 每一类药物作用机制各不相同，但同一类药物作用机制基本相似，所以一般不主张同一类药物合用
- 服用利尿药的患者要定时复查血钾、血钠、血氯
- 警惕急性低血压反应。使用降压药后如有晕厥、恶心、乏力，立即平卧，采取头低脚高位，增加脑部血流量。如有头晕、眼花、耳鸣等症状时应卧床休息
- 静脉持续输入降压药的患者，静脉给药速度不可过快，避免血压骤降，引起心、脑、肾灌注不足
- 在应用降压药物治疗过程中，应嘱其卧床休息，满足生活需要。在变化体位时动作应尽量缓慢，防止发生直立性低血压

（4）饮食护理

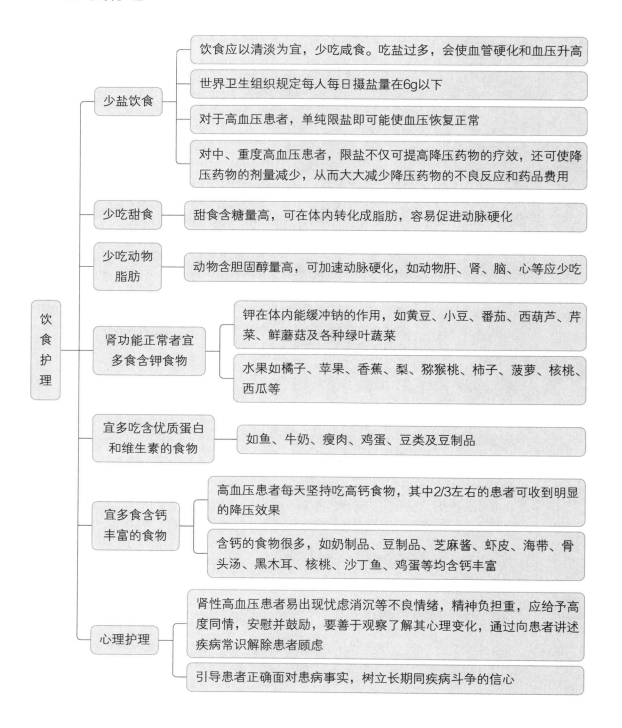

三、尿异常

尿异常包括少尿、无尿、多尿、蛋白尿、血尿、白细胞尿、脓尿、菌尿及管型尿。

（1）少尿、无尿和多尿

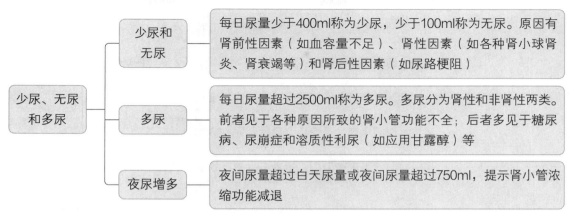

少尿、无尿和多尿

- 少尿和无尿：每日尿量少于400ml称为少尿，少于100ml称为无尿。原因有肾前性因素（如血容量不足）、肾性因素（如各种肾小球肾炎、肾衰竭等）和肾后性因素（如尿路梗阻）
- 多尿：每日尿量超过2500ml称为多尿。多尿分为肾性和非肾性两类。前者见于各种原因所致的肾小管功能不全；后者多见于糖尿病、尿崩症和溶质性利尿（如应用甘露醇）等
- 夜尿增多：夜间尿量超过白天尿量或夜间尿量超过750ml，提示肾小管浓缩功能减退

（2）蛋白尿

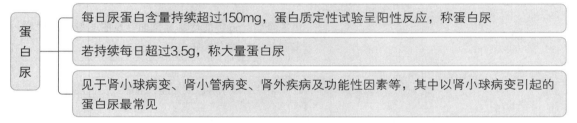

蛋白尿

- 每日尿蛋白含量持续超过150mg，蛋白质定性试验呈阳性反应，称蛋白尿
- 若持续每日超过3.5g，称大量蛋白尿
- 见于肾小球病变、肾小管病变、肾外疾病及功能性因素等，其中以肾小球病变引起的蛋白尿最常见

（3）血尿

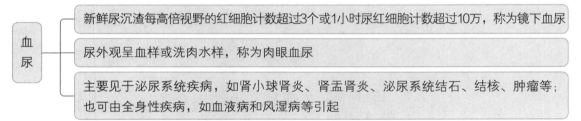

血尿

- 新鲜尿沉渣每高倍视野的红细胞计数超过3个或1小时尿红细胞计数超过10万，称为镜下血尿
- 尿外观呈血样或洗肉水样，称为肉眼血尿
- 主要见于泌尿系统疾病，如肾小球肾炎、肾盂肾炎、泌尿系统结石、结核、肿瘤等；也可由全身性疾病，如血液病和风湿病等引起

（4）白细胞尿、脓尿和菌尿

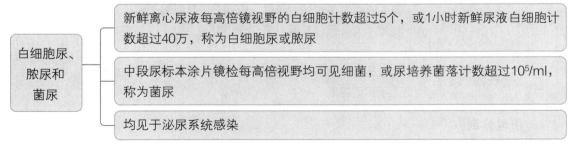

白细胞尿、脓尿和菌尿

- 新鲜离心尿液每高倍镜视野的白细胞计数超过5个，或1小时新鲜尿液白细胞计数超过40万，称为白细胞尿或脓尿
- 中段尿标本涂片镜检每高倍视野均可见细菌，或尿培养菌落计数超过10^5/ml，称为菌尿
- 均见于泌尿系统感染

（5）管型尿

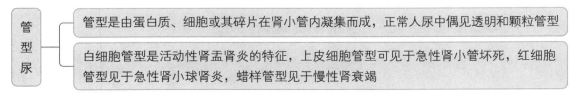

管型尿

- 管型是由蛋白质、细胞或其碎片在肾小管内凝集而成，正常人尿中偶见透明和颗粒管型
- 白细胞管型是活动性肾盂肾炎的特征，上皮细胞管型可见于急性肾小管坏死，红细胞管型见于急性肾小球肾炎，蜡样管型见于慢性肾衰竭

1. 护理评估

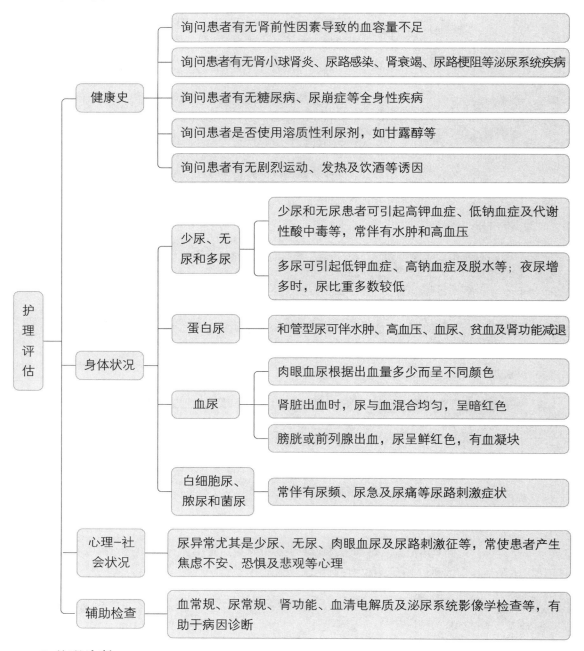

护理评估

- **健康史**
  - 询问患者有无肾前性因素导致的血容量不足
  - 询问患者有无肾小球肾炎、尿路感染、肾衰竭、尿路梗阻等泌尿系统疾病
  - 询问患者有无糖尿病、尿崩症等全身性疾病
  - 询问患者是否使用溶质性利尿剂，如甘露醇等
  - 询问患者有无剧烈运动、发热及饮酒等诱因

- **身体状况**
  - 少尿、无尿和多尿
    - 少尿和无尿患者可引起高钾血症、低钠血症及代谢性酸中毒等，常伴有水肿和高血压
    - 多尿可引起低钾血症、高钠血症及脱水等；夜尿增多时，尿比重多数较低
  - 蛋白尿
    - 和管型尿可伴水肿、高血压、血尿、贫血及肾功能减退
  - 血尿
    - 肉眼血尿根据出血量多少而呈不同颜色
    - 肾脏出血时，尿与血混合均匀，呈暗红色
    - 膀胱或前列腺出血，尿呈鲜红色，有血凝块
  - 白细胞尿、脓尿和菌尿
    - 常伴有尿频、尿急及尿痛等尿路刺激症状

- **心理-社会状况**
  - 尿异常尤其是少尿、无尿、肉眼血尿及尿路刺激征等，常使患者产生焦虑不安、恐惧及悲观等心理

- **辅助检查**
  - 血常规、尿常规、肾功能、血清电解质及泌尿系统影像学检查等，有助于病因诊断

2. 护理诊断

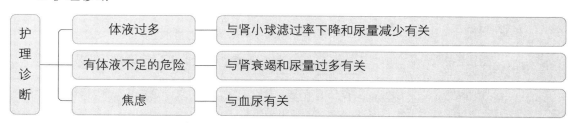

护理诊断

- 体液过多 —— 与肾小球滤过率下降和尿量减少有关
- 有体液不足的危险 —— 与肾衰竭和尿量过多有关
- 焦虑 —— 与血尿有关

3. 护理措施

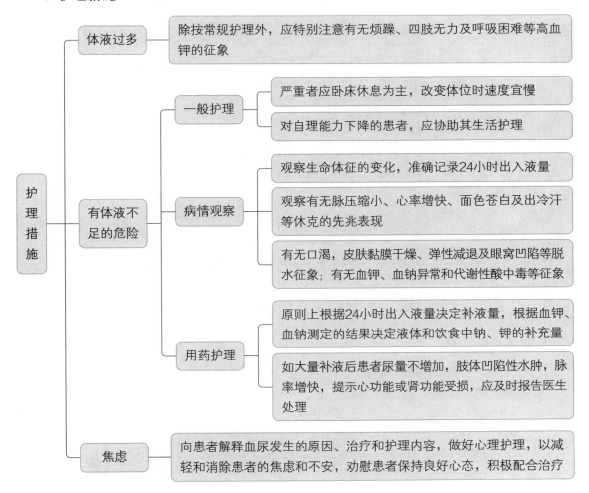

护理措施
- 体液过多 —— 除按常规护理外，应特别注意有无烦躁、四肢无力及呼吸困难等高血钾的征象
- 有体液不足的危险
  - 一般护理
    - 严重者应卧床休息为主，改变体位时速度宜慢
    - 对自理能力下降的患者，应协助其生活护理
  - 病情观察
    - 观察生命体征的变化，准确记录24小时出入液量
    - 观察有无脉压缩小、心率增快、面色苍白及出冷汗等休克的先兆表现
    - 有无口渴，皮肤黏膜干燥、弹性减退及眼窝凹陷等脱水征象；有无血钾、血钠异常和代谢性酸中毒等征象
  - 用药护理
    - 原则上根据24小时出入液量决定补液量，根据血钾、血钠测定的结果决定液体和饮食中钠、钾的补充量
    - 如大量补液后患者尿量不增加，肢体凹陷性水肿，脉率增快，提示心功能或肾功能受损，应及时报告医生处理
- 焦虑 —— 向患者解释血尿发生的原因、治疗和护理内容，做好心理护理，以减轻和消除患者的焦虑和不安，劝慰患者保持良好心态，积极配合治疗

四、尿路刺激征

尿路刺激征是指膀胱颈和膀胱三角区受炎症或机械刺激而引起的尿频、尿急及尿痛，可伴有排尿不尽感与下腹坠痛。尿频是指单位时间内排尿次数增多；尿急是指一有尿意即迫不及待需要排尿，难以控制；尿痛是指排尿时伴有会阴或下腹部疼痛。常见的原因为尿路感染、理化因素、肿瘤及异物等对膀胱黏膜的刺激。

1. 护理评估

（1）健康史

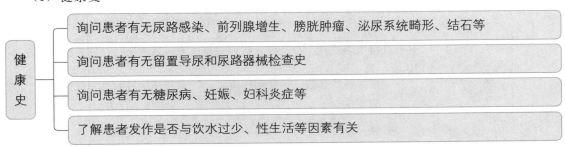

健康史
- 询问患者有无尿路感染、前列腺增生、膀胱肿瘤、泌尿系统畸形、结石等
- 询问患者有无留置导尿和尿路器械检查史
- 询问患者有无糖尿病、妊娠、妇科炎症等
- 了解患者发作是否与饮水过少、性生活等因素有关

（2）身体状况

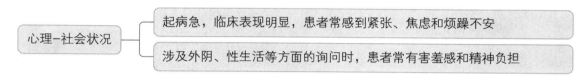

身体状况
- 尿路感染时，可出现尿频、尿急及尿痛，伴发热、尿浑浊、排尿不尽和下腹坠痛感
- 膀胱结石时，可出现尿痛伴血尿、排尿困难或尿流突然中断。膀胱肿瘤时，可出现尿频、尿急、尿痛伴血尿
- 前列腺增生时，可出现尿频、尿急伴排尿困难
- 精神因素和排尿反射异常时，常表现为白天尿频而夜间排尿次数不增加，尿急不伴尿痛

（3）心理-社会状况

心理-社会状况
- 起病急，临床表现明显，患者常感到紧张、焦虑和烦躁不安
- 涉及外阴、性生活等方面的询问时，患者常有害羞感和精神负担

（4）辅助检查　血液检查、尿液检查、肾功能检查、尿细菌学检查及泌尿系影像学检查等，可明确病因。

2. **护理诊断**

排尿障碍：尿频、尿急、尿痛与尿路感染所致的膀胱激惹状态有关。

3. **护理措施**

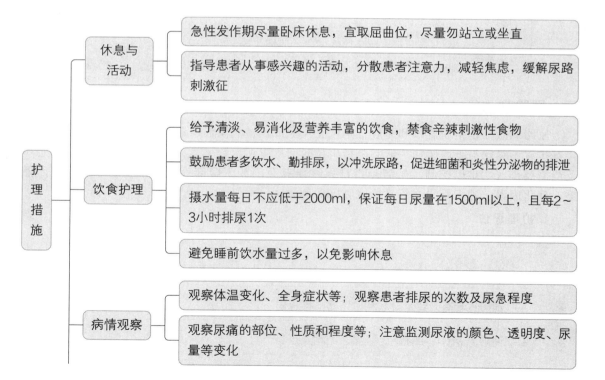

护理措施
- 休息与活动
  - 急性发作期尽量卧床休息，宜取屈曲位，尽量勿站立或坐直
  - 指导患者从事感兴趣的活动，分散患者注意力，减轻焦虑，缓解尿路刺激征
- 饮食护理
  - 给予清淡、易消化及营养丰富的饮食，禁食辛辣刺激性食物
  - 鼓励患者多饮水、勤排尿，以冲洗尿路，促进细菌和炎性分泌物的排泄
  - 摄水量每日不应低于2000ml，保证每日尿量在1500ml以上，且每2～3小时排尿1次
  - 避免睡前饮水量过多，以免影响休息
- 病情观察
  - 观察体温变化、全身症状等；观察患者排尿的次数及尿急程度
  - 观察尿痛的部位、性质和程度等；注意监测尿液的颜色、透明度、尿量等变化

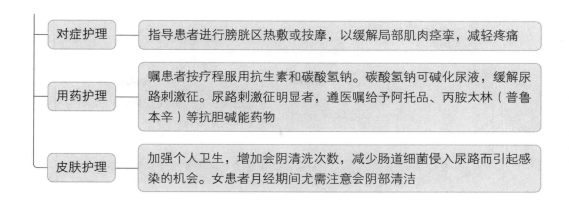

对症护理	指导患者进行膀胱区热敷或按摩，以缓解局部肌肉痉挛，减轻疼痛
用药护理	嘱患者按疗程服用抗生素和碳酸氢钠。碳酸氢钠可碱化尿液，缓解尿路刺激征。尿路刺激征明显者，遵医嘱给予阿托品、丙胺太林（普鲁本辛）等抗胆碱能药物
皮肤护理	加强个人卫生，增加会阴清洗次数，减少肠道细菌侵入尿路而引起感染的机会。女患者月经期间尤需注意会阴部清洁

第二节　急性肾小球肾炎的护理

急性肾小球肾炎简称为急性肾炎，是以急性肾炎综合征为主要表现的一组疾病。其特点为起病急，患者出现血尿、蛋白尿、水肿和高血压，可伴有一过性氮质血症。急性肾小球肾炎好发于儿童，男性居多。常有前驱感染，多见于链球菌感染后，其他细菌、病毒和寄生虫感染后也可引起。

一、护理评估

1. 健康史

询问病史，发病前有无上呼吸道感染或皮肤感染史，以往有无类似疾病发生。

2. 身体状况

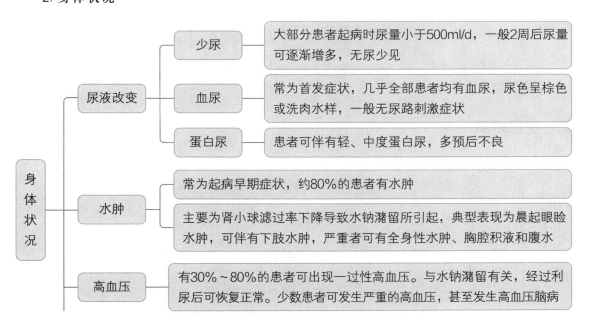

身体状况	尿液改变	少尿	大部分患者起病时尿量小于500ml/d，一般2周后尿量可逐渐增多，无尿少见
		血尿	常为首发症状，几乎全部患者均有血尿，尿色呈棕色或洗肉水样，一般无尿路刺激症状
		蛋白尿	患者可伴有轻、中度蛋白尿，多预后不良
	水肿		常为起病早期症状，约80%的患者有水肿
			主要为肾小球滤过率下降导致水钠潴留所引起，典型表现为晨起眼睑水肿，可伴有下肢水肿，严重者可有全身性水肿、胸腔积液和腹水
	高血压		有30%～80%的患者可出现一过性高血压。与水钠潴留有关，经过利尿后可恢复正常。少数患者可发生严重的高血压，甚至发生高血压脑病

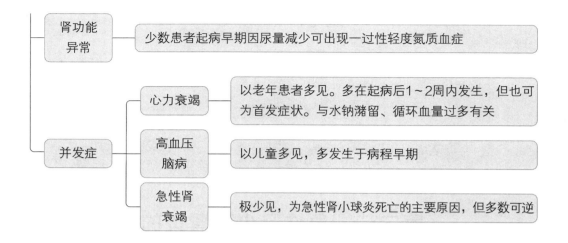

3. 心理-社会状况

了解患者的社会心理状态，患者及家属对本病的了解程度及对其健康的需求。

4. 辅助检查

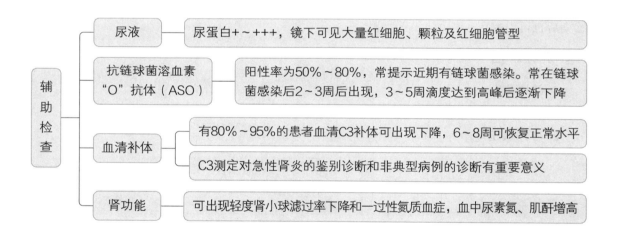

二、护理诊断

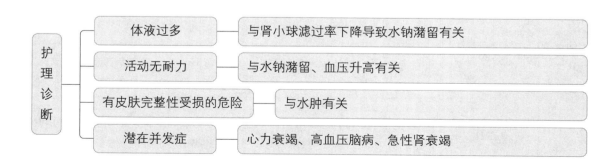

三、护理措施

1. 一般护理

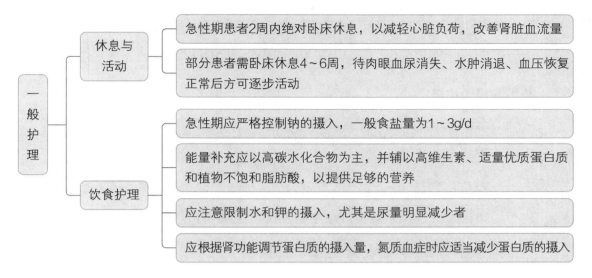

一般护理 —
- 休息与活动
  - 急性期患者2周内绝对卧床休息，以减轻心脏负荷，改善肾脏血流量
  - 部分患者需卧床休息4~6周，待肉眼血尿消失、水肿消退、血压恢复正常后方可逐步活动
- 饮食护理
  - 急性期应严格控制钠的摄入，一般食盐量为1~3g/d
  - 能量补充应以高碳水化合物为主，并辅以高维生素、适量优质蛋白质和植物不饱和脂肪酸，以提供足够的营养
  - 应注意限制水和钾的摄入，尤其是尿量明显减少者
  - 应根据肾功能调节蛋白质的摄入量，氮质血症时应适当减少蛋白质的摄入

2. 病情观察

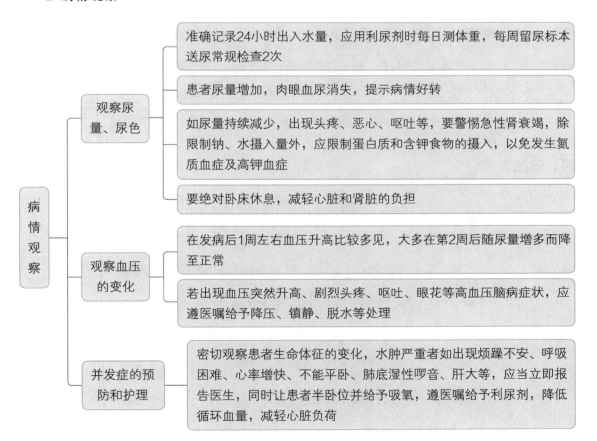

病情观察 —
- 观察尿量、尿色
  - 准确记录24小时出入水量，应用利尿剂时每日测体重，每周留尿标本送尿常规检查2次
  - 患者尿量增加，肉眼血尿消失，提示病情好转
  - 如尿量持续减少，出现头疼、恶心、呕吐等，要警惕急性肾衰竭，除限制钠、水摄入量外，应限制蛋白质和含钾食物的摄入，以免发生氮质血症及高钾血症
  - 要绝对卧床休息，减轻心脏和肾脏的负担
- 观察血压的变化
  - 在发病后1周左右血压升高比较多见，大多在第2周后随尿量增多而降至正常
  - 若出现血压突然升高、剧烈头疼、呕吐、眼花等高血压脑病症状，应遵医嘱给予降压、镇静、脱水等处理
- 并发症的预防和护理
  - 密切观察患者生命体征的变化，水肿严重者如出现烦躁不安、呼吸困难、心率增快、不能平卧、肺底湿性啰音、肝大等，应当立即报告医生，同时让患者半卧位并给予吸氧，遵医嘱给予利尿剂，降低循环血量，减轻心脏负荷

3. 用药护理

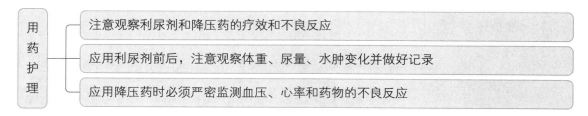

用药护理
- 注意观察利尿剂和降压药的疗效和不良反应
- 应用利尿剂前后，注意观察体重、尿量、水肿变化并做好记录
- 应用降压药时必须严密监测血压、心率和药物的不良反应

4. 皮肤黏膜的护理

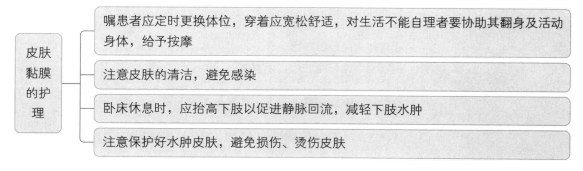

皮肤黏膜的护理
- 嘱患者应定时更换体位，穿着应宽松舒适，对生活不能自理者要协助其翻身及活动身体，给予按摩
- 注意皮肤的清洁，避免感染
- 卧床休息时，应抬高下肢以促进静脉回流，减轻下肢水肿
- 注意保护好水肿皮肤，避免损伤、烫伤皮肤

5. 心理护理

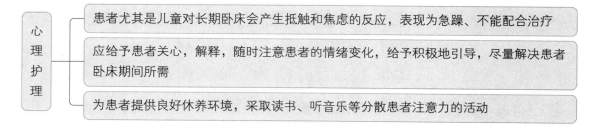

心理护理
- 患者尤其是儿童对长期卧床会产生抵触和焦虑的反应，表现为急躁、不能配合治疗
- 应给予患者关心，解释，随时注意患者的情绪变化，给予积极地引导，尽量解决患者卧床期间所需
- 为患者提供良好休养环境，采取读书、听音乐等分散患者注意力的活动

四、健康教育

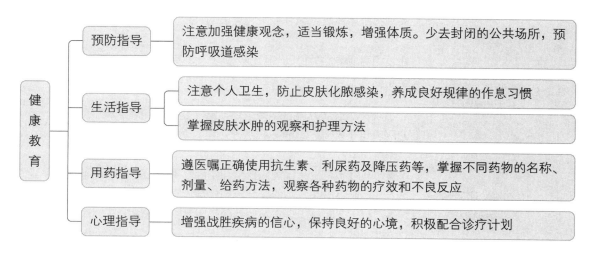

健康教育
- 预防指导
  - 注意加强健康观念，适当锻炼，增强体质。少去封闭的公共场所，预防呼吸道感染
- 生活指导
  - 注意个人卫生，防止皮肤化脓感染，养成良好规律的作息习惯
  - 掌握皮肤水肿的观察和护理方法
- 用药指导
  - 遵医嘱正确使用抗生素、利尿药及降压药等，掌握不同药物的名称、剂量、给药方法，观察各种药物的疗效和不良反应
- 心理指导
  - 增强战胜疾病的信心，保持良好的心境，积极配合诊疗计划

第三节　慢性肾小球肾炎的护理

慢性肾小球肾炎（CGN），简称为慢性肾炎，是一组以蛋白尿、血尿、水肿、高血压为基本临床表现的肾小球疾病，可发生于任何年龄，以青、中年居多，男性多于女性。病程长，起病初期常无明显症状，以后缓慢持续进行性发展，最终可导致慢性肾衰竭。

一、护理评估

1. 健康史

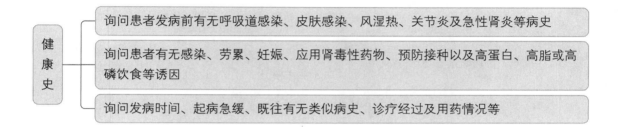

健康史
- 询问患者发病前有无呼吸道感染、皮肤感染、风湿热、关节炎及急性肾炎等病史
- 询问患者有无感染、劳累、妊娠、应用肾毒性药物、预防接种以及高蛋白、高脂或高磷饮食等诱因
- 询问发病时间、起病急缓、既往有无类似病史、诊疗经过及用药情况等

2. 身体状况

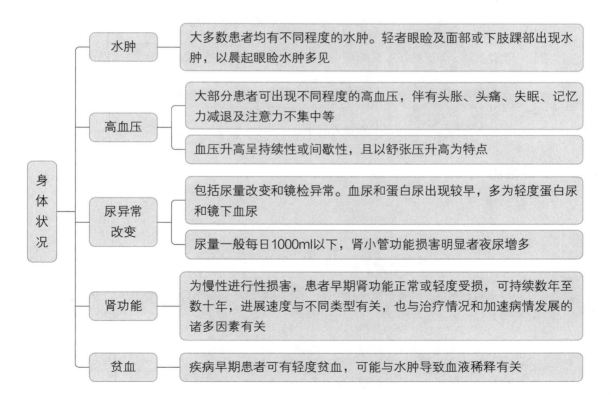

身体状况
- 水肿：大多数患者均有不同程度的水肿。轻者眼睑及面部或下肢踝部出现水肿，以晨起眼睑水肿多见
- 高血压：
  - 大部分患者可出现不同程度的高血压，伴有头胀、头痛、失眠、记忆力减退及注意力不集中等
  - 血压升高呈持续性或间歇性，且以舒张压升高为特点
- 尿异常改变：
  - 包括尿量改变和镜检异常。血尿和蛋白尿出现较早，多为轻度蛋白尿和镜下血尿
  - 尿量一般每日1000ml以下，肾小管功能损害明显者夜尿增多
- 肾功能：为慢性进行性损害，患者早期肾功能正常或轻度受损，可持续数年至数十年，进展速度与不同类型有关，也与治疗情况和加速病情发展的诸多因素有关
- 贫血：疾病早期患者可有轻度贫血，可能与水肿导致血液稀释有关

3. 心理-社会状况

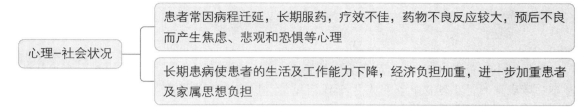

心理-社会状况
- 患者常因病程迁延，长期服药，疗效不佳，药物不良反应较大，预后不良而产生焦虑、悲观和恐惧等心理
- 长期患病使患者的生活及工作能力下降，经济负担加重，进一步加重患者及家属思想负担

4. 辅助检查

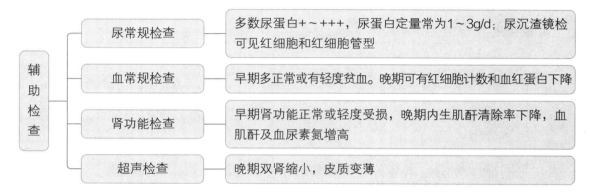

辅助检查
- 尿常规检查：多数尿蛋白+～+++，尿蛋白定量常为1～3g/d；尿沉渣镜检可见红细胞和红细胞管型
- 血常规检查：早期多正常或有轻度贫血。晚期可有红细胞计数和血红蛋白下降
- 肾功能检查：早期肾功能正常或轻度受损，晚期内生肌酐清除率下降，血肌酐及血尿素氮增高
- 超声检查：晚期双肾缩小，皮质变薄

二、护理诊断

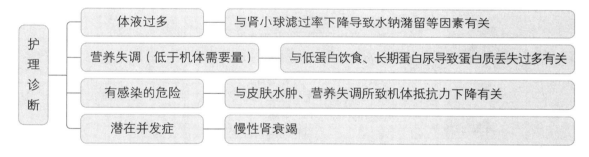

护理诊断
- 体液过多：与肾小球滤过率下降导致水钠潴留等因素有关
- 营养失调（低于机体需要量）：与低蛋白饮食、长期蛋白尿导致蛋白质丢失过多有关
- 有感染的危险：与皮肤水肿、营养失调所致机体抵抗力下降有关
- 潜在并发症：慢性肾衰竭

三、护理措施

1. 一般护理

（1）休息与活动

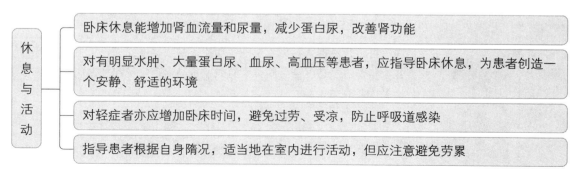

休息与活动
- 卧床休息能增加肾血流量和尿量，减少蛋白尿，改善肾功能
- 对有明显水肿、大量蛋白尿、血尿、高血压等患者，应指导卧床休息，为患者创造一个安静、舒适的环境
- 对轻症者亦应增加卧床时间，避免过劳、受凉，防止呼吸道感染
- 指导患者根据自身情况，适当地在室内进行活动，但应注意避免劳累

（2）饮食护理

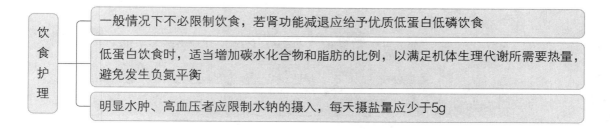

饮食护理
- 一般情况下不必限制饮食，若肾功能减退应给予优质低蛋白低磷饮食
- 低蛋白饮食时，适当增加碳水化合物和脂肪的比例，以满足机体生理代谢所需要热量，避免发生负氮平衡
- 明显水肿、高血压者应限制水钠的摄入，每天摄盐量应少于5g

2. 病情观察

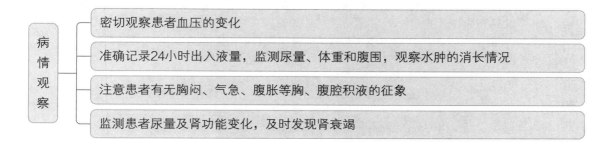

病情观察
- 密切观察患者血压的变化
- 准确记录24小时出入液量，监测尿量、体重和腹围，观察水肿的消长情况
- 注意患者有无胸闷、气急、腹胀等胸、腹腔积液的征象
- 监测患者尿量及肾功能变化，及时发现肾衰竭

3. 用药护理

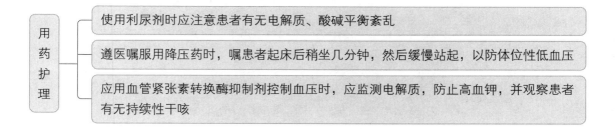

用药护理
- 使用利尿剂时应注意患者有无电解质、酸碱平衡紊乱
- 遵医嘱服用降压药时，嘱患者起床后稍坐几分钟，然后缓慢站起，以防体位性低血压
- 应用血管紧张素转换酶抑制剂控制血压时，应监测电解质，防止高血钾，并观察患者有无持续性干咳

4. 心理护理

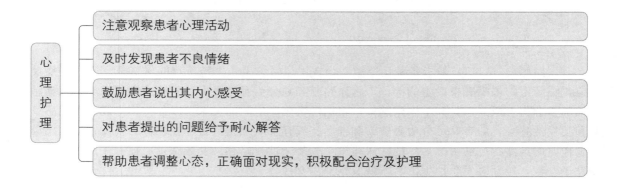

心理护理
- 注意观察患者心理活动
- 及时发现患者不良情绪
- 鼓励患者说出其内心感受
- 对患者提出的问题给予耐心解答
- 帮助患者调整心态，正确面对现实，积极配合治疗及护理

四、健康教育

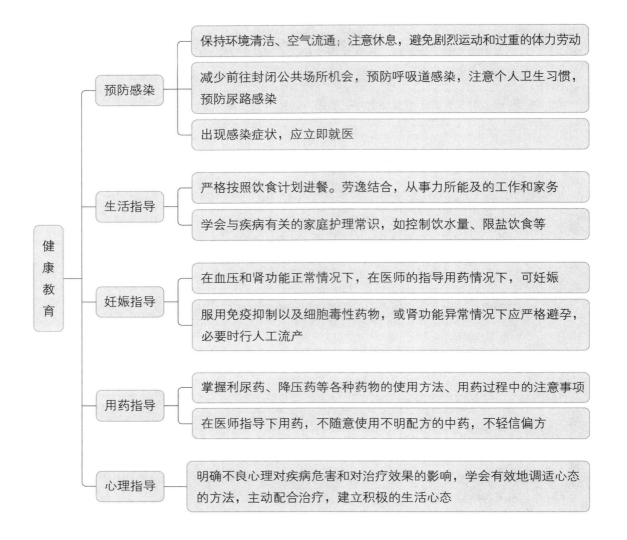

健康教育
- 预防感染
  - 保持环境清洁、空气流通；注意休息，避免剧烈运动和过重的体力劳动
  - 减少前往封闭公共场所机会，预防呼吸道感染，注意个人卫生习惯，预防尿路感染
  - 出现感染症状，应立即就医
- 生活指导
  - 严格按照饮食计划进餐。劳逸结合，从事力所能及的工作和家务
  - 学会与疾病有关的家庭护理常识，如控制饮水量、限盐饮食等
- 妊娠指导
  - 在血压和肾功能正常情况下，在医师的指导用药情况下，可妊娠
  - 服用免疫抑制以及细胞毒性药物，或肾功能异常情况下应严格避孕，必要时行人工流产
- 用药指导
  - 掌握利尿药、降压药等各种药物的使用方法、用药过程中的注意事项
  - 在医师指导下用药，不随意使用不明配方的中药，不轻信偏方
- 心理指导
  - 明确不良心理对疾病危害和对治疗效果的影响，学会有效地调适心态的方法，主动配合治疗，建立积极的生活心态

第四节　尿路感染的护理

尿路感染（UTI）是指各种病原微生物在泌尿系统生长繁殖所致的尿路急、慢性炎症反应。临床上，根据感染发生的部位，将尿路感染划分为肾盂肾炎、膀胱炎和尿道炎；根据感染部位分为上尿路感染和下尿路感染；根据两次感染之间的关系可以分为孤立或散发性感染和复发性感染，后者又可分为再感染和细菌持续存在，细菌持续存在也称为复发；根据感染发作时的尿路状态又可分为单纯性尿路感染、复杂性尿路感染及尿脓毒血症。尿路感染常多发于女性，特别多发于性生活活跃期及绝经后女性。

一、护理评估

1. 健康史

健康史
- 询问患者有无尿路结石、前列腺增生、狭窄、肿瘤等原因所致的尿路梗阻
- 询问患者有无膀胱-输尿管反流；有无长期使用免疫抑制剂、糖尿病、长期卧床、严重的慢性病和艾滋病等
- 询问患者有无脊髓损伤、多发性硬化等疾病
- 询问患者有无导尿或留置导尿管、膀胱镜和输尿管镜检查及尿道扩张等
- 询问患者有无肾发育不良、肾盂及输尿管畸形及多囊肾等；有无感染和外伤等

2. 身体状况

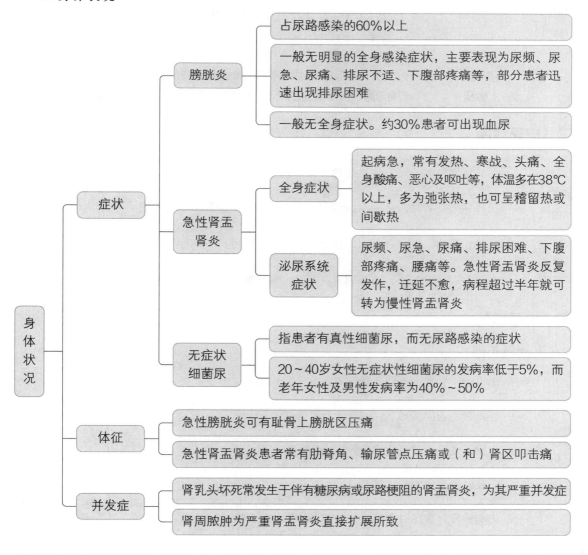

身体状况

症状
- 膀胱炎
  - 占尿路感染的60%以上
  - 一般无明显的全身感染症状，主要表现为尿频、尿急、尿痛、排尿不适、下腹部疼痛等，部分患者迅速出现排尿困难
  - 一般无全身症状。约30%患者可出现血尿
- 急性肾盂肾炎
  - 全身症状：起病急，常有发热、寒战、头痛、全身酸痛、恶心及呕吐等，体温多在38℃以上，多为弛张热，也可呈稽留热或间歇热
  - 泌尿系统症状：尿频、尿急、尿痛、排尿困难、下腹部疼痛、腰痛等。急性肾盂肾炎反复发作，迁延不愈，病程超过半年就可转为慢性肾盂肾炎
- 无症状细菌尿
  - 指患者有真性细菌尿，而无尿路感染的症状
  - 20～40岁女性无症状性细菌尿的发病率低于5%，而老年女性及男性发病率为40%～50%

体征
- 急性膀胱炎可有耻骨上膀胱区压痛
- 急性肾盂肾炎患者常有肋脊角、输尿管点压痛或（和）肾区叩击痛

并发症
- 肾乳头坏死常发生于伴有糖尿病或尿路梗阻的肾盂肾炎，为其严重并发症
- 肾周脓肿为严重肾盂肾炎直接扩展所致

3. 心理-社会状况

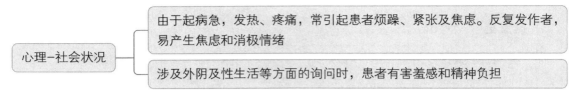

心理-社会状况

- 由于起病急，发热、疼痛，常引起患者烦躁、紧张及焦虑。反复发作者，易产生焦虑和消极情绪
- 涉及外阴及性生活等方面的询问时，患者有害羞感和精神负担

4. 辅助检查

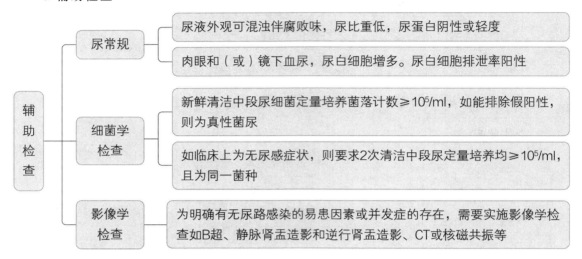

辅助检查

- 尿常规
  - 尿液外观可混浊伴腐败味，尿比重低，尿蛋白阴性或轻度
  - 肉眼和（或）镜下血尿，尿白细胞增多。尿白细胞排泄率阳性
- 细菌学检查
  - 新鲜清洁中段尿细菌定量培养菌落计数≥10^5/ml，如能排除假阳性，则为真性菌尿
  - 如临床上为无尿感症状，则要求2次清洁中段尿定量培养均≥10^5/ml，且为同一菌种
- 影像学检查
  - 为明确有无尿路感染的易患因素或并发症的存在，需要实施影像学检查如B超、静脉肾盂造影和逆行肾盂造影、CT或核磁共振等

二、护理诊断

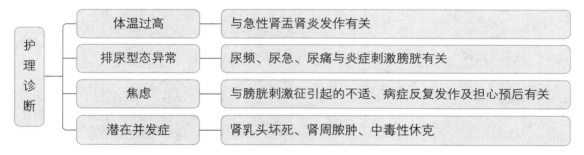

护理诊断

- 体温过高 —— 与急性肾盂肾炎发作有关
- 排尿型态异常 —— 尿频、尿急、尿痛与炎症刺激膀胱有关
- 焦虑 —— 与膀胱刺激征引起的不适、病症反复发作及担心预后有关
- 潜在并发症 —— 肾乳头坏死、肾周脓肿、中毒性休克

三、护理措施

1. 一般护理

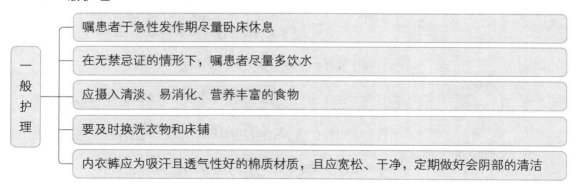

一般护理

- 嘱患者于急性发作期尽量卧床休息
- 在无禁忌证的情形下，嘱患者尽量多饮水
- 应摄入清淡、易消化、营养丰富的食物
- 要及时换洗衣物和床铺
- 内衣裤应为吸汗且透气性好的棉质材质，且应宽松、干净，定期做好会阴部的清洁

2. 病情观察

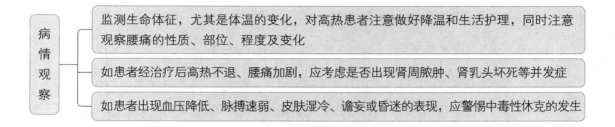

病情观察
- 监测生命体征，尤其是体温的变化，对高热患者注意做好降温和生活护理，同时注意观察腰痛的性质、部位、程度及变化
- 如患者经治疗后高热不退、腰痛加剧，应考虑是否出现肾周脓肿、肾乳头坏死等并发症
- 如患者出现血压降低、脉搏速弱、皮肤湿冷、谵妄或昏迷的表现，应警惕中毒性休克的发生

3. 尿细菌学检查的护理

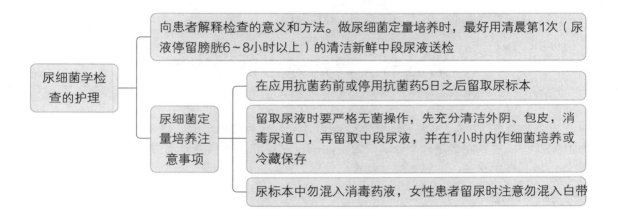

尿细菌学检查的护理
- 向患者解释检查的意义和方法。做尿细菌定量培养时，最好用清晨第1次（尿液停留膀胱6~8小时以上）的清洁新鲜中段尿液送检
- 尿细菌定量培养注意事项
  - 在应用抗菌药前或停用抗菌药5日之后留取尿标本
  - 留取尿液时要严格无菌操作，先充分清洁外阴、包皮，消毒尿道口，再留取中段尿液，并在1小时内作细菌培养或冷藏保存
  - 尿标本中勿混入消毒药液，女性患者留尿时注意勿混入白带

4. 用药护理

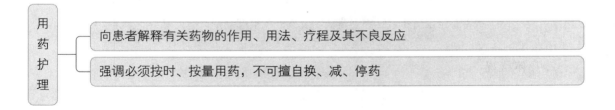

用药护理
- 向患者解释有关药物的作用、用法、疗程及其不良反应
- 强调必须按时、按量用药，不可擅自换、减、停药

5. 心理护理

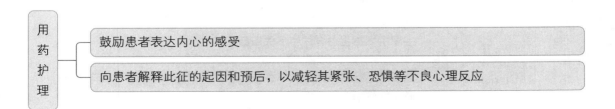

用药护理
- 鼓励患者表达内心的感受
- 向患者解释此征的起因和预后，以减轻其紧张、恐惧等不良心理反应

四、健康教育

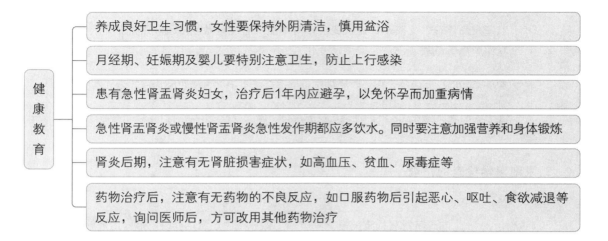

健康教育
- 养成良好卫生习惯，女性要保持外阴清洁，慎用盆浴
- 月经期、妊娠期及婴儿要特别注意卫生，防止上行感染
- 患有急性肾盂肾炎妇女，治疗后1年内应避孕，以免怀孕而加重病情
- 急性肾盂肾炎或慢性肾盂肾炎急性发作期都应多饮水。同时要注意加强营养和身体锻炼
- 肾炎后期，注意有无肾脏损害症状，如高血压、贫血、尿毒症等
- 药物治疗后，注意有无药物的不良反应，如口服药物后引起恶心、呕吐、食欲减退等反应，询问医师后，方可改用其他药物治疗

第五节　肾病综合征的护理

肾病综合征（NS）不是一种独立性疾病，可由多种病因引起，以肾小球基膜通透性增加伴肾小球滤过率降低等肾小球病变为主的一组症候群。其典型表现为"三高一低"，即大量蛋白尿、高度水肿、高脂血症、低蛋白血症。

一、护理评估

1.健康史

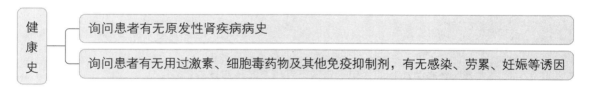

健康史
- 询问患者有无原发性肾疾病病史
- 询问患者有无用过激素、细胞毒药物及其他免疫抑制剂，有无感染、劳累、妊娠等诱因

2.身体状况

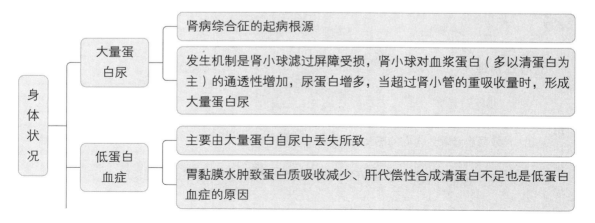

身体状况
- 大量蛋白尿
  - 肾病综合征的起病根源
  - 发生机制是肾小球滤过屏障受损，肾小球对血浆蛋白（多以清蛋白为主）的通透性增加，尿蛋白增多，当超过肾小管的重吸收量时，形成大量蛋白尿
- 低蛋白血症
  - 主要由大量蛋白自尿中丢失所致
  - 胃黏膜水肿致蛋白质吸收减少、肝代偿性合成清蛋白不足也是低蛋白血症的原因

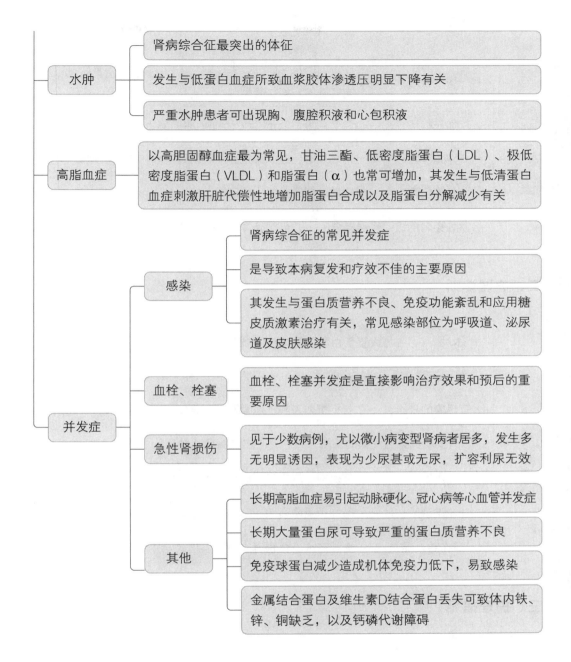

水肿
- 肾病综合征最突出的体征
- 发生与低蛋白血症所致血浆胶体渗透压明显下降有关
- 严重水肿患者可出现胸、腹腔积液和心包积液

高脂血症
- 以高胆固醇血症最为常见，甘油三酯、低密度脂蛋白（LDL）、极低密度脂蛋白（VLDL）和脂蛋白（α）也常可增加，其发生与低清蛋白血症刺激肝脏代偿性地增加脂蛋白合成以及脂蛋白分解减少有关

并发症

感染
- 肾病综合征的常见并发症
- 是导致本病复发和疗效不佳的主要原因
- 其发生与蛋白质营养不良、免疫功能紊乱和应用糖皮质激素治疗有关，常见感染部位为呼吸道、泌尿道及皮肤感染

血栓、栓塞
- 血栓、栓塞并发症是直接影响治疗效果和预后的重要原因

急性肾损伤
- 见于少数病例，尤以微小病变型肾病者居多，发生多无明显诱因，表现为少尿甚或无尿，扩容利尿无效

其他
- 长期高脂血症易引起动脉硬化、冠心病等心血管并发症
- 长期大量蛋白尿可导致严重的蛋白质营养不良
- 免疫球蛋白减少造成机体免疫力低下，易致感染
- 金属结合蛋白及维生素D结合蛋白丢失可致体内铁、锌、铜缺乏，以及钙磷代谢障碍

3. 心理-社会状况

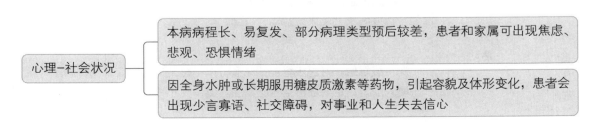

心理-社会状况
- 本病病程长、易复发、部分病理类型预后较差，患者和家属可出现焦虑、悲观、恐惧情绪
- 因全身水肿或长期服用糖皮质激素等药物，引起容貌及体形变化，患者会出现少言寡语、社交障碍，对事业和人生失去信心

4. 辅助检查

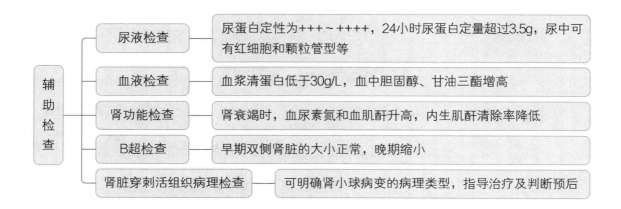

辅助检查		
	尿液检查	尿蛋白定性为+++～++++，24小时尿蛋白定量超过3.5g，尿中可有红细胞和颗粒管型等
	血液检查	血浆清蛋白低于30g/L，血中胆固醇、甘油三酯增高
	肾功能检查	肾衰竭时，血尿素氮和血肌酐升高，内生肌酐清除率降低
	B超检查	早期双侧肾脏的大小正常，晚期缩小
	肾脏穿刺活组织病理检查	可明确肾小球病变的病理类型，指导治疗及判断预后

二、护理诊断

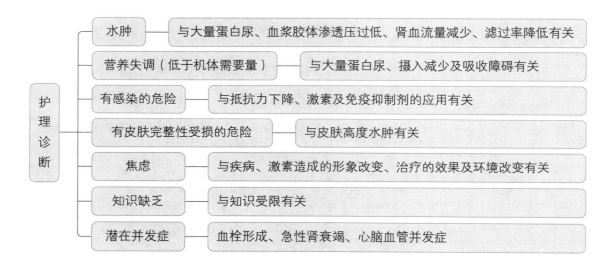

护理诊断		
	水肿	与大量蛋白尿、血浆胶体渗透压过低、肾血流量减少、滤过率降低有关
	营养失调（低于机体需要量）	与大量蛋白尿、摄入减少及吸收障碍有关
	有感染的危险	与抵抗力下降、激素及免疫抑制剂的应用有关
	有皮肤完整性受损的危险	与皮肤高度水肿有关
	焦虑	与疾病、激素造成的形象改变、治疗的效果及环境改变有关
	知识缺乏	与知识受限有关
	潜在并发症	血栓形成、急性肾衰竭、心脑血管并发症

三、护理措施

1. 一般护理

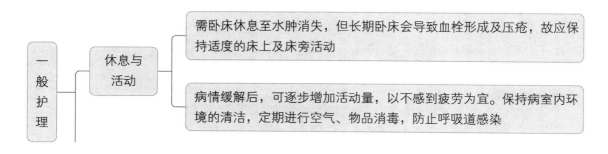

一般护理		
	休息与活动	需卧床休息至水肿消失，但长期卧床会导致血栓形成及压疮，故应保持适度的床上及床旁活动
		病情缓解后，可逐步增加活动量，以不感到疲劳为宜。保持病室内环境的清洁，定期进行空气、物品消毒，防止呼吸道感染

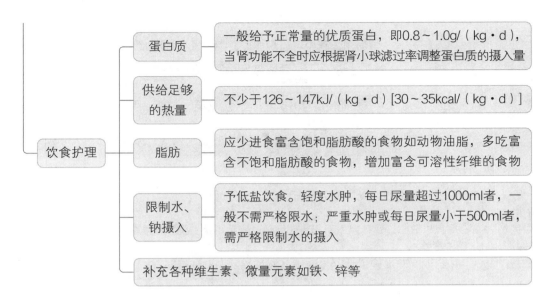

饮食护理

蛋白质	一般给予正常量的优质蛋白，即0.8~1.0g/（kg·d），当肾功能不全时应根据肾小球滤过率调整蛋白质的摄入量
供给足够的热量	不少于126~147kJ/（kg·d）[30~35kcal/（kg·d）]
脂肪	应少进食富含饱和脂肪酸的食物如动物油脂，多吃富含不饱和脂肪酸的食物，增加富含可溶性纤维的食物
限制水、钠摄入	予低盐饮食。轻度水肿，每日尿量超过1000ml者，一般不需严格限水；严重水肿或每日尿量小于500ml者，需严格限制水的摄入
补充各种维生素、微量元素如铁、锌等	

2. 病情观察

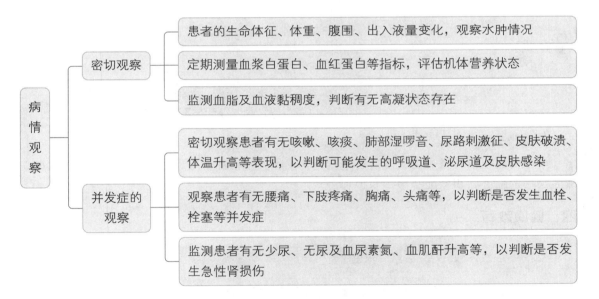

病情观察

密切观察
- 患者的生命体征、体重、腹围、出入液量变化，观察水肿情况
- 定期测量血浆白蛋白、血红蛋白等指标，评估机体营养状态
- 监测血脂及血液黏稠度，判断有无高凝状态存在

并发症的观察
- 密切观察患者有无咳嗽、咳痰、肺部湿啰音、尿路刺激征、皮肤破溃、体温升高等表现，以判断可能发生的呼吸道、泌尿道及皮肤感染
- 观察患者有无腰痛、下肢疼痛、胸痛、头痛等，以判断是否发生血栓、栓塞等并发症
- 监测患者有无少尿、无尿及血尿素氮、血肌酐升高等，以判断是否发生急性肾损伤

3. 用药护理

（1）糖皮质激素

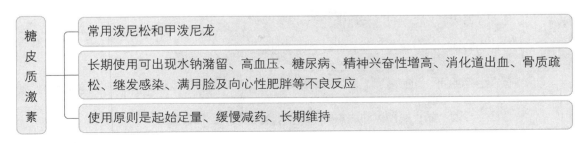

糖皮质激素
- 常用泼尼松和甲泼尼龙
- 长期使用可出现水钠潴留、高血压、糖尿病、精神兴奋性增高、消化道出血、骨质疏松、继发感染、满月脸及向心性肥胖等不良反应
- 使用原则是起始足量、缓慢减药、长期维持

（2）免疫抑制剂

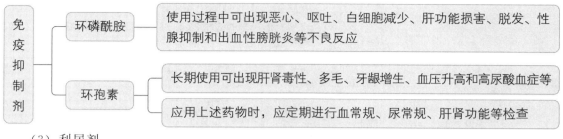

免疫抑制剂
- 环磷酰胺 —— 使用过程中可出现恶心、呕吐、白细胞减少、肝功能损害、脱发、性腺抑制和出血性膀胱炎等不良反应
- 环孢素
  - 长期使用可出现肝肾毒性、多毛、牙龈增生、血压升高和高尿酸血症等
  - 应用上述药物时，应定期进行血常规、尿常规、肝肾功能等检查

（3）利尿剂

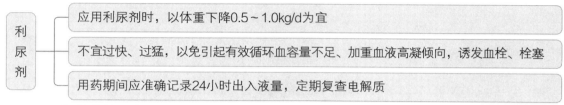

利尿剂
- 应用利尿剂时，以体重下降0.5～1.0kg/d为宜
- 不宜过快、过猛，以免引起有效循环血容量不足、加重血液高凝倾向，诱发血栓、栓塞
- 用药期间应准确记录24小时出入液量，定期复查电解质

（4）抗凝药物和中医中药

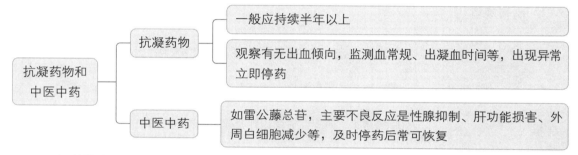

抗凝药物和中医中药
- 抗凝药物
  - 一般应持续半年以上
  - 观察有无出血倾向，监测血常规、出凝血时间等，出现异常立即停药
- 中医中药 —— 如雷公藤总苷，主要不良反应是性腺抑制、肝功能损害、外周白细胞减少等，及时停药后常可恢复

4.心理护理

向患者说明治疗经过及康复后可进行正常工作、生活和学习，从而减轻悲观心理，树立战胜疾病的信心，积极配合治疗与护理。

四、健康教育

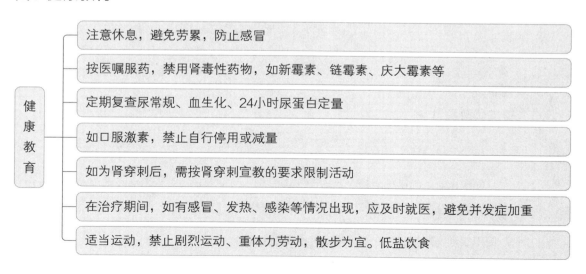

健康教育
- 注意休息，避免劳累，防止感冒
- 按医嘱服药，禁用肾毒性药物，如新霉素、链霉素、庆大霉素等
- 定期复查尿常规、血生化、24小时尿蛋白定量
- 如口服激素，禁止自行停用或减量
- 如为肾穿刺后，需按肾穿刺宣教的要求限制活动
- 在治疗期间，如有感冒、发热、感染等情况出现，应及时就医，避免并发症加重
- 适当运动，禁止剧烈运动、重体力劳动，散步为宜。低盐饮食

第六节　急性肾衰竭的护理

急性肾衰竭（ARF）是指肾排泄功能在短时期内急剧地进行性减退，引起机体内含氮代谢废物积蓄，水、电解质和酸碱平衡紊乱及全身各系统并发症的临床综合征。肾功能下降可以发生在原来无肾功能不全的患者，也可以发生在原已稳定的慢性肾脏病（CKD）患者，突然急性恶化。急性肾衰竭有广义和狭义之分。广义的急性肾衰竭，根据病因可分为肾前性、肾性和肾后性3类；狭义的急性肾衰竭是指肾小管急性坏死，是一种典型的ARF。

一、护理评估

1. 健康史

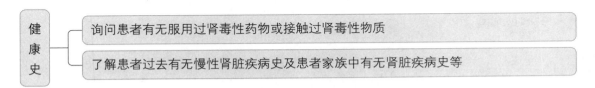

2. 身体状况

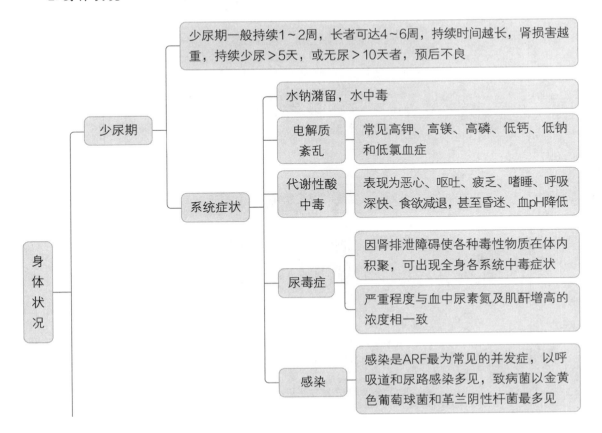

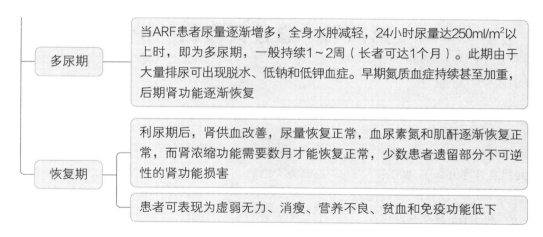

多尿期	当ARF患者尿量逐渐增多，全身水肿减轻，24小时尿量达250ml/m²以上时，即为多尿期，一般持续1~2周（长者可达1个月）。此期由于大量排尿可出现脱水、低钠和低钾血症。早期氮质血症持续甚至加重，后期肾功能逐渐恢复
恢复期	利尿期后，肾供血改善，尿量恢复正常，血尿素氮和肌酐逐渐恢复正常，而肾浓缩功能需要数月才能恢复正常，少数患者遗留部分不可逆性的肾功能损害
	患者可表现为虚弱无力、消瘦、营养不良、贫血和免疫功能低下

3. 心理-社会状况

急性肾衰竭患者发病急剧，患者及家属心理压力大，可有濒死感、恐惧感。

4. 辅助检查

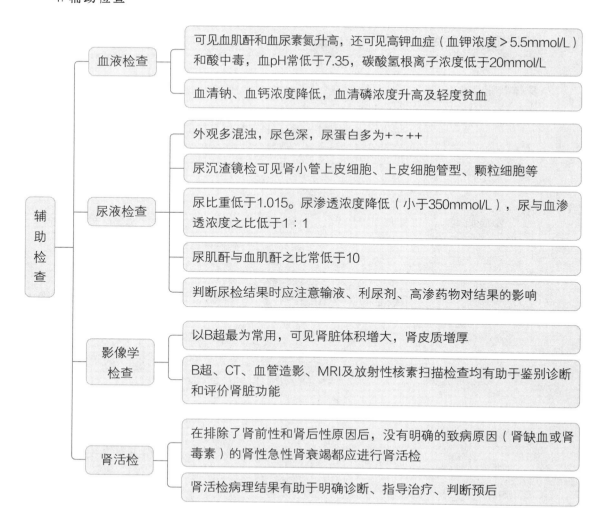

	血液检查	可见血肌酐和血尿素氮升高，还可见高钾血症（血钾浓度＞5.5mmol/L）和酸中毒，血pH常低于7.35，碳酸氢根离子浓度低于20mmol/L
		血清钠、血钙浓度降低，血清磷浓度升高及轻度贫血
辅助检查	尿液检查	外观多混浊，尿色深，尿蛋白多为+~++
		尿沉渣镜检可见肾小管上皮细胞、上皮细胞管型、颗粒细胞等
		尿比重低于1.015。尿渗透浓度降低（小于350mmol/L），尿与血渗透浓度之比低于1:1
		尿肌酐与血肌酐之比常低于10
		判断尿检结果时应注意输液、利尿剂、高渗药物对结果的影响
	影像学检查	以B超最为常用，可见肾脏体积增大，肾皮质增厚
		B超、CT、血管造影、MRI及放射性核素扫描检查均有助于鉴别诊断和评价肾脏功能
	肾活检	在排除了肾前性和肾后性原因后，没有明确的致病原因（肾缺血或肾毒素）的肾性急性肾衰竭都应进行肾活检
		肾活检病理结果有助于明确诊断、指导治疗、判断预后

二、护理诊断

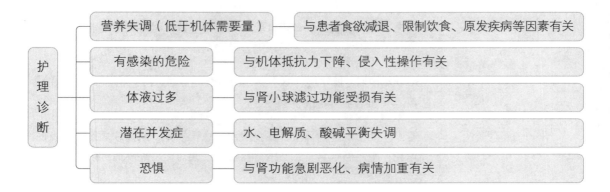

护理诊断
- 营养失调（低于机体需要量） —— 与患者食欲减退、限制饮食、原发疾病等因素有关
- 有感染的危险 —— 与机体抵抗力下降、侵入性操作有关
- 体液过多 —— 与肾小球滤过功能受损有关
- 潜在并发症 —— 水、电解质、酸碱平衡失调
- 恐惧 —— 与肾功能急剧恶化、病情加重有关

三、护理措施

1. 一般护理

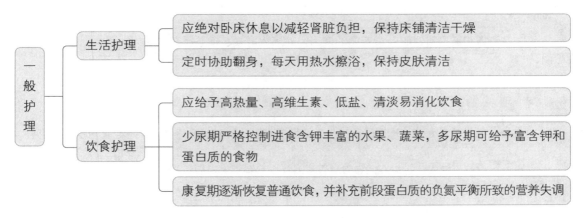

一般护理
- 生活护理
  - 应绝对卧床休息以减轻肾脏负担，保持床铺清洁干燥
  - 定时协助翻身，每天用热水擦浴，保持皮肤清洁
- 饮食护理
  - 应给予高热量、高维生素、低盐、清淡易消化饮食
  - 少尿期严格控制进食含钾丰富的水果、蔬菜，多尿期可给予富含钾和蛋白质的食物
  - 康复期逐渐恢复普通饮食，并补充前段蛋白质的负氮平衡所致的营养失调

2. 病情观察

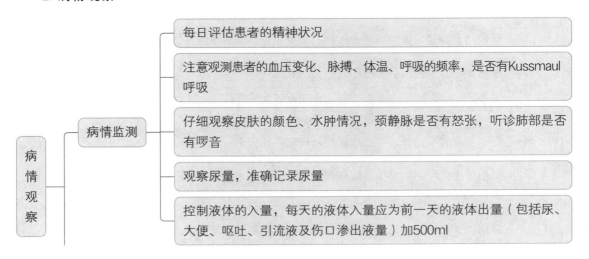

病情观察
- 病情监测
  - 每日评估患者的精神状况
  - 注意观测患者的血压变化、脉搏、体温、呼吸的频率，是否有Kussmaul呼吸
  - 仔细观察皮肤的颜色、水肿情况，颈静脉是否有怒张，听诊肺部是否有啰音
  - 观察尿量，准确记录尿量
  - 控制液体的入量，每天的液体入量应为前一天的液体出量（包括尿、大便、呕吐、引流液及伤口渗出液量）加500ml

应协助患者进行口腔、皮肤、会阴部的清洁，静脉导管和留置尿管等部位应定期消毒，预防感染

根据细菌培养和药物敏感试验合理选用对肾无毒性或毒性低的抗生素治疗，并按肾小球滤过率来调整药物剂量

预防感染及并发症

出现水中毒、肺水肿、脑水肿、心力衰竭等时，应严格控制水的摄入量，准确记录出入量

若少尿期出现躁动不安、表情淡漠、意识模糊、肌肉软弱无力、反应迟钝、手足感觉异常、脉搏异常等，说明可能出现高血钾症，应及时与医生联系，并配合治疗

3. 用药护理

用药护理

应选择对肾脏无损害作用的抗生素，如青霉素、红霉素、氯霉素、甲硝唑等，并观察药效及不良反应

熟悉和掌握对肾脏有毒药物的使用，如庆大霉素、磺胺类药物等

4. 心理护理

心理护理

患者可有濒死感、恐惧感，护士应协助患者表达对疾病的感受，了解患者对疾病的态度

在护理过程中，护士应向患者及其家属详细解释疾病发展过程，以降低其焦虑及不安情绪

四、健康教育

健康教育

卧床休息，减轻体力消耗，以保持肾脏足够的血液供应

情绪稳定，保持良好的心态

调节饮食，保持适当足够的营养摄入，保持体液平衡

定时复查各项指标，防止电解质及酸碱平衡失调

肾小管上皮细胞功能的恢复较慢，常数个月后才能恢复，此前间还应注意休息，定期复查肾功能

提供图文资料，向患者介绍疾病的发生、发展规律及自我监测的注意事项

第七节　慢性肾衰竭的护理

　　慢性肾衰竭（CRF）是由各种原发性肾脏疾病或继发于其他疾病引起的肾脏进行性损伤和肾功能的逐渐恶化。当肾脏功能损害发展到不能维持机体的内环境平衡时，便会导致身体内毒性代谢产物的积蓄、水及电解质和酸碱平衡紊乱，而出现一系列的临床综合症状。

一、护理评估

1. 健康史

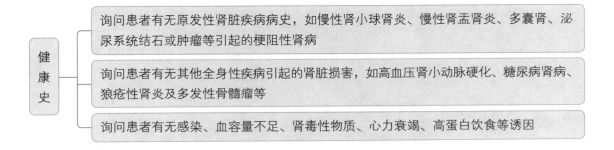

健康史
- 询问患者有无原发性肾脏疾病病史，如慢性肾小球肾炎、慢性肾盂肾炎、多囊肾、泌尿系统结石或肿瘤等引起的梗阻性肾病
- 询问患者有无其他全身性疾病引起的肾脏损害，如高血压肾小动脉硬化、糖尿病肾病、狼疮性肾炎及多发性骨髓瘤等
- 询问患者有无感染、血容量不足、肾毒性物质、心力衰竭、高蛋白饮食等诱因

2. 身体状况

　　慢性肾衰竭起病隐匿，早期常无明显临床症状或症状不典型，当发展至失代偿期时才出现明显症状，达尿毒症期时出现全身多个系统的功能紊乱。

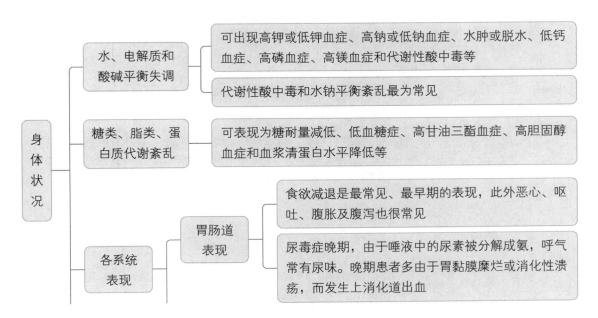

身体状况
- 水、电解质和酸碱平衡失调
  - 可出现高钾或低钾血症、高钠或低钠血症、水肿或脱水、低钙血症、高磷血症、高镁血症和代谢性酸中毒等
  - 代谢性酸中毒和水钠平衡紊乱最为常见
- 糖类、脂类、蛋白质代谢紊乱
  - 可表现为糖耐量减低、低血糖症、高甘油三酯血症、高胆固醇血症和血浆清蛋白水平降低等
- 各系统表现
  - 胃肠道表现
    - 食欲减退是最常见、最早期的表现，此外恶心、呕吐、腹胀及腹泻也很常见
    - 尿毒症晚期，由于唾液中的尿素被分解成氨，呼气常有尿味。晚期患者多由于胃黏膜糜烂或消化性溃疡，而发生上消化道出血

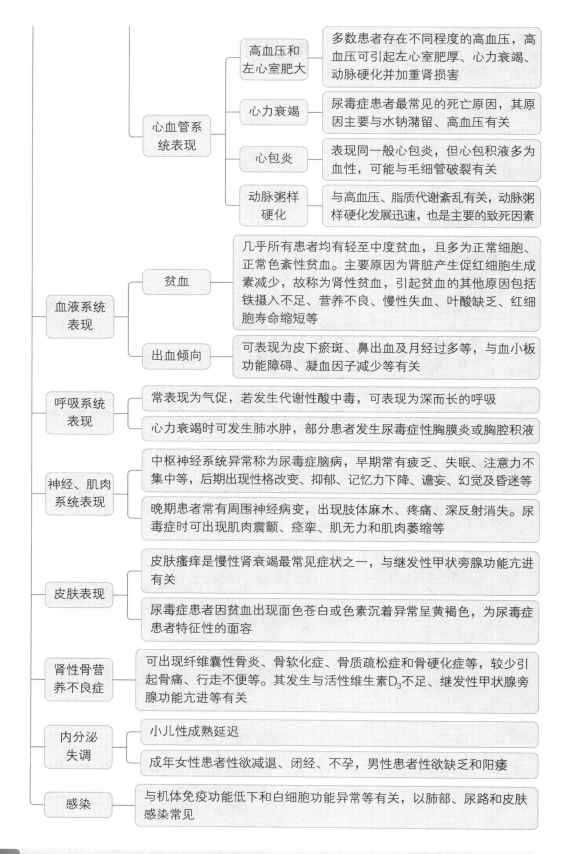

	高血压和左心室肥大	多数患者存在不同程度的高血压，高血压可引起左心室肥厚、心力衰竭、动脉硬化并加重肾损害
心血管系统表现	心力衰竭	尿毒症患者最常见的死亡原因，其原因主要与水钠潴留、高血压有关
	心包炎	表现同一般心包炎，但心包积液多为血性，可能与毛细管破裂有关
	动脉粥样硬化	与高血压、脂质代谢紊乱有关，动脉粥样硬化发展迅速，也是主要的致死因素

| 血液系统表现 | 贫血 | 几乎所有患者均有轻至中度贫血，且多为正常细胞、正常色素性贫血。主要原因为肾脏产生促红细胞生成素减少，故称为肾性贫血，引起贫血的其他原因包括铁摄入不足、营养不良、慢性失血、叶酸缺乏、红细胞寿命缩短等 |
| | 出血倾向 | 可表现为皮下瘀斑、鼻出血及月经过多等，与血小板功能障碍、凝血因子减少等有关 |

| 呼吸系统表现 | 常表现为气促，若发生代谢性酸中毒，可表现为深而长的呼吸 |
| | 心力衰竭时可发生肺水肿，部分患者发生尿毒症性胸膜炎或胸腔积液 |

| 神经、肌肉系统表现 | 中枢神经系统异常称为尿毒症脑病，早期常有疲乏、失眠、注意力不集中等，后期出现性格改变、抑郁、记忆力下降、谵妄、幻觉及昏迷等 |
| | 晚期患者常有周围神经病变，出现肢体麻木、疼痛、深反射消失。尿毒症时可出现肌肉震颤、痉挛、肌无力和肌肉萎缩等 |

| 皮肤表现 | 皮肤瘙痒是慢性肾衰竭最常见症状之一，与继发性甲状旁腺功能亢进有关 |
| | 尿毒症患者因贫血出现面色苍白或色素沉着异常呈黄褐色，为尿毒症患者特征性的面容 |

| 肾性骨营养不良症 | 可出现纤维囊性骨炎、骨软化症、骨质疏松症和骨硬化症等，较少引起骨痛、行走不便等。其发生与活性维生素D_3不足、继发性甲状腺旁腺功能亢进等有关 |

| 内分泌失调 | 小儿性成熟延迟 |
| | 成年女性患者性欲减退、闭经、不孕，男性患者性欲缺乏和阳痿 |

| 感染 | 与机体免疫功能低下和白细胞功能异常等有关，以肺部、尿路和皮肤感染常见 |

图解实用内科临床护理

3. 心理-社会状况

慢性肾衰竭患者因病程漫长、预后不佳、治疗费用昂贵，尤其当需要进行长期透析或做肾移植手术时，患者及家属心理压力大，可出现抑郁、恐惧、悲观和绝望等心理。

4. 辅助检查

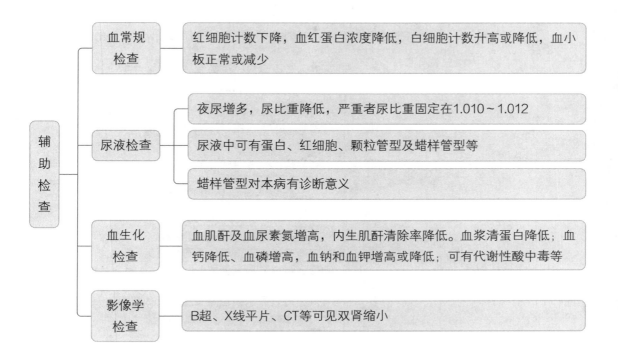

辅助检查	血常规检查	红细胞计数下降，血红蛋白浓度降低，白细胞计数升高或降低，血小板正常或减少
	尿液检查	夜尿增多，尿比重降低，严重者尿比重固定在1.010～1.012
		尿液中可有蛋白、红细胞、颗粒管型及蜡样管型等
		蜡样管型对本病有诊断意义
	血生化检查	血肌酐及血尿素氮增高，内生肌酐清除率降低。血浆清蛋白降低；血钙降低、血磷增高，血钠和血钾增高或降低；可有代谢性酸中毒等
	影像学检查	B超、X线平片、CT等可见双肾缩小

二、护理诊断

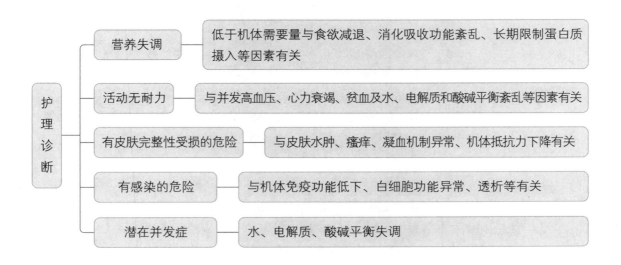

护理诊断	营养失调	低于机体需要量与食欲减退、消化吸收功能紊乱、长期限制蛋白质摄入等因素有关
	活动无耐力	与并发高血压、心力衰竭、贫血及水、电解质和酸碱平衡紊乱等因素有关
	有皮肤完整性受损的危险	与皮肤水肿、瘙痒、凝血机制异常、机体抵抗力下降有关
	有感染的危险	与机体免疫功能低下、白细胞功能异常、透析等有关
	潜在并发症	水、电解质、酸碱平衡失调

三、护理措施

1. 一般护理

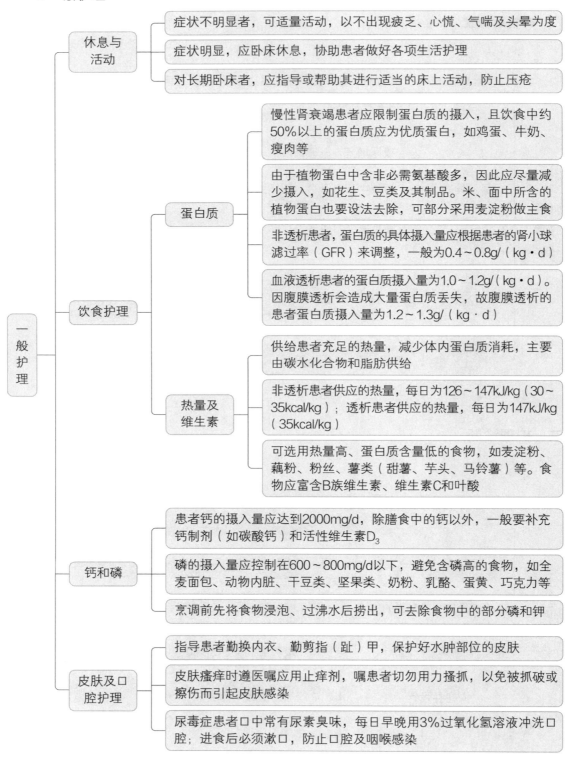

休息与活动
- 症状不明显者，可适量活动，以不出现疲乏、心慌、气喘及头晕为度
- 症状明显，应卧床休息，协助患者做好各项生活护理
- 对长期卧床者，应指导或帮助其进行适当的床上活动，防止压疮

饮食护理

蛋白质
- 慢性肾衰竭患者应限制蛋白质的摄入，且饮食中约50%以上的蛋白质应为优质蛋白，如鸡蛋、牛奶、瘦肉等
- 由于植物蛋白中含非必需氨基酸多，因此应尽量减少摄入，如花生、豆类及其制品。米、面中所含的植物蛋白也要设法去除，可部分采用麦淀粉做主食
- 非透析患者，蛋白质的具体摄入量应根据患者的肾小球滤过率（GFR）来调整，一般为0.4~0.8g/（kg·d）
- 血液透析患者的蛋白质摄入量为1.0~1.2g/（kg·d）。因腹膜透析会造成大量蛋白质丢失，故腹膜透析的患者蛋白质摄入量为1.2~1.3g/（kg·d）

热量及维生素
- 供给患者充足的热量，减少体内蛋白质消耗，主要由碳水化合物和脂肪供给
- 非透析患者供应的热量，每日为126~147kJ/kg（30~35kcal/kg）；透析患者供应的热量，每日为147kJ/kg（35kcal/kg）
- 可选用热量高、蛋白质含量低的食物，如麦淀粉、藕粉、粉丝、薯类（甜薯、芋头、马铃薯）等。食物应富含B族维生素、维生素C和叶酸

钙和磷
- 患者钙的摄入量应达到2000mg/d，除膳食中的钙以外，一般要补充钙制剂（如碳酸钙）和活性维生素D_3
- 磷的摄入量应控制在600~800mg/d以下，避免含磷高的食物，如全麦面包、动物内脏、干豆类、坚果类、奶粉、乳酪、蛋黄、巧克力等
- 烹调前先将食物浸泡、过沸水后捞出，可去除食物中的部分磷和钾

皮肤及口腔护理
- 指导患者勤换内衣、勤剪指（趾）甲，保护好水肿部位的皮肤
- 皮肤瘙痒时遵医嘱应用止痒剂，嘱患者切勿用力搔抓，以免被抓破或擦伤而引起皮肤感染
- 尿毒症患者口中常有尿素臭味，每日早晚用3%过氧化氢溶液冲洗口腔；进食后必须漱口，防止口腔及咽喉感染

2. 病情观察

病情观察
- 监测患者的生命体征、意识状态，准确记录24小时出入液量，每日定时测量体重，观察有无液体量过多的表现
- 观察患者有无各系统症状，如高血压脑病、心力衰竭等
- 观察患者有无电解质代谢紊乱和代谢性酸中毒表现
- 观察患者有无感染的征象，如体温升高、咳嗽、咳脓性痰、尿路刺激征及血白细胞计数增高等

3. 治疗配合

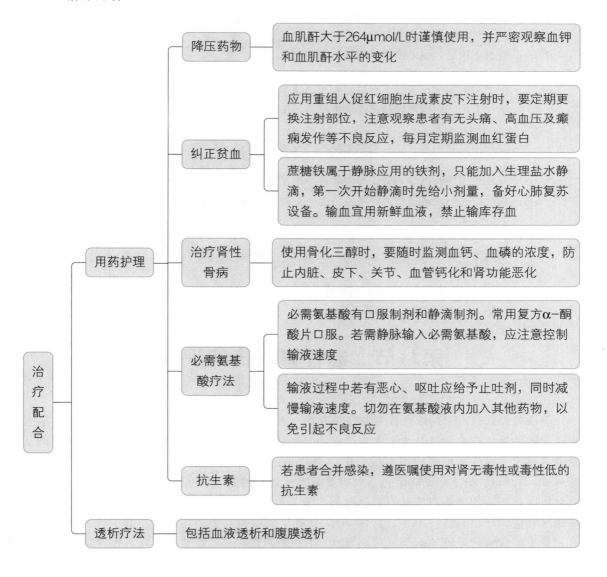

治疗配合
- 用药护理
  - 降压药物：血肌酐大于264μmol/L时谨慎使用，并严密观察血钾和血肌酐水平的变化
  - 纠正贫血
    - 应用重组人促红细胞生成素皮下注射时，要定期更换注射部位，注意观察患者有无头痛、高血压及癫痫发作等不良反应，每月定期监测血红蛋白
    - 蔗糖铁属于静脉应用的铁剂，只能加入生理盐水静滴，第一次开始静滴时先给小剂量，备好心肺复苏设备。输血宜用新鲜血液，禁止输库存血
  - 治疗肾性骨病：使用骨化三醇时，要随时监测血钙、血磷的浓度，防止内脏、皮下、关节、血管钙化和肾功能恶化
  - 必需氨基酸疗法
    - 必需氨基酸有口服制剂和静滴制剂。常用复方α-酮酸片口服。若需静脉输入必需氨基酸，应注意控制输液速度
    - 输液过程中若有恶心、呕吐应给予止吐剂，同时减慢输液速度。切勿在氨基酸液内加入其他药物，以免引起不良反应
  - 抗生素：若患者合并感染，遵医嘱使用对肾无毒性或毒性低的抗生素
- 透析疗法：包括血液透析和腹膜透析

4. 心理护理

护理人员应与患者及家属建立有效的沟通，鼓励家属理解并接受患者的改变，介绍本病的治疗进展。使他们能正确对待疾病，保持乐观情绪，积极配合治疗和护理。

四、健康教育

健康教育

- 强调合理饮食对本病的重要性，严格遵守饮食治疗的原则，尤其是蛋白质的摄入和水钠的限制
- 教会水肿患者自我检测方法，如自测体重、严格控制液体摄入、限制饮食中盐的摄入量
- 根据病情和活动耐力进行适当的活动，以增强机体抵抗力，避免劳累和重体力活动
- 定期复查肾功能、血清电解质等，准确记录每日的尿量、血压、体重
- 遵医嘱用药，避免使用肾毒性较大的药物
- 注意个人卫生，皮肤瘙痒时切勿用力搔抓，以免破损引起感染，注意口腔及会阴部的清洁卫生，教导患者尽量避免去公共场所。观察有无尿路刺激征的出现
- 注意保暖，避免受凉，以免引起上呼吸道感染
- 应注意保护和有计划地使用血管，尽量使用前臂、肘部等大静脉，以备用于血液透析治疗。已行血液透析治疗者应注意保护好动静脉内瘘管或大静脉置管，腹膜透析者保护好腹透管道
- 有病情变化及时到医院就诊
- 做好心理护理，带动家庭成员及社会支持系统，增强患者治疗疾病的信心，减轻思想负担

第八节　急性肾损伤的护理

急性肾损伤（AKI）以往称为急性肾衰竭（ARF），是由多种病因引起的肾功能快速下降而出现的临床综合征。其主要表现为血肌酐和尿素氮升高，水、电解质和酸碱平衡失调及全身各系统并发症。根据病因发生的解剖部位不同，AKI可分为三大类：肾前性、肾性和肾后性。肾前性AKI常见病因包括血容量减少（如各种原因引起的液体丢失和出血）、有效动脉血容量减少和肾内血流动力学改变等。肾后性AKI源于急性尿路梗阻，梗阻可发生在尿路从肾盂到尿道的任一水平。肾性AKI有肾实质损伤，主要包括肾小管、肾间质、肾血管和肾小球性疾病导致的损伤。肾小管性AKI的常见病因是肾缺血或肾毒性物质损伤肾小管上皮细胞，可以引起急性肾小管坏死（ATN）。

一、护理评估

1. 健康史

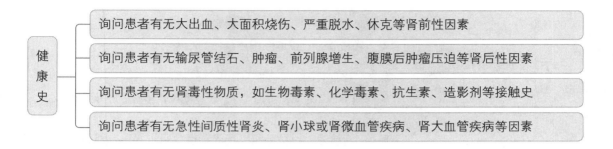

健康史 —
- 询问患者有无大出血、大面积烧伤、严重脱水、休克等肾前性因素
- 询问患者有无输尿管结石、肿瘤、前列腺增生、腹膜后肿瘤压迫等肾后性因素
- 询问患者有无肾毒性物质，如生物毒素、化学毒素、抗生素、造影剂等接触史
- 询问患者有无急性间质性肾炎、肾小球或肾微血管疾病、肾大血管病等因素

2. 身体状况

急性肾小管坏死是急性肾损伤最常见的类型，占75%~80%。典型病程可分为三期。

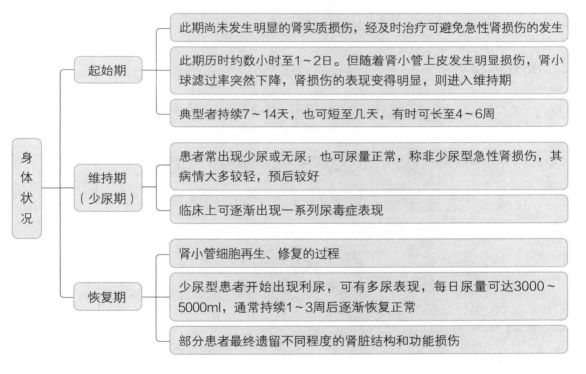

身体状况 —
- 起始期
  - 此期尚未发生明显的肾实质损伤，经及时治疗可避免急性肾损伤的发生
  - 此期历时约数小时至1~2日。但随着肾小管上皮发生明显损伤，肾小球滤过率突然下降，肾损伤的表现变得明显，则进入维持期
  - 典型者持续7~14天，也可短至几天，有时可长至4~6周
- 维持期（少尿期）
  - 患者常出现少尿或无尿；也可尿量正常，称非少尿型急性肾损伤，其病情大多较轻，预后较好
  - 临床上可逐渐出现一系列尿毒症表现
- 恢复期
  - 肾小管细胞再生、修复的过程
  - 少尿型患者开始出现利尿，可有多尿表现，每日尿量可达3000~5000ml，通常持续1~3周后逐渐恢复正常
  - 部分患者最终遗留不同程度的肾脏结构和功能损伤

3. 心理-社会状况

心理-社会状况 —
- 因起病急，病情危重，会使患者产生恐惧心理
- 昂贵的医疗费用又会进一步加重患者及家属的心理负担，产生抑郁和悲观，甚至绝望的心理

4. 辅助检查

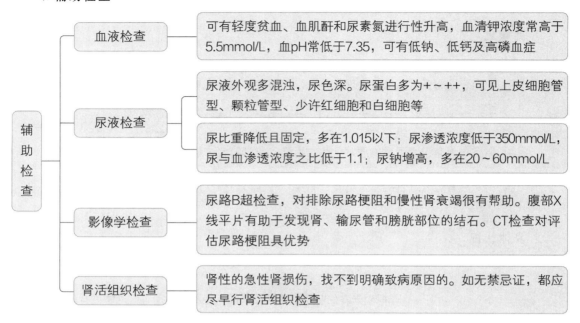

辅助检查

- **血液检查** — 可有轻度贫血、血肌酐和尿素氮进行性升高，血清钾浓度常高于5.5mmol/L，血pH常低于7.35，可有低钠、低钙及高磷血症

- **尿液检查**
  - 尿液外观多混浊，尿色深。尿蛋白多为+～++，可见上皮细胞管型、颗粒管型、少许红细胞和白细胞等
  - 尿比重降低且固定，多在1.015以下；尿渗透浓度低于350mmol/L，尿与血渗透浓度之比低于1.1；尿钠增高，多在20～60mmol/L

- **影像学检查** — 尿路B超检查，对排除尿路梗阻和慢性肾衰竭很有帮助。腹部X线平片有助于发现肾、输尿管和膀胱部位的结石。CT检查对评估尿路梗阻具优势

- **肾活组织检查** — 肾性的急性肾损伤，找不到明确致病原因的。如无禁忌证，都应尽早行肾活组织检查

二、护理诊断

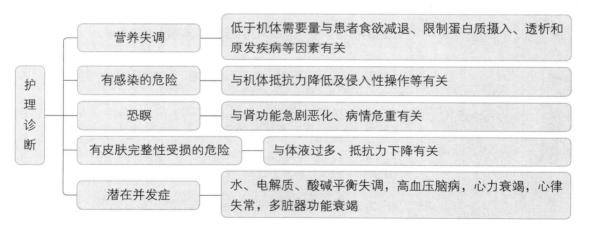

护理诊断

- **营养失调** — 低于机体需要量与患者食欲减退、限制蛋白质摄入、透析和原发疾病等因素有关
- **有感染的危险** — 与机体抵抗力降低及侵入性操作等有关
- **恐惧** — 与肾功能急剧恶化、病情危重有关
- **有皮肤完整性受损的危险** — 与体液过多、抵抗力下降有关
- **潜在并发症** — 水、电解质、酸碱平衡失调，高血压脑病，心力衰竭，心律失常，多脏器功能衰竭

三、护理措施

1. 一般护理

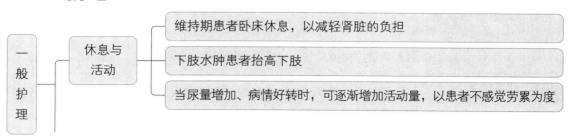

一般护理

- **休息与活动**
  - 维持期患者卧床休息，以减轻肾脏的负担
  - 下肢水肿患者抬高下肢
  - 当尿量增加、病情好转时，可逐渐增加活动量，以患者不感觉劳累为度

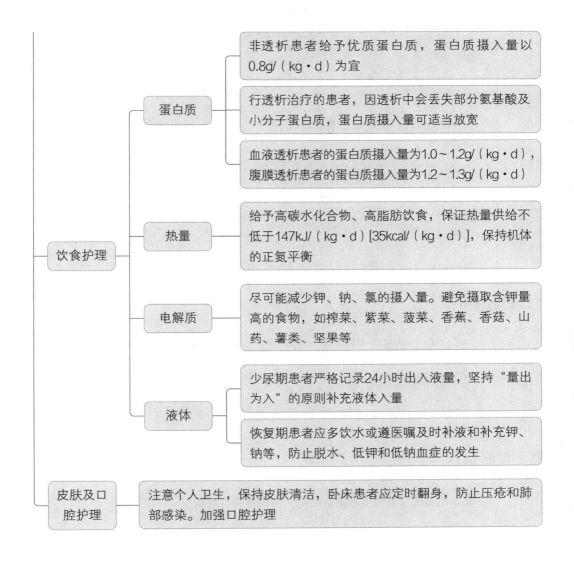

饮食护理
- 蛋白质
  - 非透析患者给予优质蛋白质，蛋白质摄入量以0.8g/（kg·d）为宜
  - 行透析治疗的患者，因透析中会丢失部分氨基酸及小分子蛋白质，蛋白质摄入量可适当放宽
  - 血液透析患者的蛋白质摄入量为1.0～1.2g/（kg·d），腹膜透析患者的蛋白质摄入量为1.2～1.3g/（kg·d）
- 热量
  - 给予高碳水化合物、高脂肪饮食，保证热量供给不低于147kJ/（kg·d）[35kcal/（kg·d）]，保持机体的正氮平衡
- 电解质
  - 尽可能减少钾、钠、氯的摄入量。避免摄取含钾量高的食物，如榨菜、紫菜、菠菜、香蕉、香菇、山药、薯类、坚果等
- 液体
  - 少尿期患者严格记录24小时出入液量，坚持"量出为入"的原则补充液体入量
  - 恢复期患者应多饮水或遵医嘱及时补液和补充钾、钠等，防止脱水、低钾和低钠血症的发生

皮肤及口腔护理
- 注意个人卫生，保持皮肤清洁，卧床患者应定时翻身，防止压疮和肺部感染。加强口腔护理

2. 病情观察

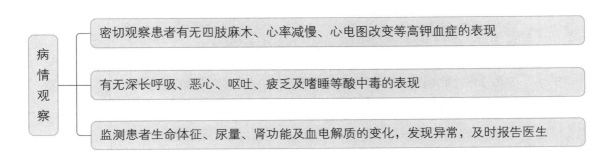

病情观察
- 密切观察患者有无四肢麻木、心率减慢、心电图改变等高钾血症的表现
- 有无深长呼吸、恶心、呕吐、疲乏及嗜睡等酸中毒的表现
- 监测患者生命体征、尿量、肾功能及血电解质的变化，发现异常，及时报告医生

3. 高钾血症的治疗配合

高钾血症的治疗配合

- 10%葡萄糖酸钙10~20ml稀释后静脉缓慢注射（不少于5分钟），以拮抗钾离子对心肌的毒性作用
- 5%碳酸氢钠100~200ml静脉滴注，以纠正酸中毒并促使钾离子向细胞内转移
- 50%葡萄糖溶液50ml加胰岛素10U静脉注射，以促进糖原合成，使钾离子向细胞内转移
- 以上措施无效时，透析治疗是最有效的治疗，应尽早进行
- 钠型离子交换（降钾）树脂每次15~30g口服，每日3次，但起效慢，不能作为高钾血症的急救措施
- 高钾血症患者限制摄入含钾高的食物，禁用库存血，停用含钾药物（如钾盐青霉素）

4. 心理护理

心理护理

- 在精神上给予患者安慰和支持，通过介绍治疗进展信息，解除患者的恐惧心理
- 争取社会的经济支持，解除患者的经济忧患
- 加强护理，使患者具有安全感、依赖感和良好的心理状态

四、健康教育

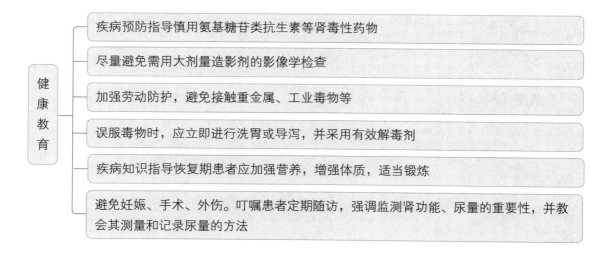

健康教育

- 疾病预防指导慎用氨基糖苷类抗生素等肾毒性药物
- 尽量避免需用大剂量造影剂的影像学检查
- 加强劳动防护，避免接触重金属、工业毒物等
- 误服毒物时，应立即进行洗胃或导泻，并采用有效解毒剂
- 疾病知识指导恢复期患者应加强营养，增强体质，适当锻炼
- 避免妊娠、手术、外伤。叮嘱患者定期随访，强调监测肾功能、尿量的重要性，并教会其测量和记录尿量的方法

第五章
血液系统疾病患者的护理

第一节　血液系统疾病患者常见症状体征的护理

一、贫血

贫血指外周血中单位容积内血红蛋白（Hb）浓度、红细胞计数（RBC）和（或）血细胞比容（HCT）低于相同年龄、性别和地区的正常标准［成年男性 Hb<120g/L，RBC<$4.5×10^{12}$/L 和（或）HCT<42%；女性 Hb<110g/L，RBC<$4.0×10^{12}$/L 和（或）HCT<37%即可诊断贫血］。

1. 护理评估

（1）健康史

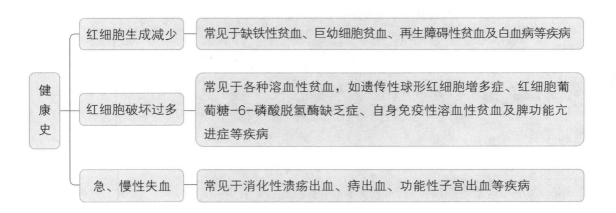

（2）身体状况

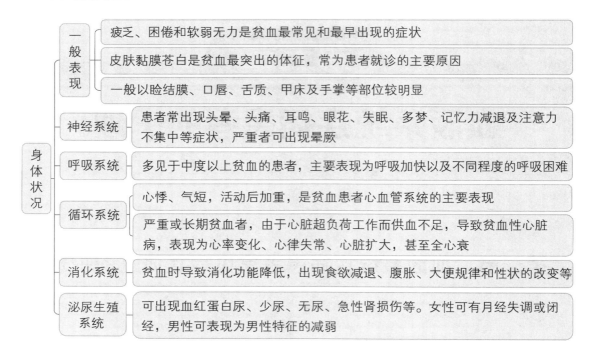

身体状况

一般表现
- 疲乏、困倦和软弱无力是贫血最常见和最早出现的症状
- 皮肤黏膜苍白是贫血最突出的体征，常为患者就诊的主要原因
- 一般以睑结膜、口唇、舌质、甲床及手掌等部位较明显

神经系统
- 患者常出现头晕、头痛、耳鸣、眼花、失眠、多梦、记忆力减退及注意力不集中等症状，严重者可出现晕厥

呼吸系统
- 多见于中度以上贫血的患者，主要表现为呼吸加快以及不同程度的呼吸困难

循环系统
- 心悸、气短，活动后加重，是贫血患者心血管系统的主要表现
- 严重或长期贫血者，由于心脏超负荷工作而供血不足，导致贫血性心脏病，表现为心率变化、心律失常、心脏扩大，甚至全心衰

消化系统
- 贫血时导致消化功能降低，出现食欲减退、腹胀、大便规律和性状的改变等

泌尿生殖系统
- 可出现血红蛋白尿、少尿、无尿、急性肾损伤等。女性可有月经失调或闭经，男性可表现为男性特征的减弱

（3）心理-社会状况

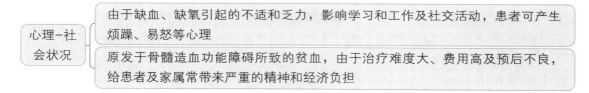

心理-社会状况
- 由于缺血、缺氧引起的不适和乏力，影响学习和工作及社交活动，患者可产生烦躁、易怒等心理
- 原发于骨髓造血功能障碍所致的贫血，由于治疗难度大、费用高及预后不良，给患者及家属常带来严重的精神和经济负担

（4）辅助检查

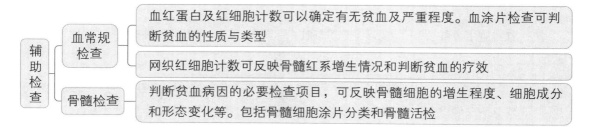

辅助检查

血常规检查
- 血红蛋白及红细胞计数可以确定有无贫血及严重程度。血涂片检查可判断贫血的性质与类型
- 网织红细胞计数可反映骨髓红系增生情况和判断贫血的疗效

骨髓检查
- 判断贫血病因的必要检查项目，可反映骨髓细胞的增生程度、细胞成分和形态变化等。包括骨髓细胞涂片分类和骨髓活检

2. 护理诊断

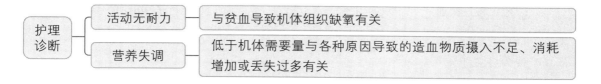

护理诊断
- 活动无耐力：与贫血导致机体组织缺氧有关
- 营养失调：低于机体需要量与各种原因导致的造血物质摄入不足、消耗增加或丢失过多有关

3. 护理措施

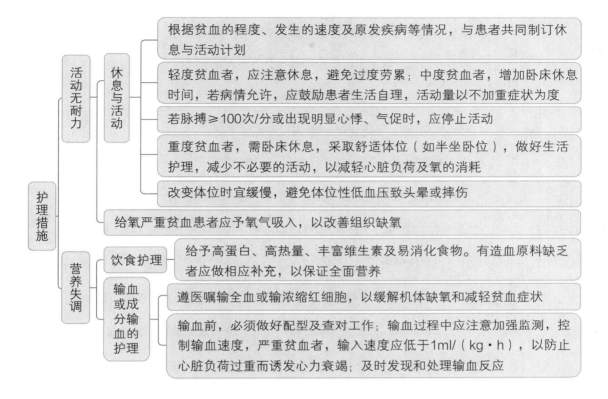

二、出血或出血倾向

出血或出血倾向是指机体止血和凝血功能障碍引起的自发性出血或轻微创伤后出血不止的一种症状。血小板数目减少及其功能异常、毛细血管脆性或通透性增加、血浆中凝血因子缺乏以及循环血液中抗凝物质增加，均可导致出血。

1. 护理评估

（1）健康史

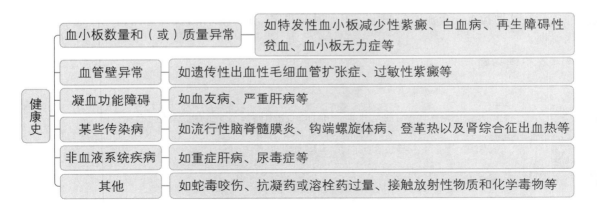

（2）身体状况

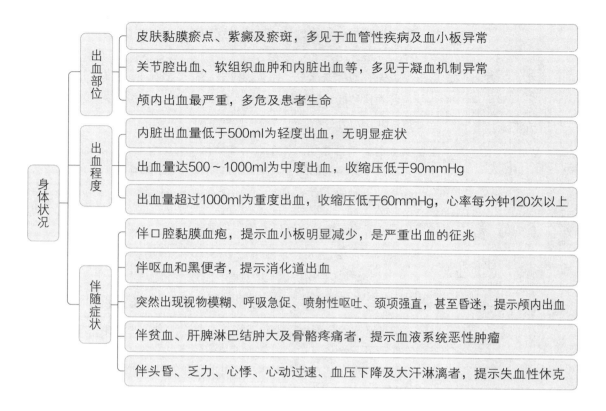

（3）心理-社会状况

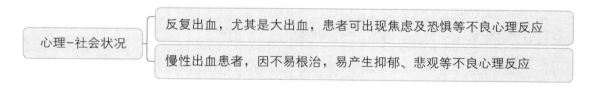

（4）辅助检查　出血时间测定、凝血时间测定、血小板计数及束臂试验等检查有助于病因诊断。

2. 护理诊断

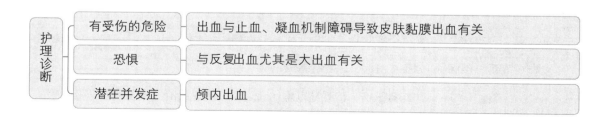

　图解实用内科临床护理

3. 护理措施

（1）有受伤的危险（出血）

出血

休息与活动
- 合理安排休息与活动，避免增加出血的危险或加重出血
- 若出血局限于皮肤黏膜且较轻微者，无需严格限制；若血小板计数低于 50×10^9/L，应减少活动，增加卧床休息时间
- 严重出血或血小板计数低于20×10^9/L者，必须绝对卧床休息，协助患者做好各种生活护理

饮食护理
- 鼓励患者进食高蛋白、高维生素、易消化的软食或半流质，禁食过硬、粗糙及辛辣等刺激性食物
- 保持大便通畅，避免用力排便腹压骤增而诱发内脏出血，尤其颅内出血
- 便秘时可使用开塞露或缓泻剂。避免灌肠和测肛温等操作，以防刺破肠黏膜而引起出血

出血的预防及护理
- 重点在于避免人为的损伤而导致或加重出血
- 保持床单位平整，被褥衣着轻软；避免肢体碰撞或外伤；勤剪指甲，避免搔抓皮肤；保持皮肤清洁，避免水温过高和用力擦洗皮肤
- 用软毛牙刷刷牙，忌用牙签剔牙，以防牙龈损伤；若牙龈出血时，可用凝血酶或0.1%肾上腺素棉球、明胶海绵贴敷牙龈或局部压迫止血；忌用手挖鼻痂，用液状石蜡滴鼻软化鼻痂，以防鼻出血
- 若鼻出血时，可用0.1%肾上腺素或凝血酶棉球填塞鼻腔并局部冷敷，后鼻腔出血不止时可用凡士林油纱条行后鼻腔填塞术
- 各项护理操作动作轻柔；尽可能减少注射次数；静脉输液时，避免用力拍打及揉擦局部，压脉带结扎不宜过紧、过久，选用小针头，拔针后适当延长按压时间，防止皮下出血
- 高热患者禁用乙醇或温水拭浴降温

（2）恐惧

恐惧
- 加强与患者和家属的沟通，及时了解其需求与忧虑，给予必要的解释与疏导
- 向患者介绍治疗成功的病例，增强战胜疾病的信心，减轻恐惧感
- 当患者出血突然加重时，护士应保持镇静，迅速报告医生并配合做好止血、救治工作
- 及时清除血迹，安抚患者，避免引起紧张

（3）潜在并发症（颅内出血）

颅内出血：
- 密切观察病情变化，发现颅内出血征兆时，如头痛、视物模糊等，应立即报告医生，做好抢救配合
- 立即去枕平卧，头偏向一侧。保持呼吸道通畅，吸氧；体温39℃以上时，头部置冰袋或戴冰帽
- 迅速建立2条静脉通道，遵医嘱给予脱水剂如20%甘露醇或50%葡萄糖等降低颅内压，同时进行成分输血
- 观察并记录生命体征、意识状态、瞳孔、尿量等变化

三、发热

发热是指血液病患者由于成熟白细胞减少、白细胞功能缺陷、免疫抑制剂的应用以及贫血或营养不良等，使机体抵抗力下降，继发各种感染而发生的症状。具有持续时间长、热型不定、一般抗生素治疗效果不理想的特点。感染一般不易控制，是血液病患者常见的死亡原因之一。

1. 护理评估

（1）健康史

健康史：
- 询问患者有无白血病、再生障碍性贫血、淋巴瘤及粒细胞缺乏症等病史
- 询问患者有无长期使用糖皮质激素及免疫抑制剂等药物史
- 询问患者有无过度疲劳、受凉、进食不洁饮食、皮肤黏膜损伤、肛裂、感染性疾病接触史（如感冒等）、各种治疗与护理导管的放置（如导尿管、留置针）等诱发因素

（2）身体状况

身体状况：
- 感染的部位及症状：感染部位以口腔、牙龈、咽峡最常见，其次是肺部感染、肛周炎及肛旁脓肿、皮肤或皮下软组织化脓性感染等，尿路感染以女性居多，严重时可发生败血症
- 伴随症状/体征：
  - 发热伴口腔黏膜溃疡或糜烂者，提示口腔炎。伴咽部充血、扁桃体肿大者提示细菌性咽-扁桃体炎
  - 伴咳嗽、咳痰、肺部干湿啰音提示呼吸道感染。伴尿频、尿急和尿痛提示泌尿系感染
  - 伴寒战、高热者多提示菌血症、败血症。伴肝、脾及淋巴结肿大者多提示白血病

（3）心理-社会状况　反复发热及治疗效果不佳，常使患者产生忧郁和焦虑心理。

（4）辅助检查

辅助检查：
- 外周血象检查及骨髓象检查有助于血液病病因的诊断
- 不同感染部位分泌物、渗出物或排泄物培养加药敏试验有助于明确致病菌

2. 护理诊断

体温过高与感染有关。

3. 护理措施

护理措施
- 休息卧床休息 —— 协助患者采取舒适的体位，减少机体的消耗，必要时可吸氧
- 饮食护理
  - 鼓励患者进食高蛋白、高热量、丰富维生素及易消化的食物，以补充机体的需要，增强机体抵抗力
  - 鼓励患者多饮水，每日至少2000ml以上
  - 必要时遵医嘱静脉输液，维持水和电解质平衡
  - 对重症贫血和慢性心力衰竭患者，需限制液体输入量，并严格控制输液速度
- 降温
  - 高热患者给予物理降温，有出血倾向者禁用乙醇擦浴，以免局部血管扩张而进一步加重出血
  - 要时遵医嘱应用药物降温，慎用解热镇痛药，因其可影响血小板数量及功能，诱发出血
- 口腔护理
  - 餐前、餐后、睡前及晨起时，可用生理盐水、1%过氧化氢、3%碳酸氢钠或复方硼酸溶液交替漱口，口腔黏膜溃疡于漱口后可涂擦冰硼散或锡类散等
  - 真菌感染时，可用2.5%制霉菌素液含漱或涂擦克霉唑甘油
- 皮肤护理
  - 患者宜穿着透气的棉质内衣，勤洗澡勤换内衣
  - 高热患者应及时擦洗和更换汗湿的衣裤及被褥，保持皮肤清洁
  - 长期卧床者，应每日温水擦浴，按摩受压部位，协助其翻身，预防压疮。勤剪指甲，以免抓伤皮肤
- 肛周皮肤及会阴部护理
  - 睡前及便后应洗净肛周皮肤，用1∶5000高锰酸钾溶液坐浴，每次15分钟以上，以防局部感染
  - 女性患者每日清洗会阴2次，经期要增加清洗次数
- 预防感染
  - 保持室温在20～24℃，湿度55%～60%，经常通风换气，定期进行空气消毒，用消毒液擦拭家具和地面。谢绝探视，以防止交叉感染。外出时应根据气候变化及时调整衣着，预防呼吸道感染
  - 若患者白细胞数低于 $1×10^9/L$，中性粒细胞低于 $0.5×10^9/L$ 时，应实行保护性隔离

第二节　缺铁性贫血的护理

缺铁性贫血（IDA）是体内贮存铁缺乏，使血红蛋白合成减少，导致红细胞生成障碍所引起的一种小细胞、低色素性贫血。缺铁性贫血是最常见的贫血，生长发育期的儿童和育龄妇女发病率较高。

一、护理评估

1. 健康史

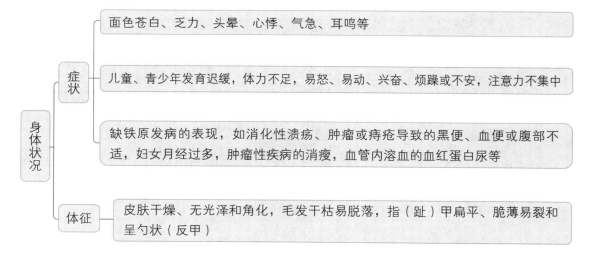

健康史
- 询问患者有无慢性失血，如消化性溃疡出血、胃肠道肿瘤出血、痔出血、月经过多等病史
- 询问患者有无慢性胃肠道疾病，如长期不明原因腹泻、慢性肠炎、Crohn病等和胃肠手术病史
- 询问患者有无铁的需要量增加而摄入不足的情况，对儿童、育龄妇女等尚需了解其饮食习惯及饮食状况

2. 身体状况

身体状况
- 症状
  - 面色苍白、乏力、头晕、心悸、气急、耳鸣等
  - 儿童、青少年发育迟缓，体力不足，易怒、易动、兴奋、烦躁或不安，注意力不集中
  - 缺铁原发病的表现，如消化性溃疡、肿瘤或痔疮导致的黑便、血便或腹部不适，妇女月经过多，肿瘤性疾病的消瘦，血管内溶血的血红蛋白尿等
- 体征
  - 皮肤干燥、无光泽和角化，毛发干枯易脱落，指（趾）甲扁平、脆薄易裂和呈勺状（反甲）

3. 心理-社会状况

由于缺铁、缺氧引起的不适和活动无耐力，致使患者自觉工作能力和生活能力降低而忧虑不安，容易出现激动、焦虑和烦躁等不良心理反应。

4. 辅助检查

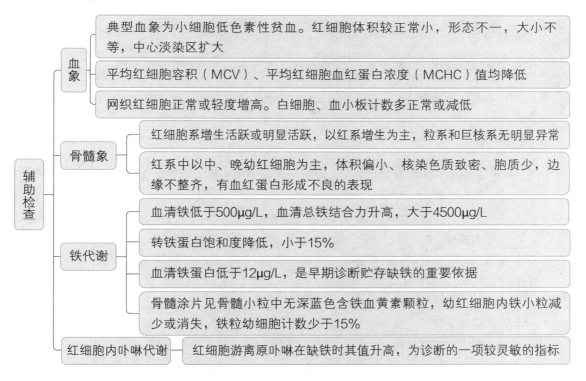

辅助检查
- 血象
  - 典型血象为小细胞低色素性贫血。红细胞体积较正常小，形态不一，大小不等，中心淡染区扩大
  - 平均红细胞容积（MCV）、平均红细胞血红蛋白浓度（MCHC）值均降低
  - 网织红细胞正常或轻度增高。白细胞、血小板计数多正常或减低
- 骨髓象
  - 红细胞系增生活跃或明显活跃，以红系增生为主，粒系和巨核系无明显异常
  - 红系中以中、晚幼红细胞为主，体积偏小、核染色质致密、胞质少，边缘不整齐，有血红蛋白形成不良的表现
- 铁代谢
  - 血清铁低于500μg/L，血清总铁结合力升高，大于4500μg/L
  - 转铁蛋白饱和度降低，小于15%
  - 血清铁蛋白低于12μg/L，是早期诊断贮存缺铁的重要依据
  - 骨髓涂片见骨髓小粒中无深蓝色含铁血黄素颗粒，幼红细胞内铁小粒减少或消失，铁粒幼细胞计数少于15%
- 红细胞内卟啉代谢——红细胞游离原卟啉在缺铁时其值升高，为诊断的一项较灵敏的指标

二、护理诊断

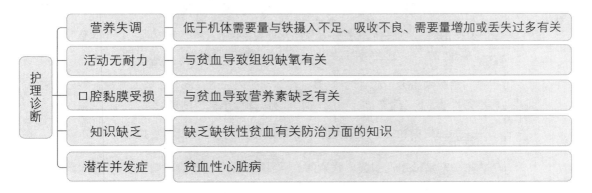

护理诊断
- 营养失调——低于机体需要量与铁摄入不足、吸收不良、需要量增加或丢失过多有关
- 活动无耐力——与贫血导致组织缺氧有关
- 口腔黏膜受损——与贫血导致营养素缺乏有关
- 知识缺乏——缺乏缺铁性贫血有关防治方面的知识
- 潜在并发症——贫血性心脏病

三、护理措施

1. 饮食护理

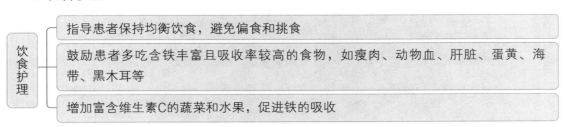

饮食护理
- 指导患者保持均衡饮食，避免偏食和挑食
- 鼓励患者多吃含铁丰富且吸收率较高的食物，如瘦肉、动物血、肝脏、蛋黄、海带、黑木耳等
- 增加富含维生素C的蔬菜和水果，促进铁的吸收

2. 病情观察

	评估原发病及贫血的症状和体征
病情观察	了解饮食疗法、药物应用的状况及不良反应
	定期监测红细胞计数、血红蛋白浓度、网织红细胞计数及铁代谢有关指标的变化

3. 用药护理

用药护理

口服铁剂

- 最常见的不良反应是恶心、呕吐、胃部不适和黑粪等胃肠道反应，故应嘱患者餐后或餐中服用
- 避免与牛奶、浓茶及咖啡等同服，因茶中鞣酸与铁结合成不易吸收的物质，牛奶含磷较高，影响铁的吸收；避免同时服用抗酸药（碳酸钙和硫酸镁）及H_2受体拮抗剂
- 为促进铁的吸收，可服用维生素C、乳酸或稀盐酸等酸性药物或食物
- 口服液体铁剂时要用吸管，避免牙染黑
- 服铁剂期间，粪便颜色会变黑，此为铁与肠内硫化氢作用而生成黑色硫化铁所致，应做好解释
- 铁剂治疗有效者，于用药后1周左右，网织红细胞数开始上升，2周左右，血红蛋白开始升高，一般2个月左右恢复正常
- 为进一步补足体内贮存铁，在血红蛋白恢复正常后，仍需继续服用铁剂至少4~6个月

注射铁剂

注射铁剂的不良反应	注射局部肿痛、硬结形成、皮肤发黑和过敏反应。过敏反应常表现为面色潮红、头痛、肌肉关节痛和荨麻疹，严重者可出现过敏性休克

- 首次给药须用0.5ml的试验剂量进行深部肌内注射，同时备肾上腺素，做好急救准备。若1小时后无过敏反应，即可遵医嘱给予常规剂量治疗
- 避免局部疼痛和硬结形成，应采取深部肌内注射，并经常更换注射部位
- 为避免药液溢出而引起皮肤染色，不要在皮肤暴露部位注射
- 抽取药液后，更换注射针头；可采用"Z"形注射法或留空气注射法

4. 心理护理

	向患者及家属介绍本病的有关知识，解释缺铁性贫血是完全可以治愈的，且治愈后对身体无不良影响
心理护理	说明缺铁性贫血可能出现的一些神经系统症状，并且这些症状是暂时的
	在消除病因积极治疗后，会很快消失，以解除患者的心理压力

四、健康教育

健康教育

介绍缺铁性贫血的相关知识，特别是对易患人群进行预防缺铁的卫生知识教育

提高患者和家属对疾病的认识，从而积极配合治疗与护理；积极防治原发病，如消化性溃疡、月经过多及钩虫病等慢性失血性疾病

提倡均衡饮食，荤素结合，保证足够的热量、蛋白质、维生素及相关营养素的摄入

指导患者及家属选择含铁丰富的食物，改变不良的饮食习惯，做到不偏食、不挑食

生长发育期的青少年、月经期、妊娠期与哺乳期的女性，应增加含铁食物，必要时可考虑预防性补充铁剂

指导监测内容包括原发病的症状、贫血的一般症状及缺铁性贫血的特殊表现，静息状态下呼吸与心率变化、能否平卧、有无水肿及尿量变化等。一旦出现病情加重，应及时就医

第三节　巨幼细胞性贫血的护理

巨幼细胞性贫血是由于脱氧核糖核酸（DNA）合成障碍所引起的一种贫血，主要系体内缺乏维生素 B_{12} 或叶酸所致，亦可因遗传性或药物等使导致 DNA 合成障碍。巨幼细胞性贫血的特点是外周血大细胞性贫血，骨髓内出现巨幼红细胞系列，细胞形态的巨型改变也见于粒细胞、巨核细胞系列，甚至某些增殖性体细胞。巨幼红细胞易在骨髓内破坏，出现无效性红细胞生成。

一、护理评估

1. 健康史

健康史

询问患者有无甲状腺功能亢进、恶性肿瘤、溶血性贫血、感染等诱因和病因

询问患者的饮食情况和生活习惯

2. 身体状况

身体状况

常见的症状有头晕、乏力、活动后心慌、气短等贫血症状

少数患者可有轻度黄疸，严重贫血者可伴白细胞和血小板减少，偶有感染及出血倾向

部分患者可发生口角炎、舌炎而出现局部溃烂、疼痛，舌乳头萎缩而令舌面光滑呈"镜面样舌"，或舌质绛红呈"牛肉样舌"

小儿及老年人常表现脑神经受损的精神异常、抑郁、嗜睡、易激怒、健忘或反应迟钝

3. 心理-社会状况

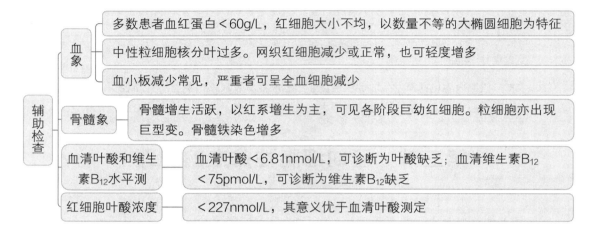

心理-社会状况 — 评估患者及家属对疾病的认识程度，患者有无焦虑或恐惧等心理

心理-社会状况 — 了解患者家庭经济状况和社会支持情况

4. 辅助检查

辅助检查

血象
- 多数患者血红蛋白＜60g/L，红细胞大小不均，以数量不等的大椭圆细胞为特征
- 中性粒细胞核分叶过多。网织红细胞减少或正常，也可轻度增多
- 血小板减少常见，严重者可呈全血细胞减少

骨髓象 — 骨髓增生活跃，以红系增生为主，可见各阶段巨幼红细胞。粒细胞亦出现巨型变。骨髓铁染色增多

血清叶酸和维生素B_{12}水平测 — 血清叶酸＜6.81nmol/L，可诊断为叶酸缺乏；血清维生素B_{12}＜75pmol/L，可诊断为维生素B_{12}缺乏

红细胞叶酸浓度 — ＜227nmol/L，其意义优于血清叶酸测定

二、护理诊断

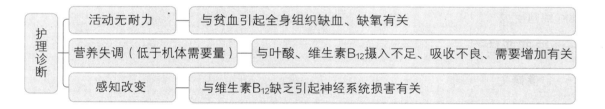

护理诊断

- 活动无耐力 — 与贫血引起全身组织缺血、缺氧有关
- 营养失调（低于机体需要量） — 与叶酸、维生素B_{12}摄入不足、吸收不良、需要增加有关
- 感知改变 — 与维生素B_{12}缺乏引起神经系统损害有关

三、护理措施

1. 一般护理

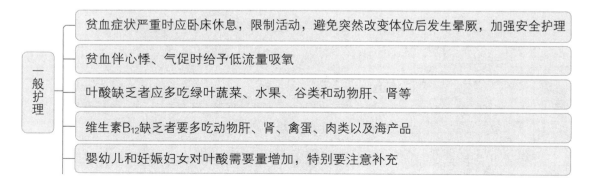

一般护理

- 贫血症状严重时应卧床休息，限制活动，避免突然改变体位后发生晕厥，加强安全护理
- 贫血伴心悸、气促时给予低流量吸氧
- 叶酸缺乏者应多吃绿叶蔬菜、水果、谷类和动物肝、肾等
- 维生素B_{12}缺乏者要多吃动物肝、肾、禽蛋、肉类以及海产品
- 婴幼儿和妊娠妇女对叶酸需要量增加，特别要注意补充

説明偏食、挑食和长期素食的后果，使患者主动配合，改变其不良的饮食习惯

因乙醇可干扰叶酸代谢，导致叶酸缺乏，应指导患者少饮酒

因叶酸容易被光及热分解，烹调时不宜高温或时间过长，应用急火快炒，烹煮后不宜久置

进食时同时服用维生素C或钙片，可促进叶酸的吸收

2. 病情观察

病情观察
- 观察患者的面色、皮肤和黏膜，以及自觉症状如心悸、气促、头晕等有无改善
- 定期监测血象以及血清叶酸、维生素B_{12}水平等生化指标，判断药物的疗效

3. 用药护理

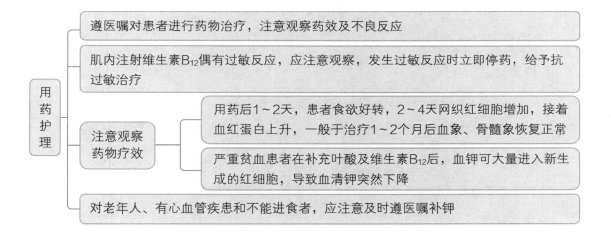

用药护理
- 遵医嘱对患者进行药物治疗，注意观察药效及不良反应
- 肌内注射维生素B_{12}偶有过敏反应，应注意观察，发生过敏反应时立即停药，给予抗过敏治疗
- 注意观察药物疗效
  - 用药后1~2天，患者食欲好转，2~4天网织红细胞增加，接着血红蛋白上升，一般于治疗1~2个月后血象、骨髓象恢复正常
  - 严重贫血患者在补充叶酸及维生素B_{12}后，血钾可大量进入新生成的红细胞，导致血清钾突然下降
- 对老年人、有心血管疾患和不能进食者，应注意及时遵医嘱补钾

4. 心理护理

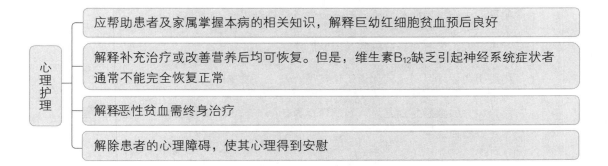

心理护理
- 应帮助患者及家属掌握本病的相关知识，解释巨幼红细胞贫血预后良好
- 解释补充治疗或改善营养后均可恢复。但是，维生素B_{12}缺乏引起神经系统症状者通常不能完全恢复正常
- 解释恶性贫血需终身治疗
- 解除患者的心理障碍，使其心理得到安慰

四、健康教育

健康教育

- 给患者及家属讲述营养性贫血的有关知识，提高对疾病的认识
- 说明贫血纠正后，只要坚持合理饮食及药物治疗，一般预后很好，增强患者治疗信心，积极主动配合治疗
- 指导患者及家属采用正确的烹调方法，纠正偏食的不良习惯，戒酒，食用富含叶酸和维生素B$_{12}$的食物
- 保证休息和充足睡眠
- 注意口腔和皮肤的清洁，勤洗澡更衣，预防感染

第四节　再生障碍性贫血的护理

再生障碍性贫血（AA）简称再障，是一种获得性骨髓造血功能衰竭疾病。主要表现为骨髓造血功能低下，全血细胞减少，进行性贫血、出血和感染。

一、护理评估

1. 健康史

健康史

- 询问患者近期有无感染病毒性疾病，特别是各型肝炎
- 询问患者是否使用过对骨髓有明显抑制作用的药物，如氯霉素、抗肿瘤药物、磺胺类药物等
- 详细了解患者的职业、居住和工作环境，是否长期接触苯及其衍生物（如油漆、塑料、染料等）
- 了解患者是否长期接触X线及放射性核素等

2. 身体状况

（1）重型再生障碍性贫血

重型再生障碍性贫血

- 起病急，进展快，病情重
- 早期即可出现出血和感染，贫血多呈进行性加重
- 常见口腔、牙龈、鼻腔黏膜及皮肤广泛出血
- 内脏出血以呼吸道及消化道出血常见，重者可发生颅内出血，常危及患者生命
- 感染以呼吸道感染最常见，致病菌以革兰阴性杆菌、金黄色葡萄球菌和真菌为主，常合并败血症
- 如不经治疗，多在6～12个月内死亡

（2）非重型再生障碍性贫血

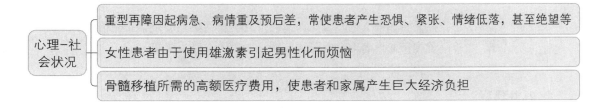

非重型再生障碍性贫血
- 起病和进展较缓慢，以进行性贫血为主要表现
- 出血和感染较轻，常为皮肤、黏膜出血和呼吸道感染，内脏出血和严重感染者少见
- 经治疗多数可长期存活，少数患者可演变为重型再障，预后极差

3. 心理-社会状况

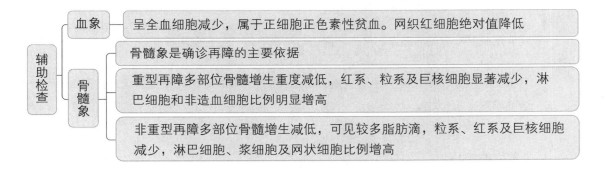

心理-社会状况
- 重型再障因起病急、病情重及预后差，常使患者产生恐惧、紧张、情绪低落，甚至绝望等
- 女性患者由于使用雄激素引起男性化而烦恼
- 骨髓移植所需的高额医疗费用，使患者和家属产生巨大经济负担

4. 辅助检查

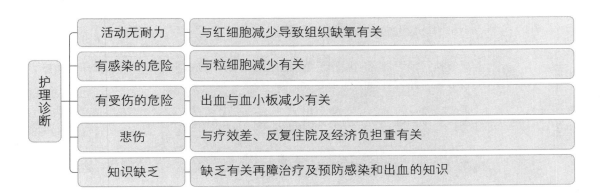

辅助检查
- 血象
  - 呈全血细胞减少，属于正细胞正色素性贫血。网织红细胞绝对值降低
- 骨髓象
  - 骨髓象是确诊再障的主要依据
  - 重型再障多部位骨髓增生重度减低，红系、粒系及巨核细胞显著减少，淋巴细胞和非造血细胞比例明显增高
  - 非重型再障多部位骨髓增生减低，可见较多脂肪滴，粒系、红系及巨核细胞减少，淋巴细胞、浆细胞及网状细胞比例增高

二、护理诊断

护理诊断
- 活动无耐力 —— 与红细胞减少导致组织缺氧有关
- 有感染的危险 —— 与粒细胞减少有关
- 有受伤的危险 —— 出血与血小板减少有关
- 悲伤 —— 与疗效差、反复住院及经济负担重有关
- 知识缺乏 —— 缺乏有关再障治疗及预防感染和出血的知识

三、护理措施

1. 一般护理

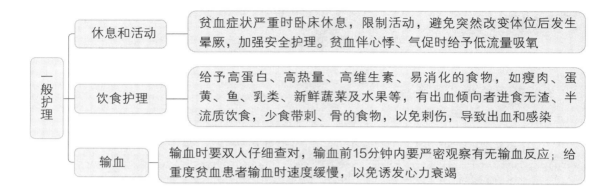

一般护理	休息和活动	贫血症状严重时卧床休息，限制活动，避免突然改变体位后发生晕厥，加强安全护理。贫血伴心悸、气促时给予低流量吸氧
	饮食护理	给予高蛋白、高热量、高维生素、易消化的食物，如瘦肉、蛋黄、鱼、乳类、新鲜蔬菜及水果等，有出血倾向者进食无渣、半流质饮食，少食带刺、骨的食物，以免刺伤，导致出血和感染
	输血	输血时要双人仔细查对，输血前15分钟内要严密观察有无输血反应；给重度贫血患者输血时速度缓慢，以免诱发心力衰竭

2. 病情观察

病情观察

注意患者的生命体征变化及有无感染情况，严密观察有无体温升高、脉搏增快、呼吸频率和节律改变、血压下降等

观察皮肤黏膜有无出血点、瘀点、瘀斑。观察有无口腔或视网膜出血、血尿发生

对于血小板 $< 10 \times 10^9$/L，主诉头痛、呕吐、视物模糊的患者应注意检查瞳孔变化及有无合并颅内出血的危险

3. 并发症的护理

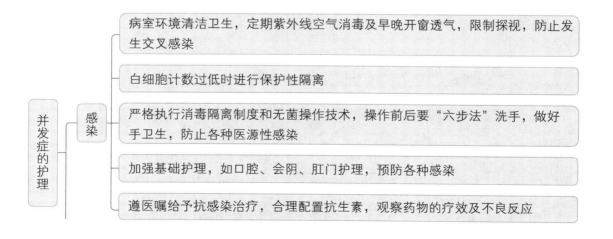

并发症的护理	感染	病室环境清洁卫生，定期紫外线空气消毒及早晚开窗透气，限制探视，防止发生交叉感染
		白细胞计数过低时进行保护性隔离
		严格执行消毒隔离制度和无菌操作技术，操作前后要"六步法"洗手，做好手卫生，防止各种医源性感染
		加强基础护理，如口腔、会阴、肛门护理，预防各种感染
		遵医嘱给予抗感染治疗，合理配置抗生素，观察药物的疗效及不良反应

做好心理护理，减轻紧张、焦虑情绪

尽量避免肌内注射，实行穿刺后应压迫局部或加压包扎止血

避免刺激性、粗、硬食物。有消化道出血时禁食，出血停止后给予冷温流质，以后给予半流质、软食、普食

保持大便通畅，避免用力排便。出血期患者卧床休息，根据出血部位的不同给予相应措施

出血

- **鼻出血**：鼻部冷敷，用1∶1000肾上腺素棉球填塞鼻腔压迫止血，并告知患者勿用手挖鼻

- **牙龈出血**：
  - 保持口腔卫生，饭后漱口或口腔护理可用金口新或康复新含漱，禁用牙签，同时避免刷牙损伤黏膜
  - 局部可用明胶海绵止血或者生理盐水250ml加肾上腺素1～2支放入冰箱冷藏漱口，2小时1次

- **消化道出血**：表现为呕血、黑便，如出现头晕、心悸、脉细速、出冷汗、血压下降应及时抢救，给予止血、吸氧，快速建立静脉通路，补充血容量，并禁食

- **头面部出血**：眼眶周围瘀斑、眼底出血时卧床休息，减少活动，禁止局部热敷

- **颅内出血**：
  - 平卧位头侧向一边，保持呼吸道通畅，防止窒息，高流量吸氧，迅速建立两路静脉通道，遵医嘱应用止血药物和降低颅内压药物，输注成分血
  - 头部可给予冰袋或冰帽，采用心电监护严密观察病情及生命体征，及时记录

4. 用药护理

（1）免疫抑制剂

免疫抑制剂

- 应用抗胸腺细胞球蛋白（ATG）或抗淋巴细胞球蛋白（ALG）治疗前需进行过敏试验，用药过程中用糖皮质激素防治过敏反应

- 静脉滴注ATG不宜过快，治疗过程可出现发热、寒战、皮疹、静脉炎、中性粒细胞减少、血小板减少和血清病（猩红热样皮疹、关节痛、发热）等不良反应，应注意观察

- 用药期间应注意保护性隔离，预防出血和感染

- 环孢素需要长期维持治疗，应定期检查肝、肾功能，观察有无牙龈增生及消化道反应，使用时需要定期进行药物浓度监测

- 应用糖皮质激素时可有医源性肾上腺皮质功能亢进，机体抵抗力下降易诱发感染

（2）雄激素

雄激素
- 常见不良反应有痤疮、毛发增多等，女性患者有停经、乳房缩小等男性化表现
- 用药前应向患者说明药物停后症状可消失，以消除疑虑
- 丙酸睾酮为油剂，不易吸收，注射部位常可形成硬块，甚至发生无菌性坏死，故需深部缓慢分层注射，并注意轮换注射部位，经常检查局部有无硬结
- 发现硬结及时理疗，以促进吸收，防止感染
- 口服司坦唑醇、达那唑等容易引起肝脏损害和药物性肝内胆汁淤积，治疗过程中应注意有无黄疸，并定期检查肝功能

（3）造血生长因子

造血生长因子
- 粒细胞集落刺激因子（G-CSF）皮下注射，患者偶有皮疹、低热、氨基转移酶升高、消化道不适、骨痛等不良反应，一般在停药后消失
- 粒细胞-巨噬细胞集落刺激因子（GM-CSF）用药后注意观察有无发热、骨痛、肌痛、胸膜渗液、静脉炎、腹泻、乏力等，严重者可见心包炎、血栓形成
- 促红细胞生成素（EPO）用药期间应监测血压，若发现血压升高应及时报告医生处理
- 偶可诱发脑血管意外或癫痫发作，应密切观察

四、健康教育

健康教育
- 向患者和家属说明该病治疗周期长，获效后也要坚持长时期的维持巩固治疗，不要自行停药，以免发生药物反跳现象
- 指导患者学会自我照顾。不到人多的公共场所，出门戴好口罩，保持室内空气清新，早晚要开窗透气
- 学会调整情绪，保持心情舒畅
- 在自己能承受的范围内适当参加户外活动，注意劳逸结合
- 注意保暖，避免受凉感冒；避免外伤，教会患者防止出血的简单方法等
- 向患者及家属说明不可滥用药物，特别是对造血系统有害的药物，如氯霉素、磺胺类药物、保泰松、安乃近、阿司匹林等
- 应坚持按医嘱使用药物，定期门诊复查血象，以便了解病情变化
- 对长期因职业关系接触毒物，如X线、放射性物质、农药、苯及其衍生物等人员应让他们对工作环境的危害有所认识，提高自我防护意识及能力，做好防护工作
- 严格遵守操作规程，加强营养，定期检查血象

第五节　白血病的护理

白血病是由于造血系统中某一系列细胞的异常肿瘤性增生，并在骨髓、肝、脾、淋巴结等各脏器广泛浸润，外周血中白细胞有质和量的异常，红细胞和血小板数量减少，从而导致贫血、出血、感染和组织器官浸润等临床表现的造血系统恶性肿瘤性疾病。根据白血病细胞的分化成熟程度，可以将白血病分为急性和慢性两大类。急性白血病（AL）的细胞分化停滞在较早阶段，多为原始细胞及早期幼稚细胞，病情发展迅速，病程短仅数月。慢性白血病（CL）的细胞分化停滞在较晚阶段，多为较成熟的幼稚细胞和成熟细胞，病情发展缓慢，病程长可达数年。

一、护理评估

1. 健康史

健康史	详细询问患者有无反复的病毒感染史
	询问患者是否接触过放射性物质或化学毒物，如苯、油漆、橡胶、染料或亚硝胺类物质
	询问患者是否用过易诱发本病的药物，如氯霉素、保泰松、乙双吗啉及抗肿瘤药物等
	了解患者的职业、工作环境及家族史，是否患有其他血液系统疾病

2. 身体状况

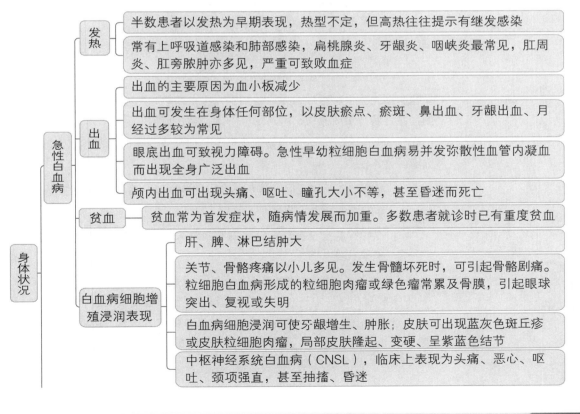

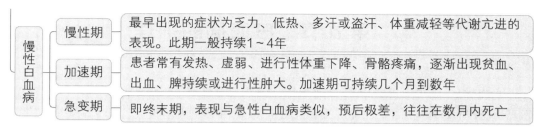

慢性白血病	慢性期	最早出现的症状为乏力、低热、多汗或盗汗、体重减轻等代谢亢进的表现。此期一般持续1~4年
	加速期	患者常有发热、虚弱、进行性体重下降、骨骼疼痛，逐渐出现贫血、出血、脾持续或进行性肿大。加速期可持续几个月到数年
	急变期	即终末期，表现与急性白血病类似，预后极差，往往在数月内死亡

3. 心理-社会状况

心理-社会状况	患者在明确诊断后会感到异常恐惧，难以接受
	治疗效果不佳时，易出现忧心忡忡、悲观、愤怒和绝望。病房限制探视，使患者常感孤独
	化疗药物不良反应引起的身体极度不适，常使患者拒绝或惧怕治疗。沉重的精神和经济负担，对患者及家属均可造成严重的影响

4. 辅助检查

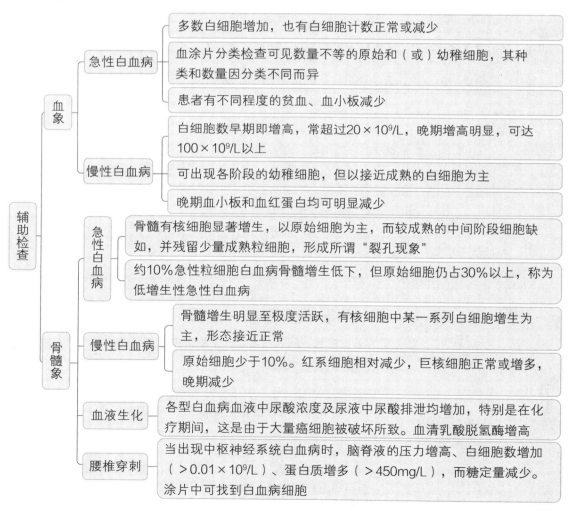

辅助检查	血象	急性白血病	多数白细胞增加，也有白细胞计数正常或减少
			血涂片分类检查可见数量不等的原始和（或）幼稚细胞，其种类和数量因分类不同而异
			患者有不同程度的贫血、血小板减少
		慢性白血病	白细胞数早期即增高，常超过20×10^9/L，晚期增高明显，可达100×10^9/L以上
			可出现各阶段的幼稚细胞，但以接近成熟的白细胞为主
			晚期血小板和血红蛋白均可明显减少
	骨髓象	急性白血病	骨髓有核细胞显著增生，以原始细胞为主，而较成熟的中间阶段细胞缺如，并残留少量成熟粒细胞，形成所谓"裂孔现象"
			约10%急性粒细胞白血病骨髓增生低下，但原始细胞仍占30%以上，称为低增生性急性白血病
		慢性白血病	骨髓增生明显至极度活跃，有核细胞中某一系列白细胞增生为主，形态接近正常
			原始细胞少于10%。红系细胞相对减少，巨核细胞正常或增多，晚期减少
	血液生化		各型白血病血液中尿酸浓度及尿液中尿酸排泄均增加，特别是在化疗期间，这是由于大量癌细胞被破坏所致。血清乳酸脱氢酶增高
	腰椎穿刺		当出现中枢神经系统白血病时，脑脊液的压力增高、白细胞数增加（$>0.01\times10^9$/L）、蛋白质增多（>450mg/L），而糖定量减少。涂片中可找到白血病细胞

图解实用内科临床护理

二、护理诊断

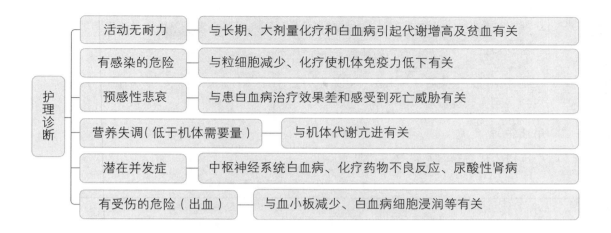

护理诊断
- 活动无耐力 —— 与长期、大剂量化疗和白血病引起代谢增高及贫血有关
- 有感染的危险 —— 与粒细胞减少、化疗使机体免疫力低下有关
- 预感性悲哀 —— 与患白血病治疗效果差和感受到死亡威胁有关
- 营养失调（低于机体需要量） —— 与机体代谢亢进有关
- 潜在并发症 —— 中枢神经系统白血病、化疗药物不良反应、尿酸性肾病
- 有受伤的危险（出血） —— 与血小板减少、白血病细胞浸润等有关

三、护理措施

1. 一般护理

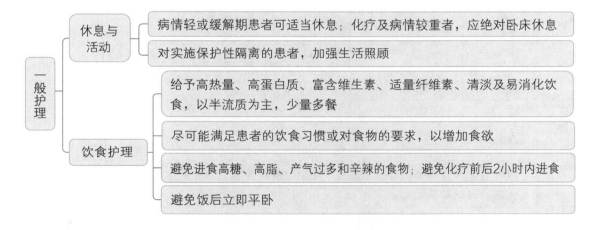

一般护理
- 休息与活动
  - 病情轻或缓解期患者可适当休息；化疗及病情较重者，应绝对卧床休息
  - 对实施保护性隔离的患者，加强生活照顾
- 饮食护理
  - 给予高热量、高蛋白质、富含维生素、适量纤维素、清淡及易消化饮食，以半流质为主，少量多餐
  - 尽可能满足患者的饮食习惯或对食物的要求，以增加食欲
  - 避免进食高糖、高脂、产气过多和辛辣的食物；避免化疗前后2小时内进食
  - 避免饭后立即平卧

2. 病情观察

病情观察
- 密切观察患者的生命体征，有无口腔、咽喉、肺部感染和贫血加重及颅内出血征象
- 观察慢粒患者有无脾栓塞或脾破裂征象
- 监测白细胞计数及分类、尿量、血尿酸及骨髓象等变化，发现异常，及时报告医生并协助处理

3. 对症护理

对症护理	白血病患者易发生感染。谢绝亲友探视
	当粒细胞绝对值≤0.5×10^9/L时，实行保护性隔离，置患者于单人病房或无菌层流室
	严格执行消毒隔离制度和无菌技术操作
	有感染，应采集血液、尿液、粪便或伤口分泌物等标本做培养及药物敏感试验，遵医嘱应用有效抗生素

4. 用药护理

（1）常用化疗药物及不良反应　见表 5-1。

表 5-1　白血病常用化疗药物及主要不良反应

药名	缩写	主要不良反应
甲氨蝶呤	MTX	口腔及胃肠黏膜溃疡、肝损害、骨髓抑制
巯嘌呤	6-MP	骨髓抑制、胃肠反应、肝损害
氟达拉滨	FLU	神经毒性、骨髓抑制、自身免疫现象
阿糖胞苷	Ara-C	消化道反应、肝损害、骨髓抑制
环磷酰胺	CTX	骨髓抑制、脱发、出血性膀胱炎、恶心呕吐
苯丁酸氮芥	CLB	骨髓抑制、胃肠反应
长春新碱	VCR	末梢神经炎、脱发、腹痛、便秘
柔红霉素	DNR	骨髓抑制、胃肠反应、心脏损害
门冬酰胺酶	LASP	过敏反应、高尿酸血症、出血、高血糖、氮质血症、肝损害
泼尼松	P 类	库欣综合征、高血压、糖尿病
羟基脲	HU	胃肠反应、骨髓抑制
维 A 酸	ATRA	皮肤黏膜干燥、脱屑、口角破裂、胃肠反应、头晕、关节痛、肝损害

（2）静脉炎及组织坏死的预防与护理

静脉炎及组织坏死的预防与护理	选择有弹性且粗直的静脉，最好采用中心静脉置管（如外周穿刺中心静脉导管、植入式静脉输液港）
	输注化疗药物前，先用生理盐水冲管，确定输液顺利无渗漏后，再给予化疗药物
	输注化疗药过程中，推注速度要慢，边推边抽回血，确保针头在血管内
	输注完毕再用生理盐水冲洗后拔针，按压数分钟
	一旦药物外渗，立即停止输注，边回抽边退针
	局部用生理盐水加地塞米松皮下注射或遵医嘱给予利多卡因局部封闭治疗，也可冷敷
	发生静脉炎的局部血管禁止静脉注射，患处勿受压，尽量避免患侧卧位
	可用多磺酸黏多糖乳膏（喜疗妥）等药物外敷，鼓励患者多做肢体运动，以促进血液循环

（3）骨髓抑制的预防与护理

骨髓抑制的预防与护理	定期检查血象，每次疗程结束后要复查骨髓象
	了解化疗效果和骨髓抑制程度
	出现骨髓抑制，需加强贫血、感染和出血的预防、观察和护理，协助医生正确用药

（4）消化道反应的预防与护理

消化道反应的预防与护理	减慢化疗药物输液速度
	为患者提供良好的进餐环境，避免不良刺激
	饮食宜清淡可口，少量多餐
	当出现恶心及呕吐时，应暂缓或停止进食，及时清除呕吐物，保持口腔清洁
	必要时，遵医嘱给予止吐药物。若症状严重，无法正常进食者，遵医嘱静脉补充高营养

（5）口腔溃疡的护理

口腔溃疡的护理	原则是减少溃疡面感染的概率，促进溃疡愈合
	嘱患者不食用对口腔黏膜有刺激或可能引起创伤的食物，如辛辣带刺的食物
	对已发生口腔溃疡者，应加强口腔护理，每日2次，并教会患者学会漱口液的含漱及局部溃疡用药的方法

（6）心脏毒性的护理

心脏毒性的护理	柔红霉素、多柔比星和高三尖杉酯碱类药物可引起心肌及心脏传导损害，用药前后监测患者心率、心律及血压，必要时做心电图检查
	输液速度要缓慢，每分钟不超过40滴
	出现毒性反应，应立即报告医生并协助处理

（7）高尿酸血症肾病的护理

高尿酸血症肾病的护理	化疗期间多饮水，每日饮水量3000ml以上，以利于尿酸和化疗药物降解产物的稀释和排泄
	遵医嘱口服别嘌醇，抑制尿酸形成
	口服碳酸氢钠，碱化尿液

5. 心理护理

心理护理

- 护士应耐心倾听患者的诉说，鼓励患者表达内心的悲伤情感，给予同情、理解和安慰
- 向患者说明长期情绪低落、焦虑及抑郁等可致内环境失调，引起食欲减退、失眠及免疫功能下降使病情加重
- 帮助患者进行自我心理调节，如采用娱乐疗法、放松疗法及转移注意力等，使患者保持积极稳定的情绪状态
- 向患者及家属说明白血病虽然难治，但目前治疗方法发展快、效果好，应树立信心，同时向患者介绍已缓解的病例或组织病友进行沟通与交流
- 寻求患者家属、亲友及社会的支持，为患者创造一个安全、安静、舒适和愉悦宽松的环境，有利于疾病的康复

四、健康教育

健康教育

疾病知识指导

- 指导患者避免接触对造血系统有损害的理化因素，如电离辐射、染发剂、油漆、氯霉素等
- 向患者和家属介绍有关白血病的基本知识，特别是目前有效的治疗方法，争取早期达到完全缓解
- 嘱患者定期复查血象和骨髓象，密切观察病情变化
- 向患者说明遵医嘱用药和坚持治疗的重要性，以延长疾病的缓解期和患者的生存期，说明药物的不良反应
- 指导患者减轻恶心、呕吐的方法

生活指导

- 保证充足的休息和睡眠，适当锻炼身体，以提高机体的抵抗力
- 加强营养，多饮水，多食蔬菜和水果，以保持排便通畅。剪短指甲，避免因搔抓而损伤皮肤
- 沐浴时水温以37～40℃为宜，以防水温过高引起血管扩张，加重皮下出血
- 向患者介绍预防感染和出血的措施，如注意保暖，避免受凉，尽量少去公共场所，学会自测体温
- 空气干燥时用薄荷油滴鼻腔；勿用牙签剔牙，勿用手挖鼻孔、避免创伤等

第六节　特发性血小板减少性紫癜的护理

特发性血小板减少性紫癜（ITP）又称自身免疫性血小板减少性紫癜，是临床上最常见的血小板减少性疾病。临床上分为急性型和慢性型，慢性型多见于成人。急性型多见于儿童。

一、护理评估

1. 健康史

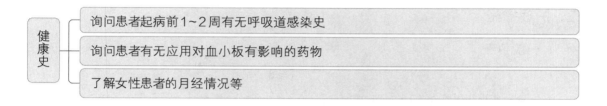

健康史
- 询问患者起病前1~2周有无呼吸道感染史
- 询问患者有无应用对血小板有影响的药物
- 了解女性患者的月经情况等

2. 身体状况

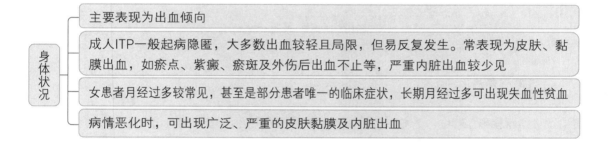

身体状况
- 主要表现为出血倾向
- 成人ITP一般起病隐匿，大多数出血较轻且局限，但易反复发生。常表现为皮肤、黏膜出血，如瘀点、紫癜、瘀斑及外伤后出血不止等，严重内脏出血较少见
- 女患者月经过多较常见，甚至是部分患者唯一的临床症状，长期月经过多可出现失血性贫血
- 病情恶化时，可出现广泛、严重的皮肤黏膜及内脏出血

3. 心理-社会状况

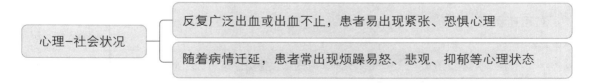

心理-社会状况
- 反复广泛出血或出血不止，患者易出现紧张、恐惧心理
- 随着病情迁延，患者常出现烦躁易怒、悲观、抑郁等心理状态

4. 辅助检查

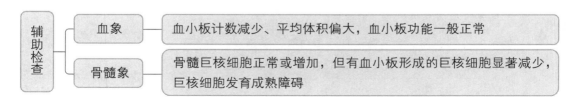

辅助检查
- 血象：血小板计数减少、平均体积偏大，血小板功能一般正常
- 骨髓象：骨髓巨核细胞正常或增加，但有血小板形成的巨核细胞显著减少，巨核细胞发育成熟障碍

二、护理诊断

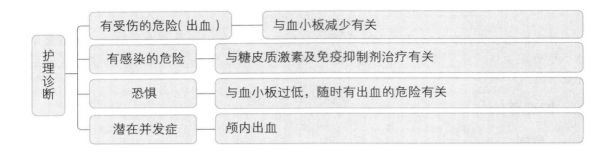

护理诊断
- 有受伤的危险（出血） —— 与血小板减少有关
- 有感染的危险 —— 与糖皮质激素及免疫抑制剂治疗有关
- 恐惧 —— 与血小板过低，随时有出血的危险有关
- 潜在并发症 —— 颅内出血

三、护理措施

1. 一般护理

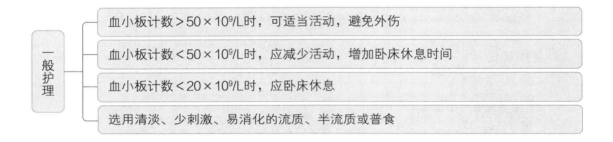

一般护理
- 血小板计数 >50×10⁹/L时，可适当活动，避免外伤
- 血小板计数 <50×10⁹/L时，应减少活动，增加卧床休息时间
- 血小板计数 <20×10⁹/L时，应卧床休息
- 选用清淡、少刺激、易消化的流质、半流质或普食

2. 病情观察

病情观察
- 观察出血部位、范围和出血量，及时发现新的出血病灶或内脏出血征象
- 监测血小板计数变化，一旦血小板计数 <10×10⁹/L，出血严重而广泛，疑有或已发生颅内出血者，要及时通知医生并协助处理

3. 用药护理

用药护理
- 长期使用糖皮质激素会引起身体外形的变化、胃肠道反应或出血、诱发感染、骨质疏松及高血压等，嘱患者餐后服药、自我监测粪便颜色、预防各种感染、监测骨密度及血压等
- 长春新碱可引起骨髓造血功能抑制、末梢神经炎，环磷酰胺可致出血性膀胱炎，用药期间应注意观察
- 使用免疫抑制剂、大剂量丙种球蛋白时，易出现恶心、头痛、寒战及发热等，应减慢滴速，保护局部血管，预防和及时处理静脉炎

4. 心理护理

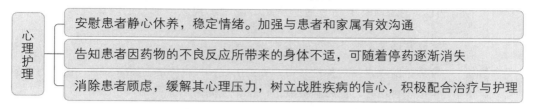

心理护理
- 安慰患者静心休养，稳定情绪。加强与患者和家属有效沟通
- 告知患者因药物的不良反应所带来的身体不适，可随着停药逐渐消失
- 消除患者顾虑，缓解其心理压力，树立战胜疾病的信心，积极配合治疗与护理

四、健康教育

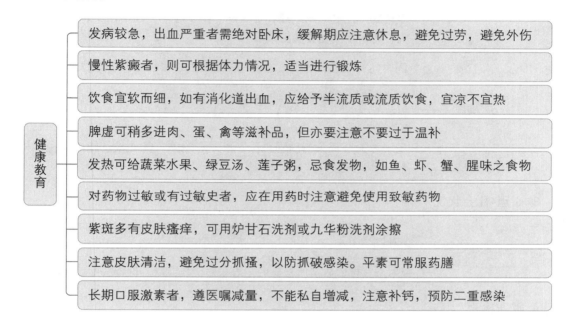

健康教育
- 发病较急，出血严重者需绝对卧床，缓解期应注意休息，避免过劳，避免外伤
- 慢性紫癜者，则可根据体力情况，适当进行锻炼
- 饮食宜软而细，如有消化道出血，应给予半流质或流质饮食，宜凉不宜热
- 脾虚可稍多进肉、蛋、禽等滋补品，但亦要注意不要过于温补
- 发热可给蔬菜水果、绿豆汤、莲子粥，忌食发物，如鱼、虾、蟹、腥味之食物
- 对药物过敏或有过敏史者，应在用药时注意避免使用致敏药物
- 紫斑多有皮肤瘙痒，可用炉甘石洗剂或九华粉洗剂涂擦
- 注意皮肤清洁，避免过分抓搔，以防抓破感染。平素可常服药膳
- 长期口服激素者，遵医嘱减量，不能私自增减，注意补钙，预防二重感染

第七节　过敏性紫癜的护理

过敏性紫癜是一种常见的血管变态反应性出血性疾病。以非血小板减少性紫癜、关节炎、腹痛、肾炎为临床特征。常见于儿童，发病以春季为多。

一、护理评估

1. 健康史

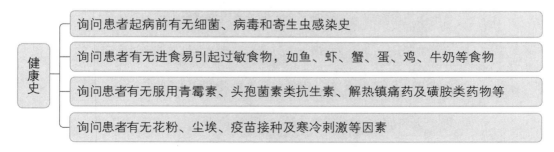

健康史
- 询问患者起病前有无细菌、病毒和寄生虫感染史
- 询问患者有无进食易引起过敏食物，如鱼、虾、蟹、蛋、鸡、牛奶等食物
- 询问患者有无服用青霉素、头孢菌素类抗生素、解热镇痛药及磺胺类药物等
- 询问患者有无花粉、尘埃、疫苗接种及寒冷刺激等因素

2. 身体状况

多数患者发病前 1~3 周有上呼吸道感染史，随之出现以下典型的临床表现。

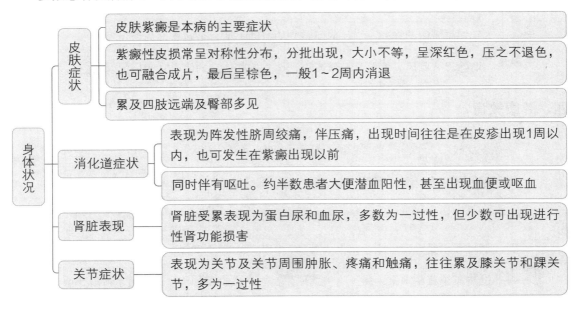

身体状况
- 皮肤症状
  - 皮肤紫癜是本病的主要症状
  - 紫癜性皮损常呈对称性分布，分批出现，大小不等，呈深红色，压之不退色，也可融合成片，最后呈棕色，一般 1~2 周内消退
  - 累及四肢远端及臀部多见
- 消化道症状
  - 表现为阵发性脐周绞痛，伴压痛，出现时间往往是在皮疹出现 1 周以内，也可发生在紫癜出现以前
  - 同时伴有呕吐。约半数患者大便潜血阳性，甚至出现血便或呕血
- 肾脏表现
  - 肾脏受累表现为蛋白尿和血尿，多数为一过性，但少数可出现进行性肾功能损害
- 关节症状
  - 表现为关节及关节周围肿胀、疼痛和触痛，往往累及膝关节和踝关节，多为一过性

3. 心理-社会状况

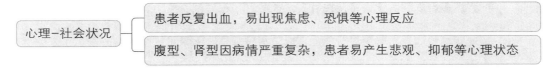

心理-社会状况
- 患者反复出血，易出现焦虑、恐惧等心理反应
- 腹型、肾型因病情严重复杂，患者易产生悲观、抑郁等心理状态

4. 辅助检查

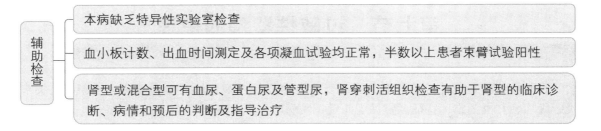

辅助检查
- 本病缺乏特异性实验室检查
- 血小板计数、出血时间测定及各项凝血试验均正常，半数以上患者束臂试验阳性
- 肾型或混合型可有血尿、蛋白尿及管型尿，肾穿刺活组织检查有助于肾型的临床诊断、病情和预后的判断及指导治疗

二、护理诊断

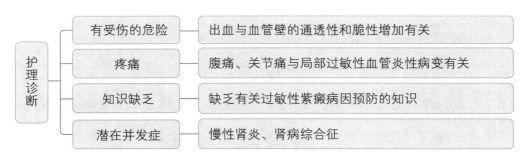

护理诊断
- 有受伤的危险 —— 出血与血管壁的通透性和脆性增加有关
- 疼痛 —— 腹痛、关节痛与局部过敏性血管炎性病变有关
- 知识缺乏 —— 缺乏有关过敏性紫癜病因预防的知识
- 潜在并发症 —— 慢性肾炎、肾病综合征

三、护理措施

1. 一般护理

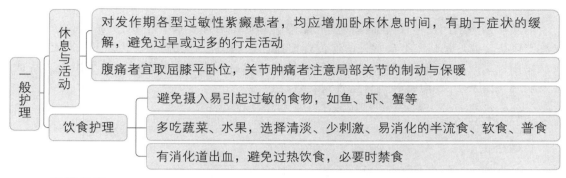

一般护理

休息与活动
- 对发作期各型过敏性紫癜患者，均应增加卧床休息时间，有助于症状的缓解，避免过早或过多的行走活动
- 腹痛者宜取屈膝平卧位，关节肿痛者注意局部关节的制动与保暖

饮食护理
- 避免摄入易引起过敏的食物，如鱼、虾、蟹等
- 多吃蔬菜、水果，选择清淡、少刺激、易消化的半流食、软食、普食
- 有消化道出血，避免过热饮食，必要时禁食

2. 病情观察

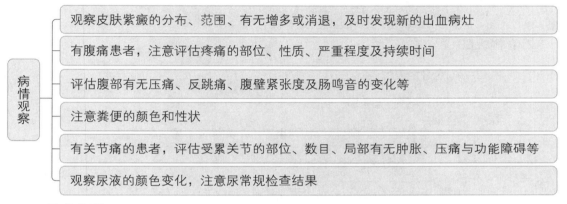

病情观察
- 观察皮肤紫癜的分布、范围、有无增多或消退，及时发现新的出血病灶
- 有腹痛患者，注意评估疼痛的部位、性质、严重程度及持续时间
- 评估腹部有无压痛、反跳痛、腹壁紧张度及肠鸣音的变化等
- 注意粪便的颜色和性状
- 有关节痛的患者，评估受累关节的部位、数目、局部有无肿胀、压痛与功能障碍等
- 观察尿液的颜色变化，注意尿常规检查结果

3. 用药护理

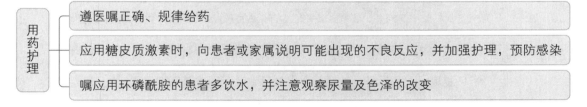

用药护理
- 遵医嘱正确、规律给药
- 应用糖皮质激素时，向患者或家属说明可能出现的不良反应，并加强护理，预防感染
- 嘱应用环磷酰胺的患者多饮水，并注意观察尿量及色泽的改变

四、健康教育

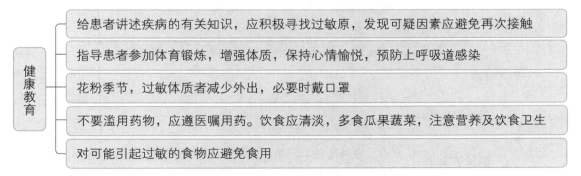

健康教育
- 给患者讲述疾病的有关知识，应积极寻找过敏原，发现可疑因素应避免再次接触
- 指导患者参加体育锻炼，增强体质，保持心情愉悦，预防上呼吸道感染
- 花粉季节，过敏体质者减少外出，必要时戴口罩
- 不要滥用药物，应遵医嘱用药。饮食应清淡，多食瓜果蔬菜，注意营养及饮食卫生
- 对可能引起过敏的食物应避免食用

第八节　血友病的护理

血友病是一组因遗传性凝血活酶生成障碍引起的出血性疾病，主要分为：①血友病 A，又称 FⅧ缺乏症，是临床上最常见的遗传性出血性疾病。②血友病 B，又称 FⅨ缺乏症。血友病以阳性家族史、幼年发病、自发或轻度外伤后出血不止、血肿形成及关节出血为特征。血友病 A 和血友病 B 均属 X 连锁隐性遗传性疾病。

一、护理评估

1. 健康史

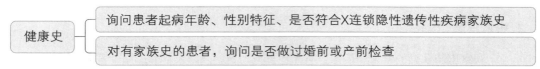

健康史	询问患者起病年龄、性别特征、是否符合X连锁隐性遗传性疾病家族史
	对有家族史的患者，询问是否做过婚前或产前检查

2. 身体状况

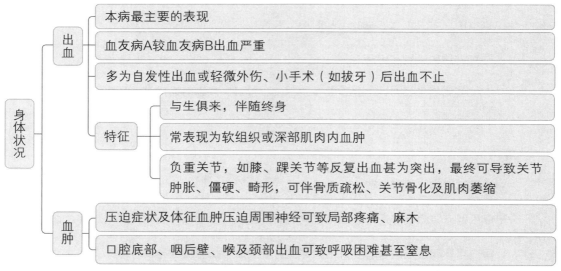

身体状况

出血
- 本病最主要的表现
- 血友病A较血友病B出血严重
- 多为自发性出血或轻微外伤、小手术（如拔牙）后出血不止

特征
- 与生俱来，伴随终身
- 常表现为软组织或深部肌肉内血肿
- 负重关节，如膝、踝关节等反复出血甚为突出，最终可导致关节肿胀、僵硬、畸形，可伴骨质疏松、关节骨化及肌肉萎缩

血肿
- 压迫症状及体征血肿压迫周围神经可致局部疼痛、麻木
- 口腔底部、咽后壁、喉及颈部出血可致呼吸困难甚至窒息

3. 心理-社会状况

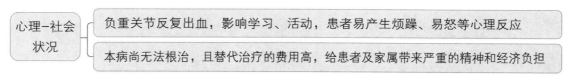

心理-社会状况	负重关节反复出血，影响学习、活动，患者易产生烦躁、易怒等心理反应
	本病尚无法根治，且替代治疗的费用高，给患者及家属带来严重的精神和经济负担

4. 辅助检查

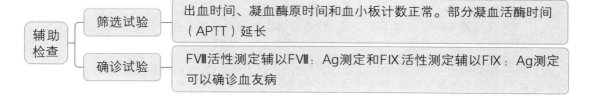

辅助检查

筛选试验
- 出血时间、凝血酶原时间和血小板计数正常。部分凝血活酶时间（APTT）延长

确诊试验
- FⅧ活性测定辅以FⅧ：Ag测定和FⅨ活性测定辅以FⅨ：Ag测定可以确诊血友病

二、护理诊断

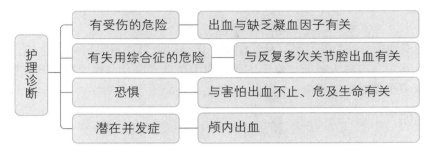

护理诊断
- 有受伤的危险 —— 出血与缺乏凝血因子有关
- 有失用综合征的危险 —— 与反复多次关节腔出血有关
- 恐惧 —— 与害怕出血不止、危及生命有关
- 潜在并发症 —— 颅内出血

三、护理措施

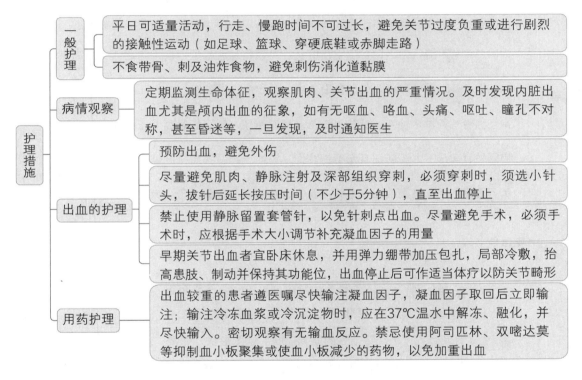

护理措施

一般护理
- 平日可适量活动，行走、慢跑时间不可过长，避免关节过度负重或进行剧烈的接触性运动（如足球、篮球、穿硬底鞋或赤脚走路）
- 不食带骨、刺及油炸食物，避免刺伤消化道黏膜

病情观察
- 定期监测生命体征，观察肌肉、关节出血的严重情况。及时发现内脏出血尤其是颅内出血的征象，如有无呕血、咯血、头痛、呕吐、瞳孔不对称，甚至昏迷等，一旦发现，及时通知医生

出血的护理
- 预防出血，避免外伤
- 尽量避免肌肉、静脉注射及深部组织穿刺，必须穿刺时，须选小针头，拔针后延长按压时间（不少于5分钟），直至出血停止
- 禁止使用静脉留置套管针，以免针刺点出血。尽量避免手术，必须手术时，应根据手术大小调节补充凝血因子的用量
- 早期关节出血者宜卧床休息，并用弹力绷带加压包扎，局部冷敷，抬高患肢、制动并保持其功能位，出血停止后可作适当体疗以防关节畸形

用药护理
- 出血较重的患者遵医嘱尽快输注凝血因子，凝血因子取回后立即输注；输注冷冻血浆或冷沉淀物时，应在37℃温水中解冻、融化，并尽快输入。密切观察有无输血反应。禁忌使用阿司匹林、双嘧达莫等抑制血小板聚集或使血小板减少的药物，以免加重出血

四、健康教育

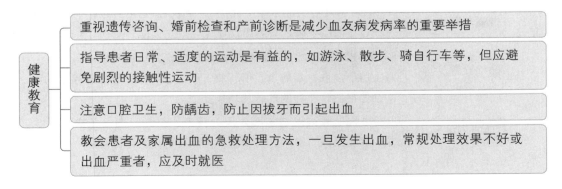

健康教育
- 重视遗传咨询、婚前检查和产前诊断是减少血友病发病率的重要举措
- 指导患者日常、适度的运动是有益的，如游泳、散步、骑自行车等，但应避免剧烈的接触性运动
- 注意口腔卫生，防龋齿，防止因拔牙而引起出血
- 教会患者及家属出血的急救处理方法，一旦发生出血，常规处理效果不好或出血严重者，应及时就医

第九节　弥散性血管内凝血的护理

弥散性血管内凝血（DIC）是一种临床综合征，以血液中过量凝血酶生成，可溶性纤维蛋白形成和纤维蛋白溶解为特征。临床主要表现为严重出血、血栓栓塞、微血管病性溶血性贫血、单个或多个器官功能不全。

一、护理评估

1. 健康史

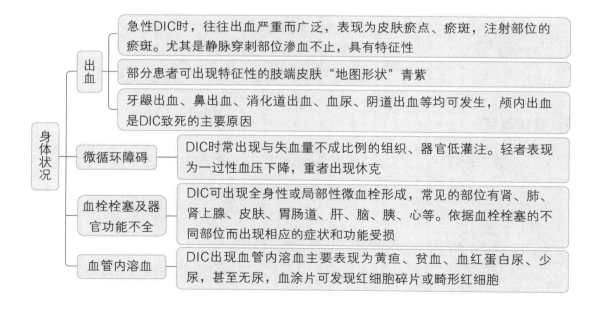

健康史

- 询问患者及家属起病前有无脑膜炎球菌、大肠埃希菌、金黄色葡萄球菌等严重细菌感染
- 询问患者有无流行性出血热、重症肝炎、斑疹伤寒、脑型疟疾、钩端螺旋体病等病史
- 询问患者有无恶性肿瘤，如急性白血病、淋巴瘤、肝癌等
- 询问患者有无羊水栓塞、感染性流产、死胎滞留、重度妊娠高血压综合征等产科病症
- 询问患者有无手术及创伤有无毒蛇咬伤、输血反应、移植排斥等病史
- 询问患者有无恶性高血压、急性胰腺炎、糖尿病酮症酸中毒、系统性红斑狼疮等病史

2. 身体状况

身体状况

- **出血**
  - 急性DIC时，往往出血严重而广泛，表现为皮肤瘀点、瘀斑，注射部位的瘀斑。尤其是静脉穿刺部位渗血不止，具有特征性
  - 部分患者可出现特征性的肢端皮肤"地图形状"青紫
  - 牙龈出血、鼻出血、消化道出血、血尿、阴道出血等均可发生，颅内出血是DIC致死的主要原因
- **微循环障碍**
  - DIC时常出现与失血量不成比例的组织、器官低灌注。轻者表现为一过性血压下降，重者出现休克
- **血栓栓塞及器官功能不全**
  - DIC可出现全身性或局部性微血栓形成，常见的部位有肾、肺、肾上腺、皮肤、胃肠道、肝、脑、胰、心等。依据血栓栓塞的不同部位而出现相应的症状和功能受损
- **血管内溶血**
  - DIC出现血管内溶血主要表现为黄疸、贫血、血红蛋白尿、少尿，甚至无尿，血涂片可发现红细胞碎片或畸形红细胞

3. 心理-社会状况

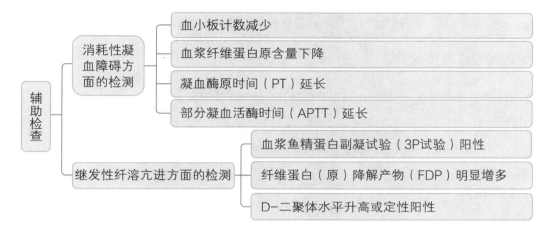

心理-社会状况
- 突然发生的多发性出血，患者易出现焦虑、恐惧等心理反应
- 患者出现休克、肾衰竭、呼吸衰竭、颅内高压等表现预示病情严重而复杂，易产生悲观、绝望等心理状态

4. 辅助检查

辅助检查
- 消耗性凝血障碍方面的检测
  - 血小板计数减少
  - 血浆纤维蛋白原含量下降
  - 凝血酶原时间（PT）延长
  - 部分凝血活酶时间（APTT）延长
- 继发性纤溶亢进方面的检测
  - 血浆鱼精蛋白副凝试验（3P试验）阳性
  - 纤维蛋白（原）降解产物（FDP）明显增多
  - D-二聚体水平升高或定性阳性

二、护理诊断

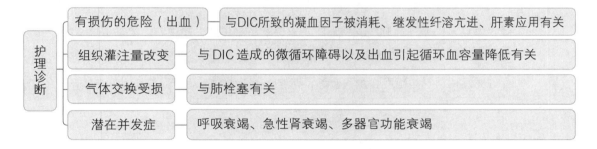

护理诊断
- 有损伤的危险（出血） — 与DIC所致的凝血因子被消耗、继发性纤溶亢进、肝素应用有关
- 组织灌注量改变 — 与DIC造成的微循环障碍以及出血引起循环血容量降低有关
- 气体交换受损 — 与肺栓塞有关
- 潜在并发症 — 呼吸衰竭、急性肾衰竭、多器官功能衰竭

三、护理措施

1. 一般护理

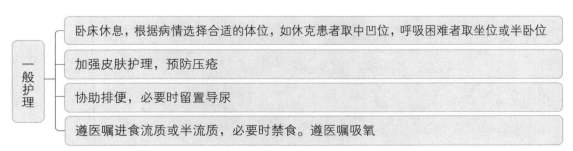

一般护理
- 卧床休息，根据病情选择合适的体位，如休克患者取中凹位，呼吸困难者取坐位或半卧位
- 加强皮肤护理，预防压疮
- 协助排便，必要时留置导尿
- 遵医嘱进食流质或半流质，必要时禁食。遵医嘱吸氧

2. 病情观察

病情观察
- 严密观察病情变化，监测生命体征、神志和尿量的变化，记录24小时出入液量
- 观察皮肤的颜色、温度与湿度，及时发现休克或重要器官功能衰竭
- 注意出血部位、范围及出血量的观察，持续、多部位的出血或渗血，尤其是伤口、穿刺点和注射部位，是DIC的特征
- 正确采集、及时送检各类标本，监测各项实验室指标，及时报告医生

3. 抢救配合与护理

抢救配合与护理
- 迅速建立两条静脉通道，维持静脉通路的通畅，及时补充液体
- 熟悉常用药物的名称、给药方法、主要不良反应及其预防和处理，遵医嘱正确配制和应用有关的药物，如肝素

四、健康教育

健康教育
- 向患者尤其是家属介绍本病的成因、主要表现、诊断及治疗情况、预后等
- 解释反复进行实验室检查的重要性和必要性，特殊治疗的目的、意义和不良反应
- 建议家属多关心、鼓励、支持患者，以缓解患者焦虑、悲观、绝望等负性情绪，提高战胜疾病的信心，并能主动配合治疗
- 保证充足的休息与睡眠，加强营养，循序渐进地增加运动，促进身体康复

第六章

内分泌及代谢性疾病患者的护理

第一节　内分泌及代谢性疾病患者常见症状体征的护理

一、身体外形的改变

身体外形的改变多与内分泌疾病和代谢疾病有关，包括身高、体型、毛发、面容及皮肤黏膜改变等，是一组影响患者生理和心理状态的临床征象。

1. 护理评估

（1）健康史

询问患者有无内分泌疾病和代谢疾病，如侏儒症、克汀病、肢端肥大症、巨人症、库欣综合征、甲状腺功能减退症、甲状腺功能亢进症、肾上腺皮质功能减退症、内分泌腺恶性肿瘤、糖尿病等病史；是否服用激素类药物治疗

健康史

询问患者有无不良生活方式和饮食习惯

询问患者有无家族遗传史

了解女性患者月经史有无异常

（2）身体状况

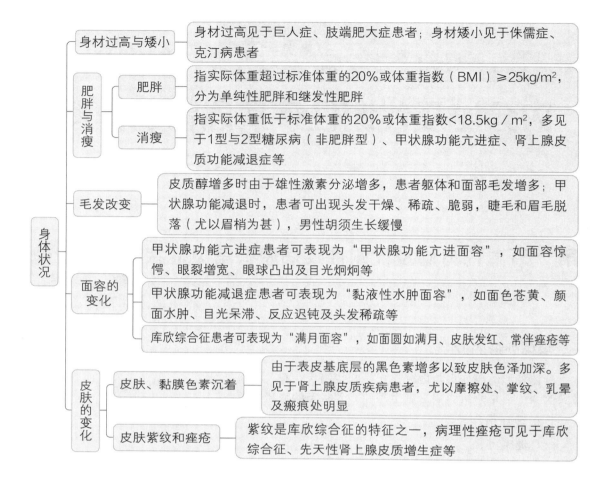

（3）心理-社会状况　身体外形改变影响人际交往和社交活动，患者容易产生紧张、焦虑、自卑、抑郁等心理反应。

（4）辅助检查

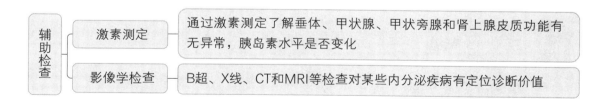

2. 护理诊断

身体意象紊乱：与疾病引起身体外形改变等因素有关。

3. 护理措施

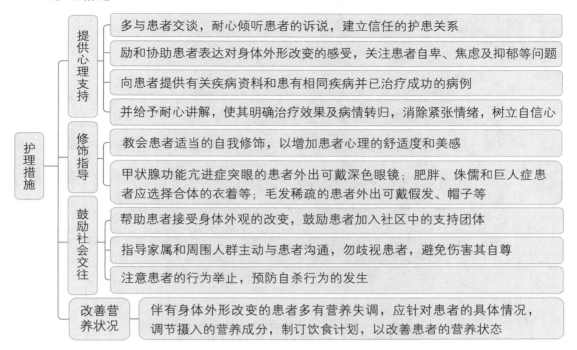

护理措施	提供心理支持	多与患者交谈，耐心倾听患者的诉说，建立信任的护患关系
		励和协助患者表达对身体外形改变的感受，关注患者自卑、焦虑及抑郁等问题
		向患者提供有关疾病资料和患有相同疾病并已治疗成功的病例
		并给予耐心讲解，使其明确治疗效果及病情转归，消除紧张情绪，树立自信心
	修饰指导	教会患者适当的自我修饰，以增加患者心理的舒适度和美感
		甲状腺功能亢进症突眼的患者外出可戴深色眼镜；肥胖、侏儒和巨人症患者应选择合体的衣着等；毛发稀疏的患者外出可戴假发、帽子等
	鼓励社会交往	帮助患者接受身体外观的改变，鼓励患者加入社区中的支持团体
		指导家属和周围人群主动与患者沟通，勿歧视患者，避免伤害其自尊
		注意患者的行为举止，预防自杀行为的发生
	改善营养状况	伴有身体外形改变的患者多有营养失调，应针对患者的具体情况，调节摄入的营养成分，制订饮食计划，以改善患者的营养状态

二、生殖发育及性功能异常

生殖发育及性功能异常包括生殖器官发育迟缓或过早，性欲减退或消失。女性月经紊乱、溢乳、闭经或不孕，男性勃起功能障碍或乳房发育。

1. 护理评估

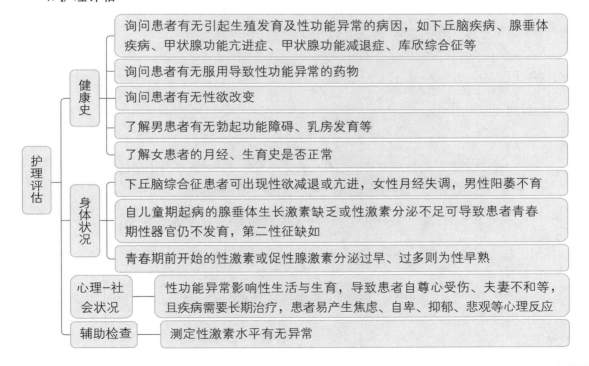

护理评估	健康史	询问患者有无引起生殖发育及性功能异常的病因，如下丘脑疾病、腺垂体疾病、甲状腺功能亢进症、甲状腺功能减退症、库欣综合征等
		询问患者有无服用导致性功能异常的药物
		询问患者有无性欲改变
		了解男患者有无勃起功能障碍、乳房发育等
		了解女患者的月经、生育史是否正常
	身体状况	下丘脑综合征患者可出现性欲减退或亢进，女性月经失调，男性阳痿不育
		自儿童期起病的腺垂体生长激素缺乏或性激素分泌不足可导致患者青春期性器官仍不发育，第二性征缺如
		青春期前开始的性激素或促性腺激素分泌过早、过多则为性早熟
	心理-社会状况	性功能异常影响性生活与生育，导致患者自尊心受伤、夫妻不和等，且疾病需要长期治疗，患者易产生焦虑、自卑、抑郁、悲观等心理反应
	辅助检查	测定性激素水平有无异常

2. 护理诊断

性功能障碍：与内分泌功能紊乱有关。

3. 护理措施

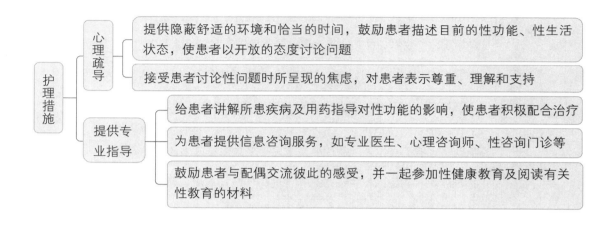

第二节　糖尿病的护理

糖尿病（DM）是由遗传和环境因素相互作用而引起的一组以慢性高血糖为特征的代谢异常综合征。糖尿病分为4型：1型糖尿病、2型糖尿病、其他特殊类型糖尿病和妊娠糖尿病。1型、2型糖尿病和妊娠糖尿病是临床常见类型。妊娠糖尿病是指在妊娠期间首次发生或发现的糖耐量减低或糖尿病，不包括在糖尿病诊断之后妊娠者。特殊类型糖尿病是病因相对明确的一些高血糖状态。

一、护理评估

1. 健康史

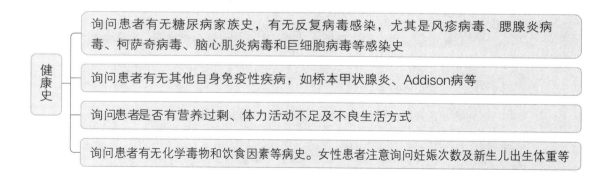

2. 身体状况

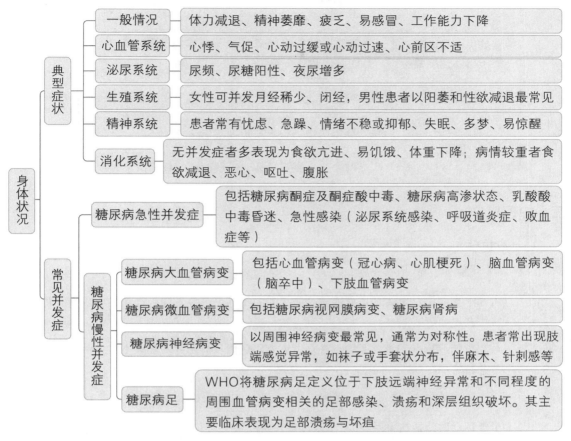

3. 心理-社会状况

糖尿病为终身性疾病，病程漫长，严格的饮食控制，多器官、多组织结构功能障碍易使患者产生焦虑、恐惧和抑郁等心理反应，对治疗缺乏信心，不能有效地应对，治疗的依从性较差。

4. 辅助检查

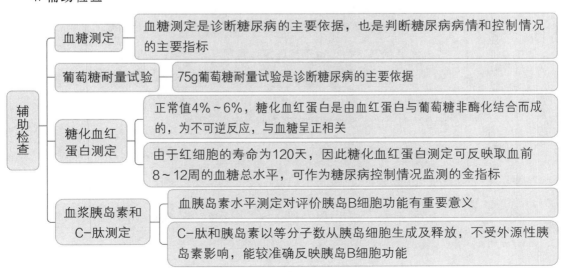

二、护理诊断

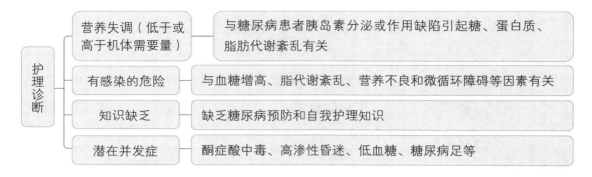

护理诊断		
	营养失调（低于或高于机体需要量）	与糖尿病患者胰岛素分泌或作用缺陷引起糖、蛋白质、脂肪代谢紊乱有关
	有感染的危险	与血糖增高、脂代谢紊乱、营养不良和微循环障碍等因素有关
	知识缺乏	缺乏糖尿病预防和自我护理知识
	潜在并发症	酮症酸中毒、高渗性昏迷、低血糖、糖尿病足等

三、护理措施

1. 一般护理

（1）休息和活动有规律

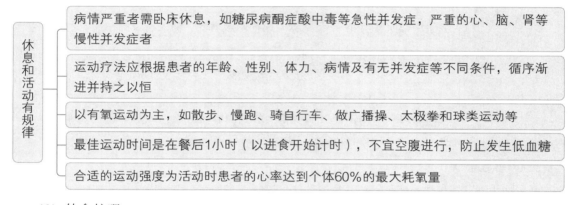

休息和活动有规律	
	病情严重者需卧床休息，如糖尿病酮症酸中毒等急性并发症，严重的心、脑、肾等慢性并发症者
	运动疗法应根据患者的年龄、性别、体力、病情及有无并发症等不同条件，循序渐进并持之以恒
	以有氧运动为主，如散步、慢跑、骑自行车、做广播操、太极拳和球类运动等
	最佳运动时间是在餐后1小时（以进食开始计时），不宜空腹进行，防止发生低血糖
	合适的运动强度为活动时患者的心率达到个体60%的最大耗氧量

（2）饮食护理

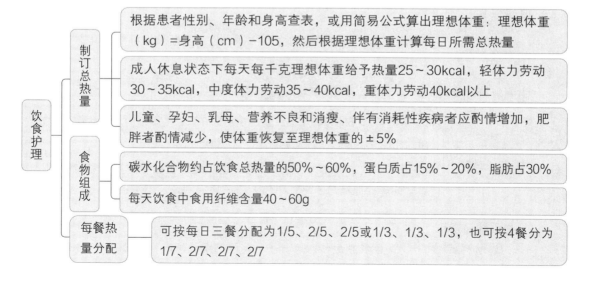

饮食护理		
	制订总热量	根据患者性别、年龄和身高查表，或用简易公式算出理想体重：理想体重（kg）=身高（cm）-105，然后根据理想体重计算每日所需总热量
		成人休息状态下每天每千克理想体重给予热量25~30kcal，轻体力劳动30~35kcal，中度体力劳动35~40kcal，重体力劳动40kcal以上
		儿童、孕妇、乳母、营养不良和消瘦、伴有消耗性疾病者应酌情增加，肥胖者酌情减少，使体重恢复至理想体重的±5%
	食物组成	碳水化合物约占饮食总热量的50%~60%，蛋白质占15%~20%，脂肪占30%
		每天饮食中食用纤维含量40~60g
	每餐热量分配	可按每日三餐分配为1/5、2/5、2/5或1/3、1/3、1/3，也可按4餐分为1/7、2/7、2/7、2/7

2. 病情观察

病情观察
- 定期监测尿糖、血糖、血压、血脂、糖化血红蛋白、尿量和体重变化，如果体重改变＞2kg，应报告医生
- 注意动脉血气分析电解质变化，准确记录 24 小时出入液量
- 注意观察有无糖尿病急性、慢性并发症的发生

3. 用药护理

（1）口服降糖药物　常用口服降糖药物不良反应、服用方法和禁忌证见表 6-1。

表 6-1　常用口服降糖药物不良反应、服用方法和禁忌证

药物	不良反应	服用方法	禁忌证
磺脲类	低血糖反应,恶心、呕吐等消化道反应,血小板减少等,体重增加	进餐前半小时服用	1 型糖尿病,严重肝肾功能不全,糖尿病合并急性并发症,处于应激状态、合并妊娠者禁用
格列奈类	低血糖和体重增加	餐前 0～15 分钟或进餐时服药	同磺脲类
双胍类	胃肠道反应,乳酸性中毒	餐中或餐后服药或从小剂量开始可减轻不适	肝肾功能不全、严重感染、缺氧或接受大手术患者禁用
噻唑烷二酮	体重增加、水肿	每天一次,固定时间	心力衰竭、肝病、严重骨质疏松者禁用
α-糖苷酶抑制剂	胃肠道反应,如与其他降糖药合用易出现低血糖,进食淀粉类食物无效	与第一口饭同时嚼服	从小剂量开始,逐渐加量是减少不良反应的有效方法

（2）胰岛素

胰岛素
- 胰岛素贮藏
  - 未开封的胰岛素放于冰箱4～8℃冷藏保存，正在使用的胰岛素常温下（≤28℃）可使用28天，应避免受热、光照和冻结
- 抽吸顺序
  - 我国常用的胰岛素制剂有每毫升含40U或100U两种规格
  - 长、短效或中、短效胰岛素混合使用时，应先抽吸短效胰岛素，再抽吸长效胰岛素，然后混匀
- 注射部位
  - 胰岛素采用皮下注射法，宜选择皮肤疏松、皮下脂肪丰富的部位，如上臂三角肌、臀大肌、大腿前侧、腹部等，注射部位应交替使用，以免形成局部硬结和脂肪萎缩，影响其速效性
- 不良反应的观察及处理
  - 低血糖反应与胰岛素剂量过大和（或）饮食失调有关。主要表现有头昏、心悸、多汗、饥饿，甚至昏迷；一旦发生应当及时检测血糖，根据病情进食糖果、含糖饮料或静脉注射50%葡萄糖液20～30ml
  - 胰岛素过敏，表现为注射部位瘙痒、荨麻疹样皮疹。应立即更换胰岛素制剂类型，使用抗组胺类药、糖皮质激素及脱敏疗法等，或暂时中断胰岛素治疗
  - 注射部位皮下脂肪萎缩或增生，停止该部位注射后可缓慢自然恢复

4. 常见并发症的护理

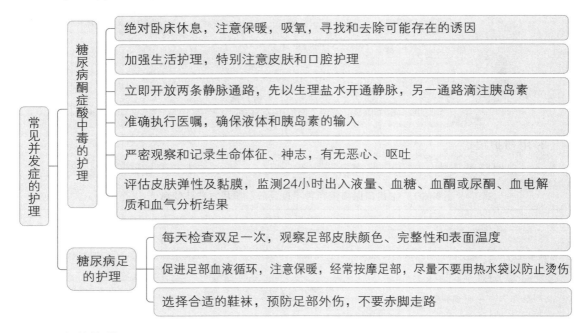

常见并发症的护理
- 糖尿病酮症酸中毒的护理
  - 绝对卧床休息，注意保暖，吸氧，寻找和去除可能存在的诱因
  - 加强生活护理，特别注意皮肤和口腔护理
  - 立即开放两条静脉通路，先以生理盐水开通静脉，另一通路滴注胰岛素
  - 准确执行医嘱，确保液体和胰岛素的输入
  - 严密观察和记录生命体征、神志，有无恶心、呕吐
  - 评估皮肤弹性及黏膜，监测24小时出入液量、血糖、血酮或尿酮、血电解质和血气分析结果
- 糖尿病足的护理
  - 每天检查双足一次，观察足部皮肤颜色、完整性和表面温度
  - 促进足部血液循环，注意保暖，经常按摩足部，尽量不要用热水袋以防止烫伤
  - 选择合适的鞋袜，预防足部外伤，不要赤脚走路

5. 心理护理

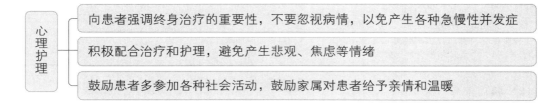

心理护理
- 向患者强调终身治疗的重要性，不要忽视病情，以免产生各种急慢性并发症
- 积极配合治疗和护理，避免产生悲观、焦虑等情绪
- 鼓励患者多参加各种社会活动，鼓励家属对患者给予亲情和温暖

四、健康教育

健康教育
- 通过多种方法，如讲解、放录像等，让患者和家属了解糖尿病的病因、表现、诊断要点与治疗方法，提高患者对治疗的依从性
- 教导患者外出时随身携带识别卡，以便发生紧急情况时及时处理
- 指导患者掌握并自觉执行饮食治疗的具体要求和措施。为患者准备一份常用食物营养素含量和替换表，使之学会自我饮食调节
- 让患者了解体育锻炼在治疗中的意义，掌握体育锻炼的具体方法及注意事项
- 嘱患者运动时随身携带甜食以备急需，运动中如感到头晕、无力及心悸等应立即停止运动
- 指导患者掌握口服降糖药的应用方法和不良反应的观察；掌握胰岛素的注射方法、不良反应的观察和低血糖反应的处理

指导患者3~6个月复检糖化血红蛋白。血脂异常者每1~2个月监测1次。体重1~3个月监测1次。每年全面体检1~2次，以尽早防治慢性并发症

指导患者学习和掌握监测血糖、血压、体重指数的方法，了解糖尿病的控制目标

规律生活，戒烟、酒。注意个人卫生，养成良好的卫生习惯

告知患者及家属糖尿病酮症酸中毒及高渗高血糖综合征等并发症的诱发因素，熟悉其主要表现及应急处理措施

指导患者掌握糖尿病足的预防和护理知识

第三节　单纯性甲状腺肿的护理

单纯性甲状腺肿也称非毒性甲状腺肿，是指非炎症和非肿瘤原因，不伴有临床甲状腺功能异常的甲状腺肿。单纯性甲状腺肿患者约占人群的 5% ，女性发病率是男性的 $3\sim5$ 倍。

一、护理评估

1. 健康史

健康史	了解患者是否来自于缺碘地区
	了解患者是否为青春期、妊娠期及哺乳期女性
	询问患者是否经常摄入含致甲状腺肿物质的食物，如卷心菜、花生、菠菜、萝卜等
	询问患者是否服用抑制甲状腺激素合成的药物，如硫氰酸盐、保泰松、碳酸锂等

2. 身体状况

身体状况	临床上一般无明显症状
	甲状腺常呈现轻、中度肿大，表面平滑，质地较软，无压痛
	重度肿大的甲状腺可出现压迫症状，如压迫气管可引起咳嗽、呼吸困难；压迫食管可引起吞咽困难；压迫喉返神经引起声音嘶哑
	胸骨后甲状腺肿可引起上腔静脉回流受阻，出现面部青紫、肿胀、颈胸部浅静脉扩张等

3. 心理-社会状况

心理-社会状况	明显肿大的甲状腺导致颈部外形改变，患者易产生自卑、焦虑、恐惧等情绪反应
	在流行地区，因患者众多，人们习以为常，不愿配合治疗

4. 辅助检查

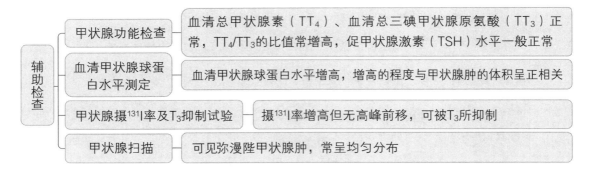

辅助检查
- 甲状腺功能检查 —— 血清总甲状腺素（TT$_4$）、血清总三碘甲状腺原氨酸（TT$_3$）正常，TT$_4$/TT$_3$的比值常增高，促甲状腺激素（TSH）水平一般正常
- 血清甲状腺球蛋白水平测定 —— 血清甲状腺球蛋白水平增高，增高的程度与甲状腺肿的体积呈正相关
- 甲状腺摄^{131}I率及T$_3$抑制试验 —— 摄^{131}I率增高但无高峰前移，可被T$_3$所抑制
- 甲状腺扫描 —— 可见弥漫陉甲状腺肿，常呈均匀分布

二、护理诊断

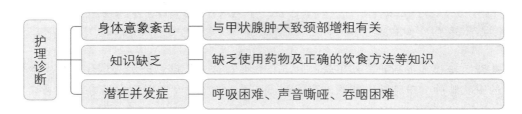

护理诊断
- 身体意象紊乱 —— 与甲状腺肿大致颈部增粗有关
- 知识缺乏 —— 缺乏使用药物及正确的饮食方法等知识
- 潜在并发症 —— 呼吸困难、声音嘶哑、吞咽困难

三、护理措施

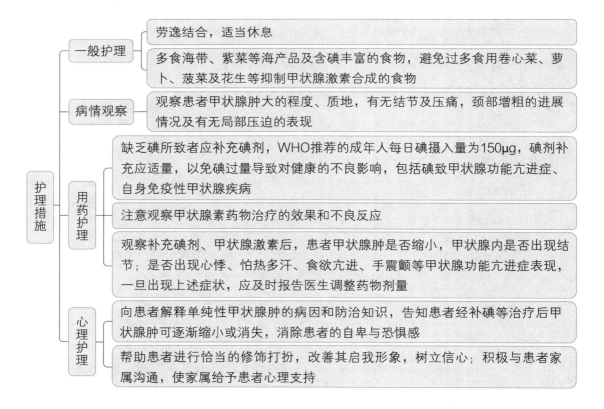

护理措施
- 一般护理
  - 劳逸结合，适当休息
  - 多食海带、紫菜等海产品及含碘丰富的食物，避免过多食用卷心菜、萝卜、菠菜及花生等抑制甲状腺激素合成的食物
- 病情观察
  - 观察患者甲状腺肿大的程度、质地，有无结节及压痛，颈部增粗的进展情况及有无局部压迫的表现
- 用药护理
  - 缺乏碘所致者应补充碘剂，WHO推荐的成年人每日碘摄入量为150μg，碘剂补充应适量，以免碘过量导致对健康的不良影响，包括碘致甲状腺功能亢进症、自身免疫性甲状腺疾病
  - 注意观察甲状腺素药物治疗的效果和不良反应
  - 观察补充碘剂、甲状腺激素后，患者甲状腺肿是否缩小，甲状腺内是否出现结节；是否出现心悸、怕热多汗、食欲亢进、手震颤等甲状腺功能亢进症表现，一旦出现上述症状，应及时报告医生调整药物剂量
- 心理护理
  - 向患者解释单纯性甲状腺肿的病因和防治知识，告知患者经补碘等治疗后甲状腺肿可逐渐缩小或消失，消除患者的自卑与恐惧感
  - 帮助患者进行恰当的修饰打扮，改善其启我形象，树立信心；积极与患者家属沟通，使家属给予患者心理支持

四、健康教育

```
健康教育 ┬─ 在地方性甲状腺肿流行地区，指导患者补充碘盐

        ├─ WHO推荐的成人每日碘摄入量为150μg

        ├─ 指导碘缺乏患者和妊娠期妇女多进食含碘丰富的食物，如海带、紫菜等海产类食品

        ├─ 避免摄入大量阻碍甲状腺激素合成的食物

        ├─ 嘱患者按医嘱准确服药和坚持长期服药，以免停药后复发

        ├─ 教会患者观察药物疗效及不良反应

        └─ 避免服用硫氰酸盐、过氧酸盐、硫脲类、磺胺类、对氨基水杨酸、保泰松等抑制甲
           状腺激素合成的药物
```

第四节　甲状腺功能亢进症的护理

　　甲状腺毒症是指组织暴露于过量甲状腺激素（TH）条件下发生的一组临床综合征。甲状腺功能亢进症简称甲亢，是指甲状腺腺体本身产生甲状腺激素过多而引起的甲状腺毒症。甲状腺功能亢进症的病因包括弥漫性毒性甲状腺肿（Graves病，GD）、多结节性毒性甲状腺肿、甲状腺自主高功能腺瘤和垂体TSH腺瘤等。临床上以Graves病最常见。

一、护理评估

1. 健康史

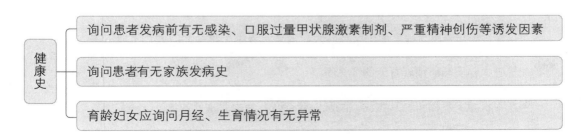

```
健康史 ┬─ 询问患者发病前有无感染、口服过量甲状腺激素制剂、严重精神创伤等诱发因素

       ├─ 询问患者有无家族发病史

       └─ 育龄妇女应询问月经、生育情况有无异常
```

2. 身体状况

（1）甲状腺毒症表现

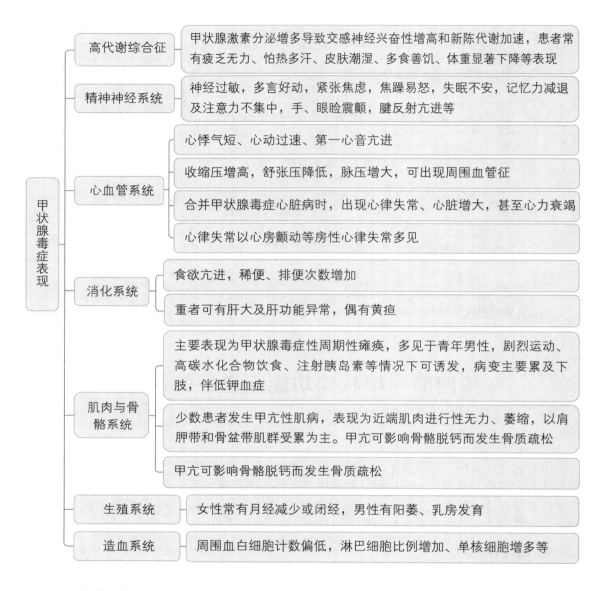

甲状腺毒症表现	高代谢综合征	甲状腺激素分泌增多导致交感神经兴奋性增高和新陈代谢加速，患者常有疲乏无力、怕热多汗、皮肤潮湿、多食善饥、体重显著下降等表现
精神神经系统	神经过敏，多言好动，紧张焦虑，焦躁易怒，失眠不安，记忆力减退及注意力不集中，手、眼睑震颤，腱反射亢进等
心血管系统	心悸气短、心动过速、第一心音亢进
	收缩压增高，舒张压降低，脉压增大，可出现周围血管征
	合并甲状腺毒症心脏病时，出现心律失常、心脏增大，甚至心力衰竭
	心律失常以心房颤动等房性心律失常多见
消化系统	食欲亢进，稀便、排便次数增加
	重者可有肝大及肝功能异常，偶有黄疸
肌肉与骨骼系统	主要表现为甲状腺毒症性周期性瘫痪，多见于青年男性，剧烈运动、高碳水化合物饮食、注射胰岛素等情况下可诱发，病变主要累及下肢，伴低钾血症
	少数患者发生甲亢性肌病，表现为近端肌肉进行性无力、萎缩，以肩胛带和骨盆带肌群受累为主。甲亢可影响骨骼脱钙而发生骨质疏松
	甲亢可影响骨骼脱钙而发生骨质疏松
生殖系统	女性常有月经减少或闭经，男性有阳萎、乳房发育
造血系统	周围血白细胞计数偏低，淋巴细胞比例增加、单核细胞增多等

（2）甲状腺肿大

甲状腺肿大	多数患者有不同程度的甲状腺肿大，多呈弥漫性、对称性肿大，质地不等、无压痛
	肿大程度与病情轻重无明显关系
	甲状腺上下极可触及震颤，闻及血管杂音，为本病重要的体征

图解实用内科临床护理

（3）眼征

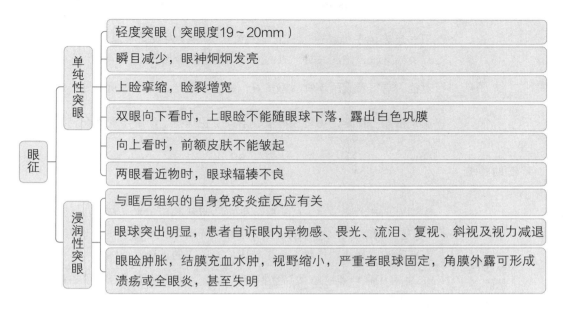

（4）特殊表现

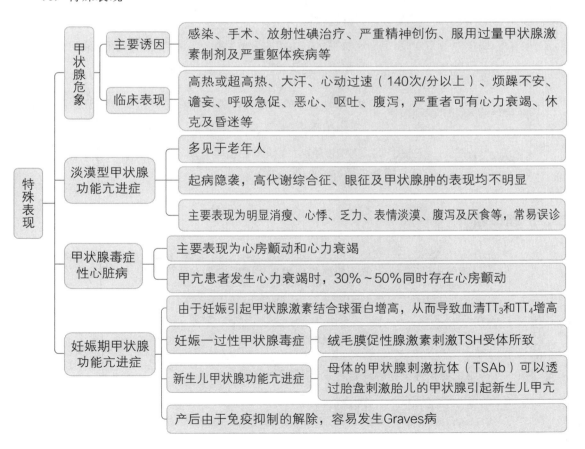

3. 心理-社会状况

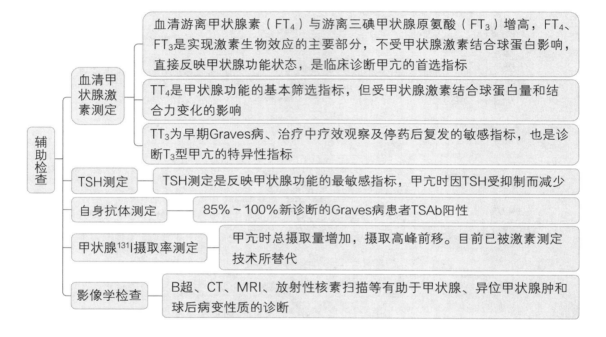

心理-社会状况：
- 甲亢患者由于神经过敏、急躁易怒，易与家人或同事发生争执，导致人际关系紧张，或在与其他人的交往中出现社交障碍
- 对他人言行和周围事物敏感多疑，甚至有幻觉、狂躁等精神异常现象
- 由于情绪不稳定，患者在检查、治疗及护理等活动中出现不配合的行为

4. 辅助检查

辅助检查：
- 血清甲状腺激素测定：
  - 血清游离甲状腺素（FT_4）与游离三碘甲状腺原氨酸（FT_3）增高，FT_4、FT_3是实现激素生物效应的主要部分，不受甲状腺激素结合球蛋白影响，直接反映甲状腺功能状态，是临床诊断甲亢的首选指标
  - TT_4是甲状腺功能的基本筛选指标，但受甲状腺激素结合球蛋白量和结合力变化的影响
  - TT_3为早期Graves病、治疗中疗效观察及停药后复发的敏感指标，也是诊断T_3型甲亢的特异性指标
- TSH测定：TSH测定是反映甲状腺功能的最敏感指标，甲亢时因TSH受抑制而减少
- 自身抗体测定：85%～100%新诊断的Graves病患者TSAb阳性
- 甲状腺^{131}I摄取率测定：甲亢时总摄取量增加，摄取高峰前移。目前已被激素测定技术所替代
- 影像学检查：B超、CT、MRI、放射性核素扫描等有助于甲状腺、异位甲状腺肿和球后病变性质的诊断

二、护理诊断

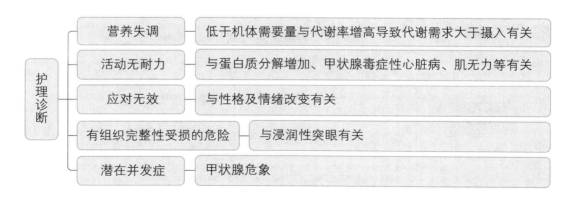

护理诊断：
- 营养失调：低于机体需要量与代谢率增高导致代谢需求大于摄入有关
- 活动无耐力：与蛋白质分解增加、甲状腺毒症性心脏病、肌无力等有关
- 应对无效：与性格及情绪改变有关
- 有组织完整性受损的危险：与浸润性突眼有关
- 潜在并发症：甲状腺危象

三、护理措施

1. 一般护理

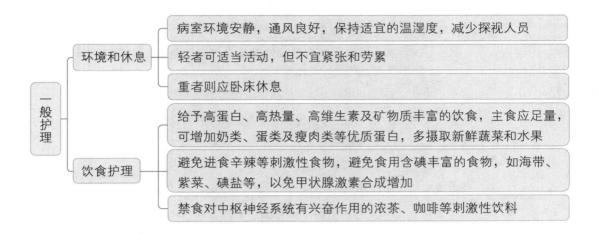

2. 病情观察

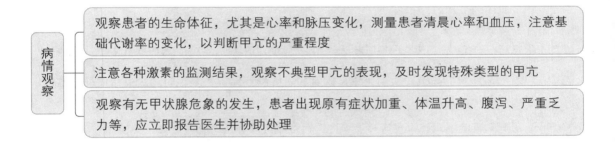

3. 眼部护理

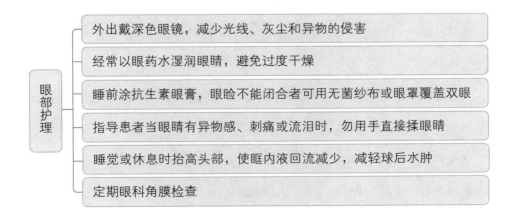

4. 治疗护理

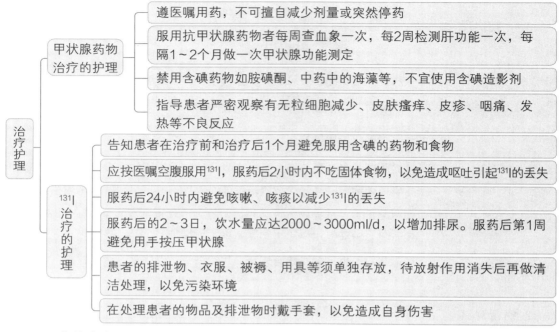

治疗护理

甲状腺药物治疗的护理
- 遵医嘱用药，不可擅自减少剂量或突然停药
- 服用抗甲状腺药物者每周查血象一次，每2周检测肝功能一次，每隔1~2个月做一次甲状腺功能测定
- 禁用含碘药物如胺碘酮、中药中的海藻等，不宜使用含碘造影剂
- 指导患者严密观察有无粒细胞减少、皮肤瘙痒、皮疹、咽痛、发热等不良反应

^{131}I治疗的护理
- 告知患者在治疗前和治疗后1个月避免服用含碘的药物和食物
- 应按医嘱空腹服用^{131}I，服药后2小时内不吃固体食物，以免造成呕吐引起^{131}I的丢失
- 服药后24小时内避免咳嗽、咳痰以减少^{131}I的丢失
- 服药后的2~3日，饮水量应达2000~3000ml/d，以增加排尿。服药后第1周避免用手按压甲状腺
- 患者的排泄物、衣服、被褥、用具等须单独存放，待放射作用消失后再做清洁处理，以免污染环境
- 在处理患者的物品及排泄物时戴手套，以免造成自身伤害

5. 甲状腺危象的抢救护理

甲状腺危象的抢救护理
- 置患者于安静，室温偏低的房间，绝对卧床休息，避免一切不良刺激
- 躁动不安者，使用床栏保护患者安全，按医嘱使用镇静剂，呼吸困难时取半卧位，立即吸氧
- 给予高热量、高蛋白、高维生素饮食和足够的液体摄入。定时测量生命体征，准确记录24小时出入量，观察神志变化
- 对严重呕吐腹泻和大量出汗者，应通过口服或静脉及时补充液体，维持体液平衡
- 体温升高者迅速采用物理降温，如降温效果不明显，配合使用异丙嗪等实行人工冬眠降温，避免使用乙酰水杨酸类药物
- 昏迷者加强皮肤、口腔护理，定时翻身，防止压疮、肺炎的发生
- 腹泻严重者应注意肛周护理，预防肛周感染。做好胃管及导尿管的护理

6. 心理护理

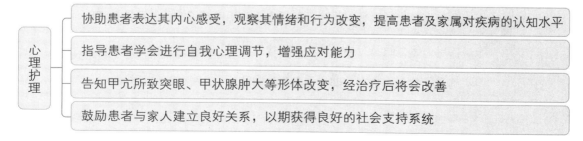

心理护理
- 协助患者表达其内心感受，观察其情绪和行为改变，提高患者及家属对疾病的认知水平
- 指导患者学会进行自我心理调节，增强应对能力
- 告知甲亢所致突眼、甲状腺肿大等形体改变，经治疗后将会改善
- 鼓励患者与家人建立良好关系，以期获得良好的社会支持系统

四、健康教育

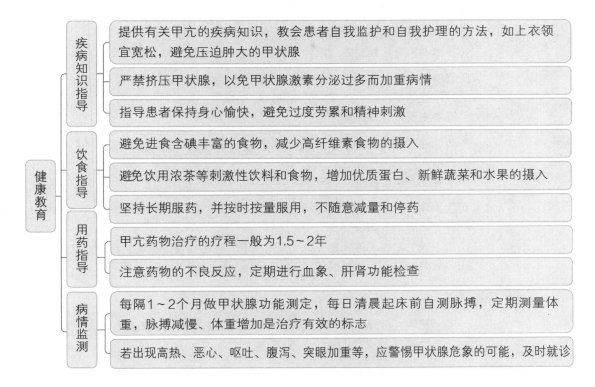

健康教育	疾病知识指导	提供有关甲亢的疾病知识，教会患者自我监护和自我护理的方法，如上衣领宜宽松，避免压迫肿大的甲状腺
		严禁挤压甲状腺，以免甲状腺激素分泌过多而加重病情
		指导患者保持身心愉快，避免过度劳累和精神刺激
	饮食指导	避免进食含碘丰富的食物，减少高纤维素食物的摄入
		避免饮用浓茶等刺激性饮料和食物，增加优质蛋白、新鲜蔬菜和水果的摄入
	用药指导	坚持长期服药，并按时按量服用，不随意减量和停药
		甲亢药物治疗的疗程一般为1.5~2年
		注意药物的不良反应，定期进行血象、肝肾功能检查
	病情监测	每隔1~2个月做甲状腺功能测定，每日清晨起床前自测脉搏，定期测量体重，脉搏减慢、体重增加是治疗有效的标志
		若出现高热、恶心、呕吐、腹泻、突眼加重等，应警惕甲状腺危象的可能，及时就诊

第五节 甲状腺功能减退症的护理

甲状腺功能减退症简称甲减，是由各种原因导致的低甲状腺激素血症或甲状腺激素抵抗而引起的全身性低代谢综合征。其病理特征是黏多糖在组织和皮肤堆积，表现为黏液性水肿。起病于胎儿或新生儿的甲减称为克汀病，又称呆小病，常伴有智力障碍和发育迟缓。起病于成人者称成年型甲减。下面主要介绍成年型甲减。

一、护理评估

1. 健康史

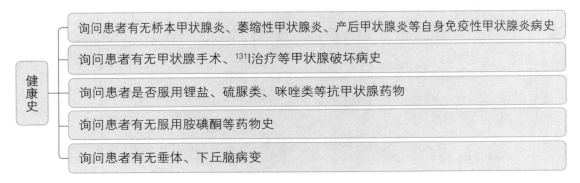

健康史	询问患者有无桥本甲状腺炎、萎缩性甲状腺炎、产后甲状腺炎等自身免疫性甲状腺炎病史
	询问患者有无甲状腺手术、^{131}I治疗等甲状腺破坏病史
	询问患者是否服用锂盐、硫脲类、咪唑类等抗甲状腺药物
	询问患者有无服用胺碘酮等药物史
	询问患者有无垂体、下丘脑病变

2. 身体状况

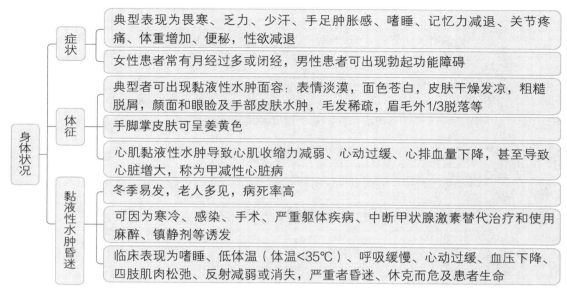

身体状况

症状
- 典型表现为畏寒、乏力、少汗、手足肿胀感、嗜睡、记忆力减退、关节疼痛、体重增加、便秘，性欲减退
- 女性患者常有月经过多或闭经，男性患者可出现勃起功能障碍

体征
- 典型者可出现黏液性水肿面容：表情淡漠，面色苍白，皮肤干燥发凉，粗糙脱屑，颜面和眼睑及手部皮肤水肿，毛发稀疏，眉毛外1/3脱落等
- 手脚掌皮肤可呈姜黄色

黏液性水肿昏迷
- 心肌黏液性水肿导致心肌收缩力减弱、心动过缓、心排血量下降，甚至导致心脏增大，称为甲减性心脏病
- 冬季易发，老人多见，病死率高
- 可因为寒冷、感染、手术、严重躯体疾病、中断甲状腺激素替代治疗和使用麻醉、镇静剂等诱发
- 临床表现为嗜睡、低体温（体温<35℃）、呼吸缓慢、心动过缓、血压下降、四肢肌肉松弛、反射减弱或消失，严重者昏迷、休克而危及患者生命

3. 心理-社会状况

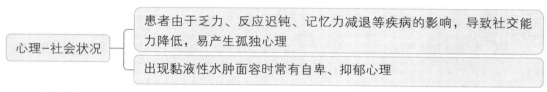

心理-社会状况
- 患者由于乏力、反应迟钝、记忆力减退等疾病的影响，导致社交能力降低，易产生孤独心理
- 出现黏液性水肿面容时常有自卑、抑郁心理

4. 辅助检查

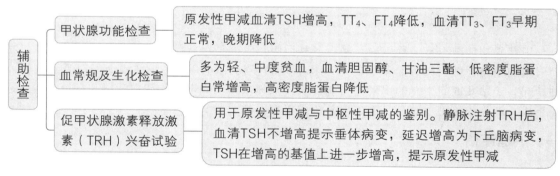

辅助检查

甲状腺功能检查
- 原发性甲减血清TSH增高，TT_4、FT_4降低，血清TT_3、FT_3早期正常，晚期降低

血常规及生化检查
- 多为轻、中度贫血，血清胆固醇、甘油三酯、低密度脂蛋白常增高，高密度脂蛋白降低

促甲状腺激素释放激素（TRH）兴奋试验
- 用于原发性甲减与中枢性甲减的鉴别。静脉注射TRH后，血清TSH不增高提示垂体病变，延迟增高为下丘脑病变，TSH在增高的基值上进一步增高，提示原发性甲减

二、护理诊断

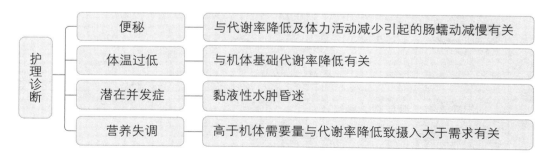

护理诊断

便秘	与代谢率降低及体力活动减少引起的肠蠕动减慢有关
体温过低	与机体基础代谢率降低有关
潜在并发症	黏液性水肿昏迷
营养失调	高于机体需要量与代谢率降低致摄入大于需求有关

三、护理措施

1. 一般护理

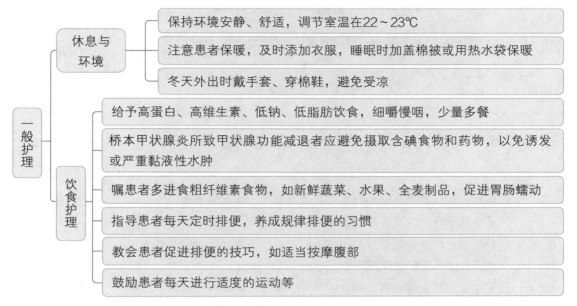

一般护理

休息与环境
- 保持环境安静、舒适，调节室温在22～23℃
- 注意患者保暖，及时添加衣服，睡眠时加盖棉被或用热水袋保暖
- 冬天外出时戴手套、穿棉鞋，避免受凉

饮食护理
- 给予高蛋白、高维生素、低钠、低脂肪饮食，细嚼慢咽，少量多餐
- 桥本甲状腺炎所致甲状腺功能减退者应避免摄取含碘食物和药物，以免诱发或严重黏液性水肿
- 嘱患者多进食粗纤维素食物，如新鲜蔬菜、水果、全麦制品，促进胃肠蠕动
- 指导患者每天定时排便，养成规律排便的习惯
- 教会患者促进排便的技巧，如适当按摩腹部
- 鼓励患者每天进行适度的运动等

2. 病情观察

病情观察
- 观察神志、生命体征的变化及全身黏液性水肿情况，每日记录患者体重
- 出现嗜睡、低体温、呼吸缓慢、心动过缓、血压降低等表现，立即通知医生并配合抢救处理

3. 用药护理

用药护理
- 左甲状腺素口服吸收缓慢，每日早晨服药1次即可维持较稳定的血药浓度，应遵医嘱准确给药
- 观察药物疗效及不良反应，如出现多食消瘦、心动过速、发热、大汗、情绪激动等情况，应及时报告医生并协助处理
- 对于有心脏病、高血压的患者，尤其应注意给药剂量，防止诱发和加重心脏病

4. 黏液性水肿昏迷的抢救配合

黏液性水肿昏迷的抢救配合
- 立即建立静脉通道，遵医嘱补充甲状腺激素，清醒后改口服维持治疗
- 保持呼吸道通畅，吸氧，必要时配合医生行气管切开、机械通气
- 严密监测生命体征，记录24小时出入液量
- 遵医嘱控制感染，注意保暖，配合昏迷的抢救

5. 心理护理

心理护理
- 多与患者交流，关心、体贴患者，消除其孤独、抑郁心理
- 介绍疾病相关知识，提高患者及家属对疾病的认知程度
- 解释黏液性水肿面容的原因，使患者消除自卑心理，积极配合治疗

四、健康教育

健康教育
- 疾病知识指导告知患者发病原因及注意事项，指导患者合理饮食，注意个人卫生，冬季注意保暖，减少出入公共场所，避免感染
- 用药指导对需终身激素替代治疗者，耐心向患者讲解坚持激素替代治疗的必要性，不可擅自停药或随意变更剂量
- 指导患者定期监测血清TSH水平，长期替代者宜每6～12个月检测1次，自我监测有无甲状腺激素服用过量的症状。慎用催眠、镇静、止痛、麻醉等药物
- 病情监测指导向患者及家属讲解黏液性水肿昏迷的诱因及表现，使其学会观察病情，若出现体温过低、心动过缓、低血压、意识障碍等，应及时就医

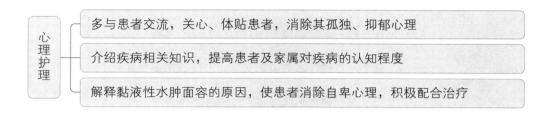

第六节　库欣综合征的护理

库欣综合征（CS）又名皮质醇增多症，以慢性高皮质醇血症及其引起的代谢异常为特征。本症成人多于儿童，女性多于男性。

一、护理评估

1. 健康史

健康史
- 重点询问患者既往的健康状况，有无垂体瘤
- 询问患者有无垂体以外的肿瘤，如肾上腺皮质腺瘤、肾上腺皮质癌、肺癌、胸腺癌、胰腺癌、甲状腺髓样癌等
- 了解患者有无激素类药物服用史

2. 身体状况

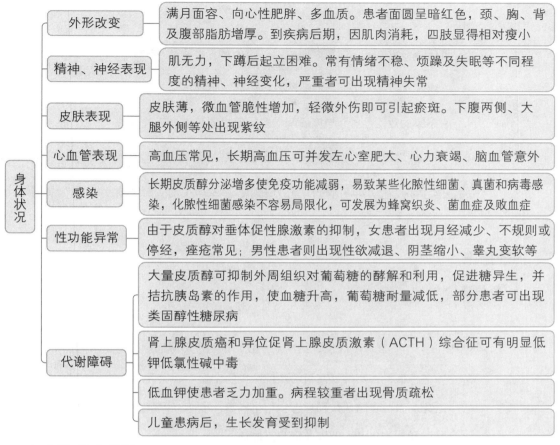

外形改变	满月面容、向心性肥胖、多血质。患者面圆呈暗红色,颈、胸、背及腹部脂肪增厚。到疾病后期,因肌肉消耗,四肢显得相对瘦小
精神、神经表现	肌无力,下蹲后起立困难。常有情绪不稳、烦躁及失眠等不同程度的精神、神经变化,严重者可出现精神失常
皮肤表现	皮肤薄,微血管脆性增加,轻微外伤即可引起瘀斑。下腹两侧、大腿外侧等处出现紫纹
心血管表现	高血压常见,长期高血压可并发左心室肥大、心力衰竭、脑血管意外
感染	长期皮质醇分泌增多使免疫功能减弱,易致某些化脓性细菌、真菌和病毒感染,化脓性细菌感染不容易局限化,可发展为蜂窝织炎、菌血症及败血症
性功能异常	由于皮质醇对垂体促性腺激素的抑制,女患者出现月经减少、不规则或停经,痤疮常见;男性患者则出现性欲减退、阴茎缩小、睾丸变软等
代谢障碍	大量皮质醇可抑制外周组织对葡萄糖的酵解和利用,促进糖异生,并拮抗胰岛素的作用,使血糖升高,葡萄糖耐量减低,部分患者可出现类固醇性糖尿病
	肾上腺皮质癌和异位促肾上腺皮质激素(ACTH)综合征可有明显低钾低氯性碱中毒
	低血钾使患者乏力加重。病程较重者出现骨质疏松
	儿童患病后,生长发育受到抑制

3. 心理-社会状况

患者因身体外形和身体功能的改变,导致自我形象紊乱,家庭和社会生活受影响,不敢面对社会,对生活失去信心,出现自卑、抑郁情绪,甚至绝望厌世和自杀倾向等。

4. 辅助检查

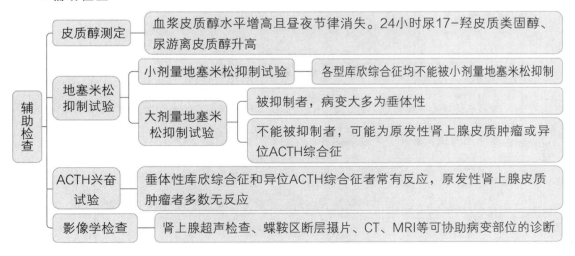

皮质醇测定	血浆皮质醇水平增高且昼夜节律消失。24小时尿17-羟皮质类固醇、尿游离皮质醇升高	
地塞米松抑制试验	小剂量地塞米松抑制试验	各型库欣综合征均不能被小剂量地塞米松抑制
	大剂量地塞米松抑制试验	被抑制者,病变大多为垂体性
		不能被抑制者,可能为原发性肾上腺皮质肿瘤或异位ACTH综合征
ACTH兴奋试验	垂体性库欣综合征和异位ACTH综合征者常有反应,原发性肾上腺皮质肿瘤者多数无反应	
影像学检查	肾上腺超声检查、蝶鞍区断层摄片、CT、MRI等可协助病变部位的诊断	

二、护理诊断

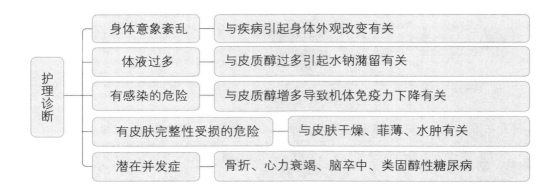

护理诊断
- 身体意象紊乱 —— 与疾病引起身体外观改变有关
- 体液过多 —— 与皮质醇过多引起水钠潴留有关
- 有感染的危险 —— 与皮质醇增多导致机体免疫力下降有关
- 有皮肤完整性受损的危险 —— 与皮肤干燥、菲薄、水肿有关
- 潜在并发症 —— 骨折、心力衰竭、脑卒中、类固醇性糖尿病

三、护理措施

1. 一般护理

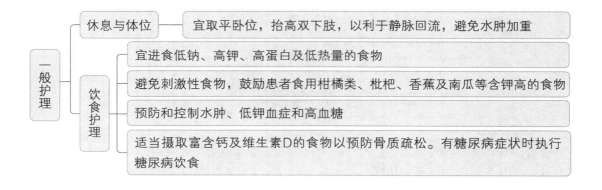

一般护理
- 休息与体位 —— 宜取平卧位，抬高双下肢，以利于静脉回流，避免水肿加重
- 饮食护理
  - 宜进食低钠、高钾、高蛋白及低热量的食物
  - 避免刺激性食物，鼓励患者食用柑橘类、枇杷、香蕉及南瓜等含钾高的食物
  - 预防和控制水肿、低钾血症和高血糖
  - 适当摄取富含钙及维生素D的食物以预防骨质疏松。有糖尿病症状时执行糖尿病饮食

2. 病情观察

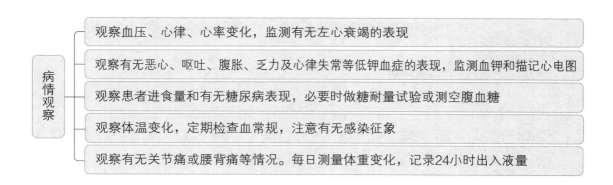

病情观察
- 观察血压、心律、心率变化，监测有无左心衰竭的表现
- 观察有无恶心、呕吐、腹胀、乏力及心律失常等低钾血症的表现，监测血钾和描记心电图
- 观察患者进食量和有无糖尿病表现，必要时做糖耐量试验或测空腹血糖
- 观察体温变化，定期检查血常规，注意有无感染征象
- 观察有无关节痛或腰背痛等情况。每日测量体重变化，记录24小时出入液量

3. 对症护理

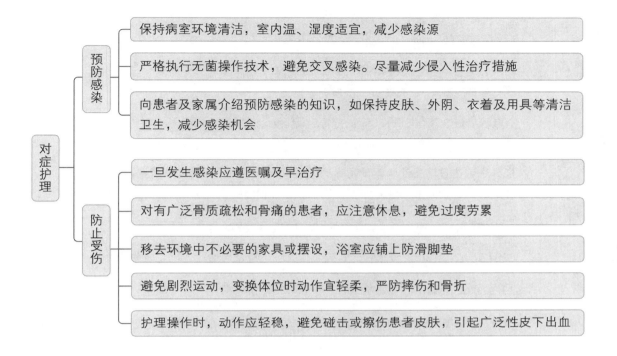

预防感染
- 保持病室环境清洁，室内温、湿度适宜，减少感染源
- 严格执行无菌操作技术，避免交叉感染。尽量减少侵入性治疗措施
- 向患者及家属介绍预防感染的知识，如保持皮肤、外阴、衣着及用具等清洁卫生，减少感染机会

防止受伤
- 一旦发生感染应遵医嘱及早治疗
- 对有广泛骨质疏松和骨痛的患者，应注意休息，避免过度劳累
- 移去环境中不必要的家具或摆设，浴室应铺上防滑脚垫
- 避免剧烈运动，变换体位时动作宜轻柔，严防摔伤和骨折
- 护理操作时，动作应轻稳，避免碰击或擦伤患者皮肤，引起广泛性皮下出血

4. 用药护理

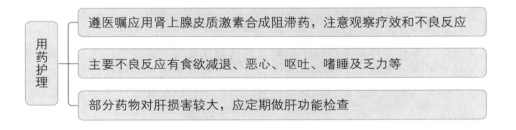

用药护理
- 遵医嘱应用肾上腺皮质激素合成阻滞药，注意观察疗效和不良反应
- 主要不良反应有食欲减退、恶心、呕吐、嗜睡及乏力等
- 部分药物对肝损害较大，应定期做肝功能检查

5. 心理护理

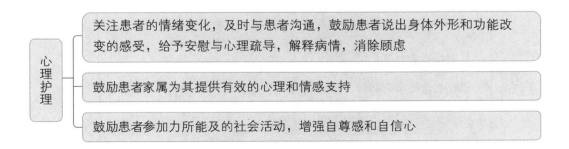

心理护理
- 关注患者的情绪变化，及时与患者沟通，鼓励患者说出身体外形和功能改变的感受，给予安慰与心理疏导，解释病情，消除顾虑
- 鼓励患者家属为其提供有效的心理和情感支持
- 鼓励患者参加力所能及的社会活动，增强自尊感和自信心

四、健康教育

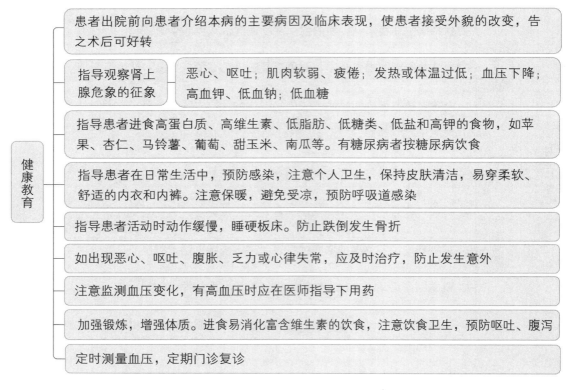

健康教育

- 患者出院前向患者介绍本病的主要病因及临床表现，使患者接受外貌的改变，告之术后可好转
- 指导观察肾上腺危象的征象 —— 恶心、呕吐；肌肉软弱、疲倦；发热或体温过低；血压下降；高血钾、低血钠；低血糖
- 指导患者进食高蛋白质、高维生素、低脂肪、低糖类、低盐和高钾的食物，如苹果、杏仁、马铃薯、葡萄、甜玉米、南瓜等。有糖尿病者按糖尿病饮食
- 指导患者在日常生活中，预防感染，注意个人卫生，保持皮肤清洁，易穿柔软、舒适的内衣和内裤。注意保暖，避免受凉，预防呼吸道感染
- 指导患者活动时动作缓慢，睡硬板床。防止跌倒发生骨折
- 如出现恶心、呕吐、腹胀、乏力或心律失常，应及时治疗，防止发生意外
- 注意监测血压变化，有高血压时应在医师指导下用药
- 加强锻炼，增强体质。进食易消化富含维生素的饮食，注意饮食卫生，预防呕吐、腹泻
- 定时测量血压，定期门诊复诊

第七节　痛风的护理

痛风是慢性嘌呤代谢障碍所致的一组异质性代谢性疾病。临床特点为高尿酸血症、反复发作的痛风性关节炎、痛风石、间质性肾炎，严重者呈关节畸形及功能障碍，常伴有尿酸性尿路结石。根据病因可分为原发性和继发性两类，其中以原发性痛风占绝大多数。

一、护理评估

1. 健康史

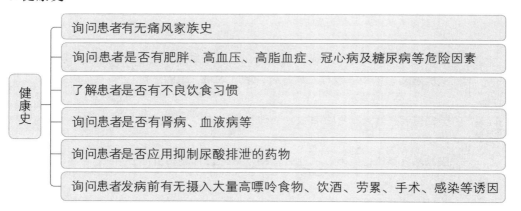

健康史

- 询问患者有无痛风家族史
- 询问患者是否有肥胖、高血压、高脂血症、冠心病及糖尿病等危险因素
- 了解患者是否有不良饮食习惯
- 询问患者是否有肾病、血液病等
- 询问患者是否应用抑制尿酸排泄的药物
- 询问患者发病前有无摄入大量高嘌呤食物、饮酒、劳累、手术、感染等诱因

2. 身体状况

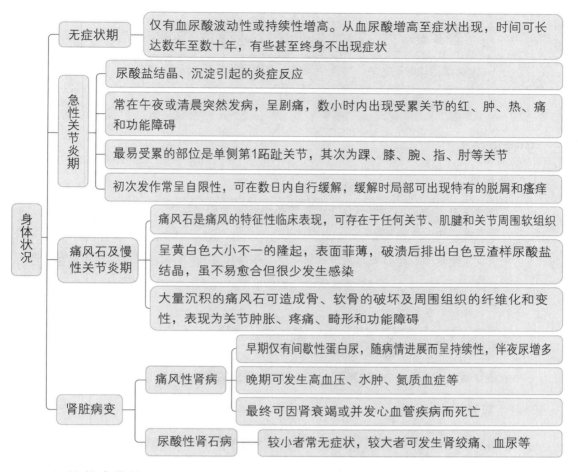

身体状况

- **无症状期** — 仅有血尿酸波动性或持续性增高。从血尿酸增高至症状出现，时间可长达数年至数十年，有些甚至终身不出现症状
- **急性关节炎期**
  - 尿酸盐结晶、沉淀引起的炎症反应
  - 常在午夜或清晨突然发病，呈剧痛，数小时内出现受累关节的红、肿、热、痛和功能障碍
  - 最易受累的部位是单侧第1跖趾关节，其次为踝、膝、腕、指、肘等关节
  - 初次发作常呈自限性，可在数日内自行缓解，缓解时局部可出现特有的脱屑和瘙痒
- **痛风石及慢性关节炎期**
  - 痛风石是痛风的特征性临床表现，可存在于任何关节、肌腱和关节周围软组织
  - 呈黄白色大小不一的隆起，表面菲薄，破溃后排出白色豆渣样尿酸盐结晶，虽不易愈合但很少发生感染
  - 大量沉积的痛风石可造成骨、软骨的破坏及周围组织的纤维化和变性，表现为关节肿胀、疼痛、畸形和功能障碍
- **肾脏病变**
  - **痛风性肾病**
    - 早期仅有间歇性蛋白尿，随病情进展而呈持续性，伴夜尿增多
    - 晚期可发生高血压、水肿、氮质血症等
    - 最终可因肾衰竭或并发心血管疾病而死亡
  - **尿酸性肾石病** — 较小者常无症状，较大者可发生肾绞痛、血尿等

3. 心理-社会状况

心理-社会状况
- 疼痛影响进食和睡眠，可引起患者精神紧张、焦虑、烦躁
- 疾病反复发作导致关节畸形和功能障碍，可加重患者心理负担，出现恐惧、悲观、抑郁等心理

4. 辅助检查

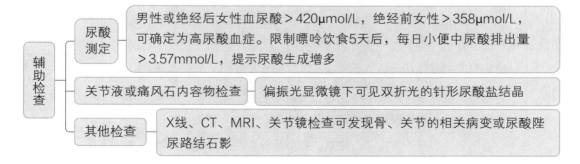

辅助检查
- **尿酸测定** — 男性或绝经后女性血尿酸＞420μmol/L，绝经前女性＞358μmol/L，可确定为高尿酸血症。限制嘌呤饮食5天后，每日小便中尿酸排出量＞3.57mmol/L，提示尿酸生成增多
- **关节液或痛风石内容物检查** — 偏振光显微镜下可见双折光的针形尿酸盐结晶
- **其他检查** — X线、CT、MRI、关节镜检查可发现骨、关节的相关病变或尿酸陜尿路结石影

二、护理诊断

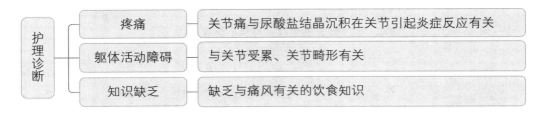

护理诊断	疼痛	关节痛与尿酸盐结晶沉积在关节引起炎症反应有关
	躯体活动障碍	与关节受累、关节畸形有关
	知识缺乏	缺乏与痛风有关的饮食知识

三、护理措施

1. 一般护理

一般护理	急性关节炎期应绝对卧床休息，抬高患肢，避免受累关节负重，也可在病床上安放支架，减少患部受压
	待关节痛缓解72小时后，逐步恢复活动。饮食宜清淡易消化，忌辛辣和刺激性食物
	避免进食高嘌呤食物，如动物内脏、鱼虾类、蛤蟹、肉类、菠菜、蘑菇、黄豆、扁豆、豌豆、浓茶等
	严禁饮酒。多吃碱性食物，如牛奶、鸡蛋、马铃薯、蔬菜和柑橘类水果，使尿液pH在7.0或以上，减少尿酸盐结晶的沉积
	多饮水，每一天应饮水2500~3000ml，促进尿酸排泄

2. 病情观察

病情观察	观察关节疼痛的部位、性质、间隔时间，有无午夜因剧痛而惊醒的情况
	了解患者有无饱餐或食用高嘌呤饮食、饮酒、过度疲劳、寒冷、潮湿、紧张、脚扭伤等诱发因素
	观察患者有无痛风石的体征，痛风石存在的部位及症状。监测血尿酸、尿尿酸的变化

3. 用药护理

用药护理	非甾体抗炎药可有效缓解急性痛风症状，常用药物有吲哚美辛、双氯芬酸、布洛芬、塞来昔布等，注意观察有无活动性溃疡及消化道出血
	秋水仙碱是治疗痛风急性发作的特效药物，应用时必须密切观察，一旦出现不良反应，应及时停药，静脉使用时切勿外漏，以免造成组织坏死
	糖皮质激素起效快、缓解率高，注意观察有无停药"反跳"现象
	丙磺舒、磺吡酮、苯溴马隆的不良反应有皮疹、发热及胃肠道反应，用药期间嘱患者多饮水，口服碳酸氢钠等碱性药
	别嘌醇的不良反应有皮疹、发热、胃肠道反应、肝损害、骨髓抑制等

4. 对症护理

	手、腕或肘关节受累时，为减轻疼痛，可用夹板固定制动，于发病24小时内可使用冰敷或25%硫酸镁湿敷，减少局部炎性渗出，消除关节肿胀和疼痛
对症护理	24小时后可使用热敷，促进局部组织渗出物的吸收
	痛风石严重时，可能导致局部皮肤破溃发生，故要注意维持局部清洁，避免发生感染

5. 心理护理

| | 护士应向患者讲解饮食和疾病的关系，控制高尿酸血症的方法等，帮助患者树立信心 |
|心理护理| 鼓励家属给予患者精神和生活上的支持和关心 |

四、健康教育

	告知患者本病的诱因和治疗方法，嘱患者保持心情愉快，避免情绪紧张
	适当运动，防止肥胖
	严格控制饮食，忌饮酒，避免进食高嘌呤食物，每天饮水至少2000ml，应用排尿酸药时更应多饮水
健康教育	避免劳累、受凉、感染、外伤等
	日常生活中尽量使用大肌群，如能用肩部负重者不用手提，能用手臂者不用手指
	避免长时间持续从事重体力劳动，经常改变姿势，避免关节受压；如局部发热和肿胀，尽可能避免活动
	指导患者学会观察病情，平时用手触摸耳轮及手足关节处，检查有无痛风石。观察有无夜尿增多、水肿等肾脏损害。定期复查血尿酸，门诊随访

第七章

风湿性疾病患者的护理

第一节　风湿性疾病患者常见症状体征的护理

一、关节损害

风湿性疾病关节损害主要是指关节疼痛、肿胀、僵硬及活动受限等。关节疼痛是关节受累最常见的首发症状，也是风湿病患者就诊的主要原因。疼痛的关节均可有肿胀和压痛，多为关节腔积液或滑膜增生所致。

1. 护理评估

（1）健康史

健康史	详细询问患者有无类风湿关节炎、强直性脊柱炎、系统性红斑狼疮、干燥综合征、骨性关节炎、风湿热及痛风等病因
	询问患者发病前有无受凉、环境潮湿、感染及外伤等诱因
	询问患者有无过敏史和家族史
	病后对日常生活的影响，诊疗经过及用药情况等

（2）身体状况

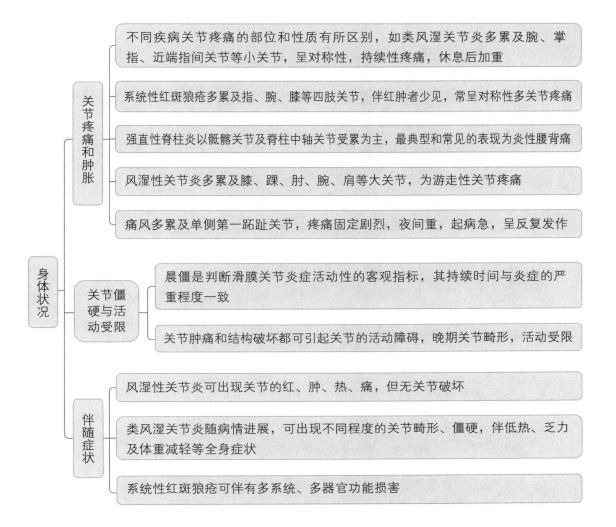

- 身体状况
  - 关节疼痛和肿胀
    - 不同疾病关节疼痛的部位和性质有所区别，如类风湿关节炎多累及腕、掌指、近端指间关节等小关节，呈对称性，持续性疼痛，休息后加重
    - 系统性红斑狼疮多累及指、腕、膝等四肢关节，伴红肿者少见，常呈对称性多关节疼痛
    - 强直性脊柱炎以骶髂关节及脊柱中轴关节受累为主，最典型和常见的表现为炎性腰背痛
    - 风湿性关节炎多累及膝、踝、肘、腕、肩等大关节，为游走性关节疼痛
    - 痛风多累及单侧第一跖趾关节，疼痛固定剧烈，夜间重，起病急，呈反复发作
  - 关节僵硬与活动受限
    - 晨僵是判断滑膜关节炎症活动性的客观指标，其持续时间与炎症的严重程度一致
    - 关节肿痛和结构破坏都可引起关节的活动障碍，晚期关节畸形，活动受限
  - 伴随症状
    - 风湿性关节炎可出现关节的红、肿、热、痛，但无关节破坏
    - 类风湿关节炎随病情进展，可出现不同程度的关节畸形、僵硬，伴低热、乏力及体重减轻等全身症状
    - 系统性红斑狼疮可伴有多系统、多器官功能损害

（3）心理-社会状况　由于关节损害反复发作、关节僵硬和活动受限，使患者生活、行动不便，严重者丧失劳动能力，因此易产生紧张、焦虑、恐惧、悲观等不良心理反应。

（4）辅助检查　自身抗体测定、关节腔滑液检查、关节影像学检查等有助于病因诊断。

2. 护理诊断

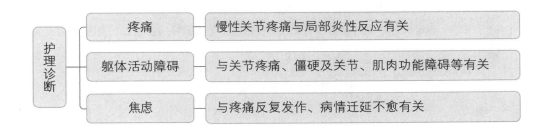

- 护理诊断
  - 疼痛　慢性关节疼痛与局部炎性反应有关
  - 躯体活动障碍　与关节疼痛、僵硬及关节、肌肉功能障碍等有关
  - 焦虑　与疼痛反复发作、病情迁延不愈有关

3. 护理措施

（1）疼痛

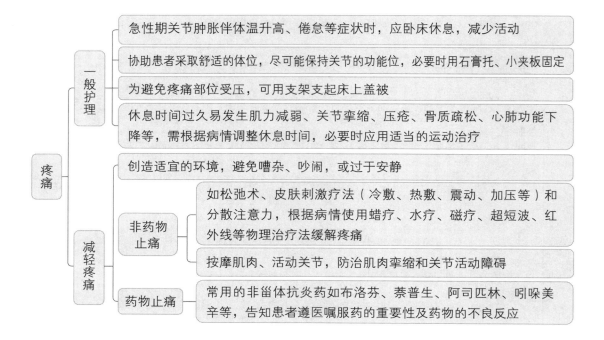

（2）躯体活动障碍

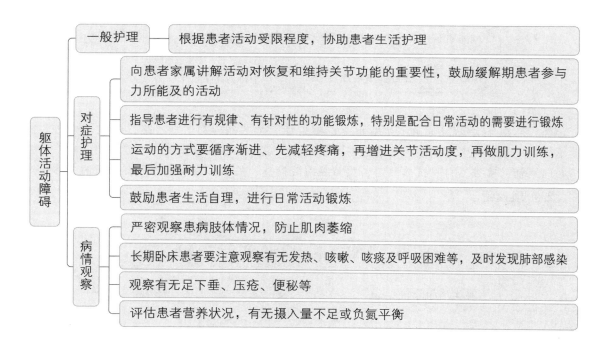

图解实用内科临床护理

（3）焦虑

焦虑	鼓励患者说出自身的感受，注意疏导、理解、支持和关心患者，帮助患者接受活动受限的事实
	教会患者及家属使用减轻焦虑的方法，如音乐疗法、香味疗法、放松训练、指导式想象、按摩等
	观察患者的精神状态，发现情绪不稳定或意识障碍者，应做好安全防护和急救准备，防止发生自伤和意外受伤等

二、皮肤损害

皮肤损害是指可以看到或扪及的皮肤异常表现，一般分为原发和继发两类。原发损害指皮肤最先出现的损害，是皮肤病第一次表现的病理改变；继发损害是由原发损害演变而来，可因原发损害的自然发展，或因治疗、感染、搔抓而引起。伴有皮肤损害出现的常见风湿病可见于系统性红斑狼疮、皮肌炎、白塞综合征、硬皮病及血管炎等疾病。

1. 护理评估

（1）健康史

健康史	询问患者有无系统性红斑狼疮、类风湿关节炎、原发性干燥综合征、系统性硬化症、风湿热及痛风等病史
	询问患者有无进食芹菜、无花果、烟熏食物及蘑菇等食物史
	询问患者有无服用普鲁卡因胺、异烟肼、氯丙嗪及甲基多巴等药物史
	询问患者发病前有无受凉、潮湿、感染、劳累及日光暴晒等诱因
	询问患者有无过敏史和家族史；女性患者的月经生育史；诊疗经过及用药情况等

（2）身体状况

身体状况	系统性红斑狼疮患者的皮肤损害多种多样，最具特征性的皮肤损害是面部蝶形红斑，口腔、鼻黏膜表现为溃疡或糜烂
	类风湿血管疾病累及皮肤，可见棕色皮疹、甲床有瘀点或瘀斑，发生在眼部可引起巩膜炎、虹膜炎和视网膜炎
	类风湿结节是类风湿关节炎较特异的皮肤表现
	皮肌炎皮肤损害为对称性眼睑、眼眶周围出现紫红色斑疹及水肿，可有雷诺现象
	系统性硬化症皮肤损害首先发生于双侧手指及面部，常造成正常面纹消失，使面容刻板，张口困难

（3）心理-社会状况　因皮肤损害影响容貌，患者不愿与人接触，出现敏感、多疑、抑郁、自卑和孤独等不良心理反应。

（4）辅助检查　免疫学检查、皮肤狼疮带试验、肌活检等有助于病因诊断。

2. 护理诊断

皮肤完整性受损：与血管炎性反应及应用免疫抑制剂等因素有关。

3. 护理措施

（1）一般护理

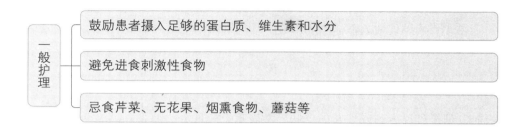

一般护理
- 鼓励患者摄入足够的蛋白质、维生素和水分
- 避免进食刺激性食物
- 忌食芹菜、无花果、烟熏食物、蘑菇等

（2）皮肤护理

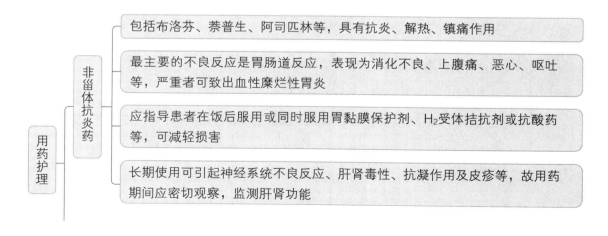

皮肤护理
- 保持皮肤清洁干燥，每天用温水冲洗或擦洗，避免接触刺激性物品，如碱性肥皂、化妆品、定型发胶、染发或烫发剂、农药等
- 有皮疹、红斑或光敏者，外出采取遮阳措施，避免阳光直射裸露皮肤，忌日光浴
- 皮疹或红斑部位避免涂用各种化妆品和护肤品，可遵医嘱局部涂药物性软膏
- 若局部溃疡合并感染者，遵医嘱用抗生素治疗，局部清创换药处理
- 避免服用容易诱发皮肤损害的药物，如普鲁卡因胺、异烟肼和氯丙嗪等

（3）用药护理

用药护理
非甾体抗炎药
- 包括布洛芬、萘普生、阿司匹林等，具有抗炎、解热、镇痛作用
- 最主要的不良反应是胃肠道反应，表现为消化不良、上腹痛、恶心、呕吐等，严重者可致出血性糜烂性胃炎
- 应指导患者在饭后服用或同时服用胃黏膜保护剂、H_2受体拮抗剂或抗酸药等，可减轻损害
- 长期使用可引起神经系统不良反应、肝肾毒性、抗凝作用及皮疹等，故用药期间应密切观察，监测肝肾功能

图解实用内科临床护理

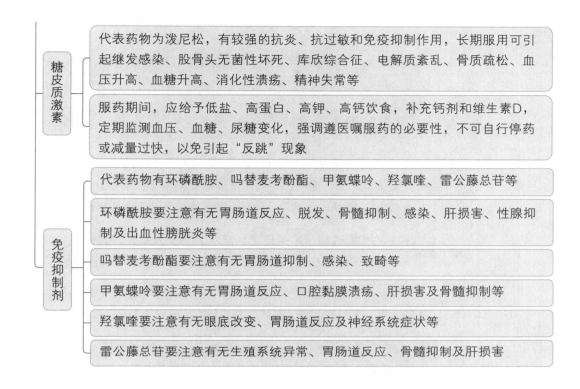

| 糖皮质激素 | 代表药物为泼尼松，有较强的抗炎、抗过敏和免疫抑制作用，长期服用可引起继发感染、股骨头无菌性坏死、库欣综合征、电解质紊乱、骨质疏松、血压升高、血糖升高、消化性溃疡、精神失常等 |

服药期间，应给予低盐、高蛋白、高钾、高钙饮食，补充钙剂和维生素D，定期监测血压、血糖、尿糖变化，强调遵医嘱服药的必要性，不可自行停药或减量过快，以免引起"反跳"现象

| 免疫抑制剂 | 代表药物有环磷酰胺、吗替麦考酚酯、甲氨蝶呤、羟氯喹、雷公藤总苷等 |

环磷酰胺要注意有无胃肠道反应、脱发、骨髓抑制、感染、肝损害、性腺抑制及出血性膀胱炎等

吗替麦考酚酯要注意有无胃肠道抑制、感染、致畸等

甲氨蝶呤要注意有无胃肠道反应、口腔黏膜溃疡、肝损害及骨髓抑制等

羟氯喹要注意有无眼底改变、胃肠道反应及神经系统症状等

雷公藤总苷要注意有无生殖系统异常、胃肠道反应、骨髓抑制及肝损害

第二节　类风湿关节炎的护理

　　类风湿关节炎（RA）是一种以慢性、进行性关节病变为主的全身性自身免疫性疾病。其特征是对称性关节炎，以双手、腕、肘、膝、踝和足关节的疼痛、肿胀和晨僵为常见。

一、护理评估

1. 健康史

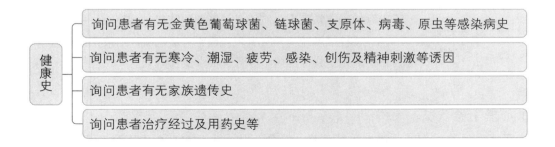

| 健康史 | 询问患者有无金黄色葡萄球菌、链球菌、支原体、病毒、原虫等感染病史 |

询问患者有无寒冷、潮湿、疲劳、感染、创伤及精神刺激等诱因

询问患者有无家族遗传史

询问患者治疗经过及用药史等

2. 身体状况

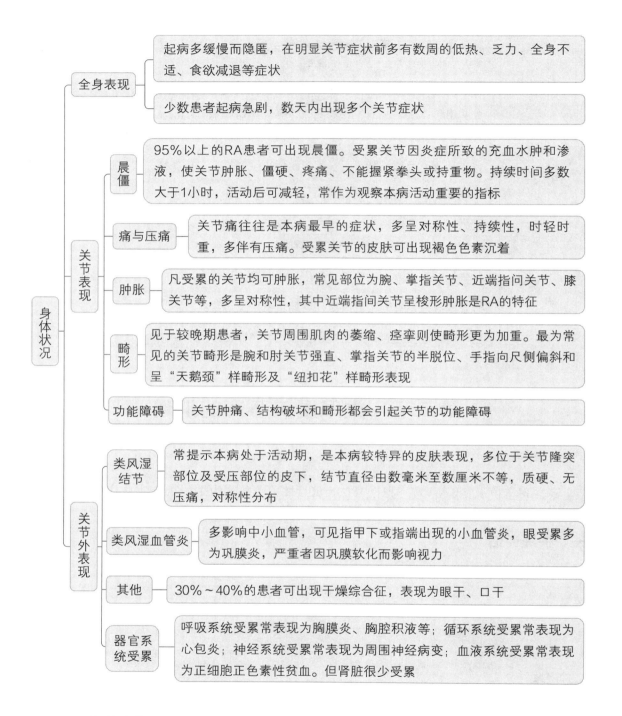

全身表现
- 起病多缓慢而隐匿，在明显关节症状前多有数周的低热、乏力、全身不适、食欲减退等症状
- 少数患者起病急剧，数天内出现多个关节症状

关节表现

晨僵
- 95%以上的RA患者可出现晨僵。受累关节因炎症所致的充血水肿和渗液，使关节肿胀、僵硬、疼痛、不能握紧拳头或持重物。持续时间多数大于1小时，活动后可减轻，常作为观察本病活动重要的指标

痛与压痛
- 关节痛往往是本病最早的症状，多呈对称性、持续性，时轻时重，多伴有压痛。受累关节的皮肤可出现褐色色素沉着

肿胀
- 凡受累的关节均可肿胀，常见部位为腕、掌指关节、近端指间关节、膝关节等，多呈对称性，其中近端指间关节呈梭形肿胀是RA的特征

畸形
- 见于较晚期患者，关节周围肌肉的萎缩、痉挛则使畸形更为加重。最为常见的关节畸形是腕和肘关节强直、掌指关节的半脱位、手指向尺侧偏斜和呈"天鹅颈"样畸形及"纽扣花"样畸形表现

功能障碍
- 关节肿痛、结构破坏和畸形都会引起关节的功能障碍

关节外表现

类风湿结节
- 常提示本病处于活动期，是本病较特异的皮肤表现，多位于关节隆突部位及受压部位的皮下，结节直径由数毫米至数厘米不等，质硬、无压痛，对称性分布

类风湿血管炎
- 多影响中小血管，可见指甲下或指端出现的小血管炎，眼受累多为巩膜炎，严重者因巩膜软化而影响视力

其他
- 30%~40%的患者可出现干燥综合征，表现为眼干、口干

器官系统受累
- 呼吸系统受累常表现为胸膜炎、胸腔积液等；循环系统受累常表现为心包炎；神经系统受累常表现为周围神经病变；血液系统受累常表现为正细胞正色素性贫血。但肾脏很少受累

3. 心理-社会状况

由于疾病反复发作，顽固性关节疼痛，疗效不佳，生活自理能力下降，严重影响工作和生活，加之缺乏家庭或社会支持，患者易产生焦虑、抑郁或悲观等不良心理反应。

4.辅助检查

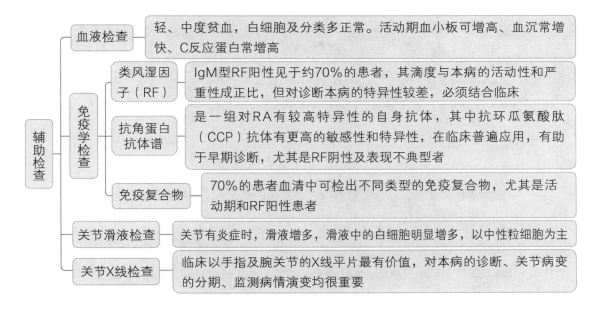

辅助检查
- 血液检查 —— 轻、中度贫血，白细胞及分类多正常。活动期血小板可增高、血沉常增快、C反应蛋白常增高
- 免疫学检查
  - 类风湿因子（RF） —— IgM型RF阳性见于约70%的患者，其滴度与本病的活动性和严重性成正比，但对诊断本病的特异性较差，必须结合临床
  - 抗角蛋白抗体谱 —— 是一组对RA有较高特异性的自身抗体，其中抗环瓜氨酸肽（CCP）抗体有更高的敏感性和特异性，在临床普遍应用，有助于早期诊断，尤其是RF阴性及表现不典型者
  - 免疫复合物 —— 70%的患者血清中可检出不同类型的免疫复合物，尤其是活动期和RF阳性患者
- 关节滑液检查 —— 关节有炎症时，滑液增多，滑液中的白细胞明显增多，以中性粒细胞为主
- 关节X线检查 —— 临床以手指及腕关节的X线平片最有价值，对本病的诊断、关节病变的分期、监测病情演变均很重要

二、护理诊断

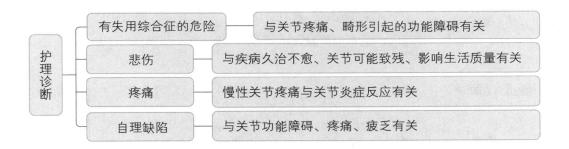

护理诊断
- 有失用综合征的危险 —— 与关节疼痛、畸形引起的功能障碍有关
- 悲伤 —— 与疾病久治不愈、关节可能致残、影响生活质量有关
- 疼痛 —— 慢性关节疼痛与关节炎症反应有关
- 自理缺陷 —— 与关节功能障碍、疼痛、疲乏有关

三、护理措施

1.一般护理

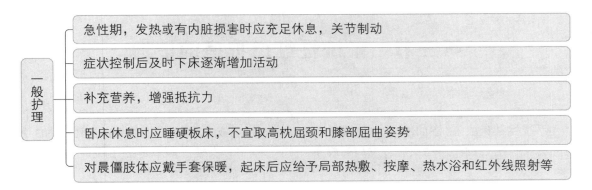

一般护理
- 急性期，发热或有内脏损害时应充足休息，关节制动
- 症状控制后及时下床逐渐增加活动
- 补充营养，增强抵抗力
- 卧床休息时应睡硬板床，不宜取高枕屈颈和膝部屈曲姿势
- 对晨僵肢体应戴手套保暖，起床后应给予局部热敷、按摩、热水浴和红外线照射等

2. 病情观察

病情观察
- 了解关节疼痛的部位，患者对疼痛性质的描述，关节肿胀和活动受限的程度，有无畸形，晨僵的程度，以判断病情及疗效
- 注意关节外表现，如胸闷、心前区疼痛、腹痛、消化道出血、头痛、发热、咳嗽、呼吸困难等，提示病情严重，应尽早给予适当的处理

3. 用药护理

用药护理
- 慢作用抗风湿药，注意观察药物不良反应，如恶心、口炎、腹泻、发热、出血及肝肾功能受损
- 非甾体药物以口服为主，服后可有胃肠道反应，长期服用可有肾功能损害
- 糖皮质激素易出现感染、加重骨质疏松等，遵医嘱用药，不能自行增减或停药

4. 心理护理

心理护理
- 加强与患者的沟通，使患者明确及早治疗对愈后的影响
- 鼓励患者参与家庭及社会活动，保持良好心态

四、健康教育

健康教育
- 注意早期诊断，合理治疗，告知患者在关节软骨尚未破坏时关节炎尚有逆转的可能
- 避免各种诱发因素，如寒冷、潮湿等。坚持按医嘱服药和进行自我护理，保持良好心态
- 强调休息与健康锻炼相结合的重要性。定期门诊随访

第三节 系统性红斑狼疮的护理

系统性红斑狼疮（SLE）是一种原因未明，以多系统或器官病变和血清中出现多种自身抗体为特征的自身免疫性疾病，发病高峰年龄 15～45 岁，女性患病率是男性的 9～13 倍。

一、护理评估

1. 健康史

```
        ┌─ 询问患者有无感染、日光过敏、过度劳累、精神刺激等诱因，有无家族史
        │
  健康史 ├─ 询问患者有无普鲁卡因胺、青霉胺、肼屈嗪、甲基多巴等药物服用史
        │
        ├─ 询问患者有无进食芹菜、无花果、蘑菇、烟熏食物等
        │
        └─ 育龄女性应询问其有无月经紊乱，是否妊娠，有无流产史及胎儿发育异常等
```

2. 身体状况

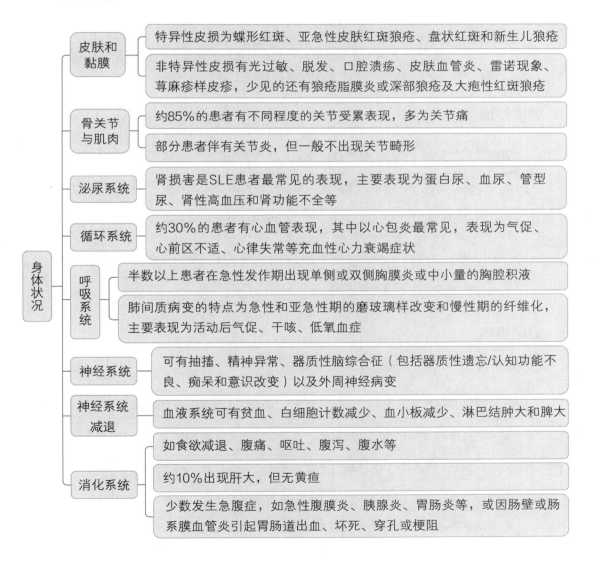

```
        ┌─ 皮肤和 ┌─ 特异性皮损为蝶形红斑、亚急性皮肤红斑狼疮、盘状红斑和新生儿狼疮
        │   黏膜   │
        │         └─ 非特异性皮损有光过敏、脱发、口腔溃疡、皮肤血管炎、雷诺现象、
        │            荨麻疹样皮疹，少见的还有狼疮脂膜炎或深部狼疮及大疱性红斑狼疮
        │
        │  骨关节 ┌─ 约85%的患者有不同程度的关节受累表现，多为关节痛
        │  与肌肉 │
        │         └─ 部分患者伴有关节炎，但一般不出现关节畸形
        │
        │  泌尿系统 ─ 肾损害是SLE患者最常见的表现，主要表现为蛋白尿、血尿、管型
        │             尿、肾性高血压和肾功能不全等
        │
  身体   │  循环系统 ─ 约30%的患者有心血管表现，其中以心包炎最常见，表现为气促、
  状况   │             心前区不适、心律失常等充血性心力衰竭症状
        │
        │  呼吸   ┌─ 半数以上患者在急性发作期出现单侧或双侧胸膜炎或中小量的胸腔积液
        │  系统   │
        │         └─ 肺间质病变的特点为急性和亚急性期的磨玻璃样改变和慢性期的纤维化，
        │            主要表现为活动后气促、干咳、低氧血症
        │
        │  神经系统 ─ 可有抽搐、精神异常、器质性脑综合征（包括器质性遗忘/认知功能不
        │             良、痴呆和意识改变）以及外周神经病变
        │
        │ 神经系统 ─ 血液系统可有贫血、白细胞计数减少、血小板减少、淋巴结肿大和脾大
        │  减退
        │
        │         ┌─ 如食欲减退、腹痛、呕吐、腹泻、腹水等
        │         │
        └─ 消化系统├─ 约10%出现肝大，但无黄疸
                  │
                  └─ 少数发生急腹症，如急性腹膜炎、胰腺炎、胃肠炎等，或因肠壁或肠
                     系膜血管炎引起胃肠道出血、坏死、穿孔或梗阻
```

3. 心理-社会状况

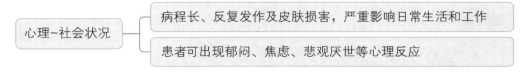

心理-社会状况
- 病程长、反复发作及皮肤损害，严重影响日常生活和工作
- 患者可出现郁闷、焦虑、悲观厌世等心理反应

4. 辅助检查

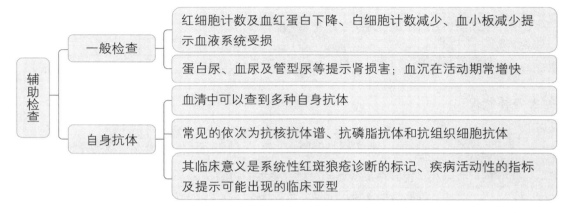

辅助检查
- 一般检查
  - 红细胞计数及血红蛋白下降、白细胞计数减少、血小板减少提示血液系统受损
  - 蛋白尿、血尿及管型尿等提示肾损害；血沉在活动期常增快
- 自身抗体
  - 血清中可以查到多种自身抗体
  - 常见的依次为抗核抗体谱、抗磷脂抗体和抗组织细胞抗体
  - 其临床意义是系统性红斑狼疮诊断的标记、疾病活动性的指标及提示可能出现的临床亚型

二、护理诊断

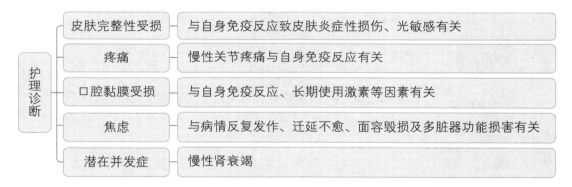

护理诊断
- 皮肤完整性受损：与自身免疫反应致皮肤炎症性损伤、光敏感有关
- 疼痛：慢性关节疼痛与自身免疫反应有关
- 口腔黏膜受损：与自身免疫反应、长期使用激素等因素有关
- 焦虑：与病情反复发作、迁延不愈、面容毁损及多脏器功能损害有关
- 潜在并发症：慢性肾衰竭

三、护理措施

1. 一般护理

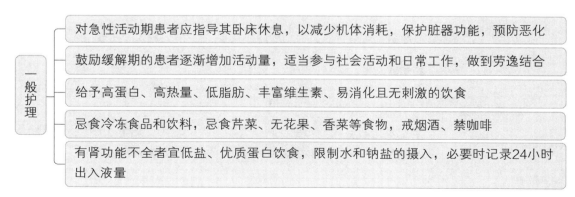

一般护理
- 对急性活动期患者应指导其卧床休息，以减少机体消耗，保护脏器功能，预防恶化
- 鼓励缓解期的患者逐渐增加活动量，适当参与社会活动和日常工作，做到劳逸结合
- 给予高蛋白、高热量、低脂肪、丰富维生素、易消化且无刺激的饮食
- 忌食冷冻食品和饮料，忌食芹菜、无花果、香菜等食物，戒烟酒、禁咖啡
- 有肾功能不全者宜低盐、优质蛋白饮食，限制水和钠盐的摄入，必要时记录24小时出入液量

2. 皮肤和口腔护理

皮肤和口腔护理

- 有皮疹、红斑或光敏感者，避免阳光直接照射裸露皮肤，外出时穿长袖衣、长裤、戴宽边帽子
- 避免接触刺激性物品，如染发、烫发剂、定型发胶、农药等，以减轻或避免皮肤损害
- 指导患者保持口腔清洁，坚持餐后用温开水或盐水漱口

3. 病情观察

病情观察

- 观察患者生命体征、神志等
- 有无发热、关节疼痛、皮疹、口腔溃疡、水肿、心前区不适、气促、腹泻、呕吐等
- 尽早预防和发现脏器损害，防止病情变化
- 对发生狼疮脑病、急性肾衰竭等按相应疾病护理

4. 用药护理

用药护理

- 服用非甾体类抗炎药时，要指导患者宜饭后服，以减轻胃肠道不良反应
- 对于长期应用激素患者，不可随意漏服、停服及自行减量，以免引起病情反跳，注意观察有无肥胖、血糖升高、高血压、容易感染、股骨头坏死、骨质疏松等不良反应
- 应用细胞毒药物者要及时监测血常规、肝肾功能

5. 心理护理

加强心理护理，争取更多的家庭和社会支持。

6. 并发症护理

（1）狼疮肾炎的护理

狼疮肾炎的护理

- 密切监测血压，每日3次，告知患者在血压较高的时候应卧床休息，避免猛起、猛坐
- 指导患者摄取低盐饮食，避免因摄入过多含钠食物如挂面、熏肉、火腿等导致水钠潴留引起水肿
- 高蛋白饮食
- 各班次详细准确地记录患者出入量，为医师提供准确的信息，以便及时调整药物治疗方案
- 留取24小时尿蛋白标本，避免因患者操作不当而影响检查治疗的时间
- 应用肾上腺皮质激素时，应做好用药指导，药疗护士、治疗护士应在给药前介绍药物的主要作用和可能存在的不良反应，预防药物引起的骨质疏松和电解质紊乱
- 应用甲氨蝶呤等免疫抑制药时，多数患者会存在恶心、厌食等表现，应及时通知医师
- 应用环磷酰胺时，为预防出血性膀胱炎，注意督促患者饮水（24小时内饮温开水3000ml），并及时观察尿色、尿量

（2）狼疮神经系统受累的护理

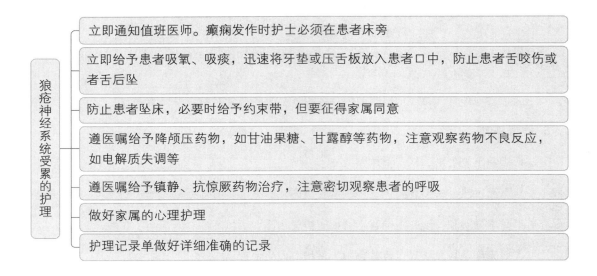

立即通知值班医师。癫痫发作时护士必须在患者床旁

立即给予患者吸氧、吸痰，迅速将牙垫或压舌板放入患者口中，防止患者舌咬伤或者舌后坠

防止患者坠床，必要时给予约束带，但要征得家属同意

遵医嘱给予降颅压药物，如甘油果糖、甘露醇等药物，注意观察药物不良反应，如电解质失调等

遵医嘱给予镇静、抗惊厥药物治疗，注意密切观察患者的呼吸

做好家属的心理护理

护理记录单做好详细准确的记录

四、健康教育

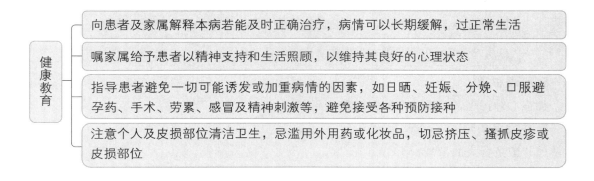

向患者及家属解释本病若能及时正确治疗，病情可以长期缓解，过正常生活

嘱家属给予患者以精神支持和生活照顾，以维持其良好的心理状态

指导患者避免一切可能诱发或加重病情的因素，如日晒、妊娠、分娩、口服避孕药、手术、劳累、感冒及精神刺激等，避免接受各种预防接种

注意个人及皮损部位清洁卫生，忌滥用外用药或化妆品，切忌挤压、搔抓皮疹或皮损部位

第四节　强直性脊柱炎的护理

强直性脊柱炎（AS）是一种慢性进行性炎性疾病，主要侵犯骶髂关节、脊柱骨突、脊柱旁软组织及外周关节，并可伴发关节外表现。

一、护理评估

1. 健康史

询问患者是否有家族病史或感染史。

2. 身体状况

（1）关节表现

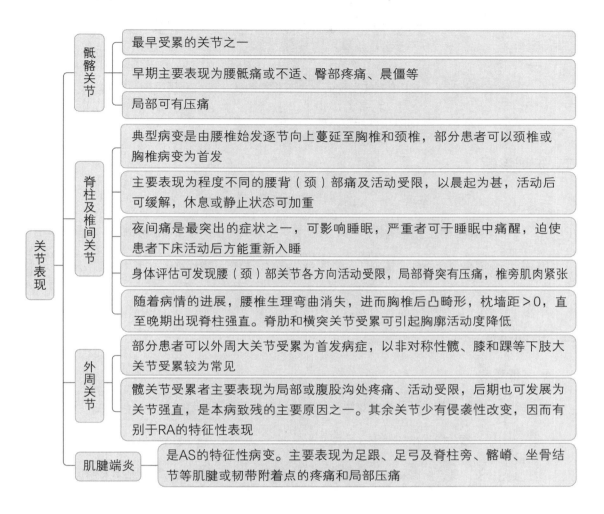

关节表现
- 骶髂关节
  - 最早受累的关节之一
  - 早期主要表现为腰骶痛或不适、臀部疼痛、晨僵等
  - 局部可有压痛
- 脊柱及椎间关节
  - 典型病变是由腰椎始发逐节向上蔓延至胸椎和颈椎，部分患者可以颈椎或胸椎病变为首发
  - 主要表现为程度不同的腰背（颈）部痛及活动受限，以晨起为甚，活动后可缓解，休息或静止状态可加重
  - 夜间痛是最突出的症状之一，可影响睡眠，严重者可于睡眠中痛醒，迫使患者下床活动后方能重新入睡
  - 身体评估可发现腰（颈）部关节各方向活动受限，局部脊突有压痛，椎旁肌肉紧张
  - 随着病情的进展，腰椎生理弯曲消失，进而胸椎后凸畸形，枕墙距>0，直至晚期出现脊柱强直。脊肋和横突关节受累可引起胸廓活动度降低
- 外周关节
  - 部分患者可以外周大关节受累为首发病症，以非对称性髋、膝和踝等下肢大关节受累较为常见
  - 髋关节受累者主要表现为局部或腹股沟处疼痛、活动受限，后期也可发展为关节强直，是本病致残的主要原因之一。其余关节少有侵袭性改变，因而有别于RA的特征性表现
- 肌腱端炎
  - 是AS的特征性病变。主要表现为足跟、足弓及脊柱旁、髂嵴、坐骨结节等肌腱或韧带附着点的疼痛和局部压痛

（2）关节外症状

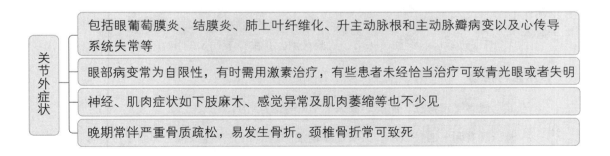

关节外症状
- 包括眼葡萄膜炎、结膜炎、肺上叶纤维化、升主动脉根和主动脉瓣病变以及心传导系统失常等
- 眼部病变常为自限性，有时需用激素治疗，有些患者未经恰当治疗可致青光眼或者失明
- 神经、肌肉症状如下肢麻木、感觉异常及肌肉萎缩等也不少见
- 晚期常伴严重骨质疏松，易发生骨折。颈椎骨折常可致死

3. 心理-社会状况

采用症状自评量表（SCL-90）对患者的焦虑和抑郁状态进行评估。

4. 辅助检查

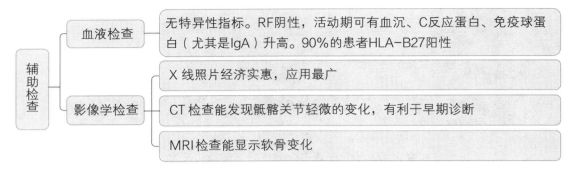

辅助检查

├─ 血液检查 ── 无特异性指标。RF阴性，活动期可有血沉、C反应蛋白、免疫球蛋白（尤其是IgA）升高。90%的患者HLA-B27阳性

└─ 影像学检查 ┬─ X线照片经济实惠，应用最广
　　　　　　　├─ CT检查能发现骶髂关节轻微的变化，有利于早期诊断
　　　　　　　└─ MRI检查能显示软骨变化

二、护理诊断

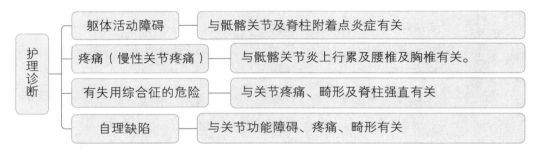

护理诊断

├─ 躯体活动障碍 ── 与骶髂关节及脊柱附着点炎症有关

├─ 疼痛（慢性关节疼痛）── 与骶髂关节炎上行累及腰椎及胸椎有关。

├─ 有失用综合征的危险 ── 与关节疼痛、畸形及脊柱强直有关

└─ 自理缺陷 ── 与关节功能障碍、疼痛、畸形有关

三、护理措施

1. 病情观察

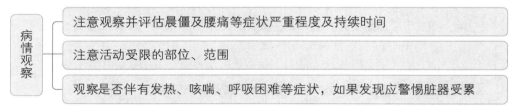

病情观察

├─ 注意观察并评估晨僵及腰痛等症状严重程度及持续时间

├─ 注意活动受限的部位、范围

└─ 观察是否伴有发热、咳喘、呼吸困难等症状，如果发现应警惕脏器受累

2. 饮食护理

饮食护理

├─ 冬季寒冷地区患者可适当服用姜汤用以驱寒防湿

└─ 多食用含有丰富的植物蛋白和微量元素的食物，如大豆、黑豆、黄豆等，有促进肌肉、骨骼、关节、肌腱代谢，帮助修复病损的作用

3. 休息与活动

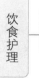

休息与活动

├─ 鼓励患者坚持脊柱、胸廓、髋关节活动等医疗体育锻炼

├─ 游泳既有利于四肢运动，又有助于增加肺功能和使脊柱保持生理曲度，是最适合AS患者的全身运动

└─ 运动后适当休息，如运动后疼痛持续2小时以上不能恢复，则表明运动过量，应适当减少运动量

4. 姿态护理

姿态护理 | 姿态护理可以有效地预防脊柱僵直、筋腱挛缩、肌肉萎缩、关节功能丧失等，因此除急性期和严重期出现剧烈疼痛外，AS患者应坚持进行姿态的矫正和关节功能锻炼

在行走和站立时，应尽力保持正常姿态，做到坐姿要正，站立要直，切不可为了避免腰背疼痛或疲劳而放任不正确的姿势，否则易加速脊柱畸形

为保持脊柱及关节的活动功能，应经常进行颈、胸、腰椎各个方向的前屈、后仰、左右转动等活动

为保持胸廓的活动度，应经常进行深呼吸和扩胸运动

为保持髋关节、膝关节的活动度，防止髋、膝关节的挛缩畸形，应经常进行下蹲活动

5. 疼痛护理

疼痛护理 | 适度运动能舒松紧缩的肌肉，减轻痉挛，促进血液循环，防止致痛物质堆积，促进炎症消散

运动时肌肉收缩运动所产生的生物电，有助于钙离子沉积，从而减轻疼痛

主动运动能把注意力转移到运动上，起到分散注意力的作用，从而减轻疼痛

6. 功能锻炼

医疗体操对促进关节功能改善、维持脊柱生理弯曲、保持良好的扩胸活动度、防止或减轻肢体废用及肌肉萎缩、降低致残率起着重要的作用，是治疗 AS 必不可少的辅助手段，值得在 AS 患者中普及推广。

四、健康教育

患者的健康教育是强直性脊柱炎非药物治疗的重要组成部分，包括长期规律的体能锻炼。

健康教育 | 对患者及家属进行疾病知识教育，使得患者主动参与治疗健康教育、行为的治疗

患者的家庭成员应该参与有关疾病知识的了解，尽可能关心患者

对家庭成员有症状的应尽明确诊断、早期治疗

咨询和自我帮助项目等工作的开展提高了强直性脊柱炎患者对治疗的依从性，减轻他们的疼痛症状，可积极影响患者的健康状况、依从性和功能状态；同时可减少治疗花费

鼓励患者进行疾病防治知识的学习，医疗机构也应向患者提供多形式的健康教育资料，比如书籍、录像等

患者正确学会冷与热的使用，以减轻僵硬感

第八章

神经系统疾病患者的护理

第一节　神经系统疾病患者常见症状体征的护理

一、头痛

头痛是指外眦、外耳道与枕外隆突连线以上部位的疼痛。颅内的血管、神经和脑膜以及颅外的骨膜、血管、头皮、颈肌及韧带等疼痛敏感结构，受到挤压、牵拉、移位、炎症、血管扩张或痉挛及肌肉紧张性收缩等，均可引起头痛。

1. 护理评估

（1）健康史

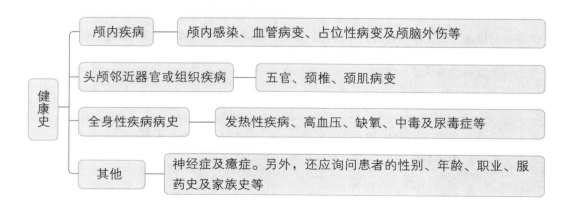

（2）身体状况

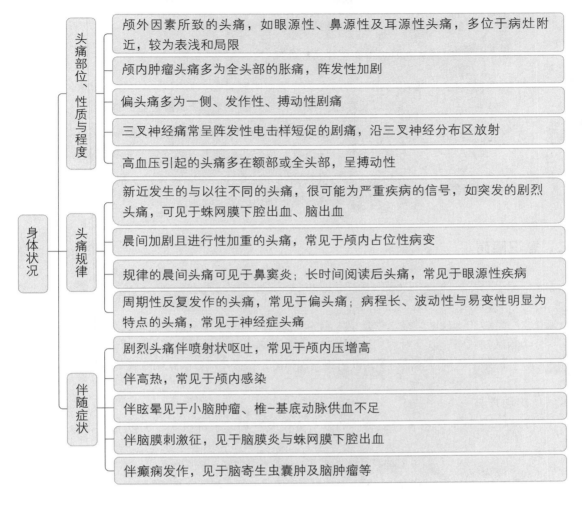

身体状况

头痛部位、性质与程度
- 颅外因素所致的头痛，如眼源性、鼻源性及耳源性头痛，多位于病灶附近，较为表浅和局限
- 颅内肿瘤头痛多为全头部的胀痛，阵发性加剧
- 偏头痛多为一侧、发作性、搏动性剧痛
- 三叉神经痛常呈阵发性电击样短促的剧痛，沿三叉神经分布区放射
- 高血压引起的头痛多在额部或全头部，呈搏动性

头痛规律
- 新近发生的与以往不同的头痛，很可能为严重疾病的信号，如突发的剧烈头痛，可见于蛛网膜下腔出血、脑出血
- 晨间加剧且进行性加重的头痛，常见于颅内占位性病变
- 规律的晨间头痛可见于鼻窦炎；长时间阅读后头痛，常见于眼源性疾病
- 周期性反复发作的头痛，常见于偏头痛；病程长、波动性与易变性明显为特点的头痛，常见于神经症头痛

伴随症状
- 剧烈头痛伴喷射状呕吐，常见于颅内压增高
- 伴高热，常见于颅内感染
- 伴眩晕见于小脑肿瘤、椎-基底动脉供血不足
- 伴脑膜刺激征，见于脑膜炎与蛛网膜下腔出血
- 伴癫痫发作，见于脑寄生虫囊肿及脑肿瘤等

（3）心理-社会状况　了解头痛对患者生活与工作的影响，慢性头痛的患者可出现焦虑、恐惧或抑郁等心理。

（4）辅助检查　脑脊液检查、CT或MRI检查、脑血管造影等，有助于病因诊断。

2. 护理诊断

疼痛：头痛与颅内外血管舒缩功能障碍或脑部器质性病变等有关。

3. 护理措施

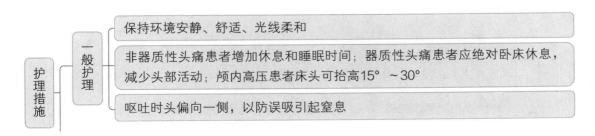

护理措施

一般护理
- 保持环境安静、舒适、光线柔和
- 非器质性头痛患者增加休息和睡眠时间；器质性头痛患者应绝对卧床休息，减少头部活动；颅内高压患者床头可抬高15°～30°
- 呕吐时头偏向一侧，以防误吸引起窒息

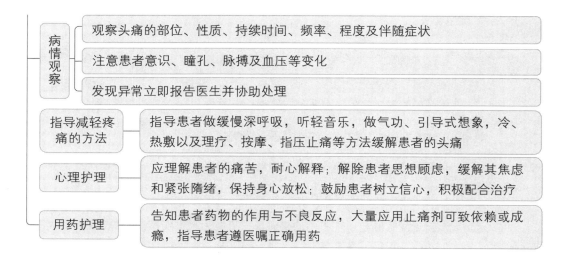

病情观察	观察头痛的部位、性质、持续时间、频率、程度及伴随症状
	注意患者意识、瞳孔、脉搏及血压等变化
	发现异常立即报告医生并协助处理
指导减轻疼痛的方法	指导患者做缓慢深呼吸，听轻音乐，做气功、引导式想象，冷、热敷以及理疗、按摩、指压止痛等方法缓解患者的头痛
心理护理	应理解患者的痛苦，耐心解释；解除患者思想顾虑，缓解其焦虑和紧张情绪，保持身心放松；鼓励患者树立信心，积极配合治疗
用药护理	告知患者药物的作用与不良反应，大量应用止痛剂可致依赖或成瘾，指导患者遵医嘱正确用药

二、意识障碍

| 意识障碍 | 意识障碍是患者对外界刺激的无反应状态，伴运动和感觉功能丧失，仅保留自主神经功能 |
| | 意识在现代医学概念中是指大脑的觉醒程度，是中枢神经系统对自身和周围环境的感知状态，以及对内、外环境刺激做出应答反应并通过言语、躯体运动和行为表达出来。这种应答能力下降就出现意识障碍，昏迷是严重的意识障碍 |

1. 护理评估

（1）健康史　询问患者意识障碍的发生方式及过程，了解患者有无以下疾病病史。

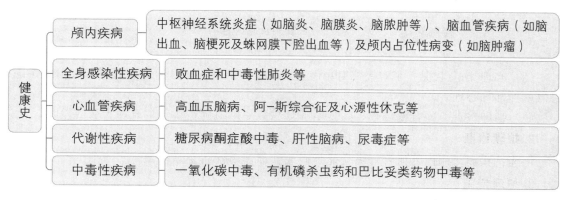

健康史	颅内疾病	中枢神经系统炎症（如脑炎、脑膜炎、脑脓肿等）、脑血管疾病（如脑出血、脑梗死及蛛网膜下腔出血等）及颅内占位性病变（如脑肿瘤）
	全身感染性疾病	败血症和中毒性肺炎等
	心血管疾病	高血压脑病、阿-斯综合征及心源性休克等
	代谢性疾病	糖尿病酮症酸中毒、肝性脑病、尿毒症等
	中毒性疾病	一氧化碳中毒、有机磷杀虫药和巴比妥类药物中毒等

（2）身体状况

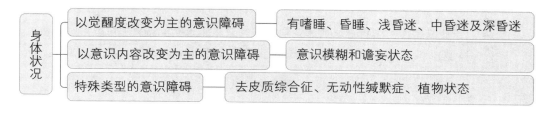

身体状况	以觉醒度改变为主的意识障碍	有嗜睡、昏睡、浅昏迷、中昏迷及深昏迷
	以意识内容改变为主的意识障碍	意识模糊和谵妄状态
	特殊类型的意识障碍	去皮质综合征、无动性缄默症、植物状态

（3）辅助检查　脑电图检查可明确脑功能状况，血常规、血糖、血脂、电解质及头颅CT和MRI检查可明确病因。

2. 护理诊断

有受伤的危险：与脑组织受损导致的意识障碍有关。

3. 护理措施

（1）一般护理

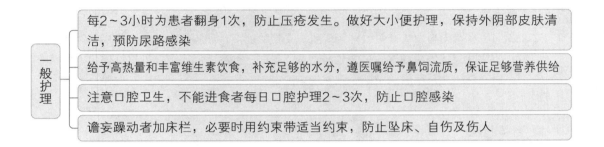

一般护理
- 每2～3小时为患者翻身1次，防止压疮发生。做好大小便护理，保持外阴部皮肤清洁，预防尿路感染
- 给予高热量和丰富维生素饮食，补充足够的水分，遵医嘱给予鼻饲流质，保证足够营养供给
- 注意口腔卫生，不能进食者每日口腔护理2～3次，防止口腔感染
- 谵妄躁动者加床栏，必要时用约束带适当约束，防止坠床、自伤及伤人

（2）病情观察

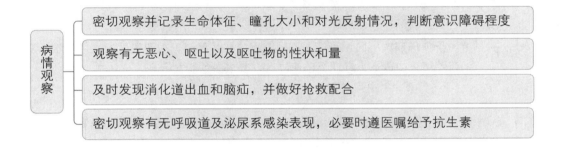

病情观察
- 密切观察并记录生命体征、瞳孔大小和对光反射情况，判断意识障碍程度
- 观察有无恶心、呕吐以及呕吐物的性状和量
- 及时发现消化道出血和脑疝，并做好抢救配合
- 密切观察有无呼吸道及泌尿系感染表现，必要时遵医嘱给予抗生素

4. 保持呼吸道通畅

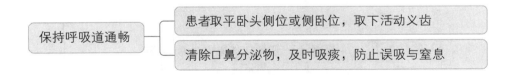

保持呼吸道通畅
- 患者取平卧头侧位或侧卧位，取下活动义齿
- 清除口鼻分泌物，及时吸痰，防止误吸与窒息

三、语言障碍

语言障碍包括失语症和构音障碍，是脑卒中常见的症状之一，有报道 $20\%\sim30\%$ 的脑卒中患者可发生语言障碍。失语症是指意识清楚情况下，由于优势侧大脑半球语言中枢病变导致的语言表达或理解障碍。构音障碍是和发音相关的中枢神经、周围神经或肌肉疾病导致的一类言语障碍的总称。

1. 护理评估

（1）健康史

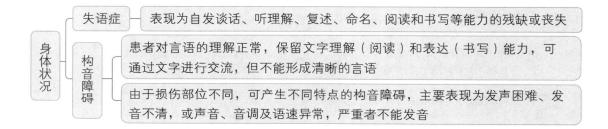

健康史
- 询问患者的年龄、职业、文化程度、出生地、生长地等
- 询问患者发病前的言语能力，有无注意力、记忆力和计算力障碍
- 询问患者有无导致大脑皮质语言功能区的疾病，如脑卒中、颅脑损伤、脑肿瘤和颅内感染等
- 询问患者有无与发音有关的神经或肌肉受损的疾病，如脑卒中、帕金森病、重症肌无力、急性炎症性脱髓鞘性多发性神经病（吉兰-巴雷综合征）、多发性硬化、肌营养不良、锥体外系疾病及小脑病变等

（2）身体状况

身体状况
- 失语症——表现为自发谈话、听理解、复述、命名、阅读和书写等能力的残缺或丧失
- 构音障碍
  - 患者对言语的理解正常，保留文字理解（阅读）和表达（书写）能力，可通过文字进行交流，但不能形成清晰的言语
  - 由于损伤部位不同，可产生不同特点的构音障碍，主要表现为发声困难、发音不清，或声音、音调及语速异常，严重者不能发音

（3）心理-社会状况　由于患者与医护人员、家人等的沟通受到影响，患者会出现烦躁情绪，或者产生孤独感、自卑感，甚至有抑郁症状出现。

2. 护理诊断

语言沟通障碍：与大脑皮质语言功能区或发音器官的神经肌肉受损有关。

3. 护理措施

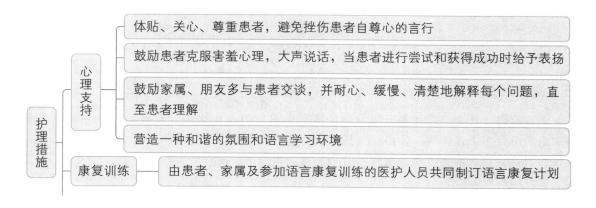

护理措施
- 心理支持
  - 体贴、关心、尊重患者，避免挫伤患者自尊心的言行
  - 鼓励患者克服害羞心理，大声说话，当患者进行尝试和获得成功时给予表扬
  - 鼓励家属、朋友多与患者交谈，并耐心、缓慢、清楚地解释每个问题，直至患者理解
  - 营造一种和谐的氛围和语言学习环境
- 康复训练——由患者、家属及参加语言康复训练的医护人员共同制订语言康复计划

根据病情选
择适当的训
练方法

对于运动性失语者，训练重点为口语表达

对于感觉性失语者，训练重点为听理解、会话、复述

对于传导性失语者，重点训练听写、复述

对于命名性失语者，重点训练口语命名、文字称号等

对于完全性失语者，可根据患者情况选择其能够理解语言进行训练，如唱歌、数数等

失读、失写者，可将日常用语、短语、短句，或词、字写在卡片上，让其反复朗读、背诵和抄写

对于构音障碍的患者，训练越早，效果越好，训练重点为构音器官运动功能训练和构音训练

根据患者情况，可以选择一些实用性的非语言交流，如手势、符号、图画、交流画板等

训练应循序渐进进行，及时鼓励患者，以帮助其树立信心

四、感觉障碍

感觉障碍是指机体对各种形式的刺激（如痛、温度、触、压、位置、振动等）无感知、感知减退或异常的一组综合征。常见于脑实质及脑脊髓膜的急慢性感染、脑血管疾病、脑或脊髓外伤及脑肿瘤等。感觉分为内脏感觉、特殊感觉（视、听、嗅和味觉）和一般感觉。一般感觉由浅感觉（痛觉、温度觉及部分触觉）、深感觉（运动觉、位置觉和振动觉）和复合感觉（实体感觉、图形觉和两点辨别觉等）组成。

1. 护理评估

（1）健康史

健康史

询问患者有无神经系统的感染、血管病变

询问患者有无药物及毒物中毒、脑肿瘤、脑外伤以及全身代谢障碍性疾病等病史

询问患者有无情绪激动、睡眠不足、过度疲劳、不合作、意识不清及暗示等诱因

（2）身体状况

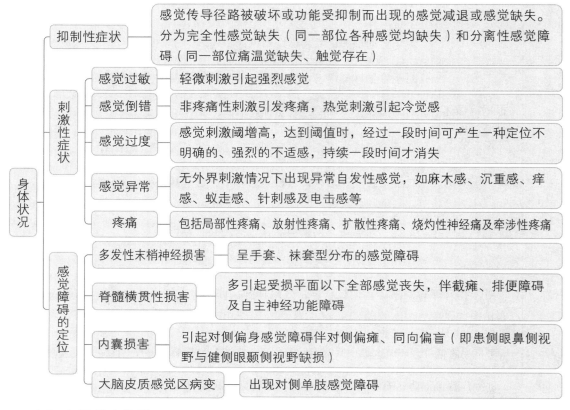

（3）心理-社会状况

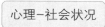

心理-社会状况
- 患者常因感觉异常而烦闷、忧虑或失眠，易产生焦虑、恐惧情绪
- 由于感觉障碍患者受损伤的危险性增加，加重了患者及家属的心理负担

（4）辅助检查　脑脊液检查、诱发电位、头颅 CT 或 MRI 等检查有助于病因诊断。

2. 护理诊断

感知觉紊乱：与脑、脊髓病变与周围神经受损有关。

3. 护理措施

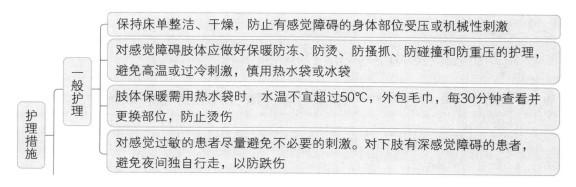

护理措施 — 一般护理
- 保持床单整洁、干燥，防止有感觉障碍的身体部位受压或机械性刺激
- 对感觉障碍肢体应做好保暖防冻、防烫、防搔抓、防碰撞和防重压的护理，避免高温或过冷刺激，慎用热水袋或冰袋
- 肢体保暖需用热水袋时，水温不宜超过50℃，外包毛巾，每30分钟查看并更换部位，防止烫伤
- 对感觉过敏的患者尽量避免不必要的刺激。对下肢有深感觉障碍的患者，避免夜间独自行走，以防跌伤

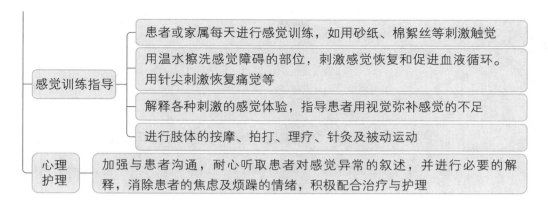

五、运动障碍

运动障碍是指运动系统的任何部分功能受损而引起的骨骼肌活动异常，可分为瘫痪、不随意运动及共济失调等。

1. 护理评估

（1）健康史

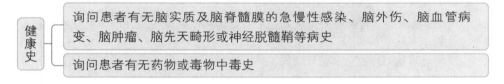

（2）身体状况

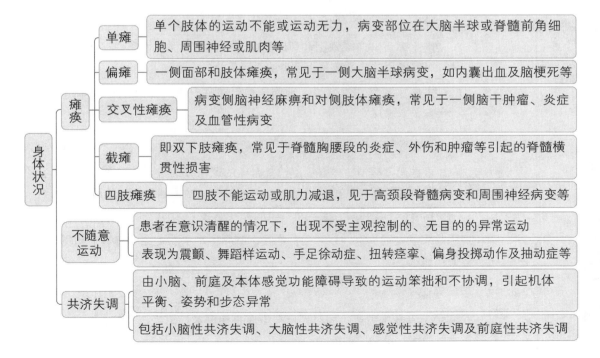

（3）心理-社会状况　患者因瘫痪、不随意运动及共济失调导致生活不能自理，易产生急躁、焦虑、抑郁、烦恼、自卑及悲观等心理。

（4）辅助检查　头颅 CT 或 MRI、肌电图、血液生化及神经肌肉活检等有助于病因诊断。

2. 护理诊断

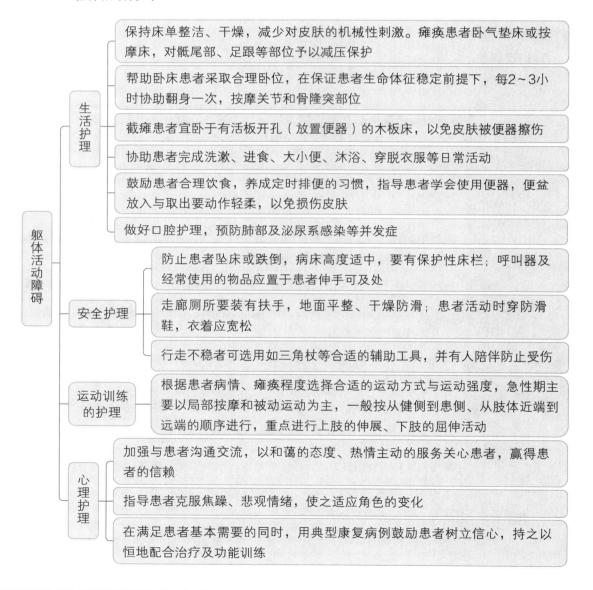

3. 护理措施

（1）躯体活动障碍

（2）有失用综合征的危险

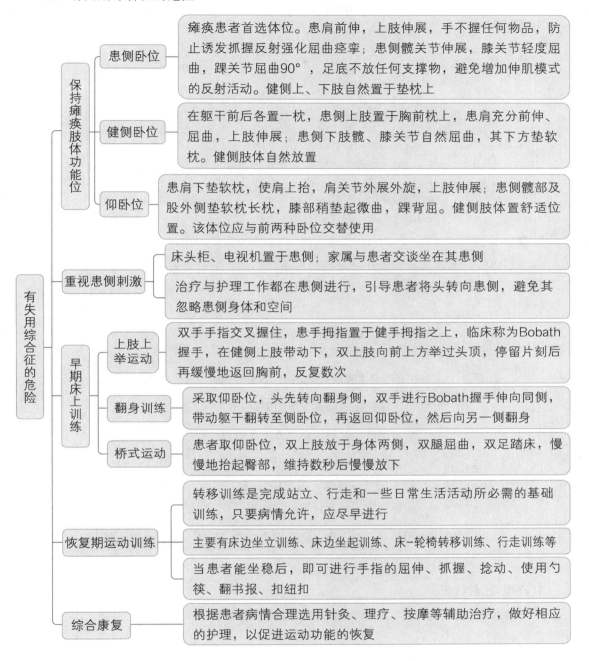

第二节 短暂性脑缺血发作的护理

短暂性脑缺血发作（TIA）是由颅内动脉病变致脑动脉一过性供血不足引起的脑或视网膜短暂性、局灶性功能障碍。发作一般持续 10～15 分钟，多在 1 小时内恢复，最长不超过 24 小时。TIA 好发于中老年人，男性多于女性，其发病与高血压、动脉粥样硬化、糖尿病、血液成分改变及血流动力学变化等多种因素有关。

一、护理评估

1. 健康史

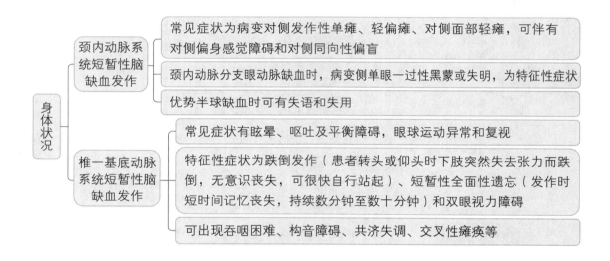

健康史 ──
- 询问患者有无动脉粥样硬化、高血压、心脏病、糖尿病、高脂血症、颈椎病及严重贫血等病史
- 询问患者发病前有无血压明显升高、急性血压过低、急剧的头部转动和颈部伸屈及严重失水等血流动力学改变的情况

2. 身体状况

多突然起病，迅速出现局灶性脑或视网膜功能障碍。历时短暂，多在1小时内恢复，最长不超过24小时。可反复发作，每次发作症状相似，不留后遗症。

身体状况 ──

颈内动脉系统短暂性脑缺血发作
- 常见症状为病变对侧发作性单瘫、轻偏瘫、对侧面部轻瘫，可伴有对侧偏身感觉障碍和对侧同向性偏盲
- 颈内动脉分支眼动脉缺血时，病变侧单眼一过性黑蒙或失明，为特征性症状
- 优势半球缺血时可有失语和失用

椎一基底动脉系统短暂性脑缺血发作
- 常见症状有眩晕、呕吐及平衡障碍，眼球运动异常和复视
- 特征性症状为跌倒发作（患者转头或仰头时下肢突然失去张力而跌倒，无意识丧失，可很快自行站起）、短暂性全面性遗忘（发作时短时间记忆丧失，持续数分钟至数十分钟）和双眼视力障碍
- 可出现吞咽困难、构音障碍、共济失调、交叉性瘫痪等

3. 心理-社会状况

因突然发病或反复发作，常使患者产生紧张、焦虑和恐惧；部分患者因缺乏相关知识而麻痹大意。

4. 辅助检查

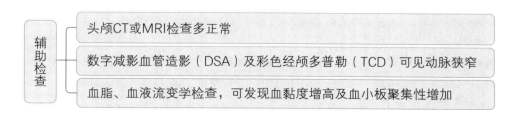

辅助检查 ──
- 头颅CT或MRI检查多正常
- 数字减影血管造影（DSA）及彩色经颅多普勒（TCD）可见动脉狭窄
- 血脂、血液流变学检查，可发现血黏度增高及血小板聚集性增加

图解实用内科临床护理

二、护理诊断

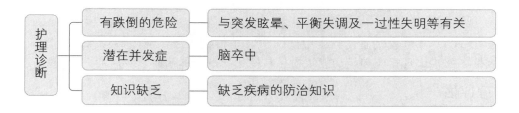

护理诊断
- 有跌倒的危险 —— 与突发眩晕、平衡失调及一过性失明等有关
- 潜在并发症 —— 脑卒中
- 知识缺乏 —— 缺乏疾病的防治知识

三、护理措施

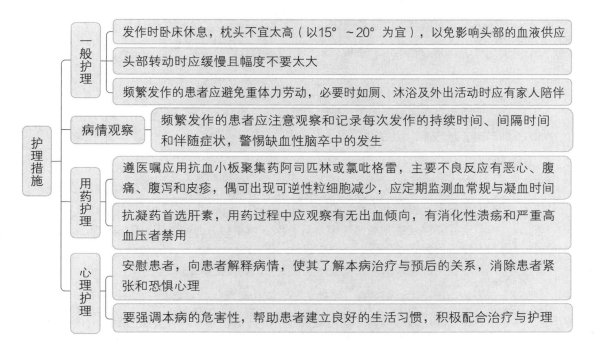

护理措施

一般护理
- 发作时卧床休息，枕头不宜太高（以15°~20°为宜），以免影响头部的血液供应
- 头部转动时应缓慢且幅度不要太大
- 频繁发作的患者应避免重体力劳动，必要时如厕、沐浴及外出活动时应有家人陪伴

病情观察
- 频繁发作的患者应注意观察和记录每次发作的持续时间、间隔时间和伴随症状，警惕缺血性脑卒中的发生

用药护理
- 遵医嘱应用抗血小板聚集药阿司匹林或氯吡格雷，主要不良反应有恶心、腹痛、腹泻和皮疹，偶可出现可逆性粒细胞减少，应定期监测血常规与凝血时间
- 抗凝药首选肝素，用药过程中应观察有无出血倾向，有消化性溃疡和严重高血压者禁用

心理护理
- 安慰患者，向患者解释病情，使其了解本病治疗与预后的关系，消除患者紧张和恐惧心理
- 要强调本病的危害性，帮助患者建立良好的生活习惯，积极配合治疗与护理

四、健康教育

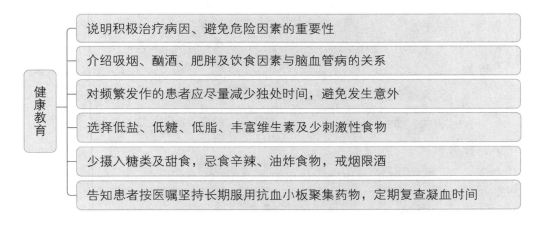

健康教育
- 说明积极治疗病因、避免危险因素的重要性
- 介绍吸烟、酗酒、肥胖及饮食因素与脑血管病的关系
- 对频繁发作的患者应尽量减少独处时间，避免发生意外
- 选择低盐、低糖、低脂、丰富维生素及少刺激性食物
- 少摄入糖类及甜食，忌食辛辣、油炸食物，戒烟限酒
- 告知患者按医嘱坚持长期服用抗血小板聚集药物，定期复查凝血时间

第三节　脑梗死的护理

脑梗死（CI）又称为缺血性脑卒中（CIS），是指脑血液供应障碍导致局限性脑组织缺血、缺氧性坏死，出现相应神经功能缺损。脑梗死约占全部脑血管疾病的70％。

一、护理评估

1. 健康史

健康史
- 了解患者有无动脉粥样硬化、高血压、高脂血症、糖尿病及短暂性脑缺血（TIA）发作病史
- 询问患者有无风湿性心脏瓣膜病、感染性心内膜炎及心肌梗死等病史
- 询问患者有无心脏手术、长骨骨折、血管内介入治疗等病史
- 询问患者发病前有无失水、大出血、心力衰竭及心律失常等诱因
- 询问患者是否长期摄入高钠、高脂饮食，有无烟酒嗜好
- 询问患者有无脑卒中家族史

2. 身体状况

身体状况

脑血栓形成
- 好发于中老年人，发病前可有头昏、头痛、肢体麻木无力等前驱症状，部分患者发病前有短暂性脑缺血发作病史
- 常在安静状态下或睡眠中发病，次日早晨醒来时可发现一侧肢体瘫痪、失语、偏身感觉障碍
- 多数患者意识清楚，少数患者可有不同程度的意识障碍
- 起病缓慢，病情多在几小时或1~2天内发展达到高峰
- 神经系统表现视病变部位和病变范围而定，常为各种类型的瘫痪、感觉障碍、吞咽困难及失语等
- 病情轻者经治疗在短期内缓解，重者病情进展快，可出现昏迷、颅内压增高等并发症，甚至死亡

脑栓塞
- 可发生于任何年龄，以青壮年多见
- 多在活动中急骤发病，无前驱症状，为脑血管病中起病最快的一种
- 意识障碍常较轻且很快恢复，神经系统局灶表现与脑血栓形成相似，严重者可突然昏迷、全身抽搐，可因脑水肿或颅内压增高，继发脑疝而死亡
- 部分患者可伴有肾、脾、肠、肢体及视网膜等血管栓塞的表现

3. 心理-社会状况

心理-社会状况
- 发病后患者由于瘫痪、生活自理缺陷影响工作及生活
- 家庭、社会支持不足，影响患者的心理状况，常出现自卑、消极或急躁心理

4. 辅助检查

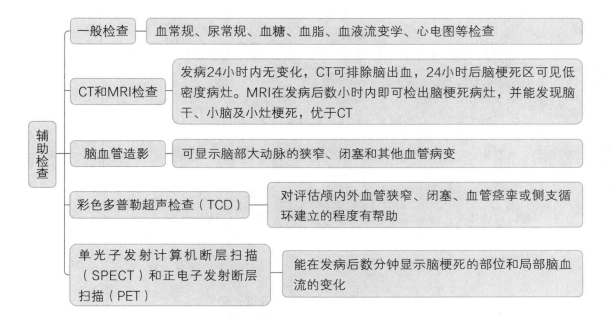

辅助检查		
	一般检查	血常规、尿常规、血糖、血脂、血液流变学、心电图等检查
	CT和MRI检查	发病24小时内无变化，CT可排除脑出血，24小时后脑梗死区可见低密度病灶。MRI在发病后数小时内即可检出脑梗死病灶，并能发现脑干、小脑及小灶梗死，优于CT
	脑血管造影	可显示脑部大动脉的狭窄、闭塞和其他血管病变
	彩色多普勒超声检查（TCD）	对评估颅内外血管狭窄、闭塞、血管痉挛或侧支循环建立的程度有帮助
	单光子发射计算机断层扫描（SPECT）和正电子发射断层扫描（PET）	能在发病后数分钟显示脑梗死的部位和局部脑血流的变化

二、护理诊断

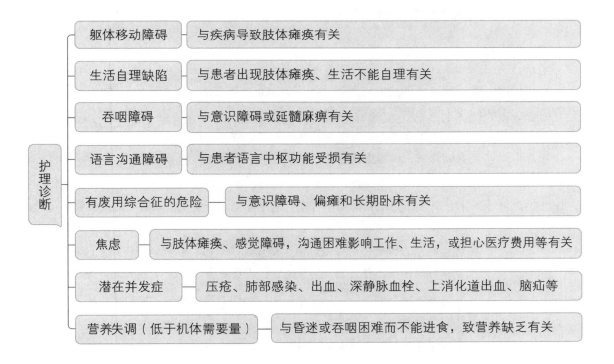

护理诊断		
	躯体移动障碍	与疾病导致肢体瘫痪有关
	生活自理缺陷	与患者出现肢体瘫痪、生活不能自理有关
	吞咽障碍	与意识障碍或延髓麻痹有关
	语言沟通障碍	与患者语言中枢功能受损有关
	有废用综合征的危险	与意识障碍、偏瘫和长期卧床有关
	焦虑	与肢体瘫痪、感觉障碍，沟通困难影响工作、生活，或担心医疗费用等有关
	潜在并发症	压疮、肺部感染、出血、深静脉血栓、上消化道出血、脑疝等
	营养失调（低于机体需要量）	与昏迷或吞咽困难而不能进食，致营养缺乏有关

三、护理措施

1. 一般护理

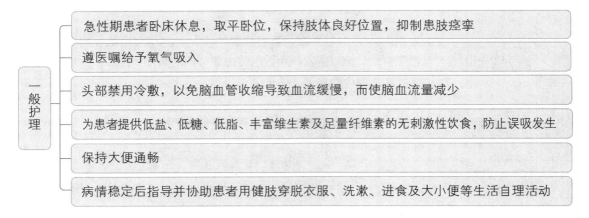

一般护理

急性期患者卧床休息，取平卧位，保持肢体良好位置，抑制患肢痉挛

遵医嘱给予氧气吸入

头部禁用冷敷，以免脑血管收缩导致血流缓慢，而使脑血流量减少

为患者提供低盐、低糖、低脂、丰富维生素及足量纤维素的无刺激性饮食，防止误吸发生

保持大便通畅

病情稳定后指导并协助患者用健肢穿脱衣服、洗漱、进食及大小便等生活自理活动

2. 病情观察

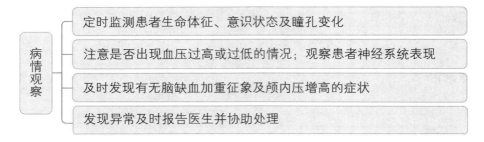

病情观察

定时监测患者生命体征、意识状态及瞳孔变化

注意是否出现血压过高或过低的情况；观察患者神经系统表现

及时发现有无脑缺血加重征象及颅内压增高的症状

发现异常及时报告医生并协助处理

3. 对症护理

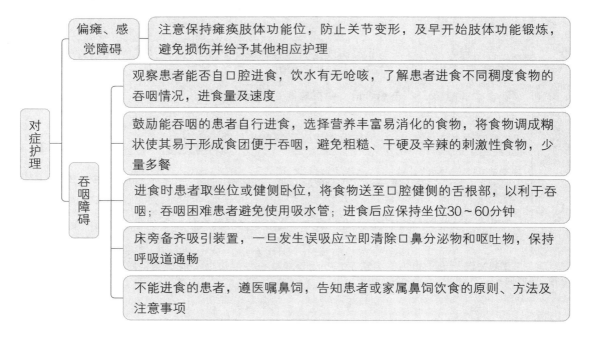

对症护理

偏瘫、感觉障碍

注意保持瘫痪肢体功能位，防止关节变形，及早开始肢体功能锻炼，避免损伤并给予其他相应护理

吞咽障碍

观察患者能否自口腔进食，饮水有无呛咳，了解患者进食不同稠度食物的吞咽情况，进食量及速度

鼓励能吞咽的患者自行进食，选择营养丰富易消化的食物，将食物调成糊状使其易于形成食团便于吞咽，避免粗糙、干硬及辛辣的刺激性食物，少量多餐

进食时患者取坐位或健侧卧位，将食物送至口腔健侧的舌根部，以利于吞咽；吞咽困难患者避免使用吸水管；进食后应保持坐位30～60分钟

床旁备齐吸引装置，一旦发生误吸应立即清除口鼻分泌物和呕吐物，保持呼吸道通畅

不能进食的患者，遵医嘱鼻饲，告知患者或家属鼻饲饮食的原则、方法及注意事项

4. 用药护理

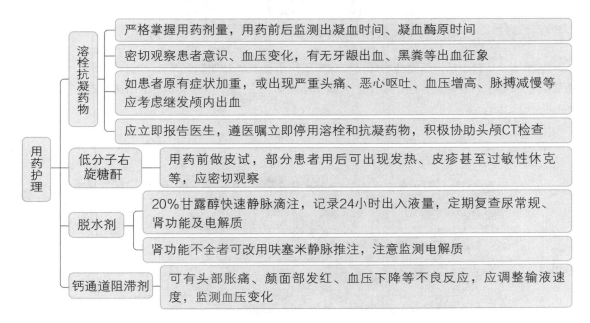

用药护理
- 溶栓抗凝药物
  - 严格掌握用药剂量，用药前后监测出凝血时间、凝血酶原时间
  - 密切观察患者意识、血压变化，有无牙龈出血、黑粪等出血征象
  - 如患者原有症状加重，或出现严重头痛、恶心呕吐、血压增高、脉搏减慢等应考虑继发颅内出血
  - 应立即报告医生，遵医嘱立即停用溶栓和抗凝药物，积极协助头颅CT检查
- 低分子右旋糖酐
  - 用药前做皮试，部分患者用后可出现发热、皮疹甚至过敏性休克等，应密切观察
- 脱水剂
  - 20%甘露醇快速静脉滴注，记录24小时出入液量，定期复查尿常规、肾功能及电解质
  - 肾功能不全者可改用呋塞米静脉推注，注意监测电解质
- 钙通道阻滞剂
  - 可有头部胀痛、颜面部发红、血压下降等不良反应，应调整输液速度，监测血压变化

四、健康教育

健康教育
- 积极治疗患者的基础病，如高血压、糖尿病、心脏病、TIA等，个性化的服用降血压、降血糖、降血脂药物，有针对性地采取措施，尽量减少危险因素的损害
- 让患者知道心理因素对疾病转归和康复会起到很重要的作用
- 帮助患者减轻和克服消极悲观心理，保持良好的心情，以主动、积极、健康的心态与医护人员密切配合
- 合理饮食、适当运动有助于降低高血脂、高血压等危险因素的发生，如少吸烟饮酒、低盐、低脂、高纤维饮食等，增加植物蛋白、单纯不饱和脂肪酸的摄入，多食水果和蔬菜
- 指导患者在急性期卧床休息，取平卧位为好，以保证脑血液供给、减轻脑组织缺血状况。保持瘫痪肢体功能位置，帮助患者做患肢及关节的被动运动
- 长时间服用阿司匹林抗凝血治疗，可致胃肠道反应或溃疡，应饭后服用。观察用药反应，若皮肤瘀斑、鼻出血、牙龈出血或胃出血，请及时告知医护人员，以便调整用药
- 用降压药或降糖药时，应按医嘱定时、定量服用，不宜自行停药或减量，以免影响治疗效果
- 定期复查血压、血脂、血糖情况，医师根据检查情况调整药物剂量

第四节 脑出血的护理

脑出血（ICH）是指原发性非外伤性脑实质内出血。急性期病死率为30％～40％，是急性脑血管病中病死率最高的。在脑出血中，大脑半球出血约占80％，脑干和小脑出血约占20％。

一、护理评估

1. 健康史

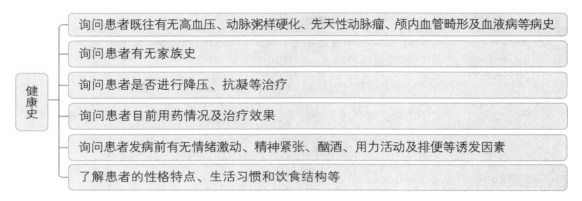

健康史

- 询问患者既往有无高血压、动脉粥样硬化、先天性动脉瘤、颅内血管畸形及血液病等病史
- 询问患者有无家族史
- 询问患者是否进行降压、抗凝等治疗
- 询问患者目前用药情况及治疗效果
- 询问患者发病前有无情绪激动、精神紧张、酗酒、用力活动及排便等诱发因素
- 了解患者的性格特点、生活习惯和饮食结构等

2. 身体状况

发病前，多无先兆，少数有头昏、头痛、肢体麻木和口齿不清等前驱症状。大多在情绪激动和活动时突然起病，常于数分钟至数小时内病情发展至高峰。发病后血压常明显升高，出现剧烈头痛，伴呕吐、偏瘫、失语、意识障碍及大小便失禁。呼吸深沉带有鼾音，重者呈潮式呼吸或不规则呼吸，其临床表现因出血量及出血部位不同而异。

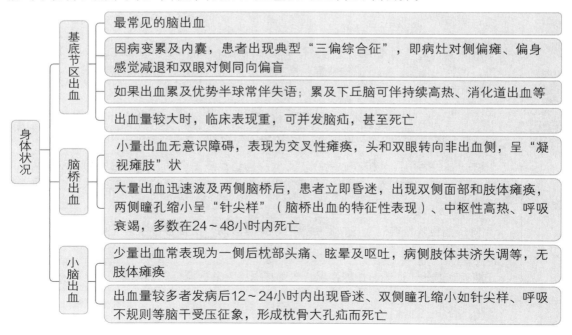

身体状况

基底节区出血
- 最常见的脑出血
- 因病变累及内囊，患者出现典型"三偏综合征"，即病灶对侧偏瘫、偏身感觉减退和双眼对侧同向偏盲
- 如果出血累及优势半球常伴失语；累及下丘脑可伴持续高热、消化道出血等
- 出血量较大时，临床表现重，可并发脑疝，甚至死亡

脑桥出血
- 小量出血无意识障碍，表现为交叉性瘫痪，头和双眼转向非出血侧，呈"凝视瘫肢"状
- 大量出血迅速波及两侧脑桥后，患者立即昏迷，出现双侧面部和肢体瘫痪，两侧瞳孔缩小呈"针尖样"（脑桥出血的特征性表现）、中枢性高热、呼吸衰竭，多数在24～48小时内死亡

小脑出血
- 少量出血常表现为一侧后枕部头痛、眩晕及呕吐，病侧肢体共济失调等，无肢体瘫痪
- 出血量较多者发病后12～24小时内出现昏迷、双侧瞳孔缩小如针尖样、呼吸不规则等脑干受压征象，形成枕骨大孔疝而死亡

图解实用内科临床护理

3. 心理-社会状况

心理-社会状况
- 患者面对运动障碍、感觉障碍及言语障碍等残酷现实，而又不能表达自己的情感，常会出现情绪沮丧、悲观失望心理
- 家庭环境及经济状况欠佳，家属对患者的关心、支持程度差，患者会产生苦闷、急躁心理，对自己的生活能力和生存价值丧失信心

4. 辅助检查

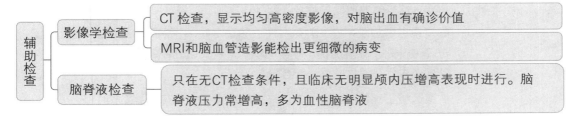

辅助检查
- 影像学检查
  - CT检查，显示均匀高密度影像，对脑出血有确诊价值
  - MRI和脑血管造影能检出更细微的病变
- 脑脊液检查
  - 只在无CT检查条件，且临床无明显颅内压增高表现时进行。脑脊液压力常增高，多为血性脑脊液

二、护理诊断

护理诊断
- 意识障碍 —— 与脑出血、脑水肿有关
- 生活自理缺陷 —— 与意识障碍、瘫痪有关
- 语言沟通障碍 —— 与语言中枢功能受损有关
- 营养失调（低于机体需要量）—— 与昏迷无法进食致营养缺乏有关
- 潜在并发症 —— 脑疝、消化道出血、压疮、肺部感染等
- 有皮肤完整性受损的危险 —— 与长期卧床、肢体瘫痪、营养不良有关
- 有废用综合征的危险 —— 与偏瘫和长期卧床有关

三、护理措施

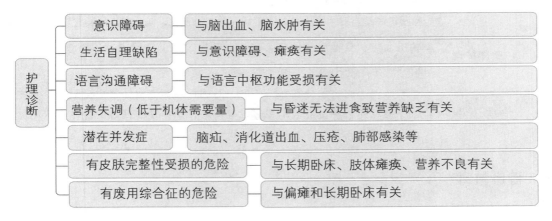

护理措施
- 一般护理
  - 急性期应绝对卧床休息，抬高床头15°～30°，以减轻脑水肿。取侧卧位，防止呕吐物引起误吸
  - 保持环境安静，严格限制探视，谵妄、躁动者加床栏，适当约束。发病24～48小时内避免搬动，必须搬动时应保持患者身体的长轴在一条直线上，以免牵动头部，避免各种刺激，避免咳嗽和用力排便
  - 给予高蛋白、高维生素、清淡、易消化、营养丰富的流质或半流质饮食，补充足够水分。昏迷或有吞咽障碍者可鼻饲以保证营养供给
  - 定时翻身、拍背，变换体位时尽量减少头部摆动幅度，以免加重出血
  - 保持床单整洁、干燥，协助做好口腔护理、皮肤护理和大小便护理，保持肢体功能位置

病情观察

- 密切观察生命体征、意识状态及瞳孔的变化，有无临床症状与体征的改变，发现异常应及时通知医生并配合做好相应处理

- 如迅速出现持续高热，应给予物理降温，头部置冰袋或冰帽，并吸氧，以提高脑组织对缺氧的耐受性

- 观察有无呕血、便血、黑便，监测大便隐血试验结果，每次鼻饲前要抽吸胃液，观察胃液的颜色是否为咖啡色或血性，以及时发现有无消化道出血

- 如发现患者烦躁不安、剧烈头痛、频繁呕吐、意识障碍进行性加重、血压进行性升高、脉搏加快、呼吸不规则、两侧瞳孔不等大，则是脑疝的先兆表现，应立即报告医生，配合抢救

用药护理

- 遵医嘱正确使用各类药物，掌握药物的不良反应及注意事项

- 快速给予脱水药物，20%甘露醇250ml应在15～30分钟内滴完，防止药液外渗，注意尿量与电解质的变化

- 血压过高适当应用降压药，应密切观察血压变化，防止血压降得过快、过低

康复护理

- 脑出血者，只要生命体征平稳，病情稳定后，宜尽早进行康复训练，包括肢体功能和语言功能康复等

心理护理

- 由于脑出血者可能会留有后遗症，肢体功能或语言功能出现障碍，易产生不良情绪，护士应鼓励患者增强信心，坚持功能锻炼，许多症状和体征会逐渐改善

四、健康教育

健康教育

- 向患者和家属介绍有关疾病的基本知识，保持情绪稳定、生活规律，避免情绪激动、用力排便及过度劳累等诱发因素

- 饮食以清淡为主，宜低盐、低胆固醇食物，多吃新鲜蔬菜和水果，保持大便通畅，戒烟酒，忌暴饮暴食

- 积极治疗原发病，如高血压、糖尿病、心脏病等

- 按医嘱服药，将血压控制在适当水平，以防再发脑出血

- 教会患者及家属生活护理技术和康复功能锻炼方法，鼓励患者增强自我照顾的意识，循序渐进，持之以恒，尽可能恢复生活自理能力

- 定期到医院复查，发现异常及时就医

第五节　蛛网膜下腔出血的护理

蛛网膜下腔出血（SAH）是指脑底部或脑表面血管破裂后，血液直接流入蛛网膜下腔引起的一种临床综合征。占急性脑血管病的10%左右。

一、护理评估

1. 健康史

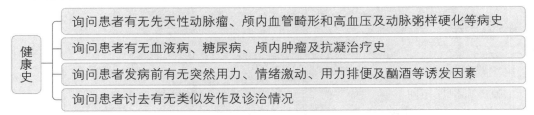

健康史
- 询问患者有无先天性动脉瘤、颅内血管畸形和高血压及动脉粥样硬化等病史
- 询问患者有无血液病、糖尿病、颅内肿瘤及抗凝治疗史
- 询问患者发病前有无突然用力、情绪激动、用力排便及酗酒等诱发因素
- 询问患者过去有无类似发作及诊治情况

2. 身体状况

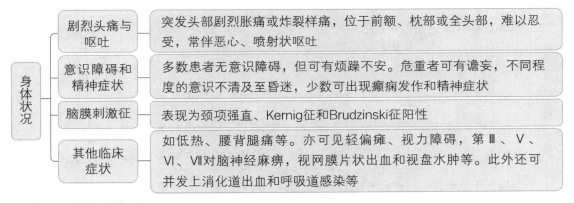

身体状况
- 剧烈头痛与呕吐：突发头部剧烈胀痛或炸裂样痛，位于前额、枕部或全头部，难以忍受，常伴恶心、喷射状呕吐
- 意识障碍和精神症状：多数患者无意识障碍，但可有烦躁不安。危重者可有谵妄，不同程度的意识不清乃至昏迷，少数可出现癫痫发作和精神症状
- 脑膜刺激征：表现为颈项强直、Kernig征和Brudzinski征阳性
- 其他临床症状：如低热、腰背腿痛等。亦可见轻偏瘫、视力障碍，第Ⅲ、Ⅴ、Ⅵ、Ⅶ对脑神经麻痹，视网膜片状出血和视盘水肿等。此外还可并发上消化道出血和呼吸道感染等

3. 心理-社会状况

患者由于剧烈头痛、呕吐可使患者焦虑、紧张，甚至恐惧，担心肢体瘫痪、失语等生活不便，给家人和社会带来负担而出现自卑心理。

4. 辅助检查

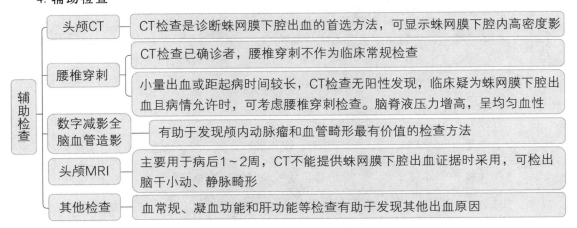

辅助检查
- 头颅CT：CT检查是诊断蛛网膜下腔出血的首选方法，可显示蛛网膜下腔内高密度影
- 腰椎穿刺：
  - CT检查已确诊者，腰椎穿刺不作为临床常规检查
  - 小量出血或距起病时间较长，CT检查无阳性发现，临床疑为蛛网膜下腔出血且病情允许时，可考虑腰椎穿刺检查。脑脊液压力增高，呈均匀血性
- 数字减影全脑血管造影：有助于发现颅内动脉瘤和血管畸形最有价值的检查方法
- 头颅MRI：主要用于病后1~2周，CT不能提供蛛网膜下腔出血证据时采用，可检出脑干小动、静脉畸形
- 其他检查：血常规、凝血功能和肝功能等检查有助于发现其他出血原因

二、护理诊断

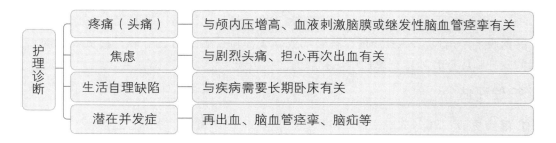

护理诊断	疼痛（头痛）	与颅内压增高、血液刺激脑膜或继发性脑血管痉挛有关
	焦虑	与剧烈头痛、担心再次出血有关
	生活自理缺陷	与疾病需要长期卧床有关
	潜在并发症	再出血、脑血管痉挛、脑疝等

三、护理措施

1. 一般护理

与脑出血护理相同。

2. 防止再出血的护理

防止再出血的护理	应绝对卧床休息4～6周，抬高床头15°～30°。避免搬动和过早离床活动，协助患者完成一切日常生活护理
	保持环境安静、舒适，光线稍暗；避免各种刺激，限制探视，使患者情绪稳定
	给予高纤维有营养的饮食，保持大便通畅，避免过度用力排便
	避免引起颅内压增高的因素，如运动、用力排便、咳嗽、喷嚏、情绪激动和劳累等
	对剧烈头痛和躁动不安者，可应用止痛剂、镇静剂，指导患者使用放松技术减轻疼痛
	密切观察病情，如患者再次出现剧烈头痛、呕吐、昏迷、脑膜刺激征等，应及时通知医生并协助抢救

3. 用药护理

| 用药护理 | 使用甘露醇等脱水剂快速静脉滴注，防止药液外渗，注意尿量与电解质的变化 |
| | 使用尼莫地平等缓解脑血管痉挛的药物时，可能出现皮肤发红、多汗、心动过缓或过速、胃肠不适等不良反应，应控制输液速度，密切观察有无不良反应发生 |

4. 心理护理

| 心理护理 | 告知患者和家属疾病的过程与预后，使患者和家属了解DSA检查的目的等相关知识 |
| | 护士应关心体贴患者，引导患者自我控制情绪，避免过分喜悦、愤怒、悲伤、焦虑、恐瞑、惊吓等不良刺激，保持乐观和稳定的情绪 |

四、健康教育

健康教育

- 向患者和家属介绍有关疾病的基本知识，保持情绪稳定，生活规律，避免情绪激动、剧烈运动、用力排便及过度劳累等诱发因素
- 饮食以清淡为主，宜低盐、低胆固醇食物，多吃新鲜蔬菜和水果，保持大便通畅，戒烟酒
- 积极配合治疗和检查，SAH患者一般在首次出血后3天内或3~4周后行DSA检查，以避开脑血管痉挛和再出血的高峰期，应告知脑血管造影的相关知识，使患者和家属了解进行DSA检查以明确和去除病因的重要性
- 女性患者1~2年内避免妊娠和分娩

第六节　急性炎症性脱髓鞘性多发性神经病的护理

急性炎症性脱髓鞘性多发性神经病（AIDP）又称为吉兰-巴雷综合征（GBS），为急性或亚急性起病的大多可恢复的多发性脊神经根（可伴脑神经）受累的一组疾病。

一、护理评估

1. 健康史

健康史

- 询问患者发病前有无呼吸道、消化道感染病史
- 询问患者有无疫苗接种史；有无白血病、淋巴瘤、器官移植后使用免疫抑制剂或患有系统性红斑狼疮、桥本甲状腺炎等自身免疫病病史

2. 身体状况

身体状况

- 运动障碍：首发症状多为四肢对称性弛缓性瘫痪，可自远端向近端发展或自近端向远端加重，亦可远近端同时受累，病情危重者可累及肋间肌及膈肌导致呼吸肌麻痹，急性呼吸衰竭是本病死亡的主要原因
- 感觉障碍：表现为肢体感觉异常，如烧灼、麻木、刺痛和不适感等，感觉缺失呈手套、袜套分布
- 脑神经损害：成人以双侧周围性面瘫为主，儿童以延髓麻痹常见，部分患者以脑神经损害为首发症状就诊
- 自主神经损害：多汗、皮肤潮红、手足肿胀及营养障碍，严重者可致心动过速及体位性低血压等

3. 心理-社会状况

因病情凶险、突发且进展迅速，肢体运动障碍，皮肤感觉异常，使患者情绪紧张、焦虑不安；当病情加重，出现呼吸困难、吞咽障碍时，患者可出现恐惧、悲观等心理。

4. 辅助检查

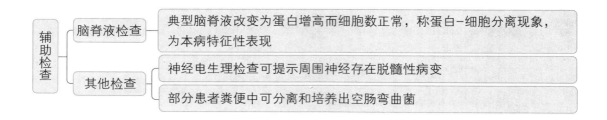

二、护理诊断

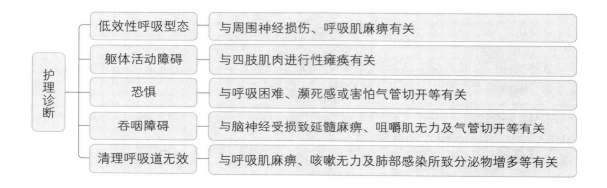

三、护理措施

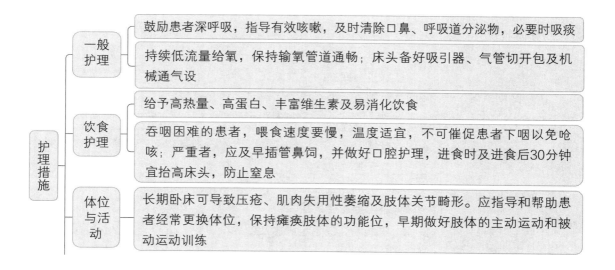

病情观察	严密观察有无呼吸困难及呼吸困难程度，注意血气分析变化。当患者出现呼吸费力、烦躁、出汗、口唇发绀等缺氧症状，血氧饱和度降低，动脉血氧分压低于70mmHg，应当立即报告医生，协助处理
用药护理	免疫球蛋白使用时可导致发热面红，减慢输液速度可减轻
	糖皮质激素一般使用甲泼尼龙，可能出现应激性溃疡等表现，应观察有无胃部疼痛不适和黑粪，留置鼻胃管的患者应定时回抽胃液，注意胃液的颜色、性质
	不能轻易使用有呼吸抑制作用的镇静催眠药，以免掩盖或加重病情
心理护理	应及时了解患者的心理状况，主动关心患者，耐心倾听患者的感受，解释病情；告知患者本病经过积极治疗和康复锻炼，大多预后良好，使患者增强信心，配合治疗

四、健康教育

健康教育	指导患者及家属了解本病的病因、进展、常见并发症及预后；保持情绪稳定和健康心态；加强营养，增强体质和机体抵抗力，避免淋雨、受凉、疲劳和创伤
	加强肢体功能锻炼和日常生活活动训练，减少并发症，促进康复
	告知患者和家属消化道出血、营养失调、压疮、下肢静脉血栓形成的表现和预防窒息的方法，当患者出现胃部不适、腹痛、柏油样便、肢体肿胀疼痛、咳嗽、咳痰、发热等情况时应立即就诊

第九章

传染性疾病患者的护理

第一节　病毒性肝炎的护理

病毒性肝炎简称为肝炎，是由多种肝炎病毒引起的以肝脏病变为主的一组传染性疾病。目前确定的肝炎病毒有甲型、乙型、丙型、丁型及戊型，各型病原不同，但临床表现基本相似，以疲乏、食欲减退、肝大、肝功能异常为主要表现，部分病例出现黄疸。

一、护理评估

1. 健康史

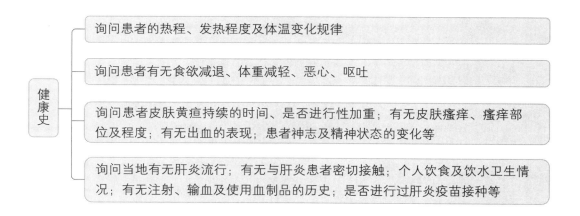

2. 身体状况

（1）急性肝炎　分为急性黄疸型肝炎和急性无黄疸型肝炎。

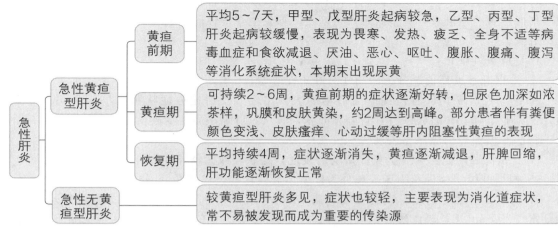

（2）慢性肝炎　根据病情轻重可分为三度。

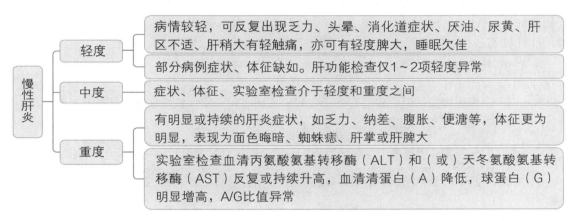

（3）重型肝炎（肝衰竭）　是肝炎中最严重的一种类型，各型肝炎均可引起，常因劳累、感染、酗酒、服用肝损药物、妊娠等诱发，病死率可高达 $50\%\sim80\%$。

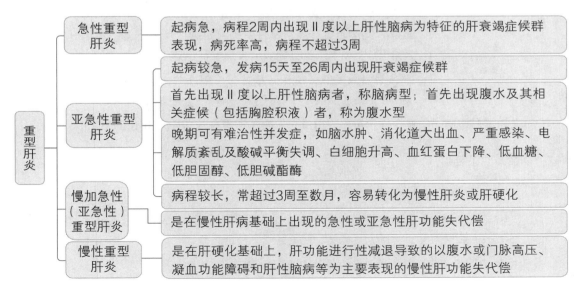

（4）淤胆型肝炎　是以肝内胆汁淤积为主要表现的一种特殊类型的肝炎。起病及临床表现类似急性黄疸型肝炎，大多数患者可恢复，如发生在慢性肝炎或肝硬化基础上，为慢性淤胆型肝炎。

（5）肝炎肝硬化

① 根据肝脏炎症情况分为活动性与静止性两型。

A.活动性肝硬化：有慢性肝炎活动的表现，乏力及消化道症状明显，ALT升高，黄疸，白细胞下降。伴有腹壁、食管静脉曲张，腹水，肝缩小质地变硬，脾进行性增大，门静脉、脾静脉增宽等门脉高压表现。

B.静止性肝硬化：无肝脏炎症活动的表现，症状轻或无特异性，可有上述体征。

② 根据肝组织病理及临床表现分为代偿性肝硬化和失代偿性肝硬化。

A.代偿性肝硬化：指早期肝硬化，属 Child-Pugh A 级。白蛋白（ALB）≥35g/L，总胆红素<35μmol/L，凝血酶原活动度（PTA）>60%。可有门脉高压症，但无腹水、肝性脑病或上消化道大出血。

B.失代偿性肝硬化：指中晚期肝硬化，属 Child-Pugh B、C 级。有明显的肝功能异常及失代偿征象，ALB<35g/L，A/G<1.0，总胆红素>35μmol/L，PTA<60%。可有腹腔积液、肝性脑病或门脉高压引起的食管、胃底静脉明显曲张或上消化道大出血。

3. 心理-社会状况

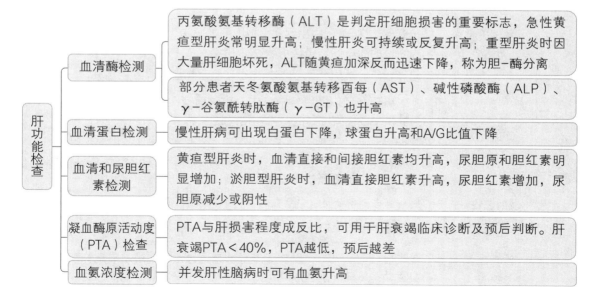

心理-社会状况

- 患者因住院治疗担心影响工作和学业而出现紧张、焦虑情绪，疾病反复和久治不愈易产生悲观、消极、怨恨愤怒情绪
- 部分患者因隔离治疗和疾病的传染性限制了社交而情绪低落
- 病情严重者因疾病进展、癌变、面临死亡而出现恐惧和绝望心理

4. 辅助检查

（1）肝功能检查

肝功能检查

- 血清酶检测
  - 丙氨酸氨基转移酶（ALT）是判定肝细胞损害的重要标志，急性黄疸型肝炎常明显升高；慢性肝炎可持续或反复升高；重型肝炎时因大量肝细胞坏死，ALT随黄疸加深反而迅速下降，称为胆-酶分离
  - 部分患者天冬氨酸氨基转移酶（AST）、碱性磷酸酶（ALP）、γ-谷氨酰转肽酶（γ-GT）也升高
- 血清蛋白检测——慢性肝病可出现白蛋白下降，球蛋白升高和A/G比值下降
- 血清和尿胆红素检测——黄疸型肝炎时，血清直接和间接胆红素均升高，尿胆原和胆红素明显增加；淤胆型肝炎时，血清直接胆红素升高，尿胆红素增加，尿胆原减少或阴性
- 凝血酶原活动度（PTA）检查——PTA与肝损害程度成反比，可用于肝衰竭临床诊断及预后判断。肝衰竭PTA<40%，PTA越低，预后越差
- 血氨浓度检测——并发肝性脑病时可有血氨升高

（2）肝炎病毒病原学（标记物）检测

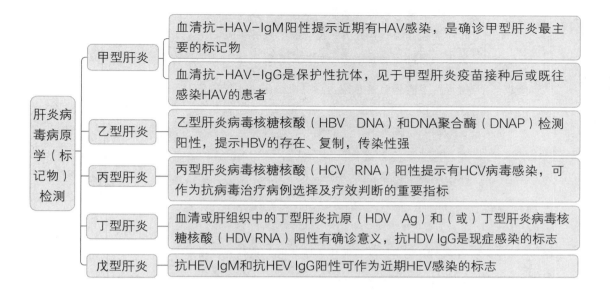

二、护理诊断

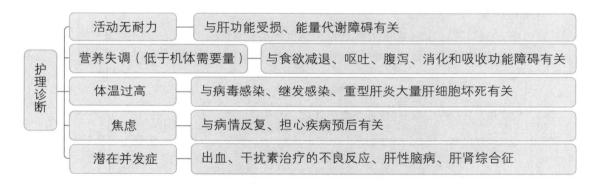

三、护理措施

1. 一般护理

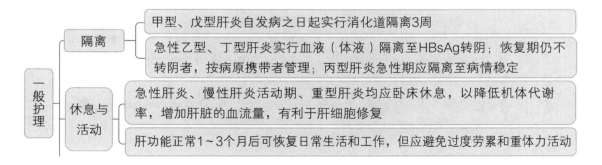

饮食护理	急性期患者宜进食清淡、易消化、富含维生素的流质饮食，多食蔬菜和水果，保证足够热量。腹胀时应减少牛奶、豆制品等产气食品的摄入，食欲差时可遵医嘱静脉补充葡萄糖、脂肪乳和维生素
	黄疸消退期患者食欲好转后，应少食多餐，避免暴饮暴食
	慢性肝炎患者宜进食高蛋白、高热量、高维生素易消化的食物，蛋白质以优质蛋白（如牛奶、瘦猪肉、鱼等）为主，避免长期摄入高糖、高热量饮食和饮酒，尤其有糖尿病倾向和肥胖者
	重型肝炎患者宜进食低盐、低脂、高热量、高维生素饮食，有肝性脑病倾向者应限制或禁止蛋白质摄入

2. 病情观察

| 病情观察 | 观察患者消化道症状、黄疸、腹水等的变化和程度 |
| | 观察患者的生命体征和神志变化，有无并发症的早期表现和危险因素，发现异常变化立即报告医生并配合处理 |

3. 用药护理

遵医嘱正确用药，注意观察药物疗效和不良反应。使用干扰素前应向患者及家属解释使用干扰素治疗的目的和不良反应，嘱患者一定要按医嘱用药，不可自行停药或加量。常见的不良反应如下。

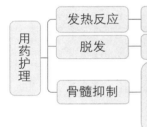

用药护理	发热反应	发热时应嘱患者多饮水，卧床休息，必要时对症处理
	脱发	1/3～1/2患者在疗程中后期出现脱发，停药后可恢复
	骨髓抑制	患者会出现白细胞计数减少，若白细胞>3×10^9/L应坚持治疗，可遵医嘱给予升白细胞药物；若白细胞<3×10^9/L或中性粒细胞<1.5×10^9/L，或血小板<40×10^9/L可减少干扰素的剂量甚至停药

4. 心理护理

| 心理护理 | 向患者及家属解释疾病的特点、隔离的意义和预后，鼓励患者多与医务人员、家属、病友等交谈，说出自己心中的感受，给予患者精神上的安慰和支持，对患者所关心的问题耐心解答 |
| | 使家属消除对肝炎患者和传染性的恐惧，安排探视时间，给予患者家庭的温暖和支持，同时积极协助患者取得社会支持 |

四、健康教育

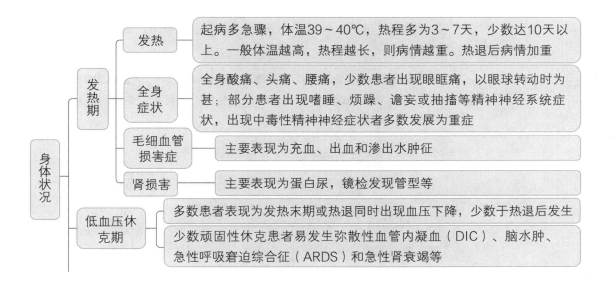

健
康
教
育

向患者及其亲属宣传病毒性肝炎的家庭护理和自我保健知识。强调急性肝炎彻底治愈的重要性,实施恰当的治疗计划,促进疾病早日康复

凡接受输血、大手术应用血制品的患者,出院后应定期检测肝功能及肝炎病毒标记物,以便早期发现由血液和血制品为传播途径所致的各型肝炎

避免过度劳累、暴饮暴食、酗酒、不合理用药、感染、不良情绪等

第二节 流行性出血热的护理

　　流行性出血热(EHF)是由啮齿动物为主携带不同型汉坦病毒(EAF)引起的自然疫源性传染病。鼠是主要传染源。其临床特征是急性起病,发热、充血、出血、低血压休克和肾损害。典型临床经过分为发热期、低血压休克期、少尿期、多尿期和恢复期5期。广泛流行于亚欧等许多国家,我国为重疫区。

一、护理评估

1. 健康史

询问当地有无流行性出血热患者;是否与流行性出血热患者有密切接触。

2. 身体状况

身
体
状
况

发热期

发热 —— 起病多急骤,体温39~40℃,热程多为3~7天,少数达10天以上。一般体温越高,热程越长,则病情越重。热退后病情加重

全身症状 —— 全身酸痛、头痛、腰痛,少数患者出现眼眶痛,以眼球转动时为甚;部分患者出现嗜睡、烦躁、谵妄或抽搐等精神神经系统症状,出现中毒性精神神经症状者多数发展为重症

毛细血管损害症 —— 主要表现为充血、出血和渗出水肿征

肾损害 —— 主要表现为蛋白尿,镜检发现管型等

低血压休克期

多数患者表现为发热末期或热退同时出现血压下降,少数于热退后发生

少数顽固性休克患者易发生弥散性血管内凝血(DIC)、脑水肿、急性呼吸窘迫综合征(ARDS)和急性肾衰竭等

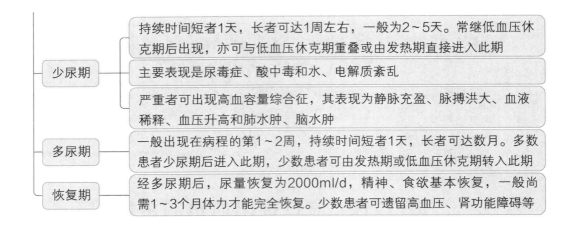

少尿期 — 持续时间短者1天，长者可达1周左右，一般为2~5天。常继低血压休克期后出现，亦可与低血压休克期重叠或由发热期直接进入此期

主要表现是尿毒症、酸中毒和水、电解质紊乱

严重者可出现高血容量综合征，其表现为静脉充盈、脉搏洪大、血液稀释、血压升高和肺水肿、脑水肿

多尿期 — 一般出现在病程的第1~2周，持续时间短者1天，长者可达数月。多数患者少尿期后进入此期，少数患者可由发热期或低血压休克期转入此期

恢复期 — 经多尿期后，尿量恢复为2000ml/d，精神、食欲基本恢复，一般尚需1~3个月体力才能完全恢复。少数患者可遗留高血压、肾功能障碍等

3. 心理-社会状况

患者及其亲属对流行性出血热的认识程度、心理状态，对住院及隔离治疗的认识，患者的家庭成员组成及其对患者的关怀程度等。

4. 辅助检查

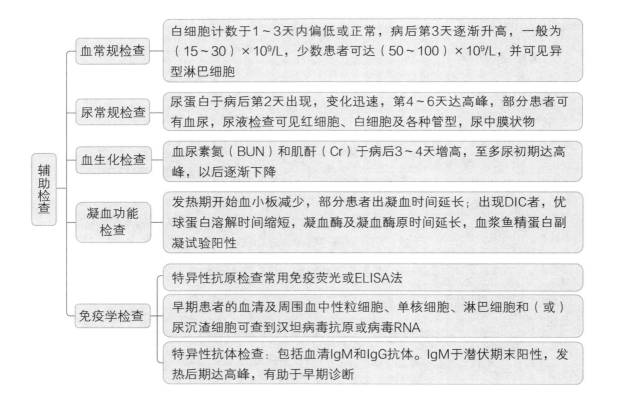

辅助检查

血常规检查 — 白细胞计数于1~3天内偏低或正常，病后第3天逐渐升高，一般为（15~30）×10⁹/L，少数患者可达（50~100）×10⁹/L，并可见异型淋巴细胞

尿常规检查 — 尿蛋白于病后第2天出现，变化迅速，第4~6天达高峰，部分患者可有血尿，尿液检查可见红细胞、白细胞及各种管型，尿中膜状物

血生化检查 — 血尿素氮（BUN）和肌酐（Cr）于病后3~4天增高，至多尿初期达高峰，以后逐渐下降

凝血功能检查 — 发热期开始血小板减少，部分患者出凝血时间延长；出现DIC者，优球蛋白溶解时间缩短，凝血酶及凝血酶原时间延长，血浆鱼精蛋白副凝试验阳性

免疫学检查 — 特异性抗原检查常用免疫荧光或ELISA法

早期患者的血清及周围血中性粒细胞、单核细胞、淋巴细胞和（或）尿沉渣细胞可查到汉坦病毒抗原或病毒RNA

特异性抗体检查：包括血清IgM和IgG抗体。IgM于潜伏期末阳性，发热后期达高峰，有助于早期诊断

二、护理诊断

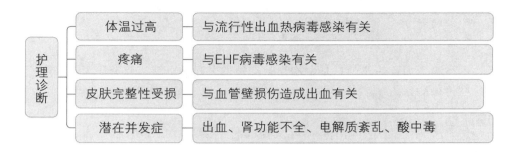

护理诊断
- 体温过高 —— 与流行性出血热病毒感染有关
- 疼痛 —— 与EHF病毒感染有关
- 皮肤完整性受损 —— 与血管壁损伤造成出血有关
- 潜在并发症 —— 出血、肾功能不全、电解质紊乱、酸中毒

三、护理措施

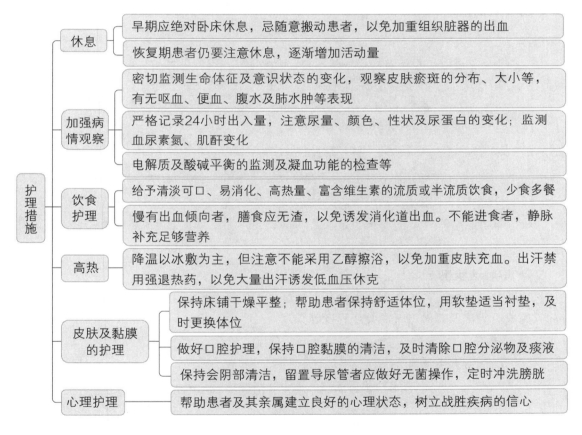

护理措施

休息
- 早期应绝对卧床休息，忌随意搬动患者，以免加重组织脏器的出血
- 恢复期患者仍要注意休息，逐渐增加活动量

加强病情观察
- 密切监测生命体征及意识状态的变化，观察皮肤瘀斑的分布、大小等，有无呕血、便血、腹水及肺水肿等表现
- 严格记录24小时出入量，注意尿量、颜色、性状及尿蛋白的变化；监测血尿素氮、肌酐变化
- 电解质及酸碱平衡的监测及凝血功能的检查等

饮食护理
- 给予清淡可口、易消化、高热量、富含维生素的流质或半流质饮食，少食多餐
- 慢有出血倾向者，膳食应无渣，以免诱发消化道出血。不能进食者，静脉补充足够营养

高热
- 降温以冰敷为主，但注意不能采用乙醇擦浴，以免加重皮肤充血。出汗禁用强退热药，以免大量出汗诱发低血压休克

皮肤及黏膜的护理
- 保持床铺干燥平整；帮助患者保持舒适体位，用软垫适当衬垫，及时更换体位
- 做好口腔护理，保持口腔黏膜的清洁，及时清除口腔分泌物及痰液
- 保持会阴部清洁，留置导尿管者应做好无菌操作，定时冲洗膀胱

心理护理
- 帮助患者及其亲属建立良好的心理状态，树立战胜疾病的信心

四、健康教育

健康教育
- 开展预防流行性出血热的卫生宣教工作，尤以防鼠、灭鼠是预防本病的关键，野外作业、疫区工作应加强个人防护，疫苗接种可获得较好的预防效果
- 进行疾病的发生、预后及康复等的知识教育，介绍发病后配合临床治疗、护理的方法
- 临床恢复后，肾功能恢复需较长时间，故患者出院后仍应休息1~3个月

第三节 流行性乙型脑炎的护理

流行性乙型脑炎简称为乙脑，是由乙型脑炎病毒引起的以脑实质炎症为主要病变的中枢神经系统急性传染病。

一、护理评估

1. 健康史

判断是否为发病季节，询问患者有无接种过乙脑疫苗。

2. 身体状况

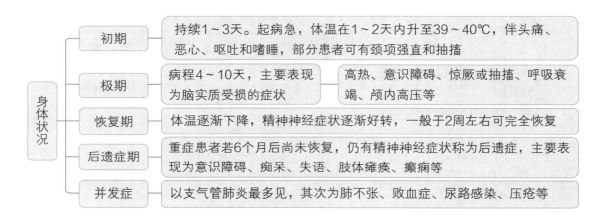

身体状况
- 初期：持续1~3天。起病急，体温在1~2天内升至39~40℃，伴头痛、恶心、呕吐和嗜睡，部分患者可有颈项强直和抽搐
- 极期：病程4~10天，主要表现为脑实质受损的症状 —— 高热、意识障碍、惊厥或抽搐、呼吸衰竭、颅内高压等
- 恢复期：体温逐渐下降，精神神经症状逐渐好转，一般于2周左右可完全恢复
- 后遗症期：重症患者若6个月后尚未恢复，仍有精神神经症状称为后遗症，主要表现为意识障碍、痴呆、失语、肢体瘫痪、癫痫等
- 并发症：以支气管肺炎最多见，其次为肺不张、败血症、尿路感染、压疮等

3. 心理-社会状况

患者及其亲属对流行性乙型脑炎的认识程度、心理状态，对住院及康复治疗的认识，患者的家庭成员组成及其对患者的关怀程度等。

4. 辅助检查

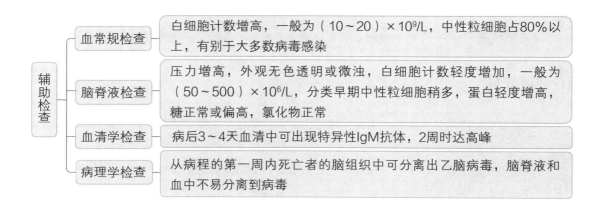

辅助检查
- 血常规检查：白细胞计数增高，一般为（10~20）×10⁹/L，中性粒细胞占80%以上，有别于大多数病毒感染
- 脑脊液检查：压力增高，外观无色透明或微浊，白细胞计数轻度增加，一般为（50~500）×10⁶/L，分类早期中性粒细胞稍多，蛋白轻度增高，糖正常或偏高，氯化物正常
- 血清学检查：病后3~4天血清中可出现特异性IgM抗体，2周时达高峰
- 病理学检查：从病程的第一周内死亡者的脑组织中可分离出乙脑病毒，脑脊液和血中不易分离到病毒

图解实用内科临床护理

二、护理诊断

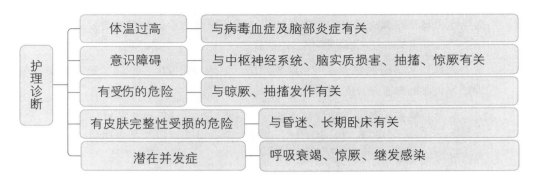

护理诊断
- 体温过高 —— 与病毒血症及脑部炎症有关
- 意识障碍 —— 与中枢神经系统、脑实质损害、抽搐、惊厥有关
- 有受伤的危险 —— 与晕厥、抽搐发作有关
- 有皮肤完整性受损的危险 —— 与昏迷、长期卧床有关
- 潜在并发症 —— 呼吸衰竭、惊厥、继发感染

三、护理措施

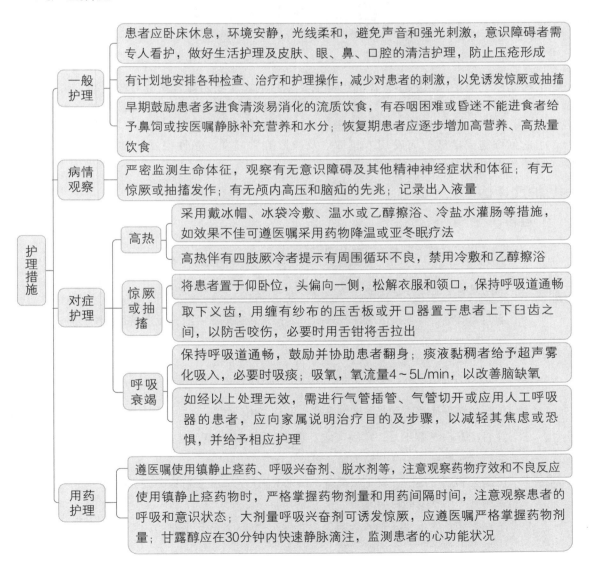

护理措施

一般护理
- 患者应卧床休息，环境安静，光线柔和，避免声音和强光刺激，意识障碍者需专人看护，做好生活护理及皮肤、眼、鼻、口腔的清洁护理，防止压疮形成
- 有计划地安排各种检查、治疗和护理操作，减少对患者的刺激，以免诱发惊厥或抽搐
- 早期鼓励患者多进食清淡易消化的流质饮食，有吞咽困难或昏迷不能进食者给予鼻饲或按医嘱静脉补充营养和水分；恢复期患者应逐步增加高营养、高热量饮食

病情观察
- 严密监测生命体征，观察有无意识障碍及其他精神神经症状和体征；有无惊厥或抽搐发作；有无颅内高压和脑疝的先兆；记录出入液量

对症护理

高热
- 采用戴冰帽、冰袋冷敷、温水或乙醇擦浴、冷盐水灌肠等措施，如效果不佳可遵医嘱采用药物降温或亚冬眠疗法
- 高热伴有四肢厥冷者提示有周围循环不良，禁用冷敷和乙醇擦浴

惊厥或抽搐
- 将患者置于仰卧位，头偏向一侧，松解衣服和领口，保持呼吸道通畅
- 取下义齿，用缠有纱布的压舌板或开口器置于患者上下臼齿之间，以防舌咬伤，必要时用舌钳将舌拉出

呼吸衰竭
- 保持呼吸道通畅，鼓励并协助患者翻身；痰液黏稠者给予超声雾化吸入，必要时吸痰；吸氧，氧流量4~5L/min，以改善脑缺氧
- 如经以上处理无效，需进行气管插管、气管切开或应用人工呼吸器的患者，应向家属说明治疗目的及步骤，以减轻其焦虑或恐惧，并给予相应护理

用药护理
- 遵医嘱使用镇静止痉药、呼吸兴奋剂、脱水剂等，注意观察药物疗效和不良反应
- 使用镇静止痉药物时，严格掌握药物剂量和用药间隔时间，注意观察患者的呼吸和意识状态；大剂量呼吸兴奋剂可诱发惊厥，应遵医嘱严格掌握药物剂量；甘露醇应在30分钟内快速静脉滴注，监测患者的心功能状况

四、健康教育

健康教育

> 指导向患者及家属讲解疾病的相关知识，阐明积极防治后遗症的重要意义，恢复期鼓励患者坚持康复训练和治疗、定期复诊

> 教会家属切实可行的护理措施和康复疗法，如鼻饲、按摩、肢体功能锻炼及语言训练等，协助患者恢复健康

> 加强家禽、家畜的管理，搞好饲养场所的环境卫生，流行季节前对猪等家畜、家禽进行疫苗接种，流行季节做好防蚊、灭蚊工作，对10岁以下儿童和初进入流行区的人员进行疫苗接种

第四节　疟疾的护理

疟疾是由人类疟原虫感染人体而引起的寄生虫病，主要由雌性按蚊叮咬传播。临床表现以反复发作的间歇性寒战、高热，继之出大汗后缓解为特征。疟疾在全球致死的寄生虫病中居第一位，其次是血吸虫病和阿米巴病。疟原虫先侵入肝细胞发育繁殖，再侵入红细胞繁殖，引起红细胞成批破裂而发病。间日疟及卵形疟常复发，恶性疟发热常不规则，常无复发，病情较重可以引起脑型疟等发作。

一、护理评估

1. 健康史

健康史

> 询问患者起病经过，了解起病缓急，有无典型的周期性寒战、发热、出汗，间歇期无症状

> 询问患者有无高热、寒战、昏迷与抽搐等

> 询问患者是否曾在疫区居住或去过疫区；是否被蚊虫叮咬；近期是否接受过输血

2. 身体状况

一般间日疟、卵形疟的潜伏期为 13～15 天，恶性疟 7～12 天，三日疟 24～30 天。

身体状况

> 疟疾的典型症状为反复周期性寒战、发热、出汗缓解

> 恶性疟起病急缓不一，寒战可能不明显，发热则较高，其热型呈不规则，常无明显的缓解间歇期；有明显贫血，可凶险发作

> 脑型疟为恶性疟的严重临床类型，偶见于间日疟，主要临床表现为头痛、发热，常出现不同程度的意识障碍

> 输血后疟疾常发生于输入含疟原虫血后7～10天，因无肝细胞内繁殖阶段，缺乏迟发型子孢子，故无远期复发

图解实用内科临床护理

3. 心理-社会状况

患者对疟疾的认识及了解程度、对住院隔离的认识及适应情况，支持系统对患者的态度、对疟疾的了解程度及对消毒隔离的认识。

4. 辅助检查

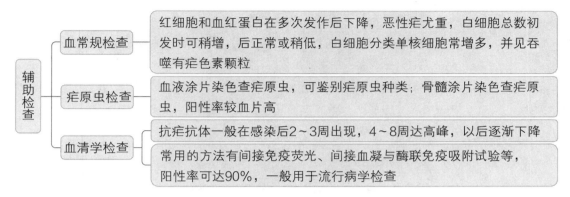

辅助检查

- **血常规检查** —— 红细胞和血红蛋白在多次发作后下降，恶性疟尤重，白细胞总数初发时可稍增，后正常或稍低，白细胞分类单核细胞常增多，并见吞噬有疟色素颗粒
- **疟原虫检查** —— 血液涂片染色查疟原虫，可鉴别疟原虫种类；骨髓涂片染色查疟原虫，阳性率较血片高
- **血清学检查** ——
  - 抗疟抗体一般在感染后2~3周出现，4~8周达高峰，以后逐渐下降
  - 常用的方法有间接免疫荧光、间接血凝与酶联免疫吸附试验等，阳性率可达90%，一般用于流行病学检查

二、护理诊断

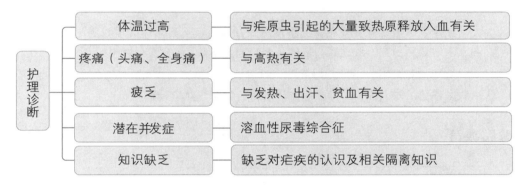

护理诊断

- **体温过高** —— 与疟原虫引起的大量致热原释放入血有关
- **疼痛（头痛、全身痛）** —— 与高热有关
- **疲乏** —— 与发热、出汗、贫血有关
- **潜在并发症** —— 溶血性尿毒综合征
- **知识缺乏** —— 缺乏对疟疾的认识及相关隔离知识

三、护理措施

1. 一般护理

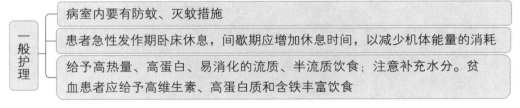

一般护理

- 病室内要有防蚊、灭蚊措施
- 患者急性发作期卧床休息，间歇期应增加休息时间，以减少机体能量的消耗
- 给予高热量、高蛋白、易消化的流质、半流质饮食；注意补充水分。贫血患者应给予高维生素、高蛋白质和含铁丰富饮食

2. 病情观察

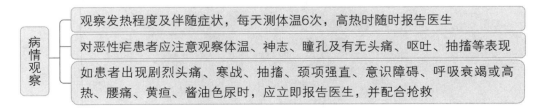

病情观察

- 观察发热程度及伴随症状，每天测体温6次，高热时随时报告医生
- 对恶性疟患者应注意观察体温、神志、瞳孔及有无头痛、呕吐、抽搐等表现
- 如患者出现剧烈头痛、寒战、抽搐、颈项强直、意识障碍、呼吸衰竭或高热、腰痛、黄疸、酱油色尿时，应立即报告医生，并配合抢救

3. 对症护理

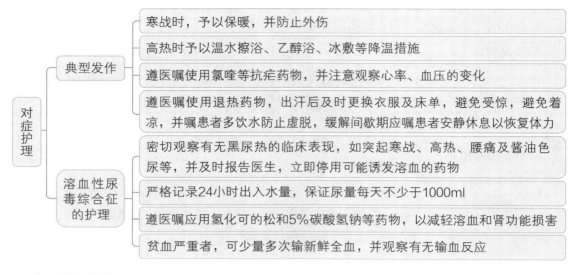

```
对症护理
├─ 典型发作
│   ├─ 寒战时，予以保暖，并防止外伤
│   ├─ 高热时予以温水擦浴、乙醇浴、冰敷等降温措施
│   ├─ 遵医嘱使用氯喹等抗疟药物，并注意观察心率、血压的变化
│   └─ 遵医嘱使用退热药物，出汗后及时更换衣服及床单，避免受惊，避免着凉，并嘱患者多饮水防止虚脱，缓解间歇期应嘱患者安静休息以恢复体力
└─ 溶血性尿毒综合征的护理
    ├─ 密切观察有无黑尿热的临床表现，如突起寒战、高热、腰痛及酱油色尿等，并及时报告医生，立即停用可能诱发溶血的药物
    ├─ 严格记录24小时出入水量，保证尿量每天不少于1000ml
    ├─ 遵医嘱应用氢化可的松和5%碳酸氢钠等药物，以减轻溶血和肾功能损害
    └─ 贫血严重者，可少量多次输新鲜全血，并观察有无输血反应
```

4. 用药护理

```
用药护理
├─ 使用氯喹者，除应观察胃肠道反应外，应注意观察循环系统的变化，因氯喹过量可引起心动过缓、心律失常及血压下降
└─ 服用伯氨喹啉时少数特异质患者可发生发绀或溶血反应，应及时通知医生并停药。对有G-6-PD缺陷患者及对药物有溶血史者禁用
```

四、健康教育

```
健康教育
├─ 积极宣传防蚊措施、彻底消灭按蚊；及时发现并彻底治疗患者及带虫者，防止疟疾的传播
├─ 对疟疾高发区健康人群及流行季节出入流行区的易感者，应预防性服药，成人常用服用氯喹，口服0.5g，每周1次，耐氯喹者可服用甲氟喹0.25g，每周1次，或乙胺嘧啶25mg，每周1次。孕妇、儿童宜服用氯喹以预防
└─ 患者治愈后仍应避免劳累，定期随访，如再次出现寒战、发热、大汗反复发作，应速到医院复查
```

图解实用内科临床护理

第十章

常见恶性肿瘤患者的护理

第一节　淋巴瘤的护理

淋巴瘤是起源于淋巴结和淋巴组织的免疫系统恶性肿瘤。淋巴瘤通常以实体瘤形式生长于淋巴组织丰富的器官中，以淋巴结、扁桃体、脾及骨髓等部位最易受累。按组织病理学改变淋巴瘤可分成霍奇金淋巴瘤（HL）和非霍奇金淋巴瘤（NHL）两大类。

一、护理评估

1. 健康史

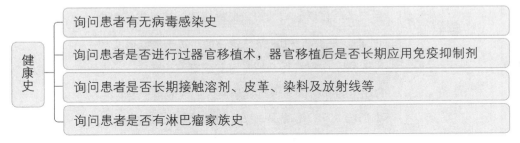

2. 身体状况

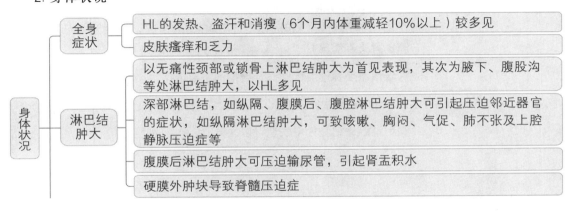

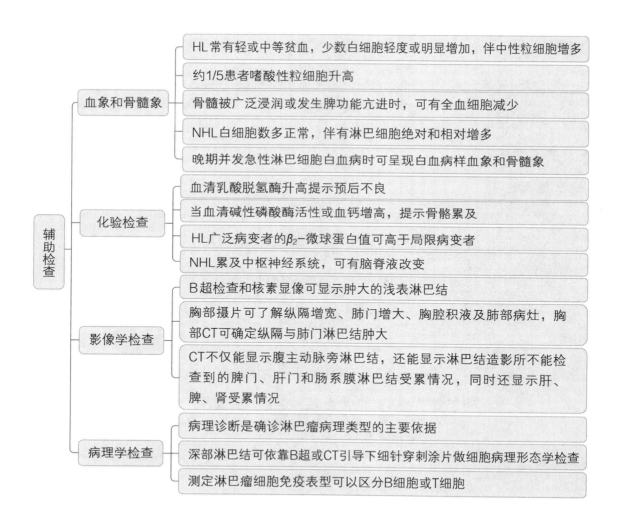

淋巴结外受累

肝受累可引起肝大和肝区疼痛，少数可发生黄疸

肾损害以NHL为多见，出现腹痛、腹泻、肿块、肾肿大、高血压等。还可见肺实质浸润、胸水、脑膜脊髓浸润、骨髓（胸、腰椎常见）损害，以及口、鼻咽部等处受累

3. 心理-社会状况

评估患者及家属对疾病的认识程度，患者有无焦虑或恐惧等心理，了解患者家庭经济状况和社会支持情况。

4. 辅助检查

辅助检查

血象和骨髓象

HL常有轻或中等贫血，少数白细胞轻度或明显增加，伴中性粒细胞增多

约1/5患者嗜酸性粒细胞升高

骨髓被广泛浸润或发生脾功能亢进时，可有全血细胞减少

NHL白细胞数多正常，伴有淋巴细胞绝对和相对增多

晚期并发急性淋巴细胞白血病时可呈现白血病样血象和骨髓象

化验检查

血清乳酸脱氢酶升高提示预后不良

当血清碱性磷酸酶活性或血钙增高，提示骨骼累及

HL广泛病变者的β_2-微球蛋白值可高于局限病变者

NHL累及中枢神经系统，可有脑脊液改变

影像学检查

B超检查和核素显像可显示肿大的浅表淋巴结

胸部摄片可了解纵隔增宽、肺门增大、胸腔积液及肺部病灶，胸部CT可确定纵隔与肺门淋巴结肿大

CT不仅能显示腹主动脉旁淋巴结，还能显示淋巴结造影所不能检查到的脾门、肝门和肠系膜淋巴结受累情况，同时还显示肝、脾、肾受累情况

病理学检查

病理诊断是确诊淋巴瘤病理类型的主要依据

深部淋巴结可依靠B超或CT引导下细针穿刺涂片做细胞病理形态学检查

测定淋巴瘤细胞免疫表型可以区分B细胞或T细胞

二、护理诊断

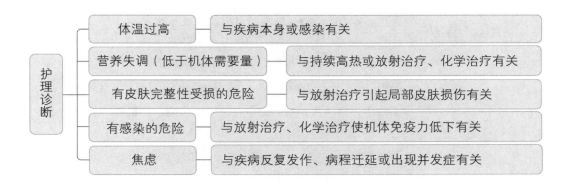

护理诊断
- 体温过高 —— 与疾病本身或感染有关
- 营养失调（低于机体需要量）—— 与持续高热或放射治疗、化学治疗有关
- 有皮肤完整性受损的危险 —— 与放射治疗引起局部皮肤损伤有关
- 有感染的危险 —— 与放射治疗、化学治疗使机体免疫力低下有关
- 焦虑 —— 与疾病反复发作、病程迁延或出现并发症有关

三、护理措施

1. 一般护理

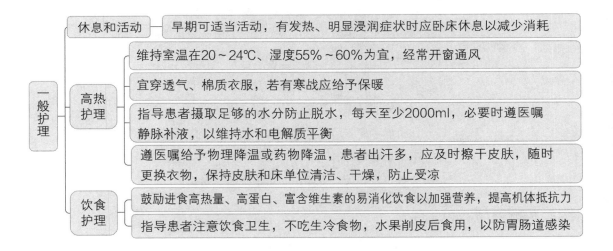

一般护理
- 休息和活动 —— 早期可适当活动，有发热、明显浸润症状时应卧床休息以减少消耗
- 高热护理
  - 维持室温在20~24℃、湿度55%~60%为宜，经常开窗通风
  - 宜穿透气、棉质衣服，若有寒战应给予保暖
  - 指导患者摄取足够的水分防止脱水，每天至少2000ml，必要时遵医嘱静脉补液，以维持水和电解质平衡
  - 遵医嘱给予物理降温或药物降温，患者出汗多，应及时擦干皮肤，随时更换衣物，保持皮肤和床单位清洁、干燥，防止受凉
- 饮食护理
  - 鼓励进食高热量、高蛋白、富含维生素的易消化饮食以加强营养，提高机体抵抗力
  - 指导患者注意饮食卫生，不吃生冷食物，水果削皮后食用，以防胃肠道感染

2. 病情观察

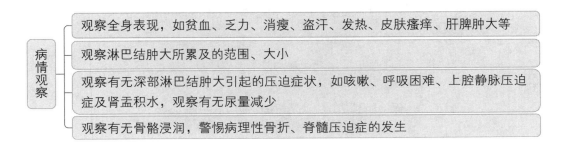

病情观察
- 观察全身表现，如贫血、乏力、消瘦、盗汗、发热、皮肤瘙痒、肝脾肿大等
- 观察淋巴结肿大所累及的范围、大小
- 观察有无深部淋巴结肿大引起的压迫症状，如咳嗽、呼吸困难、上腔静脉压迫症及肾盂积水，观察有无尿量减少
- 观察有无骨骼浸润，警惕病理性骨折、脊髓压迫症的发生

3. 化学治疗不良反应的护理

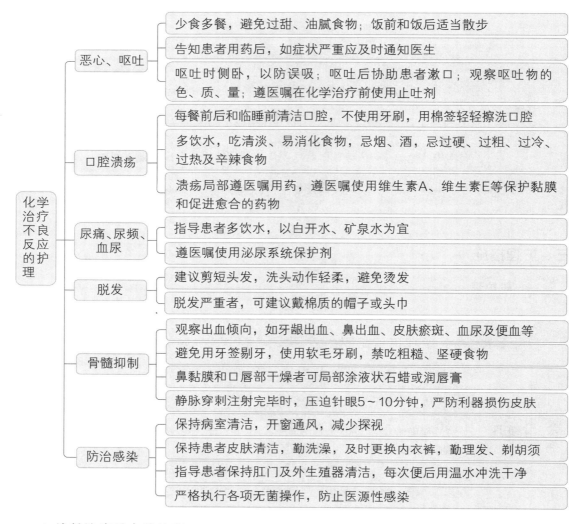

化学治疗不良反应的护理

- 恶心、呕吐
  - 少食多餐，避免过甜、油腻食物；饭前和饭后适当散步
  - 告知患者用药后，如症状严重应及时通知医生
  - 呕吐时侧卧，以防误吸；呕吐后协助患者漱口；观察呕吐物的色、质、量；遵医嘱在化学治疗前使用止吐剂
- 口腔溃疡
  - 每餐前后和临睡前清洁口腔，不使用牙刷，用棉签轻轻擦洗口腔
  - 多饮水，吃清淡、易消化食物，忌烟、酒，忌过硬、过粗、过冷、过热及辛辣食物
  - 溃疡局部遵医嘱用药，遵医嘱使用维生素A、维生素E等保护黏膜和促进愈合的药物
- 尿痛、尿频、血尿
  - 指导患者多饮水，以白开水、矿泉水为宜
  - 遵医嘱使用泌尿系统保护剂
- 脱发
  - 建议剪短头发，洗头动作轻柔，避免烫发
  - 脱发严重者，可建议戴棉质的帽子或头巾
- 骨髓抑制
  - 观察出血倾向，如牙龈出血、鼻出血、皮肤瘀斑、血尿及便血等
  - 避免用牙签剔牙，使用软毛牙刷，禁吃粗糙、坚硬食物
  - 鼻黏膜和口唇部干燥者可局部涂液状石蜡或润唇膏
  - 静脉穿刺注射完毕时，压迫针眼5～10分钟，严防利器损伤皮肤
- 防治感染
  - 保持病室清洁，开窗通风，减少探视
  - 保持患者皮肤清洁，勤洗澡，及时更换内衣裤，勤理发、剃胡须
  - 指导患者保持肛门及外生殖器清洁，每次便后用温水冲洗干净
  - 严格执行各项无菌操作，防止医源性感染

4. 放射治疗后皮肤护理

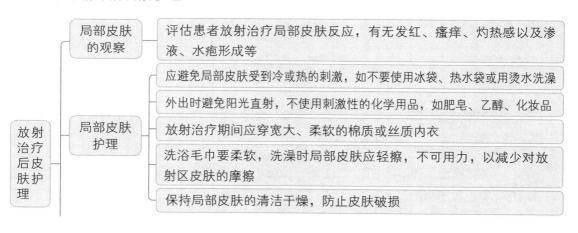

放射治疗后皮肤护理

- 局部皮肤的观察
  - 评估患者放射治疗局部皮肤反应，有无发红、瘙痒、灼热感以及渗液、水疱形成等
- 局部皮肤护理
  - 应避免局部皮肤受到冷或热的刺激，如不要使用冰袋、热水袋或用烫水洗澡
  - 外出时避免阳光直射，不使用刺激性的化学用品，如肥皂、乙醇、化妆品
  - 放射治疗期间应穿宽大、柔软的棉质或丝质内衣
  - 洗浴毛巾要柔软，洗澡时局部皮肤应轻擦，不可用力，以减少对放射区皮肤的摩擦
  - 保持局部皮肤的清洁干燥，防止皮肤破损

	局部皮肤有发红、瘙痒时，应及早涂油药膏以保护皮肤
	如皮肤为干反应，表现为局部皮肤灼痛，可给予0.2%薄荷淀粉或氢化可的松软膏外涂
放射损伤皮肤的护理	如为湿反应，可表现为局部皮肤刺痒、渗液、水疱，可用冰片蛋清、氢化可的松软膏外涂，也可用硼酸软膏外敷后加压包扎1~2天，渗液吸收后暴露局部
	严格执行各项无菌操作，防止医源性感染

5. 心理护理

	护理人员在全面评估患者和家属对疾病的认识程度，了解患者及家属的心理状态，以及家庭经济状况和社会支持情况后，有针对性地对患者和家属进行健康教育
心理护理	积极协助患者取得家庭和社会的支持，以缓解焦虑、恐惧的心理
	可指导患者采取放松技术，如转移注意力、听轻音乐等，放松全身，以保持乐观情绪

四、健康教育

	向患者及家属讲述疾病的相关知识及治疗原则，放射治疗、化学治疗的不良反应等
	缓解期或全部疗程结束后，仍应保证充分的休息、睡眠，加强营养，心情舒畅，适当参与户外活动，以提高机体免疫力
健康教育	注意个人卫生和饮食卫生，勤洗澡更衣，做好口腔、会阴、肛周的清洁护理，防止感染发生
	冬天注意保暖，防止受凉感冒
	根据医嘱按时服药、定期复查，按期到医院放射治疗和化学治疗
	学会自我检查，定时检查双侧腋下、颈部、腹股沟等部位有无硬结、肿块。如发现肿块或有身体不适，如疲乏无力、发热、盗汗、消瘦、咳嗽、气促、腹痛、腹泻、皮肤瘙痒等，应及早就诊

第二节　多发性骨髓瘤的护理

多发性骨髓瘤（MM）是一种以骨髓单克隆浆细胞大量增生为特征的恶性肿瘤。克隆性浆细胞可直接浸润组织和器官，其分泌的 M 蛋白导致临床上的各种表现，以贫血、骨骼疼痛，或溶骨性骨质破坏、高钙血症和肾功能不全为特征。

一、护理评估

1. 健康史

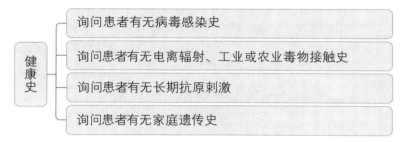

健康史 — 询问患者有无病毒感染史
询问患者有无电离辐射、工业或农业毒物接触史
询问患者有无长期抗原刺激
询问患者有无家庭遗传史

2. 身体状况

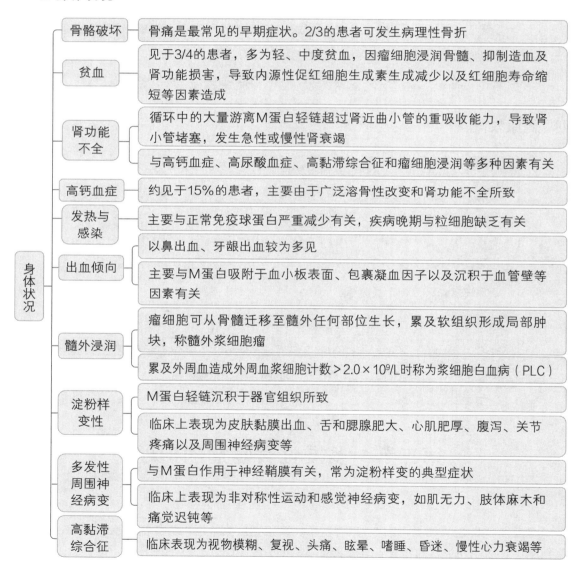

骨骼破坏	骨痛是最常见的早期症状。2/3的患者可发生病理性骨折
贫血	见于3/4的患者，多为轻、中度贫血，因瘤细胞浸润骨髓、抑制造血及肾功能损害，导致内源性促红细胞生成素生成减少以及红细胞寿命缩短等因素造成
肾功能不全	循环中的大量游离M蛋白轻链超过肾近曲小管的重吸收能力，导致肾小管堵塞，发生急性或慢性肾衰竭
	与高钙血症、高尿酸血症、高黏滞综合征和瘤细胞浸润等多种因素有关
高钙血症	约见于15%的患者，主要由于广泛溶骨性改变和肾功能不全所致
发热与感染	主要与正常免疫球蛋白严重减少有关，疾病晚期与粒细胞缺乏有关
出血倾向	以鼻出血、牙龈出血较为多见
	主要与M蛋白吸附于血小板表面、包裹凝血因子以及沉积于血管壁等因素有关
髓外浸润	瘤细胞可从骨髓迁移至髓外任何部位生长，累及软组织形成局部肿块，称髓外浆细胞瘤
	累及外周血造成外周血浆细胞计数>2.0×10⁹/L时称为浆细胞白血病（PLC）
淀粉样变性	M蛋白轻链沉积于器官组织所致
	临床上表现为皮肤黏膜出血、舌和腮腺肥大、心肌肥厚、腹泻、关节疼痛以及周围神经病变等
多发性周围神经病变	与M蛋白作用于神经鞘膜有关，常为淀粉样变的典型症状
	临床上表现为非对称性运动和感觉神经病变，如肌无力、肢体麻木和痛觉迟钝等
高黏滞综合征	临床表现为视物模糊、复视、头痛、眩晕、嗜睡、昏迷、慢性心力衰竭等

3. 心理-社会状况

患者病后常感到恐惧、失落、不安等，应了解患者的心理状态，了解患者及家庭成员对疾病的认识程度，了解患者的家庭状况和社会支持情况。

4. 辅助检查

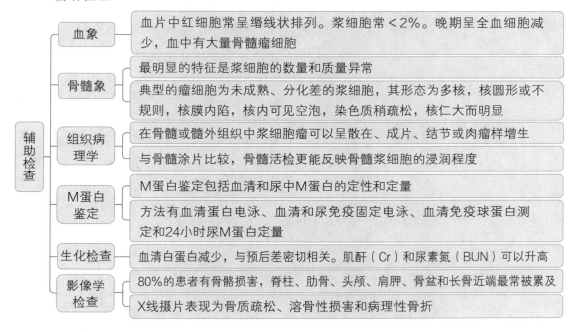

辅助检查		
血象	血片中红细胞常呈缗线状排列。浆细胞常＜2％。晚期呈全血细胞减少，血中有大量骨髓瘤细胞	
骨髓象	最明显的特征是浆细胞的数量和质量异常	
	典型的瘤细胞为未成熟、分化差的浆细胞，其形态为多核，核圆形或不规则，核膜内陷，核内可见空泡，染色质稍疏松，核仁大而明显	
组织病理学	在骨髓或髓外组织中浆细胞瘤可以呈散在、成片、结节或肉瘤样增生	
	与骨髓涂片比较，骨髓活检更能反映骨髓浆细胞的浸润程度	
M蛋白鉴定	M蛋白鉴定包括血清和尿中M蛋白的定性和定量	
	方法有血清蛋白电泳、血清和尿免疫固定电泳、血清免疫球蛋白测定和24小时尿M蛋白定量	
生化检查	血清白蛋白减少，与预后差密切相关。肌酐（Cr）和尿素氮（BUN）可以升高	
影像学检查	80％的患者有骨骼损害，脊柱、肋骨、头颅、肩胛、骨盆和长骨近端最常被累及	
	X线摄片表现为骨质疏松、溶骨性损害和病理性骨折	

二、护理诊断

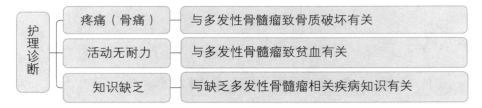

护理诊断		
疼痛（骨痛）	与多发性骨髓瘤致骨质破坏有关	
活动无耐力	与多发性骨髓瘤致贫血有关	
知识缺乏	与缺乏多发性骨髓瘤相关疾病知识有关	

三、护理措施

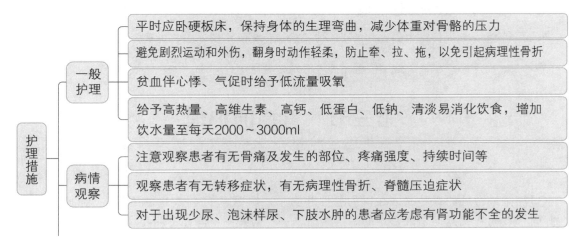

护理措施		
一般护理	平时应卧硬板床，保持身体的生理弯曲，减少体重对骨骼的压力	
	避免剧烈运动和外伤，翻身时动作轻柔，防止牵、拉、拖，以免引起病理性骨折	
	贫血伴心悸、气促时给予低流量吸氧	
	给予高热量、高维生素、高钙、低蛋白、低钠、清淡易消化饮食，增加饮水量至每天2000～3000ml	
病情观察	注意观察患者有无骨痛及发生的部位、疼痛强度、持续时间等	
	观察患者有无转移症状，有无病理性骨折、脊髓压迫症状	
	对于出现少尿、泡沫样尿、下肢水肿的患者应考虑有肾功能不全的发生	

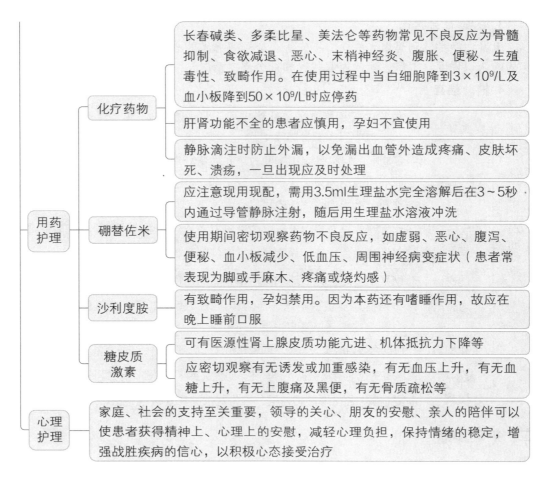

用药护理	化疗药物	长春碱类、多柔比星、美法仑等药物常见不良反应为骨髓抑制、食欲减退、恶心、末梢神经炎、腹胀、便秘、生殖毒性、致畸作用。在使用过程中当白细胞降到 $3 \times 10^9/L$ 及血小板降到 $50 \times 10^9/L$ 时应停药
		肝肾功能不全的患者应慎用，孕妇不宜使用
		静脉滴注时防止外漏，以免漏出血管外造成疼痛、皮肤坏死、溃疡，一旦出现应及时处理
	硼替佐米	应注意现用现配，需用3.5ml生理盐水完全溶解后在3~5秒内通过导管静脉注射，随后用生理盐水溶液冲洗
		使用期间密切观察药物不良反应，如虚弱、恶心、腹泻、便秘、血小板减少、低血压、周围神经病变症状（患者常表现为脚或手麻木、疼痛或烧灼感）
	沙利度胺	有致畸作用，孕妇禁用。因为本药还有嗜睡作用，故应在晚上睡前口服
	糖皮质激素	可有医源性肾上腺皮质功能亢进、机体抵抗力下降等
		应密切观察有无诱发或加重感染，有无血压上升，有无血糖上升，有无上腹痛及黑便，有无骨质疏松等
心理护理		家庭、社会的支持至关重要，领导的关心、朋友的安慰、亲人的陪伴可以使患者获得精神上、心理上的安慰，减轻心理负担，保持情绪的稳定，增强战胜疾病的信心，以积极心态接受治疗

四、健康教育

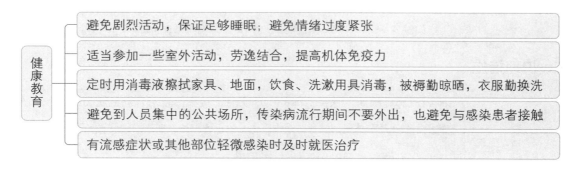

健康教育	避免剧烈活动，保证足够睡眠；避免情绪过度紧张
	适当参加一些室外活动，劳逸结合，提高机体免疫力
	定时用消毒液擦拭家具、地面，饮食、洗漱用具消毒，被褥勤晾晒，衣服勤换洗
	避免到人员集中的公共场所，传染病流行期间不要外出，也避免与感染患者接触
	有流感症状或其他部位轻微感染时及时就医治疗

第三节　胃癌的护理

　　胃癌是最常见的胃肿瘤。在胃的恶性肿瘤中，腺癌占 95%。这也是最常见的消化道恶性肿瘤，该病在我国仍是最常见的恶性肿瘤之一，病死率下降并不明显。

一、护理评估

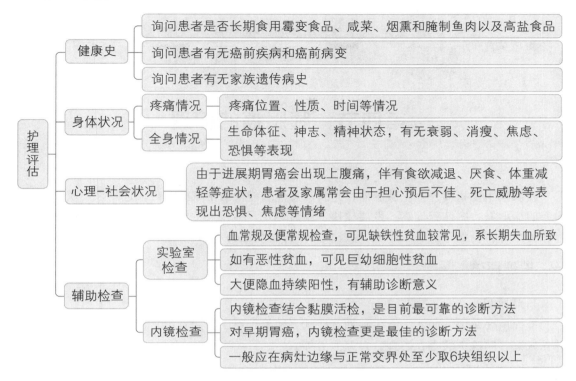

护理评估

- **健康史**
  - 询问患者是否长期食用霉变食品、咸菜、烟熏和腌制鱼肉以及高盐食品
  - 询问患者有无癌前疾病和癌前病变
  - 询问患者有无家族遗传病史
- **身体状况**
  - 疼痛情况 —— 疼痛位置、性质、时间等情况
  - 全身情况 —— 生命体征、神志、精神状态，有无衰弱、消瘦、焦虑、恐惧等表现
- **心理-社会状况** —— 由于进展期胃癌会出现上腹痛，伴有食欲减退、厌食、体重减轻等症状，患者及家属常会由于担心预后不佳、死亡威胁等表现出恐惧、焦虑等情绪
- **辅助检查**
  - 实验室检查
    - 血常规及便常规检查，可见缺铁性贫血较常见，系长期失血所致
    - 如有恶性贫血，可见巨幼细胞性贫血
    - 大便隐血持续阳性，有辅助诊断意义
  - 内镜检查
    - 内镜检查结合黏膜活检，是目前最可靠的诊断方法
    - 对早期胃癌，内镜检查更是最佳的诊断方法
    - 一般应在病灶边缘与正常交界处至少取6块组织以上

二、护理诊断

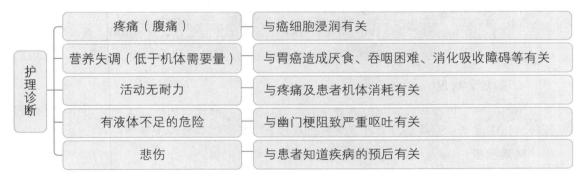

护理诊断

- 疼痛（腹痛） —— 与癌细胞浸润有关
- 营养失调（低于机体需要量） —— 与胃癌造成厌食、吞咽困难、消化吸收障碍等有关
- 活动无耐力 —— 与疼痛及患者机体消耗有关
- 有液体不足的危险 —— 与幽门梗阻致严重呕吐有关
- 悲伤 —— 与患者知道疾病的预后有关

三、护理措施

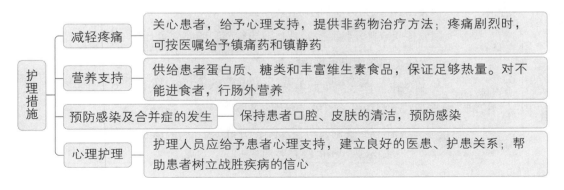

护理措施

- 减轻疼痛 —— 关心患者，给予心理支持，提供非药物治疗方法；疼痛剧烈时，可按医嘱给予镇痛药和镇静药
- 营养支持 —— 供给患者蛋白质、糖类和丰富维生素食品，保证足够热量。对不能进食者，行肠外营养
- 预防感染及合并症的发生 —— 保持患者口腔、皮肤的清洁，预防感染
- 心理护理 —— 护理人员应给予患者心理支持，建立良好的医患、护患关系；帮助患者树立战胜疾病的信心

四、健康教育

健康教育
- 宜少量多餐，进食营养丰富易消化的饮食，以后慢慢过渡至普通饮食
- 忌生、硬、辛辣刺激性食物，忌暴饮暴食，戒烟、酒

第四节　胰腺癌的护理

　　胰腺癌主要指胰外分泌腺腺癌，是胰腺恶性肿瘤中最常见的一种。近年来，胰腺癌的发病率明显上升，恶性程度高、发展较快、预后较差。临床上主要表现为腹痛、食欲减退、消瘦和黄疸等。发病年龄以 45~65 岁最多见，男女之比为 1.58：1。

一、护理评估

1. 健康史

　　询问患者年龄、职业，有无吸烟、饮酒、饮咖啡史，询问是否长期进食高脂饮食，是否有糖尿病、胰腺炎病史，心理、自理能力等。

2. 身体状况

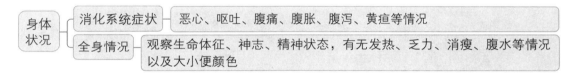

身体状况
- 消化系统症状 —— 恶心、呕吐、腹痛、腹胀、腹泻、黄疸等情况
- 全身情况 —— 观察生命体征、神志、精神状态，有无发热、乏力、消瘦、腹水等情况以及大小便颜色

3. 心理-社会状况

　　由于胰腺癌会出现腹痛、黄疸，并伴有恶心、呕吐、腹胀、腹泻、上消化道出血、低热等各种消化道症状，胰腺癌患者及家属常出现悲哀、畏惧、愤怒等不良情绪。

4. 辅助检查

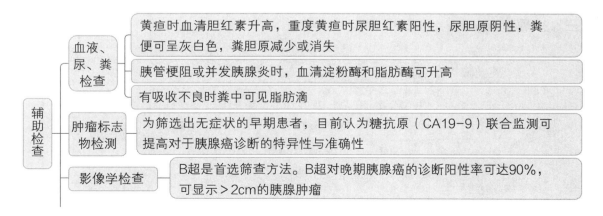

辅助检查
- 血液、尿、粪检查
  - 黄疸时血清胆红素升高，重度黄疸时尿胆红素阳性，尿胆原阴性，粪便可呈灰白色，粪胆原减少或消失
  - 胰管梗阻或并发胰腺炎时，血清淀粉酶和脂肪酶可升高
  - 有吸收不良时粪中可见脂肪滴
- 肿瘤标志物检测 —— 为筛选出无症状的早期患者，目前认为糖抗原（CA19-9）联合监测可提高对于胰腺癌诊断的特异性与准确性
- 影像学检查 —— B超是首选筛查方法。B超对晚期胰腺癌的诊断阳性率可达90%，可显示＞2cm的胰腺肿瘤

图解实用内科临床护理

X线钡剂造影	可间接反映癌肿的位置、大小及胃肠受压情况
磁共振胰胆管成像（MRCP）	显示主胰管与胆总管病变的效果基本与经内镜逆行性胰胆管造影术（ERCP）相同
CT检查	可显示＞2cm的肿瘤，可见胰腺形态变异、局限性肿大、胰周脂肪消失、胰管扩张或狭窄、大血管受压、淋巴结或肝转移等，诊断准确率可达80%以上
超声内镜检查	超声胃镜在胃内检查，可见胃后壁外有局限性低回声区，内部回声不均匀

二、护理诊断

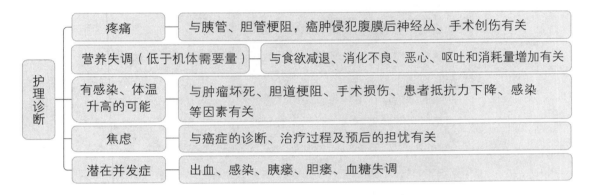

护理诊断	疼痛	与胰管、胆管梗阻，癌肿侵犯腹膜后神经丛、手术创伤有关
	营养失调（低于机体需要量）	与食欲减退、消化不良、恶心、呕吐和消耗量增加有关
	有感染、体温升高的可能	与肿瘤坏死、胆道梗阻、手术损伤、患者抵抗力下降、感染等因素有关
	焦虑	与癌症的诊断、治疗过程及预后的担忧有关
	潜在并发症	出血、感染、胰瘘、胆瘘、血糖失调

三、护理措施

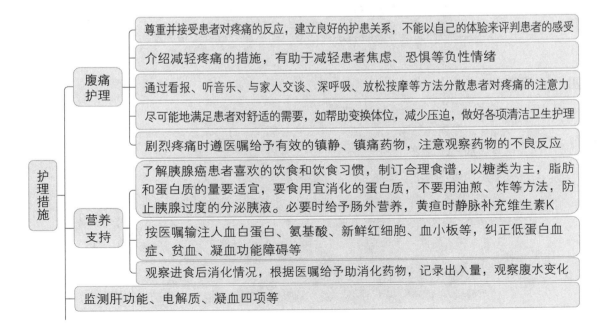

护理措施

腹痛护理
- 尊重并接受患者对疼痛的反应，建立良好的护患关系，不能以自己的体验来评判患者的感受
- 介绍减轻疼痛的措施，有助于减轻患者焦虑、恐惧等负性情绪
- 通过看报、听音乐、与家人交谈、深呼吸、放松按摩等方法分散患者对疼痛的注意力
- 尽可能地满足患者对舒适的需要，如帮助变换体位，减少压迫，做好各项清洁卫生护理
- 剧烈疼痛时遵医嘱给予有效的镇静、镇痛药物，注意观察药物的不良反应

营养支持
- 了解胰腺癌患者喜欢的饮食和饮食习惯，制订合理食谱，以糖类为主，脂肪和蛋白质的量要适宜，要食用宜消化的蛋白质，不要用油煎、炸等方法，防止胰腺过度的分泌胰液。必要时给予肠外营养，黄疸时静脉补充维生素K
- 按医嘱输注人血白蛋白、氨基酸、新鲜红细胞、血小板等，纠正低蛋白血症、贫血、凝血功能障碍等
- 观察进食后消化情况，根据医嘱给予助消化药物，记录出入量，观察腹水变化

监测肝功能、电解质、凝血四项等

皮肤护理	黄疸时皮肤易瘙痒，避免用手用力抓挠，指甲不用过长，以免皮肤破损，造成感染
	瘙痒部位尽量不用肥皂等清洁剂清洁
	应注意体位的调整，预防压疮的发生，每日用温水擦浴1~2次，擦浴后涂止痒药

| 血糖监测 | 定期监测血糖，如有高血糖，及时调节胰岛素的用量，使血糖维持在稳定的水平 |
| | 使用胰岛素过程中，严密监测血糖变化，防止低血糖 |

放化疗护理	部分化疗药物外漏可致局部组织坏死或静脉炎，输注时要注意观察输液部位，出现肿胀或疼痛应立即停止化疗，局部使用如意金黄散外敷或理疗，必要时行大静脉置管以保护外周血管
	化疗后患者可出现食欲减退、恶心、呕吐等消化道症状，可适当使用止吐药及帮助消化的药物
	密切观察患者外周血象，如果出现骨髓抑制，应及时使用升白细胞药物
	注意有无皮肤瘀斑、牙龈出血、血尿、血便等全身出血倾向
	预防感染，除做好病房、被褥消毒外，还要做好口腔黏膜、皮肤、会阴部的清洁消毒；指导患者注意休息，减少探访，避免交叉感染
	嘱患者不要随便抠鼻，防止鼻腔出血；用软毛牙刷刷牙，防止牙龈出血
	合理饮食，摄入高蛋白质、低脂肪、易消化的清淡饮食，多饮水，多吃水果，少食多餐
	监测体温，预防和控制感染，严格执行无菌操作，注意保暖，做好保护性隔离，预防交叉感染

心理护理	护理人员理解患者否认、悲哀、畏惧、愤怒的不良情绪，多与其沟通，满足其精神需要
	针对性讲解与疾病和手术相关的知识
	帮助患者和家属进行心理调节，使之树立战胜疾病的信心

四、健康教育

健康教育	应尽可能保持日常生活的规律性，定时起床、进食及活动，避免消极悲观，适当增加户外活动
	安定情绪，遇事应冷静思考，切忌急躁或暴怒
	饮食上要合患者的口味，选择易消化、富营养、少刺激性、低脂肪的饮食，多吃新鲜水果和蔬菜。要避免暴饮、暴食、饮酒和进食脂肪、辛辣刺激的饮食
	定期复查B超或CT，了解局部有无复发和转移病灶。同时定期检查血常规、生化和粪隐血试验
	放疗患者注意避免强紫外线照射，注意放疗部位皮肤的清洁护理

第五节　原发性肝癌的护理

原发性肝癌是指由肝细胞或肝内胆管上皮细胞发生的恶性肿瘤。原发性肝癌是我国常见的恶性肿瘤之一，其病死率在消化系统恶性肿瘤中居第三位，仅次于胃癌和食管癌。

一、护理评估

1. 健康史

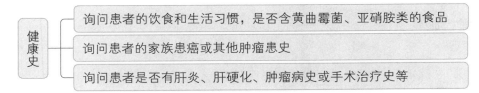

健康史
- 询问患者的饮食和生活习惯，是否含黄曲霉菌、亚硝胺类的食品
- 询问患者的家族患癌或其他肿瘤患史
- 询问患者是否有肝炎、肝硬化、肿瘤病史或手术治疗史等

2. 身体状况

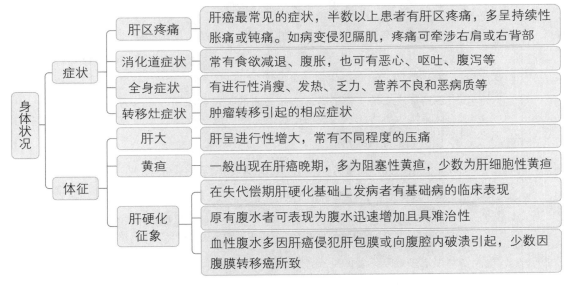

身体状况
- 症状
  - 肝区疼痛：肝癌最常见的症状，半数以上患者有肝区疼痛，多呈持续性胀痛或钝痛。如病变侵犯膈肌，疼痛可牵涉右肩或右背部
  - 消化道症状：常有食欲减退、腹胀，也可有恶心、呕吐、腹泻等
  - 全身症状：有进行性消瘦、发热、乏力、营养不良和恶病质等
  - 转移灶症状：肿瘤转移引起的相应症状
- 体征
  - 肝大：肝呈进行性增大，常有不同程度的压痛
  - 黄疸：一般出现在肝癌晚期，多为阻塞性黄疸，少数为肝细胞性黄疸
  - 肝硬化征象：
    - 在失代偿期肝硬化基础上发病者有基础病的临床表现
    - 原有腹水者可表现为腹水迅速增加且具难治性
    - 血性腹水多因肝癌侵犯肝包膜或向腹腔内破溃引起，少数因腹膜转移癌所致

3. 心理-社会状况

评估患者的心理状态，有无焦虑、抑郁、易怒、悲观等情绪。

4. 辅助检查

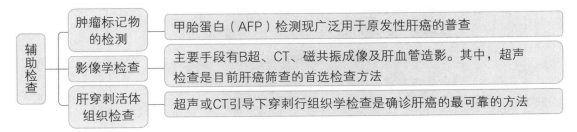

辅助检查
- 肿瘤标记物的检测：甲胎蛋白（AFP）检测现广泛用于原发性肝癌的普查
- 影像学检查：主要手段有B超、CT、磁共振成像及肝血管造影。其中，超声检查是目前肝癌筛查的首选检查方法
- 肝穿刺活体组织检查：超声或CT引导下穿刺行组织学检查是确诊肝癌的最可靠的方法

二、护理诊断

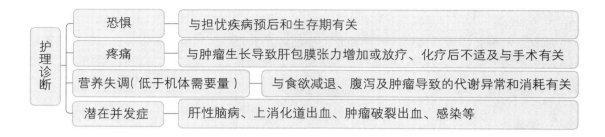

护理诊断
- 恐惧 —— 与担忧疾病预后和生存期有关
- 疼痛 —— 与肿瘤生长导致肝包膜张力增加或放疗、化疗后不适及与手术有关
- 营养失调（低于机体需要量）—— 与食欲减退、腹泻及肿瘤导致的代谢异常和消耗有关
- 潜在并发症 —— 肝性脑病、上消化道出血、肿瘤破裂出血、感染等

三、护理措施

护理措施

- 病情观察
  - 生命体征、意识状态、呼吸频率、心率等
  - 有无疼痛及疼痛程度
  - 观察有无出血的表现：有无呕血及粪便的颜色改变等

- 疼痛护理
  - 观察患者有无疼痛，疼痛的性质及程度，及时发现和处理异常情况
  - 指导并协助患者减轻疼痛：教会患者一些放松和转移注意力的技巧，如做深呼吸、听音乐、与病友交谈等
  - 保持环境安静、舒适，减少对患者的不良刺激和心理压力，尊重患者，认真倾听患者述说，及时做出适当的回应
  - 按医嘱采取镇痛措施

- 心理护理
  - 护士对消极的患者要分析原因，做好心理安慰，及时调整患者的心态，做好生活指导
  - 对于乐观的患者，要做好康复指导，留心观察心理变化，以便及时发现问题及时解决
  - 对于不同年龄、不同性格、不同经济条件和不同文化背景的患者应一视同仁，取得患者的信赖建立良好的护患关系，善于谅解患者的过失，不与患者顶撞，宽宏大量

- 营养护理
  - 少量多餐及正餐间补充流质以解决易饱的问题
  - 多摄取高蛋白质、高热量的点心，如鲜奶及奶制品等
  - 增加额外热量和蛋白质的摄取
  - 当味觉丧失时必须尽可能加强食物的香味、质地以及外观来促进食欲
  - 用餐前1小时做半小时轻度运动来刺激食欲
  - 用餐时尽可能保持心情愉快
  - 事前安排每日菜单准备多种食物以做选择
  - 不能进食者可遵医嘱给予静脉补液治疗

- 消化道出血的护理 —— 参见"消化道出血护理措施"

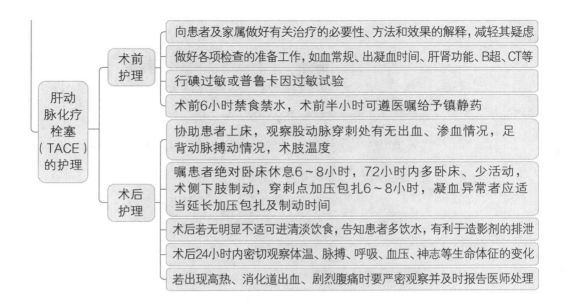

肝动脉化疗栓塞（TACE）的护理

术前护理
- 向患者及家属做好有关治疗的必要性、方法和效果的解释，减轻其疑虑
- 做好各项检查的准备工作，如血常规、出凝血时间、肝肾功能、B超、CT等
- 行碘过敏或普鲁卡因过敏试验
- 术前6小时禁食禁水，术前半小时可遵医嘱给予镇静药

术后护理
- 协助患者上床，观察股动脉穿刺处有无出血、渗血情况，足背动脉搏动情况，术肢温度
- 嘱患者绝对卧床休息6～8小时，72小时内多卧床、少活动，术侧下肢制动，穿刺点加压包扎6～8小时，凝血异常者应适当延长加压包扎及制动时间
- 术后若无明显不适可进清淡饮食，告知患者多饮水，有利于造影剂的排泄
- 术后24小时内密切观察体温、脉搏、呼吸、血压、神志等生命体征的变化
- 若出现高热、消化道出血、剧烈腹痛时要严密观察并及时报告医师处理

四、健康教育

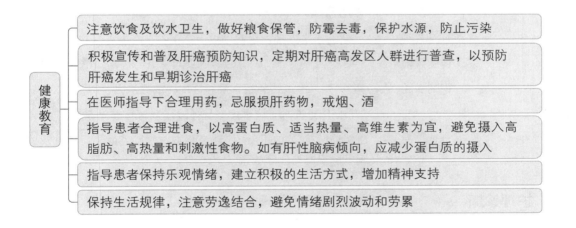

健康教育
- 注意饮食及饮水卫生，做好粮食保管，防霉去毒，保护水源，防止污染
- 积极宣传和普及肝癌预防知识，定期对肝癌高发区人群进行普查，以预防肝癌发生和早期诊治肝癌
- 在医师指导下合理用药，忌服损肝药物，戒烟、酒
- 指导患者合理进食，以高蛋白质、适当热量、高维生素为宜，避免摄入高脂肪、高热量和刺激性食物。如有肝性脑病倾向，应减少蛋白质的摄入
- 指导患者保持乐观情绪，建立积极的生活方式，增加精神支持
- 保持生活规律，注意劳逸结合，避免情绪剧烈波动和劳累

第六节　大肠癌的护理

　　大肠癌（CRC）包括结肠癌与直肠癌，是常见的消化道恶性肿瘤。其发病呈现明显的地区差异，北美、西欧等国家最高，亚非地区较低。近年来，我国大肠癌发病率有升高趋势，东南沿海地区明显高于北方。大肠癌的发病率随年龄的增长而增加，发病中位年龄约为57岁，男女之比为1.65：1。

一、护理评估

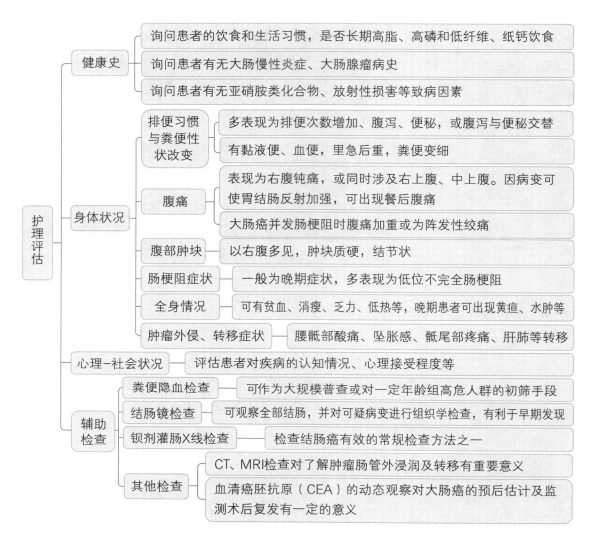

护理评估
- 健康史
  - 询问患者的饮食和生活习惯，是否长期高脂、高磷和低纤维、纸钙饮食
  - 询问患者有无大肠慢性炎症、大肠腺瘤病史
  - 询问患者有无亚硝胺类化合物、放射性损害等致病因素
- 身体状况
  - 排便习惯与粪便性状改变
    - 多表现为排便次数增加、腹泻、便秘，或腹泻与便秘交替
    - 有黏液便、血便，里急后重，粪便变细
  - 腹痛
    - 表现为右腹钝痛，或同时涉及右上腹、中上腹。因病变可使胃结肠反射加强，可出现餐后腹痛
    - 大肠癌并发肠梗阻时腹痛加重或为阵发性绞痛
  - 腹部肿块
    - 以右腹多见，肿块质硬，结节状
  - 肠梗阻症状
    - 一般为晚期症状，多表现为低位不完全肠梗阻
  - 全身情况
    - 可有贫血、消瘦、乏力、低热等，晚期患者可出现黄疸、水肿等
  - 肿瘤外侵、转移症状
    - 腰骶部酸痛、坠胀感、骶尾部疼痛、肝肺等转移
- 心理-社会状况
  - 评估患者对疾病的认知情况、心理接受程度等
- 辅助检查
  - 粪便隐血检查
    - 可作为大规模普查或对一定年龄组高危人群的初筛手段
  - 结肠镜检查
    - 可观察全部结肠，并对可疑病变进行组织学检查，有利于早期发现
  - 钡剂灌肠X线检查
    - 检查结肠癌有效的常规检查方法之一
  - 其他检查
    - CT、MRI检查对了解肿瘤肠管外浸润及转移有重要意义
    - 血清癌胚抗原（CEA）的动态观察对大肠癌的预后估计及监测术后复发有一定的意义

二、护理诊断

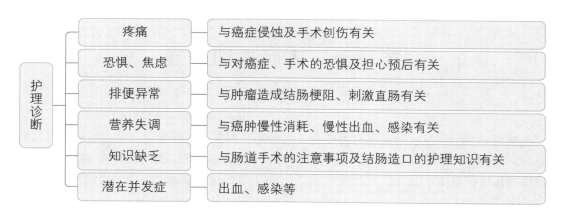

护理诊断
- 疼痛 —— 与癌症侵蚀及手术创伤有关
- 恐惧、焦虑 —— 与对癌症、手术的恐惧及担心预后有关
- 排便异常 —— 与肿瘤造成结肠梗阻、刺激直肠有关
- 营养失调 —— 与癌肿慢性消耗、慢性出血、感染有关
- 知识缺乏 —— 与肠道手术的注意事项及结肠造口的护理知识有关
- 潜在并发症 —— 出血、感染等

图解实用内科临床护理

三、护理措施

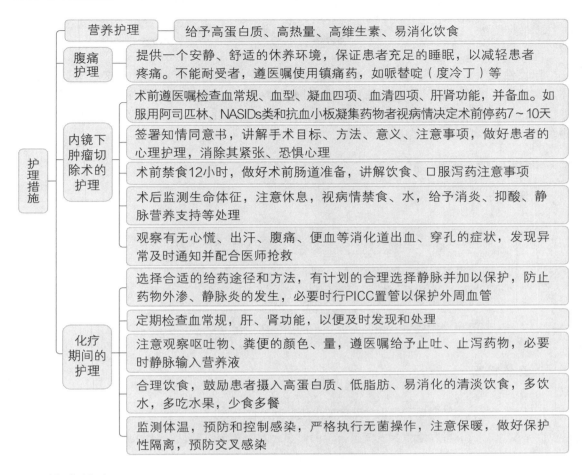

护理措施	营养护理	给予高蛋白质、高热量、高维生素、易消化饮食
	腹痛护理	提供一个安静、舒适的休养环境，保证患者充足的睡眠，以减轻患者疼痛。不能耐受者，遵医嘱使用镇痛药，如哌替啶（度冷丁）等
	内镜下肿瘤切除术的护理	术前遵医嘱检查血常规、血型、凝血四项、血清四项、肝肾功能，并备血。如服用阿司匹林、NASIDs类和抗血小板凝集药物者视病情决定术前停药7~10天
		签署知情同意书，讲解手术目标、方法、意义、注意事项，做好患者的心理护理，消除其紧张、恐惧心理
		术前禁食12小时，做好术前肠道准备，讲解饮食、口服泻药注意事项
		术后监测生命体征，注意休息，视病情禁食、水，给予消炎、抑酸、静脉营养支持等处理
		观察有无心慌、出汗、腹痛、便血等消化道出血、穿孔的症状，发现异常及时通知并配合医师抢救
	化疗期间的护理	选择合适的给药途径和方法，有计划的合理选择静脉并加以保护，防止药物外渗、静脉炎的发生，必要时行PICC置管以保护外周血管
		定期检查血常规，肝、肾功能，以便及时发现和处理
		注意观察呕吐物、粪便的颜色、量，遵医嘱给予止吐、止泻药物，必要时静脉输入营养液
		合理饮食，鼓励患者摄入高蛋白质、低脂肪、易消化的清淡饮食，多饮水，多吃水果，少食多餐
		监测体温，预防和控制感染，严格执行无菌操作，注意保暖，做好保护性隔离，预防交叉感染

四、健康教育

健康教育	向患者讲解大肠癌的诊断、主要症状、病因、治疗方案、预后等，给予心理疏导，增强其与疾病斗争的信心
	保持良好的饮食习惯，重视调理排便情况
	内镜介入治疗者视病情给予合适饮食，以低渣、温和、易消化为原则，少食多餐，并避免过甜、过咸、过浓、含纤维多的饮食
	1个月内禁止剧烈运动，如游泳、爬山等
	定期复查，如有粪便带血、腹痛及其他不适，应及早咨询医师或送院就诊
	做好PICC置管带管出院护理宣教，每周进行1次置管维护，有条件者在当地医院进行，注意无菌操作，避免开车、术肢提重物等
	保持良好的精神状态，注意休息，适当运动
	出院后定期监测血常规、肝肾功能，发现异常及时就诊

第七节 原发性支气管肺癌的护理

原发性支气管肺癌简称肺癌，是常见的肺部原发性恶性肿瘤，起源于支气管黏膜或腺体，常伴有区域性淋巴结和血行转移。在我国，肺癌已成为癌症死亡的首要原因。随着诊断方法的进步、新药及靶向治疗药物的出现，规范化、个性化的多学科治疗技术的进展，使肺癌缓解率和患者的长期生存率得到提高。

一、护理评估

1. 健康史

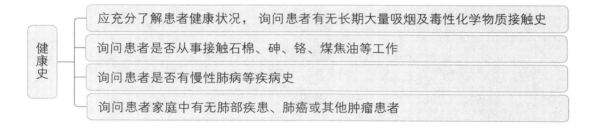

健康史
- 应充分了解患者健康状况，询问患者有无长期大量吸烟及毒性化学物质接触史
- 询问患者是否从事接触石棉、砷、铬、煤焦油等工作
- 询问患者是否有慢性肺病等疾病史
- 询问患者家庭中有无肺部疾患、肺癌或其他肿瘤患者

2. 身体状况

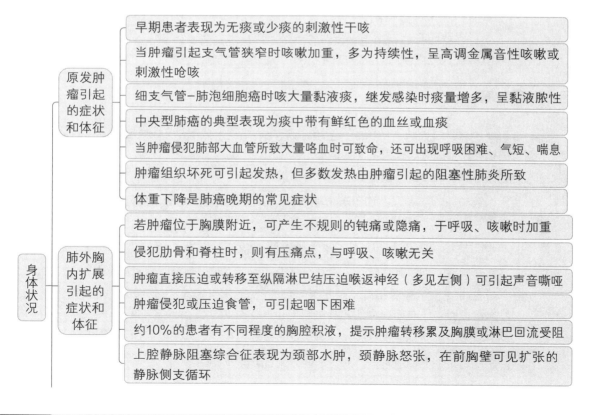

身体状况

原发肿瘤引起的症状和体征
- 早期患者表现为无痰或少痰的刺激性干咳
- 当肿瘤引起支气管狭窄时咳嗽加重，多为持续性，呈高调金属音性咳嗽或刺激性呛咳
- 细支气管-肺泡细胞癌时咳大量黏液痰，继发感染时痰量增多，呈黏液脓性
- 中央型肺癌的典型表现为痰中带有鲜红色的血丝或血痰
- 当肿瘤侵犯肺部大血管所致大量咯血时可致命，还可出现呼吸困难、气短、喘息
- 肿瘤组织坏死可引起发热，但多数发热由肿瘤引起的阻塞性肺炎所致
- 体重下降是肺癌晚期的常见症状

肺外胸内扩展引起的症状和体征
- 若肿瘤位于胸膜附近，可产生不规则的钝痛或隐痛，于呼吸、咳嗽时加重
- 侵犯肋骨和脊柱时，则有压痛点，与呼吸、咳嗽无关
- 肿瘤直接压迫或转移至纵隔淋巴结压迫喉返神经（多见左侧）可引起声音嘶哑
- 肿瘤侵犯或压迫食管，可引起咽下困难
- 约10%的患者有不同程度的胸腔积液，提示肿瘤转移累及胸膜或淋巴回流受阻
- 上腔静脉阻塞综合征表现为颈部水肿，颈静脉怒张，在前胸壁可见扩张的静脉侧支循环

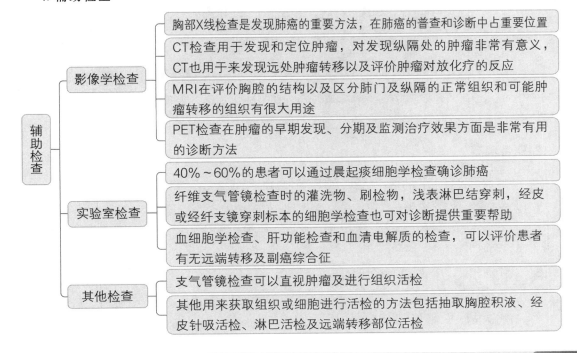

胸外转移引起的症状和体征
- 转移至中枢神经系统引起颅内高压的症状，如头痛、呕吐、眩晕、共济失调、精神异常
- 转移至骨骼可引起骨痛和病理性骨折，脊柱转移可压迫椎管引起局部压迫和受阻症状
- 转移到肝、胰腺，可引起肝区疼痛及胰腺炎症状或阻塞性黄疸
- 典型者淋巴结多位于前斜角肌区，固定、坚硬，逐渐增大、增多，可融合，多无痛感

胸外表现
- 肥大性肺性骨关节病引起的杵状指（趾）和肥大性骨关节病
- 异位促性腺激素引起的男性乳房发育和增生性骨关节病
- 分泌促肾上腺皮质激素样物质导致促肾上腺皮质激素升高，分泌抗利尿激素出现低钙、低渗
- 神经肌肉综合征导致小脑皮质变性、脊髓小脑病变、周围神经病变、重症肌无力和肌病
- 类癌综合征出现皮肤、心血胃肠道和呼吸功能异常
- 高血钙症出现嗜睡、厌食、恶心和呕吐等

3. 心理-社会状况

在确诊前患者往往会产生揣测、焦虑不安等心情，迫切想知道自己得了什么病，而确诊后则因为疾病恶劣，表现出惊恐、愤怒乃至沮丧等心理反应，随着病情的发展，治疗效果若是欠佳，加之药物不良反应增大，患者会产生绝望心理。因此应根据患者年龄、职业、文化、性格等进行评估，并采取针对性的护理。

4. 辅助检查

辅助检查

影像学检查
- 胸部X线检查是发现肺癌的重要方法，在肺癌的普查和诊断中占重要位置
- CT检查用于发现和定位肿瘤，对发现纵隔处的肿瘤非常有意义，CT也用于来发现远处肿瘤转移以及评价肿瘤对放化疗的反应
- MRI在评价胸腔的结构以及区分肺门及纵隔的正常组织和可能肿瘤转移的组织有很大用途
- PET检查在肿瘤的早期发现、分期及监测治疗效果方面是非常有用的诊断方法

实验室检查
- 40%~60%的患者可以通过晨起痰细胞学检查确诊肺癌
- 纤维支气管镜检查时的灌洗物、刷检物，浅表淋巴结穿刺，经皮或经纤支镜穿刺标本的细胞学检查也可对诊断提供重要帮助
- 血细胞学检查、肝功能检查和血清电解质的检查，可以评价患者有无远端转移及副癌综合征

其他检查
- 支气管镜检查可以直视肿瘤及进行组织活检
- 其他用来获取组织或细胞进行活检的方法包括抽取胸腔积液、经皮针吸活检、淋巴活检及远端转移部位活检

二、护理诊断

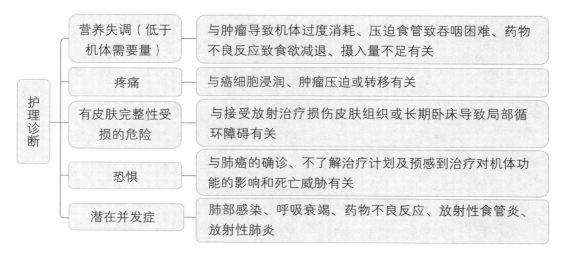

护理诊断
- 营养失调（低于机体需要量）——与肿瘤导致机体过度消耗、压迫食管致吞咽困难、药物不良反应致食欲减退、摄入量不足有关
- 疼痛——与癌细胞浸润、肿瘤压迫或转移有关
- 有皮肤完整性受损的危险——与接受放射治疗损伤皮肤组织或长期卧床导致局部循环障碍有关
- 恐惧——与肺癌的确诊、不了解治疗计划及预感到治疗对机体功能的影响和死亡威胁有关
- 潜在并发症——肺部感染、呼吸衰竭、药物不良反应、放射性食管炎、放射性肺炎

三、护理措施

1. 一般护理

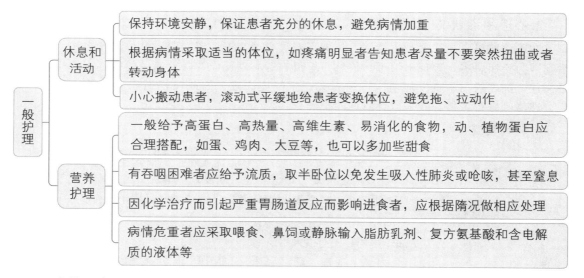

一般护理
- 休息和活动
  - 保持环境安静，保证患者充分的休息，避免病情加重
  - 根据病情采取适当的体位，如疼痛明显者告知患者尽量不要突然扭曲或者转动身体
  - 小心搬动患者，滚动式平缓地给患者变换体位，避免拖、拉动作
- 营养护理
  - 一般给予高蛋白、高热量、高维生素、易消化的食物，动、植物蛋白应合理搭配，如蛋、鸡肉、大豆等，也可以多加些甜食
  - 有吞咽困难者应给予流质，取半卧位以免发生吸入性肺炎或呛咳，甚至窒息
  - 因化学治疗而引起严重胃肠道反应而影响进食者，应根据隋况做相应处理
  - 病情危重者应采取喂食、鼻饲或静脉输入脂肪乳剂、复方氨基酸和含电解质的液体等

2. 病情观察

病情观察
- 监测患者体温、脉搏、呼吸、血压等生命体征的变化，注意观察患者常见症状，如胸痛、呼吸困难、咽下困难、声音嘶哑等的动态变化
- 注意有无肿瘤转移症状，如头痛、呕吐、眩晕、颅内高压等中枢神经系统症状和骨骼局部疼痛、压痛
- 监测体重、尿量、血白蛋白及血红蛋白等
- 严密观察是否有化学治疗、放射治疗的不良反应，如恶心、呕吐、脱发、口腔溃疡、皮肤干燥等

图解实用内科临床护理

3. 疼痛护理

疼痛护理

- 评估胸痛的部位、性质和程度等，以及各种止痛方法的效果，注意观察疼痛加重或减轻的因素，疼痛持续、缓解或再发的时间

- 预防上呼吸道感染，尽量避免咳嗽，必要时给予止咳剂。保持大便通畅，2日以上未解大便应采取有效措施。指导患者进行有效的呼吸方法，如腹式呼吸、缩唇呼吸等，以减少呼吸给患者带来的痛苦

- 使用止痛药物一定要在明确医疗诊断后遵医嘱给药，以免因止痛影响病情观察和诊断而延误治疗。给药时应遵循WHO推荐的原则：使用镇痛药必须从弱到强，先以非阿片类药物为主，当其不能控制疼痛时依次加用弱阿片类及强阿片类镇痛药，并配以辅助用药，采取复合用药的方式达到镇痛效果

4. 皮肤护理

由于化疗药物的毒性作用使皮肤干燥、色素沉着、脱发和甲床变形者，应做好解释和安慰，向患者说明停药后毛发可再生，以消除其思想顾虑。放射治疗后照射部位皮肤应注意以下几点。

皮肤护理

- 保持照射的干燥，切勿擦去照射部位的标记

- 照射部位只能用清水洗，不可用肥皂等刺激性洗液，应轻轻拍干，不要用力擦干

- 在治疗过程中或治疗后，照射部位不可热敷，不避免直接太阳照射或吹冷风

- 除非是放射科医生的医嘱，否则不可在放射部位擦任何药粉、乳液、油膏。同时局部禁涂凡士林等难以清洗的软膏、红汞、乙醇或碘酊等，忌贴胶布

- 患者宜穿宽松柔软的衣服，避免摩擦或擦伤皮肤

5. 用药护理

用药护理

- 应评估机体对化学治疗药物是否产生不良反应，做好监测血象等动态观察并采取有效保护措施

- 化学治疗时应按医嘱适当的支持治疗如止吐药，用铂类时应补充体液或盐水，必要时给予促红细胞生成素和粒细胞集落刺激因子

- 注意骨髓抑制反应和消化道反应的护理

- 应用止痛药物后要注意观察用药的效果、有无药物不良反应等

- 一般非肠道用药者应在用药后15~30分钟、口服给药1小时后开始评估，了解疼痛缓解程度和镇痛作用时间

- 当所制订的用药方案已不能有效止痛时，应及时通知医生并重新调整止痛方案

- 阿片类药物有便秘、恶心、呕吐、镇静和精神错乱等不良反应，应嘱患者多进食含纤维素的蔬菜和水果，或饮服番泻叶冲剂等措施，缓解和预防便秘

6. 放射治疗护理

除前述保护照射部位皮肤外，还应注意放射性食管炎和肺炎的护理。

放射治疗护理	放射性食管炎的护理	有吞咽疼痛的患者，可给予氢氧化铝凝胶口服，必要时应用利多卡因胶浆；注意采用流质或半流质，避免刺激性饮食
	放射性肺炎的护理	协助患者进行有效的排痰，可给予适当镇咳药，早期给予抗生素、糖皮质激素治疗

四、健康教育

健康教育	对40岁以上长期重度吸烟进行有关排癌检查的情况	无明显诱因的刺激性干咳持续2~3周，治疗无效；或原有慢性肺部疾病，咳嗽性质改变者
		持续或反复无其他原因可解释的短期内痰中带血者
		反复发作的同一部位的肺炎，特别是段性肺炎；原因不明的肺脓肿，无明显症状，无异物吸入史，消炎治疗效果不佳者
		原因不明的四肢关节疼痛及杵状指（趾）
		X线示局限性肺气肿或段、叶性肺不张；孤立性圆形病灶和单侧性肺门阴影增大者
		原有肺结核的病灶已稳定，而形态或性质发生改变者
		无中毒症状的胸腔积液，尤其是血性、进行性增加者
	提倡健康的生活方式，宣传吸烟对健康的危害，提倡戒烟，并注意避免被动吸烟	
	改善工作和生活环境，减少或避免吸入被致癌物质污染的空气和粉尘	
	指导患者加强营养支持，多食高蛋白质、高热量、高维生素、高纤维、易消化的饮食，尽可能改善患者的食欲。	
	合理安排休息和活动，保持良好精神状态，避免呼吸道感染以调整机体免疫力，增加抗病能力	
	做好患者及家属的心理护理，使患者尽快脱离过激的心理反应，保持较好的精神状态，增强治疗疾病的信心	
	向患者解释治疗中可能出现的反应，消除患者的恐惧心理，使患者做好必要的准备，完成治疗方案	
	督促患者坚持化疗或放射治疗，并告诉患者出现呼吸困难、疼痛等症状加重或不缓解时应及时随访	
	对晚期肿瘤转移患者，要指导家属对患者临终前的护理，告知患者及家属对症处理的措施，使患者平静地走完人生最后旅途	

第八节　食管癌的护理

食管癌是原发于食管的恶性肿瘤，以鳞状上皮癌多见。临床上以进行性吞咽困难为其最典型的症状。

一、护理评估

1. 健康史

询问患者的生活习惯和饮食情况，有无过度吸烟、饮酒、进食过烫过硬等情况，有无强致癌物和真菌毒素等；有无家族遗传史。

2. 身体状况

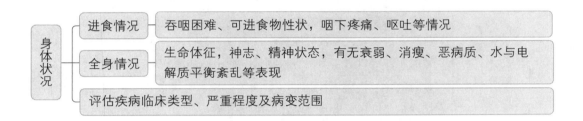

3. 心理-社会状况

由于食管癌患者常出现吞咽困难，并伴有咽下疼痛、呕吐等症状，患者日益消瘦，对治疗缺乏信心，对手术存在一定的恐惧心理。

4. 辅助检查

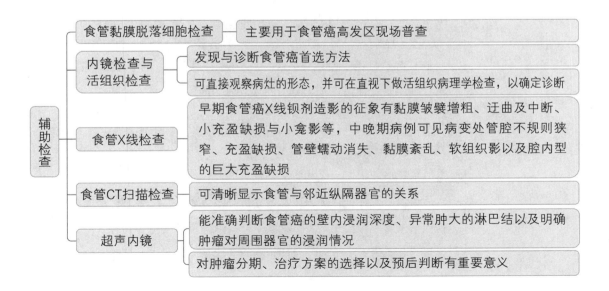

二、护理诊断

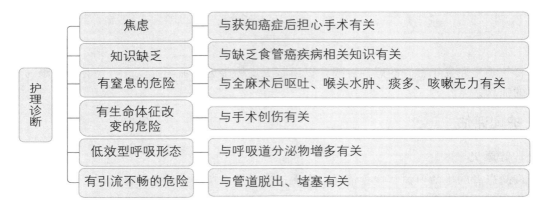

护理诊断
- 焦虑 —— 与获知癌症后担心手术有关
- 知识缺乏 —— 与缺乏食管癌疾病相关知识有关
- 有窒息的危险 —— 与全麻术后呕吐、喉头水肿、痰多、咳嗽无力有关
- 有生命体征改变的危险 —— 与手术创伤有关
- 低效型呼吸形态 —— 与呼吸道分泌物增多有关
- 有引流不畅的危险 —— 与管道脱出、堵塞有关

三、护理措施

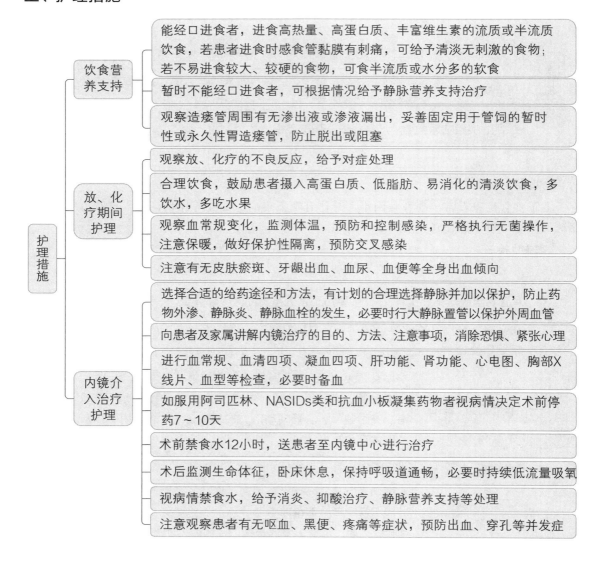

护理措施

饮食营养支持
- 能经口进食者，进食高热量、高蛋白质、丰富维生素的流质或半流质饮食，若患者进食时感食管黏膜有刺痛，可给予清淡无刺激的食物；若不易进食较大、较硬的食物，可食半流质或水分多的软食
- 暂时不能经口进食者，可根据情况给予静脉营养支持治疗
- 观察造瘘管周围有无渗出液或渗液漏出，妥善固定用于管饲的暂时性或永久性胃造瘘管，防止脱出或阻塞

放、化疗期间护理
- 观察放、化疗的不良反应，给予对症处理
- 合理饮食，鼓励患者摄入高蛋白质、低脂肪、易消化的清淡饮食，多饮水，多吃水果
- 观察血常规变化，监测体温，预防和控制感染，严格执行无菌操作，注意保暖，做好保护性隔离，预防交叉感染
- 注意有无皮肤瘀斑、牙龈出血、血尿、血便等全身出血倾向

内镜介入治疗护理
- 选择合适的给药途径和方法，有计划的合理选择静脉并加以保护，防止药物外渗、静脉炎、静脉血栓的发生，必要时行大静脉置管以保护外周血管
- 向患者及家属讲解内镜治疗的目的、方法、注意事项，消除恐惧、紧张心理
- 进行血常规、血清四项、凝血四项、肝功能、肾功能、心电图、胸部X线片、血型等检查，必要时备血
- 如服用阿司匹林、NASIDs类和抗血小板凝集药物者视病情决定术前停药7～10天
- 术前禁食水12小时，送患者至内镜中心进行治疗
- 术后监测生命体征，卧床休息，保持呼吸道通畅，必要时持续低流量吸氧
- 视病情禁食水，给予消炎、抑酸治疗、静脉营养支持等处理
- 注意观察患者有无呕血、黑便、疼痛等症状，预防出血、穿孔等并发症

四、健康教育

健康教育

- 向患者讲解食管癌的诊断、主要症状、病因、治疗方案、预后等，给予心理疏导
- 化疗期间饮食应清淡，少食多餐；输注化疗药物过程中要特别观察液体有无外渗
- 放射治疗中应加强放疗部位的皮肤护理，避免直接日晒、刺激等；着宽松衣服，避免摩擦
- 少食多餐，细嚼慢咽，进食易消化食物，低盐饮食，不宜进食生冷或刺激性食物，忌烟、烈性酒
- 内镜介入治疗后告诉患者饮食要以低渣、温和、易消化为原则，少食多餐，并避免过甜、过咸、过浓、含纤维多的饮食；1个月内禁止剧烈运动，如游泳、爬山等
- 定期复查，如有大便带血、腹痛及其他不适，应及早咨询医生或送院就诊

第十一章

内科临床常用诊疗技术及护理

第一节　纤维支气管镜检查术

纤维支气管镜检查是利用光学纤维内镜对气管和支气管管腔进行的检查，可以在直视下行活检、清除阻塞异物，并可利用支气管镜注入药物，或切除气管内的良性肿瘤。纤维支气管镜检查已成为支气管、肺和胸腔疾病诊断及治疗不可缺少的手段。

一、适应证与禁忌证

1. 适应证

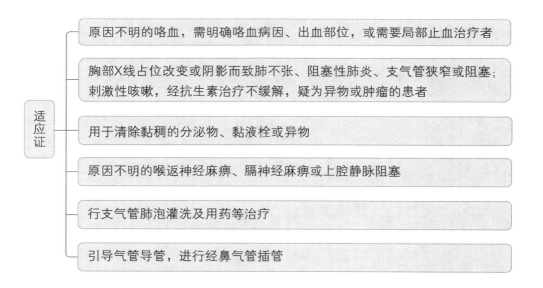

适应证

- 原因不明的咯血，需明确咯血病因、出血部位，或需要局部止血治疗者
- 胸部X线占位改变或阴影而致肺不张、阻塞性肺炎、支气管狭窄或阻塞；刺激性咳嗽，经抗生素治疗不缓解，疑为异物或肿瘤的患者
- 用于清除黏稠的分泌物、黏液栓或异物
- 原因不明的喉返神经麻痹、膈神经麻痹或上腔静脉阻塞
- 行支气管肺泡灌洗及用药等治疗
- 引导气管导管，进行经鼻气管插管

2. 禁忌证

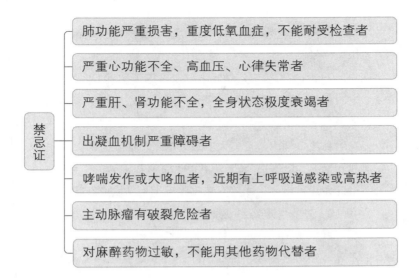

禁忌证
- 肺功能严重损害，重度低氧血症，不能耐受检查者
- 严重心功能不全、高血压、心律失常者
- 严重肝、肾功能不全，全身状态极度衰竭者
- 出凝血机制严重障碍者
- 哮喘发作或大咯血者，近期有上呼吸道感染或高热者
- 主动脉瘤有破裂危险者
- 对麻醉药物过敏，不能用其他药物代替者

二、操作前准备

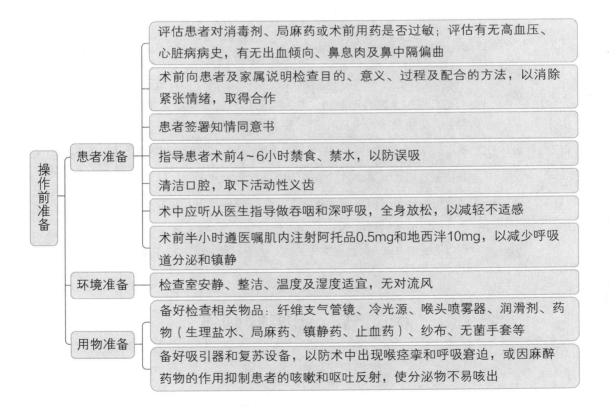

操作前准备
- 患者准备
  - 评估患者对消毒剂、局麻药或术前用药是否过敏；评估有无高血压、心脏病病史，有无出血倾向、鼻息肉及鼻中隔偏曲
  - 术前向患者及家属说明检查目的、意义、过程及配合的方法，以消除紧张情绪，取得合作
  - 患者签署知情同意书
  - 指导患者术前4~6小时禁食、禁水，以防误吸
  - 清洁口腔，取下活动性义齿
  - 术中应听从医生指导做吞咽和深呼吸，全身放松，以减轻不适感
  - 术前半小时遵医嘱肌内注射阿托品0.5mg和地西泮10mg，以减少呼吸道分泌和镇静
- 环境准备
  - 检查室安静、整洁、温度及湿度适宜，无对流风
- 用物准备
  - 备好检查相关物品：纤维支气管镜、冷光源、喉头喷雾器、润滑剂、药物（生理盐水、局麻药、镇静药、止血药）、纱布、无菌手套等
  - 备好吸引器和复苏设备，以防术中出现喉痉挛和呼吸窘迫，或因麻醉药物的作用抑制患者的咳嗽和呕吐反射，使分泌物不易咳出

三、操作过程与护理配合

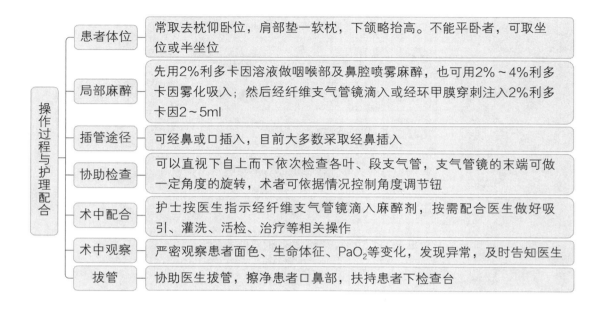

操作过程与护理配合

患者体位　常取去枕仰卧位，肩部垫一软枕，下颌略抬高。不能平卧者，可取坐位或半坐位

局部麻醉　先用2%利多卡因溶液做咽喉部及鼻腔喷雾麻醉，也可用2%～4%利多卡因雾化吸入；然后经纤维支气管镜滴入或经环甲膜穿刺注入2%利多卡因2～5ml

插管途径　可经鼻或口插入，目前大多数采取经鼻插入

协助检查　可以直视下自上而下依次检查各叶、段支气管，支气管镜的末端可做一定角度的旋转，术者可依据情况控制角度调节钮

术中配合　护士按医生指示经纤维支气管镜滴入麻醉剂，按需配合医生做好吸引、灌洗、活检、治疗等相关操作

术中观察　严密观察患者面色、生命体征、PaO_2等变化，发现异常，及时告知医生

拔管　协助医生拔管，擦净患者口鼻部，扶持患者下检查台

四、操作后护理

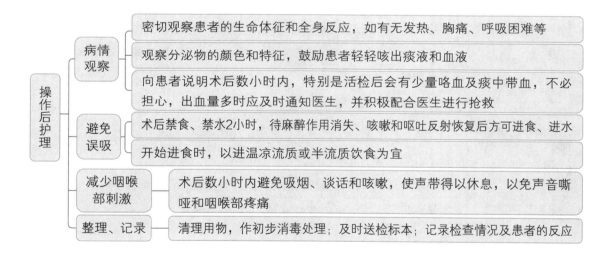

操作后护理

病情观察
- 密切观察患者的生命体征和全身反应，如有无发热、胸痛、呼吸困难等
- 观察分泌物的颜色和特征，鼓励患者轻轻咳出痰液和血液
- 向患者说明术后数小时内，特别是活检后会有少量咯血及痰中带血，不必担心，出血量多时应及时通知医生，并积极配合医生进行抢救

避免误吸
- 术后禁食、禁水2小时，待麻醉作用消失、咳嗽和呕吐反射恢复后方可进食、进水
- 开始进食时，以进温凉流质或半流质饮食为宜

减少咽喉部刺激　术后数小时内避免吸烟、谈话和咳嗽，使声带得以休息，以免声音嘶哑和咽喉部疼痛

整理、记录　清理用物，作初步消毒处理；及时送检标本；记录检查情况及患者的反应

第二节　胸腔穿刺术

胸腔穿刺术是自胸膜腔内抽取积液或积气或行胸膜腔内给药的一项有创性操作。

图解实用内科临床护理

一、适应证与禁忌证

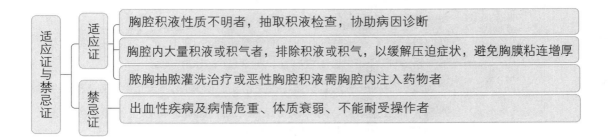

适应证与禁忌证	适应证	胸腔积液性质不明者,抽取积液检查,协助病因诊断
		胸腔内大量积液或积气者,排除积液或积气,以缓解压迫症状,避免胸膜粘连增厚
		脓胸抽脓灌洗治疗或恶性胸腔积液需胸腔内注入药物者
	禁忌证	出血性疾病及病情危重、体质衰弱、不能耐受操作者

二、操作前准备

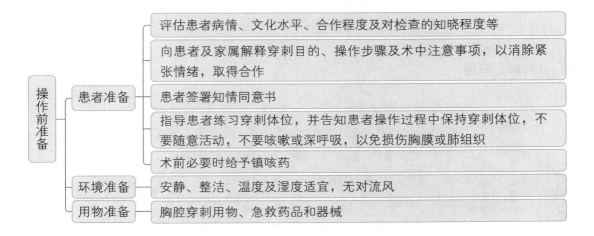

操作前准备	患者准备	评估患者病情、文化水平、合作程度及对检查的知晓程度等
		向患者及家属解释穿刺目的、操作步骤及术中注意事项,以消除紧张情绪,取得合作
		患者签署知情同意书
		指导患者练习穿刺体位,并告知患者操作过程中保持穿刺体位,不要随意活动,不要咳嗽或深呼吸,以免损伤胸膜或肺组织
		术前必要时给予镇咳药
	环境准备	安静、整洁、温度及湿度适宜,无对流风
	用物准备	胸腔穿刺用物、急救药品和器械

三、操作过程与护理配合

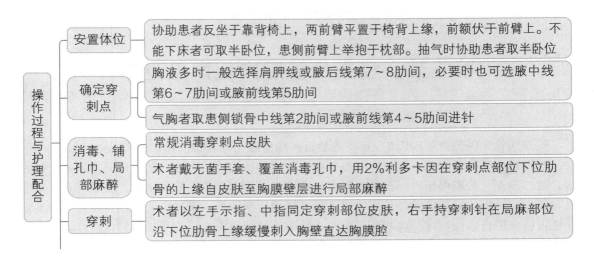

操作过程与护理配合	安置体位	协助患者反坐于靠背椅上,两前臂平置于椅背上缘,前额伏于前臂上。不能下床者可取半卧位,患侧前臂上举抱于枕部。抽气时协助患者取半卧位
	确定穿刺点	胸液多时一般选择肩胛线或腋后线第7~8肋间,必要时也可选腋中线第6~7肋间或腋前线第5肋间
		气胸者取患侧锁骨中线第2肋间或腋前线第4~5肋间进针
	消毒、铺孔巾、局部麻醉	常规消毒穿刺点皮肤
		术者戴无菌手套、覆盖消毒孔巾,用2%利多卡因在穿刺点部位下位肋骨的上缘自皮肤至胸膜壁层进行局部麻醉
	穿刺	术者以左手示指、中指固定穿刺部位皮肤,右手持穿刺针在局麻部位沿下位肋骨上缘缓慢刺入胸壁直达胸膜腔

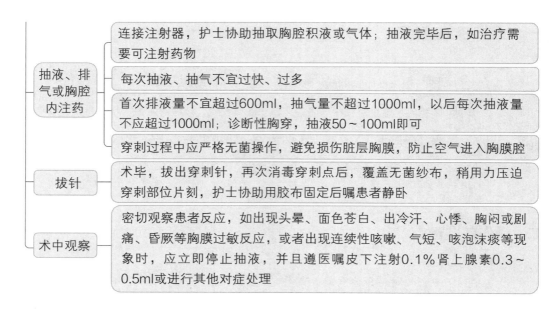

抽液、排气或胸腔内注药	连接注射器，护士协助抽取胸腔积液或气体；抽液完毕后，如治疗需要可注射药物
	每次抽液、抽气不宜过快、过多
	首次排液量不宜超过600ml，抽气量不超过1000ml，以后每次抽液量不应超过1000ml；诊断性胸穿，抽液50～100ml即可
	穿刺过程中应严格无菌操作，避免损伤脏层胸膜，防止空气进入胸膜腔
拔针	术毕，拔出穿刺针，再次消毒穿刺点后，覆盖无菌纱布，稍用力压迫穿刺部位片刻，护士协助用胶布固定后嘱患者静卧
术中观察	密切观察患者反应，如出现头晕、面色苍白、出冷汗、心悸、胸闷或剧痛、昏厥等胸膜过敏反应，或者出现连续性咳嗽、气短、咳泡沫痰等现象时，应立即停止抽液，并且遵医嘱皮下注射0.1%肾上腺素0.3～0.5ml或进行其他对症处理

四、操作后护理

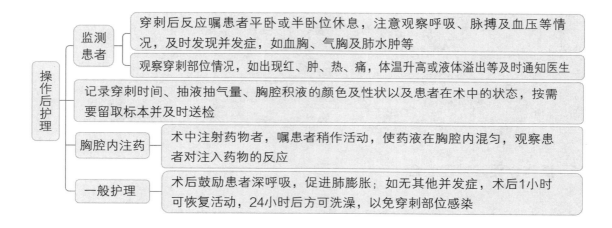

操作后护理	监测患者	穿刺后反应嘱患者平卧或半卧位休息，注意观察呼吸、脉搏及血压等情况，及时发现并发症，如血胸、气胸及肺水肿等
		观察穿刺部位情况，如出现红、肿、热、痛，体温升高或液体溢出等及时通知医生
		记录穿刺时间、抽液抽气量、胸腔积液的颜色及性状以及患者在术中的状态，按需要留取标本并及时送检
	胸腔内注药	术中注射药物者，嘱患者稍作活动，使药液在胸腔内混匀，观察患者对注入药物的反应
	一般护理	术后鼓励患者深呼吸，促进肺膨胀；如无其他并发症，术后1小时可恢复活动，24小时后方可洗澡，以免穿刺部位感染

第三节　经支气管腔内超声检查术

经支气管腔内超声（EBUS）是将微型超声探头经支气管镜的操作通道送入气管-支气管腔，通过对病变部位的超声扫描，获得管壁、管周结构的超声图像，从而提高诊断效率的方法。通过经支气管腔内超声，医务人员可以突破气道表面以及管壁的限制，更准确地了解管壁、管周、纵隔的病变情况，从而改善支气管镜的诊断效率。研究表明，EBUS有助于鉴别管壁内病变的良恶性，可准确判断早期中央性肺癌的侵犯深度以指导支气管内治疗，显著提高肺癌 N、T 分期的准确性，并且改善支气管镜对纵隔、肺周边良恶性病变的诊断效率，是一项值得推广的检查手段。

一、适应证与禁忌证

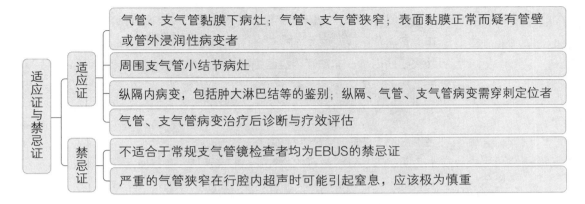

适应证与禁忌证

适应证
- 气管、支气管黏膜下病灶；气管、支气管狭窄；表面黏膜正常而疑有管壁或管外浸润性病变者
- 周围支气管小结节病灶
- 纵隔内病变，包括肿大淋巴结等的鉴别；纵隔、气管、支气管病变需穿刺定位者
- 气管、支气管病变治疗后诊断与疗效评估

禁忌证
- 不适合于常规支气管镜检查者均为EBUS的禁忌证
- 严重的气管狭窄在行腔内超声时可能引起窒息，应该极为慎重

二、操作前准备

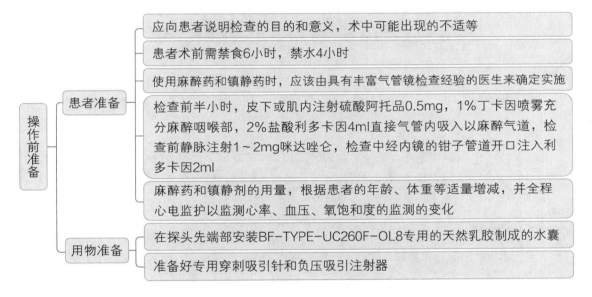

操作前准备

患者准备
- 应向患者说明检查的目的和意义，术中可能出现的不适等
- 患者术前需禁食6小时，禁水4小时
- 使用麻醉药和镇静药时，应该由具有丰富气管镜检查经验的医生来确定实施
- 检查前半小时，皮下或肌内注射硫酸阿托品0.5mg，1%丁卡因喷雾充分麻醉咽喉部，2%盐酸利多卡因4ml直接气管内吸入以麻醉气道，检查前静脉注射1~2mg咪达唑仑，检查中经内镜的钳子管道开口注入利多卡因2ml
- 麻醉药和镇静剂的用量，根据患者的年龄、体重等适量增减，并全程心电监护以监测心率、血压、氧饱和度的监测的变化

用物准备
- 在探头先端部安装BF-TYPE-UC260F-OL8专用的天然乳胶制成的水囊
- 准备好专用穿刺吸引针和负压吸引注射器

三、操作过程与护理配合

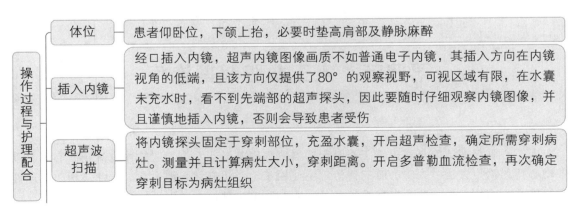

操作过程与护理配合

体位
- 患者仰卧位，下颌上抬，必要时垫高肩部及静脉麻醉

插入内镜
- 经口插入内镜，超声内镜图像画质不如普通电子内镜，其插入方向在内镜视角的低端，且该方向仅提供了80°的观察视野，可视区域有限，在水囊未充水时，看不到先端部的超声探头，因此要随时仔细观察内镜图像，并且谨慎地插入内镜，否则会导致患者受伤

超声波扫描
- 将内镜探头固定于穿刺部位，充盈水囊，开启超声检查，确定所需穿刺病灶。测量并且计算病灶大小，穿刺距离。开启多普勒血流检查，再次确定穿刺目标为病灶组织

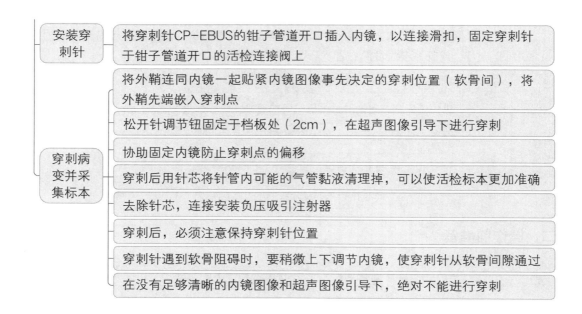

安装穿刺针	将穿刺针CP-EBUS的钳子管道开口插入内镜,以连接滑扣,固定穿刺针于钳子管道开口的活检连接阀上
穿刺病变并采集标本	将外鞘连同内镜一起贴紧内镜图像事先决定的穿刺位置(软骨间),将外鞘先端嵌入穿刺点
	松开针调节钮固定于档板处(2cm),在超声图像引导下进行穿刺
	协助固定内镜防止穿刺点的偏移
	穿刺后用针芯将针管内可能的气管黏液清理掉,可以使活检标本更加准确
	去除针芯,连接安装负压吸引注射器
	穿刺后,必须注意保持穿刺针位置
	穿刺针遇到软骨阻碍时,要稍微上下调节内镜,使穿刺针从软骨间隙通过
	在没有足够清晰的内镜图像和超声图像引导下,绝对不能进行穿刺

四、操作后护理

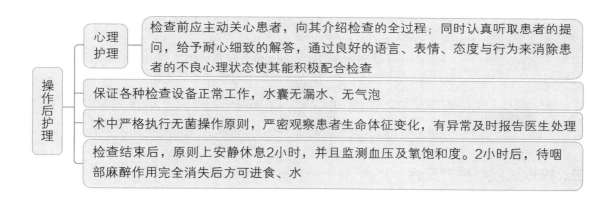

操作后护理	心理护理	检查前应主动关心患者,向其介绍检查的全过程;同时认真听取患者的提问,给予耐心细致的解答,通过良好的语言、表情、态度与行为来消除患者的不良心理状态使其能积极配合检查
		保证各种检查设备正常工作,水囊无漏水、无气泡
		术中严格执行无菌操作原则,严密观察患者生命体征变化,有异常及时报告医生处理
		检查结束后,原则上安静休息2小时,并且监测血压及氧饱和度。2小时后,待咽部麻醉作用完全消失后方可进食、水

第四节　人工心脏起搏治疗

　　人工心脏起搏治疗是通过人工心脏起搏器或程序刺激器发放人造脉冲电流刺激心脏,以带动心搏的治疗方法。人工心脏起搏治疗主要用于治疗缓慢性心律失常,治疗与预防快速性心律失常,治疗与控制非心电疾病等,是临床心脏电生理检查中不可缺少的手段。

一、适应证

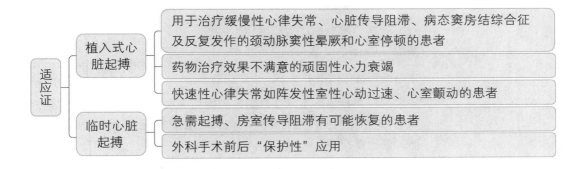

二、操作前准备

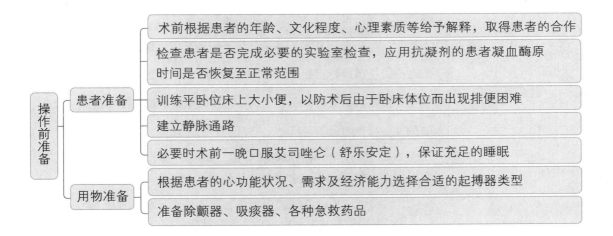

三、操作过程与护理配合

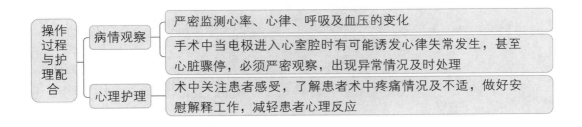

四、操作后护理

操作后护理
- 伤口观察及护理
  - 永久起搏器术后伤口局部用1kg沙袋压迫4～6小时，每间隔2小时解除压迫5分钟，直至确认无出血后
  - 术后至拆线以前不要洗澡，以防伤口感染
  - 安装临时起搏器者手术切口需每天换药一次，换药时注意观察切口是否渗血、渗液，局部皮肤的色泽，囊袋有无波动感、血肿、积脓，防止囊袋坏死
  - 安装临时起搏器者注意观察临时起搏电极及鞘管固定是否良好
- 饮食护理
  - 术后给予高蛋白、高维生素、多纤维素、易消化的食物，增加机体抵抗力，以促进伤口的愈合
  - 禁食易胀气的食物，如牛奶、鸡蛋、豆制品等，指导患者保持大便通畅，避免用力屏气排便，以免引起电极脱落
- 休息与活动
  - 术后1～3天内卧床休息，取平卧位或略向左侧，禁止右侧卧位
  - 如对平卧不适应，可抬高床头30°～60°，术侧肢体不宜过度活动
  - 勿用力咳嗽，必要时用手按压伤口，以防电极脱位
  - 鼓励并指导患者做下肢活动
  - 安装临时起搏器者需绝对卧床休息。第1次起床活动动作应缓慢，防止跌倒。同时协助患者做好生活护理
- 并发症的观察及处理
  - 术后心电监护，监测起搏器是否带动良好，监测生命体征，及时发现有无起搏器电极移位或起搏器感知障碍
  - 起搏器植入后易发生感染、电极脱位、起搏器失灵以及心脏穿孔等并发症
  - 电极脱位表现为突感胸闷、头昏，心电波显示起搏信号无相应QRS波群。X线透视可见电极游离，应立即做好准备工作，协助医生处理
  - 若出现起搏频率增快、起搏信号消失或出现心律失常，提示可能发生起搏器失灵，应立即处理
  - 若发现无起搏图形或起搏图形改变，同时出现呃逆、肌肉抽搐、胸痛，听诊时有心包摩擦音，提示心脏穿孔，应及时手术治疗

第五节 心脏电复律

心脏电复律是在短时间内向心脏通以高压强电流，使心肌瞬间同时除极，消除异位性快速心律失常，使之转复为窦性心律的方法。最早用于消除心室颤动，因此也称为心脏电除颤。

一、适应证与禁忌证

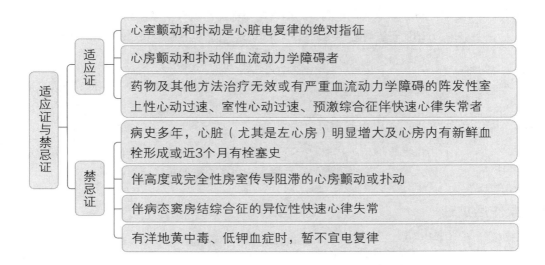

适应证与禁忌证
- 适应证
  - 心室颤动和扑动是心脏电复律的绝对指征
  - 心房颤动和扑动伴血流动力学障碍者
  - 药物及其他方法治疗无效或有严重血流动力学障碍的阵发性室上性心动过速、室性心动过速、预激综合征伴快速心律失常者
- 禁忌证
  - 病史多年，心脏（尤其是左心房）明显增大及心房内有新鲜血栓形成或近3个月有栓塞史
  - 伴高度或完全性房室传导阻滞的心房颤动或扑动
  - 伴病态窦房结综合征的异位性快速心律失常
  - 有洋地黄中毒、低钾血症时，暂不宜电复律

二、操作前准备

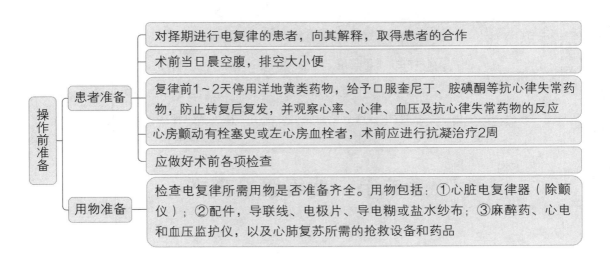

操作前准备
- 患者准备
  - 对择期进行电复律的患者，向其解释，取得患者的合作
  - 术前当日晨空腹，排空大小便
  - 复律前1~2天停用洋地黄类药物，给予口服奎尼丁、胺碘酮等抗心律失常药物，防止转复后复发，并观察心率、心律、血压及抗心律失常药物的反应
  - 心房颤动有栓塞史或左心房血栓者，术前应进行抗凝治疗2周
  - 应做好术前各项检查
- 用物准备
  - 检查电复律所需用物是否准备齐全。用物包括：①心脏电复律器（除颤仪）；②配件，导联线、电极片、导电糊或盐水纱布；③麻醉药、心电和血压监护仪，以及心肺复苏所需的抢救设备和药品

三、操作过程与护理配合

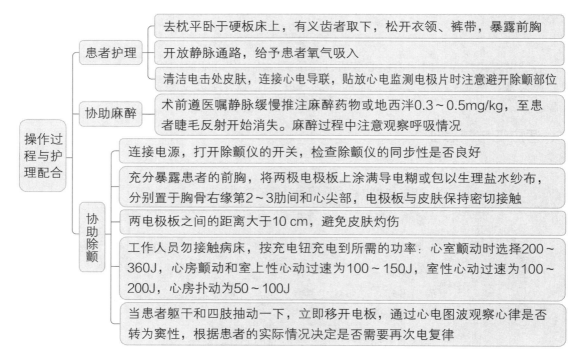

操作过程与护理配合
- 患者护理
  - 去枕平卧于硬板床上，有义齿者取下，松开衣领、裤带，暴露前胸
  - 开放静脉通路，给予患者氧气吸入
  - 清洁电击处皮肤，连接心电导联，贴放心电监测电极片时注意避开除颤部位
- 协助麻醉
  - 术前遵医嘱静脉缓慢推注麻醉药物或地西泮0.3～0.5mg/kg，至患者睫毛反射开始消失。麻醉过程中注意观察呼吸情况
- 协助除颤
  - 连接电源，打开除颤仪的开关，检查除颤仪的同步性是否良好
  - 充分暴露患者的前胸，将两极电极板上涂满导电糊或包以生理盐水纱布，分别置于胸骨右缘第2～3肋间和心尖部，电极板与皮肤保持密切接触
  - 两电极板之间的距离大于10 cm，避免皮肤灼伤
  - 工作人员勿接触病床，按充电钮充电到所需的功率：心室颤动时选择200～360J，心房颤动和室上性心动过速为100～150J，室性心动过速为100～200J，心房扑动为50～100J
  - 当患者躯干和四肢抽动一下，立即移开电板，通过心电图波观察心律是否转为窦性，根据患者的实际情况决定是否需要再次电复律

四、操作后护理

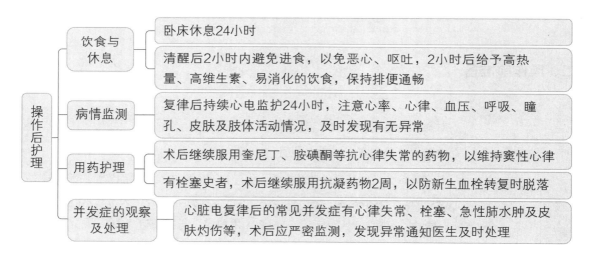

操作后护理
- 饮食与休息
  - 卧床休息24小时
  - 清醒后2小时内避免进食，以免恶心、呕吐，2小时后给予高热量、高维生素、易消化的饮食，保持排便通畅
- 病情监测
  - 复律后持续心电监护24小时，注意心率、心律、血压、呼吸、瞳孔、皮肤及肢体活动情况，及时发现有无异常
- 用药护理
  - 术后继续服用奎尼丁、胺碘酮等抗心律失常的药物，以维持窦性心律
  - 有栓塞史者，术后继续服用抗凝药物2周，以防新生血栓转复时脱落
- 并发症的观察及处理
  - 心脏电复律后的常见并发症有心律失常、栓塞、急性肺水肿及皮肤灼伤等，术后应严密监测，发现异常通知医生及时处理

第六节　心导管检查术

　　心导管检查是通过心导管插管术进行心脏各腔室、瓣膜与血管的构造及功能的检查，包括左右心导管检查与选择性左右心造影等，是一种非常有价值的诊断方法。心导管检查的目

的主要是明确诊断心脏和大血管病变的部位与性质、病变是否引起血流动力学改变及其程度，为采用介入性治疗或外科手术提供依据。

一、适应证与禁忌证

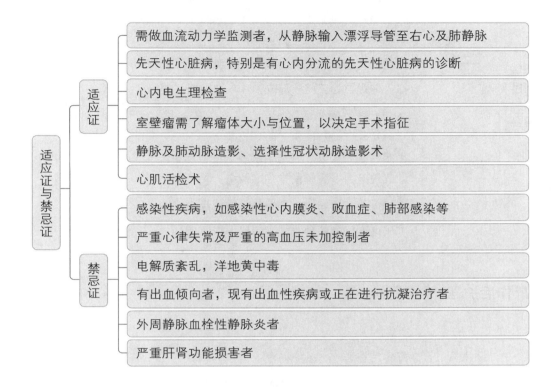

适应证与禁忌证
- 适应证
  - 需做血流动力学监测者，从静脉输入漂浮导管至右心及肺静脉
  - 先天性心脏病，特别是有心内分流的先天性心脏病的诊断
  - 心内电生理检查
  - 室壁瘤需了解瘤体大小与位置，以决定手术指征
  - 静脉及肺动脉造影、选择性冠状动脉造影术
  - 心肌活检术
- 禁忌证
  - 感染性疾病，如感染性心内膜炎、败血症、肺部感染等
  - 严重心律失常及严重的高血压未加控制者
  - 电解质紊乱，洋地黄中毒
  - 有出血倾向者，现有出血性疾病或正在进行抗凝治疗者
  - 外周静脉血栓性静脉炎者
  - 严重肝肾功能损害者

二、操作前准备

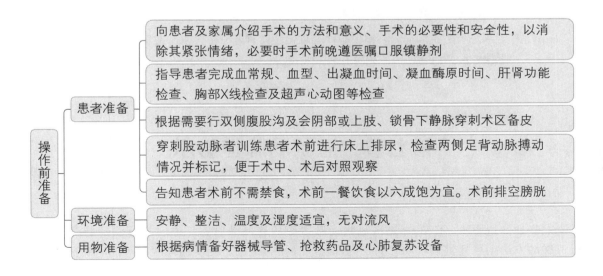

操作前准备
- 患者准备
  - 向患者及家属介绍手术的方法和意义、手术的必要性和安全性，以消除其紧张情绪，必要时手术前晚遵医嘱口服镇静剂
  - 指导患者完成血常规、血型、出凝血时间、凝血酶原时间、肝肾功能检查、胸部X线检查及超声心动图等检查
  - 根据需要行双侧腹股沟及会阴部或上肢、锁骨下静脉穿刺术区备皮
  - 穿刺股动脉者训练患者术前进行床上排尿，检查两侧足背动脉搏动情况并标记，便于术中、术后对照观察
  - 告知患者术前不需禁食，术前一餐饮食以六成饱为宜。术前排空膀胱
- 环境准备
  - 安静、整洁、温度及湿度适宜，无对流风
- 用物准备
  - 根据病情备好器械导管、抢救药品及心肺复苏设备

三、操作过程与护理配合

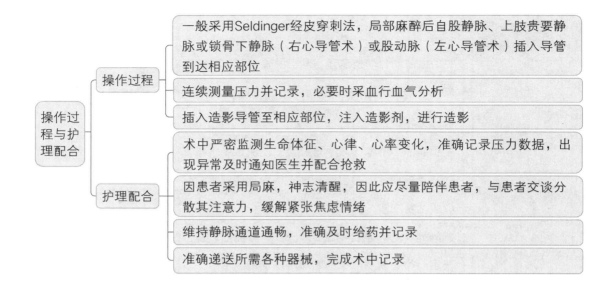

操作过程与护理配合
- 操作过程
  - 一般采用Seldinger经皮穿刺法，局部麻醉后自股静脉、上肢贵要静脉或锁骨下静脉（右心导管术）或股动脉（左心导管术）插入导管到达相应部位
  - 连续测量压力并记录，必要时采血行血气分析
  - 插入造影导管至相应部位，注入造影剂，进行造影
- 护理配合
  - 术中严密监测生命体征、心律、心率变化，准确记录压力数据，出现异常及时通知医生并配合抢救
  - 因患者采用局麻，神志清醒，因此应尽量陪伴患者，与患者交谈分散其注意力，缓解紧张焦虑情绪
  - 维持静脉通道通畅，准确及时给药并记录
  - 准确递送所需各种器械，完成术中记录

四、操作后护理

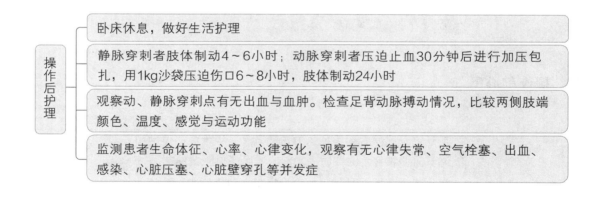

操作后护理
- 卧床休息，做好生活护理
- 静脉穿刺者肢体制动4~6小时；动脉穿刺者压迫止血30分钟后进行加压包扎，用1kg沙袋压迫伤口6~8小时，肢体制动24小时
- 观察动、静脉穿刺点有无出血与血肿。检查足背动脉搏动情况，比较两侧肢端颜色、温度、感觉与运动功能
- 监测患者生命体征、心率、心律变化，观察有无心律失常、空气栓塞、出血、感染、心脏压塞、心脏壁穿孔等并发症

第七节　冠状动脉造影术

冠状动脉造影术（CAG）是将冠状动脉造影导管经动脉送至左、右冠状动脉开口部进行造影的方法，可提供冠状动脉病变的部位、性质、范围、侧支循环状况等的准确资料，有助于选择最佳治疗方案。

一、适应证与禁忌证

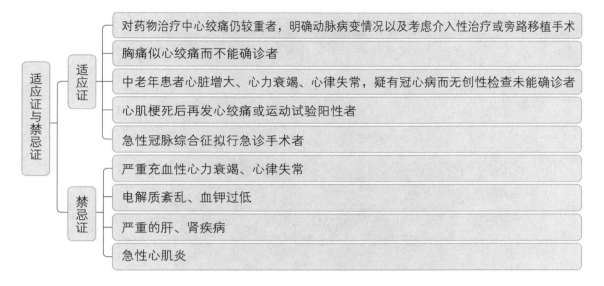

适应证与禁忌证

适应证
- 对药物治疗中心绞痛仍较重者，明确动脉病变情况以及考虑介入性治疗或旁路移植手术
- 胸痛似心绞痛而不能确诊者
- 中老年患者心脏增大、心力衰竭、心律失常，疑有冠心病而无创性检查未能确诊者
- 心肌梗死后再发心绞痛或运动试验阳性者
- 急性冠脉综合征拟行急诊手术者

禁忌证
- 严重充血性心力衰竭、心律失常
- 电解质紊乱、血钾过低
- 严重的肝、肾疾病
- 急性心肌炎

二、操作前准备

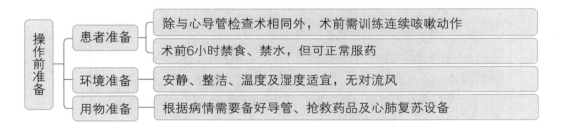

操作前准备

患者准备
- 除与心导管检查术相同外，术前需训练连续咳嗽动作
- 术前6小时禁食、禁水，但可正常服药

环境准备
- 安静、整洁、温度及湿度适宜，无对流风

用物准备
- 根据病情需要备好导管、抢救药品及心肺复苏设备

三、操作过程与护理配合

用特形的心导管经股动脉、肱动脉或桡动脉送至主动脉根部，分别插入左、右冠状动脉口，注入造影剂使冠状动脉及其主要分支显影。术中护理同心导管检查术。

四、操作后护理

经股动脉穿刺行冠状动脉造影术后，可即刻拔出鞘管，穿刺部位按压 30 分钟后，如果穿刺点无活动性出血，可以进行制动并加压包扎，术侧肢体制动 24 小时后拆除弹力绷带自由活动。其他同心导管检查术。

第八节　经皮冠状动脉介入治疗

经皮冠状动脉介入治疗（PCI）是用心导管技术疏通狭窄甚至闭塞的冠状动脉管腔，从而改善心肌血流灌注的一组治疗技术。经皮冠状动脉介入治疗包括经皮冠状动脉腔内成形术

（PTCA）、冠状动脉内支架植入术、冠状动脉内旋切术、旋磨术和激光成形术等。其中，PTCA和支架植入术是目前冠心病治疗的重要手段。PTCA是用一种特定大小的球囊扩张冠状动脉内径，解除其狭窄，改善心肌血流灌注的一种非外科治疗手法，是冠状动脉介入治疗的最基本手段。冠状动脉内支架植入术是将金属制成的支架，输入病变的冠状动脉内，支撑其血管壁，以保持管腔内血流通畅的方法，目的是防止和减少PTCA后急性冠状动脉闭塞和后期再狭窄。

一、适应证

适应证

- 稳定型心绞痛经药物治疗后仍有症状，狭窄的血管供应中到大面积处于危险中的存活心肌的患者
- 有轻度心绞痛症状或无症状但心肌缺血的客观证据明确，狭窄病变显著，病变血管供应中到大面积存活心肌的患者
- 介入治疗后心绞痛复发、管腔再狭窄者
- 急性心肌梗死发病12小时以内属下列情况者：①ST段抬高和新出现的左束支传导阻滞（影响ST段的分析）的心肌梗死。②ST段抬高的心肌梗死，并发心源性休克。③适合再灌注治疗而有溶栓治疗禁忌证者。④无ST段抬高的心肌梗死，但梗死相关动脉严重狭窄，血流≤TIMI Ⅱ级
- 急性心肌梗死溶栓治疗后仍有明显胸痛，抬高的ST段无明显降低，冠状动脉造影显示TIMI 0~Ⅱ级者
- 主动脉-冠状动脉旁路移植术后复发心绞痛者。包括扩张旁路移植血管的狭窄，吻合口远端的病变或冠状动脉新发生的病变
- 不稳定型心绞痛经药物治疗病情未能稳定者；心绞痛发作时ST压低>1mm，持续时间>20分钟，或血肌钙蛋白升高者

二、操作前准备

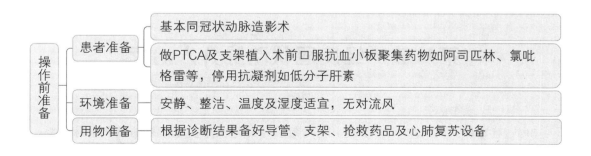

操作前准备

- 患者准备
  - 基本同冠状动脉造影术
  - 做PTCA及支架植入术前口服抗血小板聚集药物如阿司匹林、氯吡格雷等，停用抗凝剂如低分子肝素
- 环境准备：安静、整洁、温度及湿度适宜，无对流风
- 用物准备：根据诊断结果备好导管、支架、抢救药品及心肺复苏设备

三、操作过程与护理配合

操作过程与护理配合
- 操作过程
  - 先作冠状动脉造影，再用指引导管将带球囊导管输入，通过细钢丝引至狭窄病变处，以1∶1稀释的造影剂注入球囊，加压使之扩张膨胀，待血管已经扩张后逐渐减压，回抽造影剂，将球囊抽成负压状态撤出
  - 冠状动脉内支架输入术是在PTCA术后将金属支架置入病变的冠状动脉内，支撑其管壁
  - 支架的大小依血管直径来选择
- 术中配合
  - 告知患者，如术中有心悸、胸闷等不适，应立即告诉医生。球囊扩张时，患者可有胸闷、心绞痛发作的症状，应做好解释工作，并给予相应护理
  - 重点监测导管定位时、造影时、球囊扩张时及有可能出现再灌注心律失常时心电及血压的变化，发现异常及时报告医生并采取有效措施

四、操作后护理

操作后护理
- 持续心电、血压监护24小时，严密观察有无心律失常、心肌缺血、心肌梗死等急性期并发症
- 对血压不稳定者应每15～30分钟测量1次，直到血压稳定后改为每1小时测量1次
- 即刻做12导联心电图，与术前对比，有症状时再复查
- 经股动脉穿刺时因在术中追加肝素，需在拔出鞘管之前常规监测活化部分凝血激酶时间（APTT），APTT降低到正常值的1.5～2.0倍范围内，可拔除鞘管
- 经股动脉穿刺时，按压穿刺部位30分钟后，若穿刺点无活动性出血，再进行制动并加压包扎；并需用1kg沙袋压迫穿刺点6～8小时，制动24小时后可正常活动
- 经桡动脉穿刺者术后可立即拔除鞘管，对穿刺点局部压迫4～6小时后，可去除加压弹力绷带
- 术后鼓励患者多饮水，加速造影剂的排泄
- 术后常规给予低分子肝素皮下注射，注意观察有无出血倾向，如伤口渗血、牙龈出血等。植入支架的患者遵医嘱应用抗生素预防感染
- 做好术后负性效应如腰酸与腹胀、术区出血或血肿、腹膜后出血或血肿、假性动脉瘤和动、静脉瘘、穿刺动脉血栓形成或栓塞、尿潴留、低血压、造影剂反应、心肌梗死等的观察与护理

第九节　射频消融术

射频消融术（RFCA）是在心脏电生理技术进行心内标测定位的基础上，将导管电极置于引起心律失常的病灶或异常传导路径区域内，通过释放射频电流，促使该区域内心肌细胞发生凝固性坏死，以阻断和消除快速型心律失常异常传导路径和起源点，进而达到根治目的的一种心脏介入性治疗技术。射频电流是一种正弦波形，是频率为 300～750kHz 的交流电流。

一、适应证与禁忌证

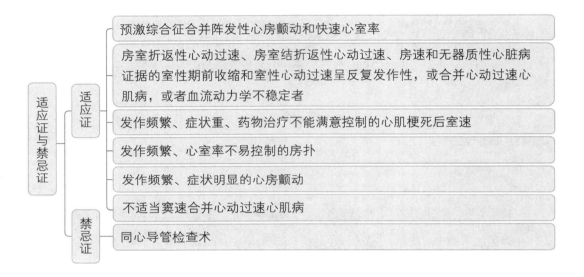

适应证与禁忌证
- 适应证
  - 预激综合征合并阵发性心房颤动和快速心室率
  - 房室折返性心动过速、房室结折返性心动过速、房速和无器质性心脏病证据的室性期前收缩和室性心动过速呈反复发作性，或合并心动过速心肌病，或者血流动力学不稳定者
  - 发作频繁、症状重、药物治疗不能满意控制的心肌梗死后室速
  - 发作频繁、心室率不易控制的房扑
  - 发作频繁、症状明显的心房颤动
  - 不适当窦速合并心动过速心肌病
- 禁忌证
  - 同心导管检查术

二、操作前准备

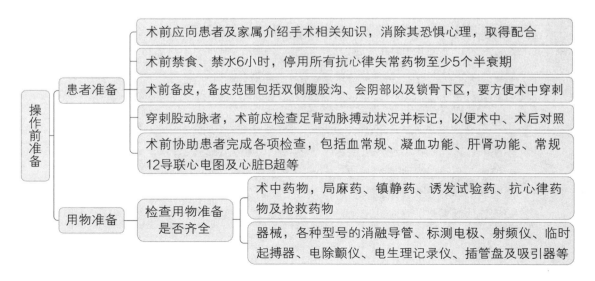

操作前准备
- 患者准备
  - 术前应向患者及家属介绍手术相关知识，消除其恐惧心理，取得配合
  - 术前禁食、禁水6小时，停用所有抗心律失常药物至少5个半衰期
  - 术前备皮，备皮范围包括双侧腹股沟、会阴部以及锁骨下区，要方便术中穿刺
  - 穿刺股动脉者，术前应检查足背动脉搏动状况并标记，以便术中、术后对照
  - 术前协助患者完成各项检查，包括血常规、凝血功能、肝肾功能、常规12导联心电图及心脏B超等
- 用物准备
  - 检查用物准备是否齐全
    - 术中药物，局麻药、镇静药、诱发试验药、抗心律药物及抢救药物
    - 器械，各种型号的消融导管、标测电极、射频仪、临时起搏器、电除颤仪、电生理记录仪、插管盘及吸引器等

图解实用内科临床护理

三、操作过程与护理配合

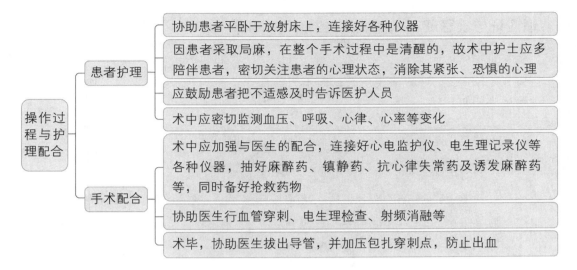

操作过程与护理配合

- 患者护理
  - 协助患者平卧于放射床上，连接好各种仪器
  - 因患者采取局麻，在整个手术过程中是清醒的，故术中护士应多陪伴患者，密切关注患者的心理状态，消除其紧张、恐惧的心理
  - 应鼓励患者把不适感及时告诉医护人员
  - 术中应密切监测血压、呼吸、心律、心率等变化
- 手术配合
  - 术中应加强与医生的配合，连接好心电监护仪、电生理记录仪等各种仪器，抽好麻醉药、镇静药、抗心律失常药及诱发麻醉药等，同时备好抢救药物
  - 协助医生行血管穿刺、电生理检查、射频消融等
  - 术毕，协助医生拔出导管，并加压包扎穿刺点，防止出血

四、操作后护理

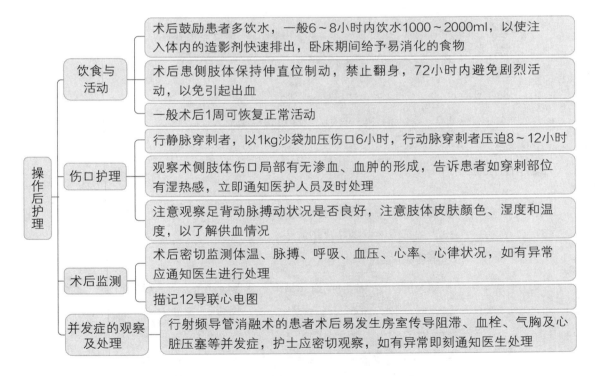

操作后护理

- 饮食与活动
  - 术后鼓励患者多饮水，一般6~8小时内饮水1000~2000ml，以使注入体内的造影剂快速排出，卧床期间给予易消化的食物
  - 术后患侧肢体保持伸直位制动，禁止翻身，72小时内避免剧烈活动，以免引起出血
  - 一般术后1周可恢复正常活动
- 伤口护理
  - 行静脉穿刺者，以1kg沙袋加压伤口6小时，行动脉穿刺者压迫8~12小时
  - 观察术侧肢体伤口局部有无渗血、血肿的形成，告诉患者如穿刺部位有湿热感，立即通知医护人员及时处理
  - 注意观察足背动脉搏动状况是否良好，注意肢体皮肤颜色、湿度和温度，以了解供血情况
- 术后监测
  - 术后密切监测体温、脉搏、呼吸、血压、心率、心律状况，如有异常应通知医生进行处理
  - 描记12导联心电图
- 并发症的观察及处理
  - 行射频导管消融术的患者术后易发生房室传导阻滞、血栓、气胸及心脏压塞等并发症，护士应密切观察，如有异常即刻通知医生处理

第十节　胃镜检查术

　　胃镜检查包括食管、胃、十二指肠的检查，是应用最广、进展最陕的内镜检查。通过此项检查可以直接观察食管、胃、十二指肠炎症、溃疡或肿瘤等病变的大小、部位及范围，同

时，在胃镜直视下对急性出血者可止血，摘除小息肉等，并且可行组织学或细胞学的病理检查。

一、适应证与禁忌证

1. 适应证

适应证比较广泛，一般来说所有诊断不明的食管、胃、十二指肠疾病，均可行此项检查。主要适应证如下。

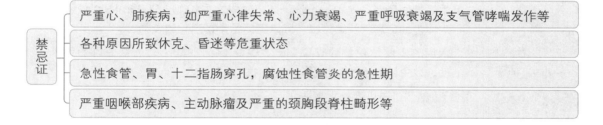

适应证	
	有明显消化道症状或上消化道出血，但原因不明者
	疑有上消化道肿瘤，但X线钡餐检查不能确诊者
	需要随访观察的病变，如溃疡病、萎缩性胃炎、胃手术后及药物治疗前后对比观察等
	需做内镜治疗者，如摘取异物、急性上消化道出血的止血、食管静脉曲张的硬化剂注射与结扎、食管狭窄的扩张治疗等

2. 禁忌证

禁忌证	
	严重心、肺疾病，如严重心律失常、心力衰竭、严重呼吸衰竭及支气管哮喘发作等
	各种原因所致休克、昏迷等危重状态
	急性食管、胃、十二指肠穿孔，腐蚀性食管炎的急性期
	严重咽喉部疾病、主动脉瘤及严重的颈胸段脊柱畸形等

二、操作前准备

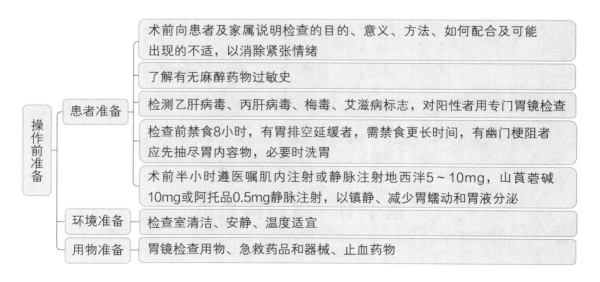

操作前准备	患者准备	术前向患者及家属说明检查的目的、意义、方法、如何配合及可能出现的不适，以消除紧张情绪
		了解有无麻醉药物过敏史
		检测乙肝病毒、丙肝病毒、梅毒、艾滋病标志，对阳性者用专门胃镜检查
		检查前禁食8小时，有胃排空延缓者，需禁食更长时间，有幽门梗阻者应先抽尽胃内容物，必要时洗胃
		术前半小时遵医嘱肌内注射或静脉注射地西泮5～10mg，山莨菪碱10mg或阿托品0.5mg静脉注射，以镇静、减少胃蠕动和胃液分泌
	环境准备	检查室清洁、安静、温度适宜
	用物准备	胃镜检查用物、急救药品和器械、止血药物

三、操作过程与护理配合

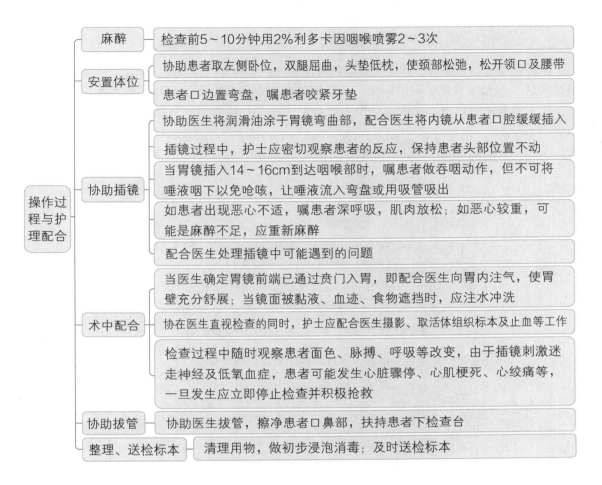

操作过程与护理配合

- **麻醉** — 检查前5~10分钟用2%利多卡因咽喉喷雾2~3次
- **安置体位**
  - 协助患者取左侧卧位，双腿屈曲，头垫低枕，使颈部松弛，松开领口及腰带
  - 患者口边置弯盘，嘱患者咬紧牙垫
- **协助插镜**
  - 协助医生将润滑油涂于胃镜弯曲部，配合医生将内镜从患者口腔缓缓插入
  - 插镜过程中，护士应密切观察患者的反应，保持患者头部位置不动
  - 当胃镜插入14~16cm到达咽喉部时，嘱患者做吞咽动作，但不可将唾液咽下以免呛咳，让唾液流入弯盘或用吸管吸出
  - 如患者出现恶心不适，嘱患者深呼吸，肌肉放松；如恶心较重，可能是麻醉不足，应重新麻醉
  - 配合医生处理插镜中可能遇到的问题
- **术中配合**
  - 当医生确定胃镜前端已通过贲门入胃，即配合医生向胃内注气，使胃壁充分舒展；当镜面被黏液、血迹、食物遮挡时，应注水冲洗
  - 协在医生直视检查的同时，护士应配合医生摄影、取活体组织标本及止血等工作
  - 检查过程中随时观察患者面色、脉搏、呼吸等改变，由于插镜刺激迷走神经及低氧血症，患者可能发生心脏骤停、心肌梗死、心绞痛等，一旦发生应立即停止检查并积极抢救
- **协助拔管** — 协助医生拔管，擦净患者口鼻部，扶持患者下检查台
- **整理、送检标本** — 清理用物，做初步浸泡消毒；及时送检标本

四、操作后护理

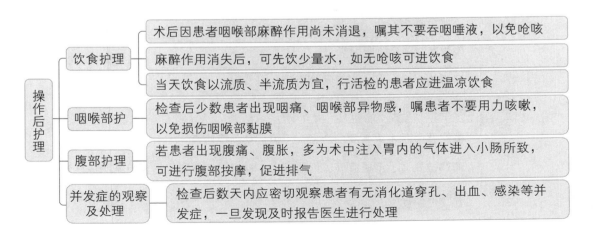

操作后护理

- **饮食护理**
  - 术后因患者咽喉部麻醉作用尚未消退，嘱其不要吞咽唾液，以免呛咳
  - 麻醉作用消失后，可先饮少量水，如无呛咳可进饮食
  - 当天饮食以流质、半流质为宜，行活检的患者应进温凉饮食
- **咽喉部护理** — 检查后少数患者出现咽痛、咽喉部异物感，嘱患者不要用力咳嗽，以免损伤咽喉部黏膜
- **腹部护理** — 若患者出现腹痛、腹胀，多为术中注入胃内的气体进入小肠所致，可进行腹部按摩，促进排气
- **并发症的观察及处理** — 检查后数天内应密切观察患者有无消化道穿孔、出血、感染等并发症，一旦发现及时报告医生进行处理

第十一节　结肠镜检查术

结肠镜检查是诊断和治疗大肠疾病的安全、有效、可靠、简便的方法之一，不但可明确钡剂灌肠 X 线检查未能明确的病变，而且能取活检做病理检查，并对某些大肠疾病进行治疗。广泛开展此项检查，可提高早期大肠癌的发现率，还能对癌前期病变和大肠息肉及时治疗。

一、适应证与禁忌证

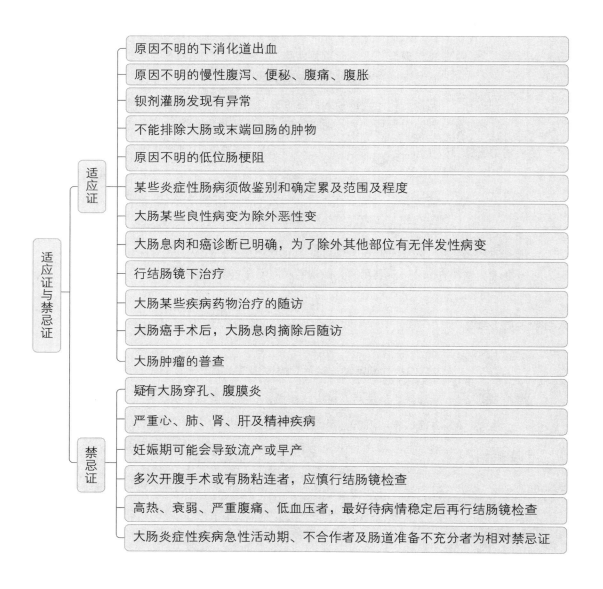

适应证与禁忌证

适应证
- 原因不明的下消化道出血
- 原因不明的慢性腹泻、便秘、腹痛、腹胀
- 钡剂灌肠发现有异常
- 不能排除大肠或末端回肠的肿物
- 原因不明的低位肠梗阻
- 某些炎症性肠病须做鉴别和确定累及范围及程度
- 大肠某些良性病变为除外恶性变
- 大肠息肉和癌诊断已明确，为了除外其他部位有无伴发性病变
- 行结肠镜下治疗
- 大肠某些疾病药物治疗的随访
- 大肠癌手术后，大肠息肉摘除后随访
- 大肠肿瘤的普查

禁忌证
- 疑有大肠穿孔、腹膜炎
- 严重心、肺、肾、肝及精神疾病
- 妊娠期可能会导致流产或早产
- 多次开腹手术或有肠粘连者，应慎行结肠镜检查
- 高热、衰弱、严重腹痛、低血压者，最好待病情稳定后再行结肠镜检查
- 大肠炎症性疾病急性活动期、不合作者及肠道准备不充分者为相对禁忌证

图解实用内科临床护理

二、操作前准备

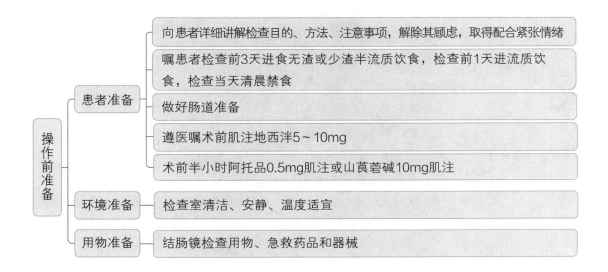

操作前准备
- 患者准备
  - 向患者详细讲解检查目的、方法、注意事项，解除其顾虑，取得配合紧张情绪
  - 嘱患者检查前3天进食无渣或少渣半流质饮食，检查前1天进流质饮食，检查当天清晨禁食
  - 做好肠道准备
  - 遵医嘱术前肌注地西泮5～10mg
  - 术前半小时阿托品0.5mg肌注或山莨菪碱10mg肌注
- 环境准备
  - 检查室清洁、安静、温度适宜
- 用物准备
  - 结肠镜检查用物、急救药品和器械

三、操作过程与护理配合

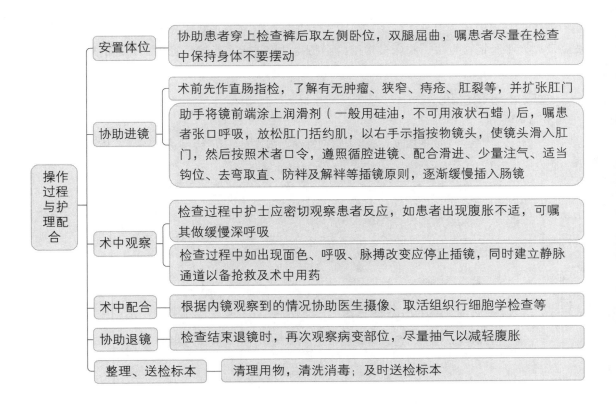

操作过程与护理配合
- 安置体位
  - 协助患者穿上检查裤后取左侧卧位，双腿屈曲，嘱患者尽量在检查中保持身体不要摆动
- 协助进镜
  - 术前先作直肠指检，了解有无肿瘤、狭窄、痔疮、肛裂等，并扩张肛门
  - 助手将镜前端涂上润滑剂（一般用硅油，不可用液状石蜡）后，嘱患者张口呼吸，放松肛门括约肌，以右手示指按物镜头，使镜头滑入肛门，然后按照术者口令，遵照循腔进镜、配合滑进、少量注气、适当钩位、去弯取直、防袢及解袢等插镜原则，逐渐缓慢插入肠镜
- 术中观察
  - 检查过程中护士应密切观察患者反应，如患者出现腹胀不适，可嘱其做缓慢深呼吸
  - 检查过程中如出现面色、呼吸、脉搏改变应停止插镜，同时建立静脉通道以备抢救及术中用药
- 术中配合
  - 根据内镜观察到的情况协助医生摄像、取活组织行细胞学检查等
- 协助退镜
  - 检查结束退镜时，再次观察病变部位，尽量抽气以减轻腹胀
- 整理、送检标本
  - 清理用物，清洗消毒；及时送检标本

四、操作后护理

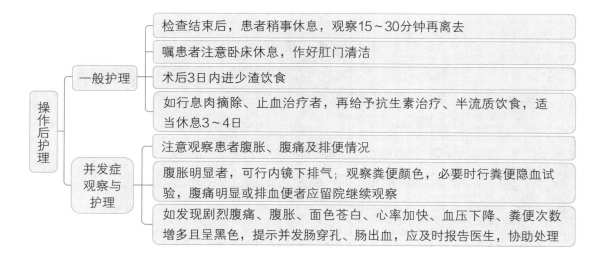

第十二节　小肠镜检查术

　　小肠镜检查方法有推进法、探条法、肠带诱导法、术中小肠镜检查法、母子式小肠镜检查法及放大小肠镜检查法。临床最常用的小肠镜是推进式小肠镜，近年来开发的单气囊推进式小肠镜已用于临床。

一、适应证与禁忌证

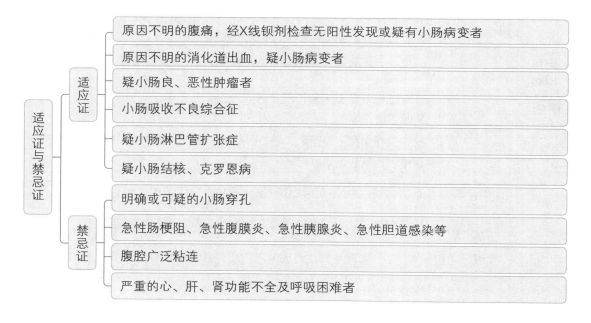

二、操作前准备

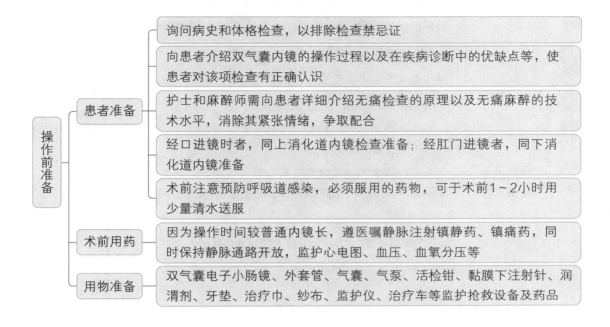

操作前准备
- 患者准备
  - 询问病史和体格检查，以排除检查禁忌证
  - 向患者介绍双气囊内镜的操作过程以及在疾病诊断中的优缺点等，使患者对该项检查有正确认识
  - 护士和麻醉师需向患者详细介绍无痛检查的原理以及无痛麻醉的技术水平，消除其紧张情绪，争取配合
  - 经口进镜时者，同上消化道内镜检查准备；经肛门进镜者，同下消化道内镜准备
  - 术前注意预防呼吸道感染，必须服用的药物，可于术前1～2小时用少量清水送服
- 术前用药
  - 因为操作时间较普通内镜长，遵医嘱静脉注射镇静药、镇痛药，同时保持静脉通路开放，监护心电图、血压、血氧分压等
- 用物准备
  - 双气囊电子小肠镜、外套管、气囊、气泵、活检钳、黏膜下注射针、润滑剂、牙垫、治疗巾、纱布、监护仪、治疗车等监护抢救设备及药品

三、操作过程与护理配合

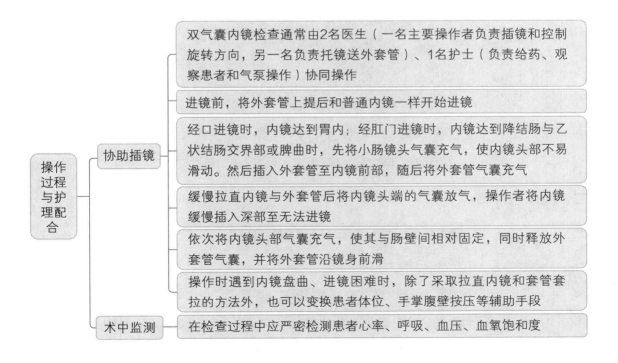

操作过程与护理配合
- 协助插镜
  - 双气囊内镜检查通常由2名医生（一名主要操作者负责插镜和控制旋转方向，另一名负责托镜送外套管）、1名护士（负责给药、观察患者和气泵操作）协同操作
  - 进镜前，将外套管上提后和普通内镜一样开始进镜
  - 经口进镜时，内镜达到胃内；经肛门进镜时，内镜达到降结肠与乙状结肠交界部或脾曲时，先将小肠镜头气囊充气，使内镜头部不易滑动。然后插入外套管至内镜前部，随后将外套管气囊充气
  - 缓慢拉直内镜与外套管后将内镜头端的气囊放气，操作者将内镜缓慢插入深部至无法进镜
  - 依次将内镜头部气囊充气，使其与肠壁间相对固定，同时释放外套管气囊，并将外套管沿镜身前滑
  - 操作时遇到内镜盘曲、进镜困难时，除了采取拉直内镜和套管套拉的方法外，也可以变换患者体位、手掌腹壁按压等辅助手段
- 术中监测
  - 在检查过程中应严密检测患者心率、呼吸、血压、血氧饱和度

四、操作后护理

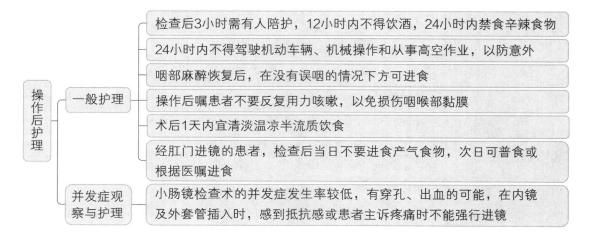

操作后护理 —— 一般护理
- 检查后3小时需有人陪护，12小时内不得饮酒，24小时内禁食辛辣食物
- 24小时内不得驾驶机动车辆、机械操作和从事高空作业，以防意外
- 咽部麻醉恢复后，在没有误咽的情况下方可进食
- 操作后嘱患者不要反复用力咳嗽，以免损伤咽喉部黏膜
- 术后1天内宜清淡温凉半流质饮食
- 经肛门进镜的患者，检查后当日不要进食产气食物，次日可普食或根据医嘱进食

并发症观察与护理
- 小肠镜检查术的并发症发生率较低，有穿孔、出血的可能，在内镜及外套管插入时，感到抵抗感或患者主诉疼痛时不能强行进镜

第十三节　腹腔穿刺术

腹腔穿刺术（abdominocentesis）是为了诊断和治疗疾病，用穿刺技术抽取腹腔液体，以明确腹水性质，降低腹腔压力或向腹腔内注射药物，进行局部治疗的方法。

一、适应证与禁忌证

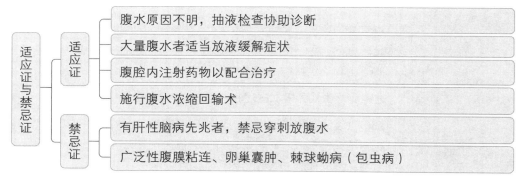

适应证与禁忌证 —— 适应证
- 腹水原因不明，抽液检查协助诊断
- 大量腹水者适当放液缓解症状
- 腹腔内注射药物以配合治疗
- 施行腹水浓缩回输术

禁忌证
- 有肝性脑病先兆者，禁忌穿刺放腹水
- 广泛性腹膜粘连、卵巢囊肿、棘球蚴病（包虫病）

二、操作前准备

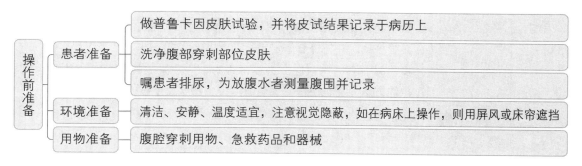

操作前准备 —— 患者准备
- 做普鲁卡因皮肤试验，并将皮试结果记录于病历上
- 洗净腹部穿刺部位皮肤
- 嘱患者排尿，为放腹水者测量腹围并记录

环境准备
- 清洁、安静、温度适宜，注意视觉隐蔽，如在病床上操作，则用屏风或床帘遮挡

用物准备
- 腹腔穿刺用物、急救药品和器械

三、操作过程与护理配合

```
                    ┌─ 安置体位 ─┬─ 安置患者于舒适体位，一般坐在靠背椅上
                    │            ├─ 体弱者在床上取坐位、半卧位，平卧位或侧卧位，暴露腹部
                    │            └─ 放腹水者，腹下部放置一次性医用垫
                    │
                    ├─ 选择穿刺点 ─┬─ 左下腹部脐与髂前上棘连线中外1/3的交界点，此处不易损伤腹壁动脉
                    │              ├─ 脐与耻骨联合连线的中点上方1cm，稍偏右或偏左1.5cm，此处
                    │              │   无重要器官且易愈合
                    │              └─ 侧卧位，在脐水平线与腋前线或腋中线之延长线相交处，此处常
                    │                  用于诊断性穿刺
                    │
                    ├─ 消毒、铺 ─┬─ 常规消毒穿刺部位皮肤
                    │   孔巾、局   ├─ 打开腹腔穿刺包，术者戴手套、铺孔巾，护士用胶布固定孔巾两上角
  操作              │   部麻醉    └─ 打开1%普鲁卡因溶液或2%利多卡因安瓿，供术者抽吸，在穿刺
  过程              │                 点自皮肤至腹膜壁层做局部麻醉
  与护 ─┤
  理配              ├─ 协助穿 ─┬─ 术者左手固定穿刺部位皮肤，右手持针垂直刺入腹壁，待进入腹
  合                │   刺、放   │   腔后，用注射器抽取腹水标本
                    │   液、腹   ├─ 诊断性穿刺时，可直接用20ml或50ml注射器进行
                    │   腔内注药 ├─ 如为腹腔内注药，待抽到腹水时即可将药液注入腹腔
                    │            ├─ 大量放液时，可用8号或9号针头，并于针栓处接乳胶管，再用输
                    │            │   液夹调整速度，引腹水于容器中
                    │            ├─ 大量放液后，束以多头腹带，以防腹内压骤降、内脏血管扩张引
                    │            │   起血压下降或休克
                    │            └─ 术中观察患者有无穿刺反应，若出现头晕、恶心、心悸、面色苍
                    │                白等立即停止放液，并作相应的处理
                    │
                    ├─ 拔针 ──── 术毕拔出针头，针孔处用2%碘酊消毒后覆盖无菌纱布，以手指压
                    │            迫数分钟，用胶布固定
                    │
                    ├─ 测量、包扎 ── 测量患者腹围，进行放液前后腹围比较，并用腹带进行腹部包扎
                    │
                    └─ 整理、记 ─┬─ 护理患者休息后清理用物，并作初步消毒处理
                        录、送检  ├─ 及时送检标本；记录放液量及性质
                        标本      └─ 记录放液量及性质
```

四、操作后护理

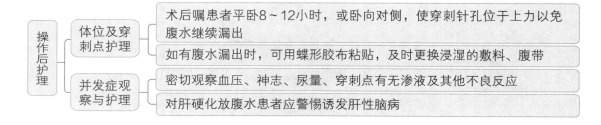

操作后护理
- 体位及穿刺点护理
  - 术后嘱患者平卧8~12小时，或卧向对侧，使穿刺针孔位于上力以免腹水继续漏出
  - 如有腹水漏出时，可用蝶形胶布粘贴，及时更换浸湿的敷料、腹带
- 并发症观察与护理
  - 密切观察血压、神志、尿量、穿刺点有无渗液及其他不良反应
  - 对肝硬化放腹水患者应警惕诱发肝性脑病

第十四节　肝穿刺活组织检查术

肝穿刺活组织检查术简称肝活检，是由穿刺采取肝组织标本进行组织学检查或制成涂片做细胞学检查，以明确肝脏疾病诊断，或了解肝病演变过程、观察治疗效果以及判断预后。

一、适应证与禁忌证

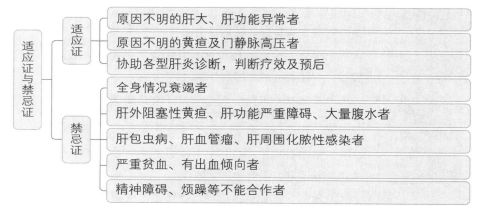

适应证与禁忌证
- 适应证
  - 原因不明的肝大、肝功能异常者
  - 原因不明的黄疸及门静脉高压者
  - 协助各型肝炎诊断，判断疗效及预后
- 禁忌证
  - 全身情况衰竭者
  - 肝外阻塞性黄疸、肝功能严重障碍、大量腹水者
  - 肝包虫病、肝血管瘤、肝周围化脓性感染者
  - 严重贫血、有出血倾向者
  - 精神障碍、烦躁等不能合作者

二、操作前准备

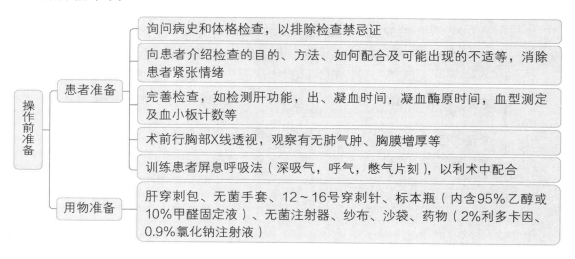

操作前准备
- 患者准备
  - 询问病史和体格检查，以排除检查禁忌证
  - 向患者介绍检查的目的、方法、如何配合及可能出现的不适等，消除患者紧张情绪
  - 完善检查，如检测肝功能，出、凝血时间，凝血酶原时间，血型测定及血小板计数等
  - 术前行胸部X线透视，观察有无肺气肿、胸膜增厚等
  - 训练患者屏息呼吸法（深吸气，呼气，憋气片刻），以利术中配合
- 用物准备
  - 肝穿刺包、无菌手套、12~16号穿刺针、标本瓶（内含95%乙醇或10%甲醛固定液）、无菌注射器、纱布、沙袋、药物（2%利多卡因、0.9%氯化钠注射液）

三、操作过程与护理配合

操作过程与护理配合

- **体位准备** — 协助患者取仰卧位，身体右侧靠近床边，右手放于枕后，嘱患者保持固定体位
- **确定穿刺点** — 一般取右侧腋中线8~9肋间肝实音处穿刺（见图11-1）。如怀疑肝癌、肝脓肿者应在B超定位下进行
- **皮肤准备** — 常规消毒穿刺部位，铺无菌洞巾，自皮肤至肝被膜用2%利多卡因逐层作局部浸润麻醉
- **备好穿刺套针** — 根据穿刺目的的不同选择合适穿刺针（12号或16号穿刺针，活检时选较粗的穿刺针），用注射器抽取3~5ml生理盐水后与穿刺针连接
- **协助穿刺**
  - 先用穿刺锥在穿刺点皮肤上刺孔，将穿刺针沿肋骨上缘与胸壁呈垂直方向刺入0.5~1.0cm，然后将注射器内液推注0.5~1.0ml，冲出存留在穿刺针内的组织，以免针头堵塞
  - 将注射器抽吸成负压，同时嘱患者先深吸气，然后呼气后再屏息
  - 将穿刺针迅速刺入肝内，穿刺深度不超过6cm，立即进行抽吸，吸到标本后，立即拔出
  - 穿刺部位以无菌纱布按压5~10分钟，再以胶布固定，以多头腹带束紧12小时，压上小沙袋4小时
  - 反复穿刺不宜超过3次
- **处理标本** — 将抽吸的肝组织标本制成玻片，或注入95%乙醇或10%甲醛固定液送检
- **用物处置** — 穿刺针、注射器等锐器须放入锐器盒，其余物品投入医疗废物专用黄色垃圾袋内

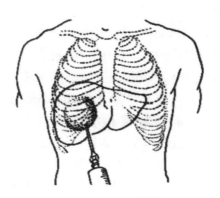

图 11-1　肝穿刺部位

四、操作后护理

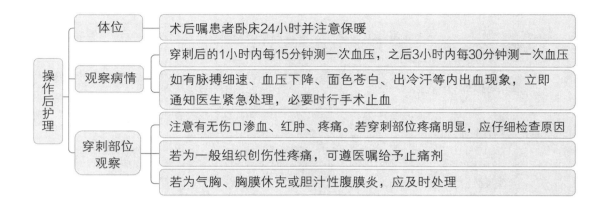

第十五节　血液透析术

　　血液透析（HD）简称为血透，是最常用的血液净化方法之一。血透是将患者血液与含一定化学成分的透析液分别引入透析器内半透膜的两侧，利用半透膜原理，通过溶质交换清除血液内的代谢废物、维持电解质和酸碱平衡，并清除过多的液体。血液透析一般每周 3 次，每次 4～6 小时。血液透析时血液经血管通路（动脉端）进入体外循环，在血泵的推动下进入透析器（内含透析膜），与透析液发生溶质交换后再经血管通路（静脉端）回到体内。

一、适应证与禁忌证

1. 适应证

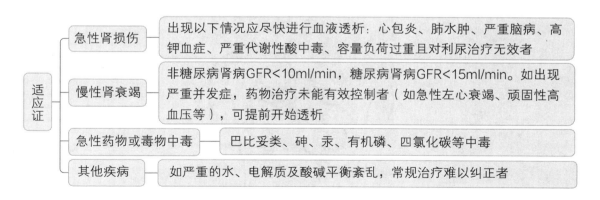

2. 禁忌证

　　血液透析无绝对禁忌证。相对禁忌证有颅内出血或颅内压升高、严重休克、心力衰竭、严重心律失常、活动性出血、极度衰弱患者以及精神病不能合作者。

二、操作前准备

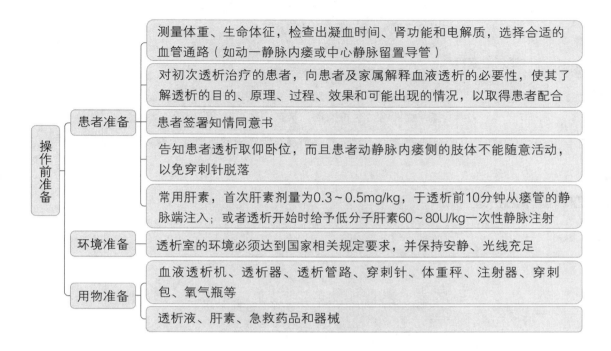

操作前准备
- 患者准备
  - 测量体重、生命体征，检查出凝血时间、肾功能和电解质，选择合适的血管通路（如动—静脉内瘘或中心静脉留置导管）
  - 对初次透析治疗的患者，向患者及家属解释血液透析的必要性，使其了解透析的目的、原理、过程、效果和可能出现的情况，以取得患者配合
  - 患者签署知情同意书
  - 告知患者透析取仰卧位，而且患者动静脉内瘘侧的肢体不能随意活动，以免穿刺针脱落
  - 常用肝素，首次肝素剂量为0.3~0.5mg/kg，于透析前10分钟从瘘管的静脉端注入；或者透析开始时给予低分子肝素60~80U/kg一次性静脉注射
- 环境准备
  - 透析室的环境必须达到国家相关规定要求，并保持安静、光线充足
- 用物准备
  - 血液透析机、透析器、透析管路、穿刺针、体重秤、注射器、穿刺包、氧气瓶等
  - 透析液、肝素、急救药品和器械

三、操作过程与护理配合

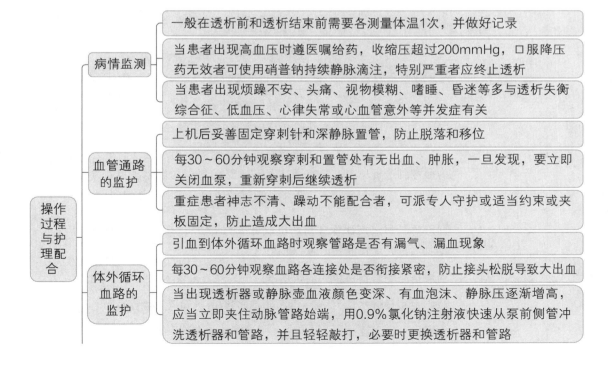

操作过程与护理配合
- 病情监测
  - 一般在透析前和透析结束前需要各测量体温1次，并做好记录
  - 当患者出现高血压时遵医嘱给药，收缩压超过200mmHg，口服降压药无效者可使用硝普钠持续静脉滴注，特别严重者应终止透析
  - 当患者出现烦躁不安、头痛、视物模糊、嗜睡、昏迷等多与透析失衡综合征、低血压、心律失常或心血管意外等并发症有关
- 血管通路的监护
  - 上机后妥善固定穿刺针和深静脉置管，防止脱落和移位
  - 每30~60分钟观察穿刺和置管处有无出血、肿胀，一旦发现，要立即关闭血泵，重新穿刺后继续透析
  - 重症患者神志不清、躁动不能配合者，可派专人守护或适当约束或夹板固定，防止造成大出血
- 体外循环血路的监护
  - 引血到体外循环血路时观察管路是否有漏气、漏血现象
  - 每30~60分钟观察血路各连接处是否衔接紧密，防止接头松脱导致大出血
  - 当出现透析器或静脉壶血液颜色变深、有血泡沫、静脉压逐渐增高，应当立即夹住动脉管路始端，用0.9%氯化钠注射液快速从泵前侧管冲洗透析器和管路，并且轻轻敲打，必要时更换透析器和管路

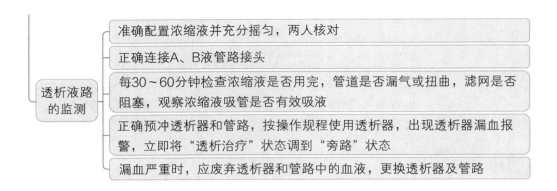

透析液路的监测
- 准确配置浓缩液并充分摇匀，两人核对
- 正确连接A、B液管路接头
- 每30～60分钟检查浓缩液是否用完，管道是否漏气或扭曲，滤网是否阻塞，观察浓缩液吸管是否有效吸液
- 正确预冲透析器和管路，按操作规程使用透析器，出现透析器漏血报警，立即将"透析治疗"状态调到"旁路"状态
- 漏血严重时，应废弃透析器和管路中的血液，更换透析器及管路

四、操作后护理

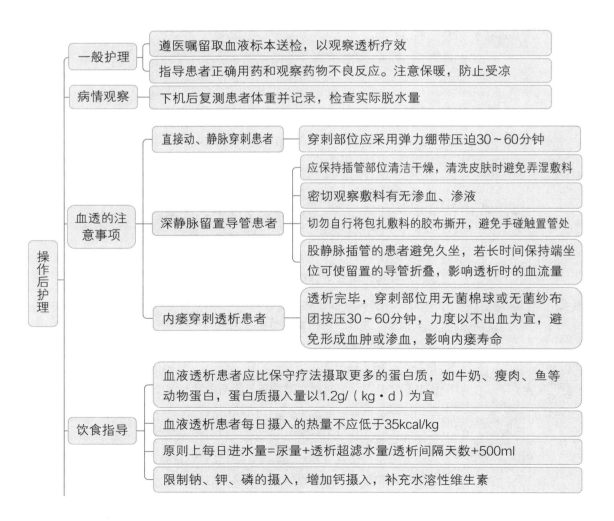

操作后护理
- 一般护理
  - 遵医嘱留取血液标本送检，以观察透析疗效
  - 指导患者正确用药和观察药物不良反应。注意保暖，防止受凉
- 病情观察
  - 下机后复测患者体重并记录，检查实际脱水量
- 血透的注意事项
  - 直接动、静脉穿刺患者
    - 穿刺部位应采用弹力绷带压迫30～60分钟
  - 深静脉留置导管患者
    - 应保持插管部位清洁干燥，清洗皮肤时避免弄湿敷料
    - 密切观察敷料有无渗血、渗液
    - 切勿自行将包扎敷料的胶布撕开，避免手碰触置管处
    - 股静脉插管的患者避免久坐，若长时间保持端坐位可使留置的导管折叠，影响透析时的血流量
  - 内瘘穿刺透析患者
    - 透析完毕，穿刺部位用无菌棉球或无菌纱布团按压30～60分钟，力度以不出血为宜，避免形成血肿或渗血，影响内瘘寿命
- 饮食指导
  - 血液透析患者应比保守疗法摄取更多的蛋白质，如牛奶、瘦肉、鱼等动物蛋白，蛋白质摄入量以1.2g/（kg·d）为宜
  - 血液透析患者每日摄入的热量不应低于35kcal/kg
  - 原则上每日进水量=尿量+透析超滤水量/透析间隔天数+500ml
  - 限制钠、钾、磷的摄入，增加钙摄入，补充水溶性维生素

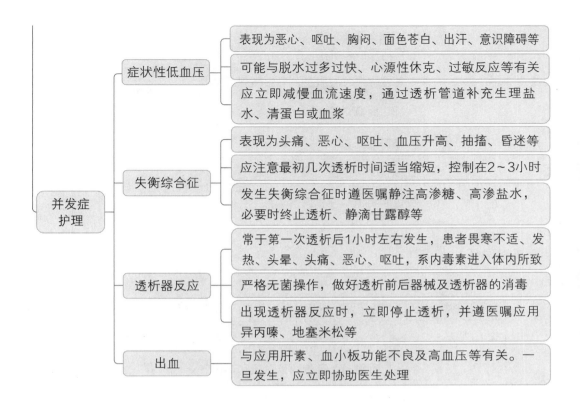

并发症护理

症状性低血压
- 表现为恶心、呕吐、胸闷、面色苍白、出汗、意识障碍等
- 可能与脱水过多过快、心源性休克、过敏反应等有关
- 应立即减慢血流速度，通过透析管道补充生理盐水、清蛋白或血浆

失衡综合征
- 表现为头痛、恶心、呕吐、血压升高、抽搐、昏迷等
- 应注意最初几次透析时间适当缩短，控制在2～3小时
- 发生失衡综合征时遵医嘱静注高渗糖、高渗盐水，必要时终止透析、静滴甘露醇等

透析器反应
- 常于第一次透析后1小时左右发生，患者畏寒不适、发热、头晕、头痛、恶心、呕吐，系内毒素进入体内所致
- 严格无菌操作，做好透析前后器械及透析器的消毒
- 出现透析器反应时，立即停止透析，并遵医嘱应用异丙嗪、地塞米松等

出血
- 与应用肝素、血小板功能不良及高血压等有关。一旦发生，应立即协助医生处理

第十六节 腹膜透析术

腹膜透析（PD）简称为腹透，主要是利用人体内的腹膜作为自然半透膜，将适量透析液引入腹腔并停留一段时间，使腹膜毛细血管内的血液和透析液之间进行水和溶质交换，以清除体内代谢废物，纠正水、电解质和酸碱平衡紊乱。腹膜透析的方法比较多，目前以双连袋可弃式"Y"形管道系统的持续性非卧床性腹膜透析（CAPD）在临床应用最广泛，适用于绝大多数患者。下面主要介绍CAPD。

一、适应证与禁忌证

1.适应证

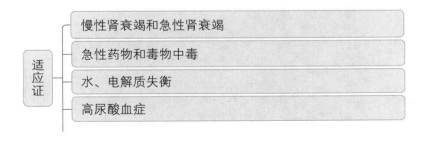

适应证
- 慢性肾衰竭和急性肾衰竭
- 急性药物和毒物中毒
- 水、电解质失衡
- 高尿酸血症

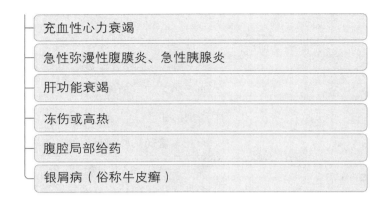

- 充血性心力衰竭
- 急性弥漫性腹膜炎、急性胰腺炎
- 肝功能衰竭
- 冻伤或高热
- 腹腔局部给药
- 银屑病（俗称牛皮癣）

2. 禁忌证

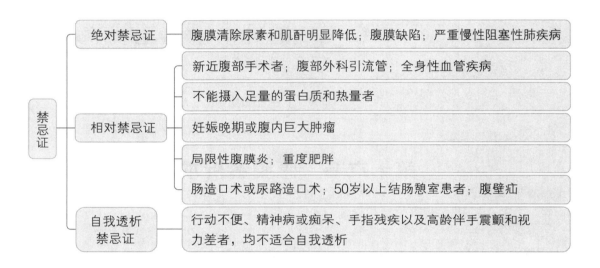

禁忌证	绝对禁忌证	腹膜清除尿素和肌酐明显降低；腹膜缺陷；严重慢性阻塞性肺疾病
	相对禁忌证	新近腹部手术者；腹部外科引流管；全身性血管疾病
		不能摄入足量的蛋白质和热量者
		妊娠晚期或腹内巨大肿瘤
		局限性腹膜炎；重度肥胖
		肠造口术或尿路造口术；50岁以上结肠憩室患者；腹壁疝
	自我透析禁忌证	行动不便、精神病或痴呆、手指残疾以及高龄伴手震颤和视力差者，均不适合自我透析

二、操作前准备

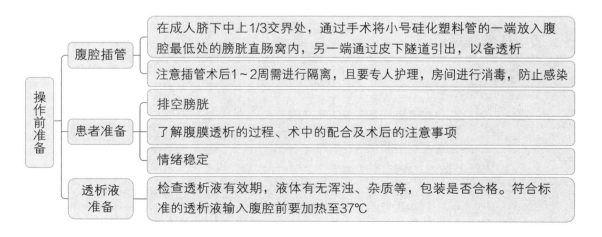

操作前准备	腹腔插管	在成人脐下中上1/3交界处，通过手术将小号硅化塑料管的一端放入腹腔最低处的膀胱直肠窝内，另一端通过皮下隧道引出，以备透析
		注意插管术后1～2周需进行隔离，且要专人护理，房间进行消毒，防止感染
	患者准备	排空膀胱
		了解腹膜透析的过程、术中的配合及术后的注意事项
		情绪稳定
	透析液准备	检查透析液有效期，液体有无浑浊、杂质等，包装是否合格。符合标准的透析液输入腹腔前要加热至37℃

三、操作过程与护理配合

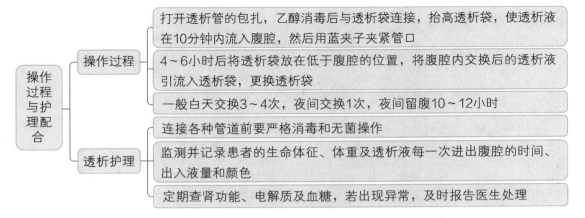

操作过程与护理配合

操作过程
- 打开透析管的包扎，乙醇消毒后与透析袋连接，抬高透析袋，使透析液在10分钟内流入腹腔，然后用蓝夹子夹紧管口
- 4~6小时后将透析袋放在低于腹腔的位置，将腹腔内交换后的透析液引流入透析袋，更换透析袋
- 一般白天交换3~4次，夜间交换1次，夜间留腹10~12小时

透析护理
- 连接各种管道前要严格消毒和无菌操作
- 监测并记录患者的生命体征、体重及透析液每一次进出腹腔的时间、出入液量和颜色
- 定期查肾功能、电解质及血糖，若出现异常，及时报告医生处理

四、操作后护理

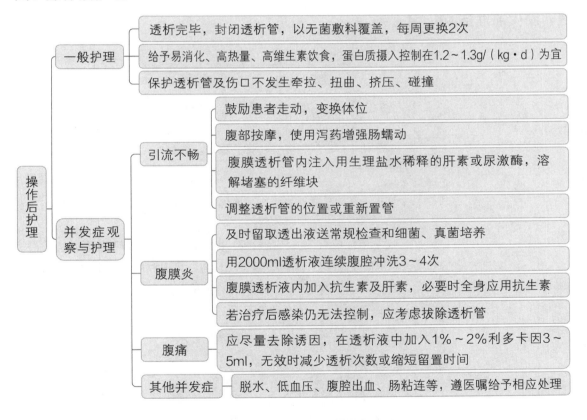

操作后护理

一般护理
- 透析完毕，封闭透析管，以无菌敷料覆盖，每周更换2次
- 给予易消化、高热量、高维生素饮食，蛋白质摄入控制在1.2~1.3g/（kg·d）为宜
- 保护透析管及伤口不发生牵拉、扭曲、挤压、碰撞

并发症观察与护理

引流不畅
- 鼓励患者走动，变换体位
- 腹部按摩，使用泻药增强肠蠕动
- 腹膜透析管内注入用生理盐水稀释的肝素或尿激酶，溶解堵塞的纤维块
- 调整透析管的位置或重新置管

腹膜炎
- 及时留取透出液送常规检查和细菌、真菌培养
- 用2000ml透析液连续腹腔冲洗3~4次
- 腹膜透析液内加入抗生素及肝素，必要时全身应用抗生素
- 若治疗后感染仍无法控制，应考虑拔除透析管

腹痛
- 应尽量去除诱因，在透析液中加入1%~2%利多卡因3~5ml，无效时减少透析次数或缩短留置时间

其他并发症
- 脱水、低血压、腹腔出血、肠粘连等，遵医嘱给予相应处理

第十七节　肾穿刺术

　　肾穿刺术又称为肾穿刺活检术，是目前临床应用较普及的肾活检方法。主要通过穿刺取适量的肾组织进行病理学检查，以确定肾脏病的病理类型，对于协助肾实质疾病的诊断、指

导治疗及判断预后有着重要意义。肾活检是一种创伤性检查，可发生损伤、出血或感染，因此应当做好术前和术后护理。

一、适应证与禁忌证

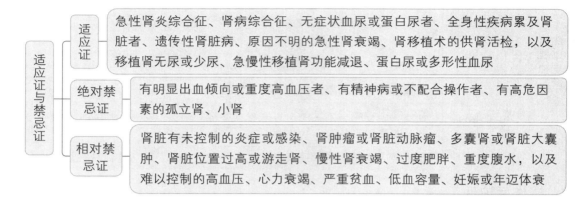

适应证与禁忌证
- 适应证：急性肾炎综合征、肾病综合征、无症状血尿或蛋白尿者、全身性疾病累及肾脏者、遗传性肾脏病、原因不明的急性肾衰竭、肾移植术的供肾活检，以及移植肾无尿或少尿、急慢性移植肾功能减退、蛋白尿或多形性血尿
- 绝对禁忌证：有明显出血倾向或重度高血压者、有精神病或不配合操作者、有高危因素的孤立肾、小肾
- 相对禁忌证：肾脏有未控制的炎症或感染、肾肿瘤或肾脏动脉瘤、多囊肾或肾脏大囊肿、肾脏位置过高或游走肾、慢性肾衰竭、过度肥胖、重度腹水，以及难以控制的高血压、心力衰竭、严重贫血、低血容量、妊娠或年迈体衰

二、操作前准备

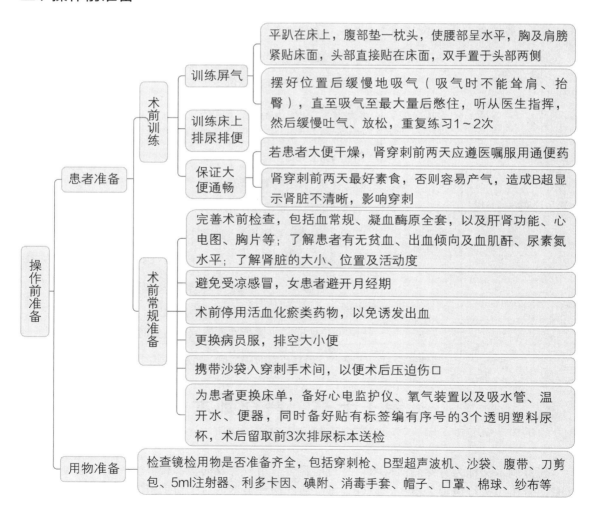

操作前准备
- 患者准备
  - 术前训练
    - 训练屏气
      - 平趴在床上，腹部垫一枕头，使腰部呈水平，胸及肩膀紧贴床面，头部直接贴在床面，双手置于头部两侧
      - 摆好位置后缓慢地吸气（吸气时不能耸肩、抬臀），直至吸气至最大量后憋住，听从医生指挥，然后缓慢吐气、放松，重复练习1～2次
    - 训练床上排尿排便
    - 保证大便通畅
      - 若患者大便干燥，肾穿刺前两天应遵医嘱服用通便药
      - 肾穿刺前两天最好素食，否则容易产气，造成B超显示肾脏不清晰，影响穿刺
  - 术前常规准备
    - 完善术前检查，包括血常规、凝血酶原全套，以及肝肾功能、心电图、胸片等；了解患者有无贫血、出血倾向及血肌酐、尿素氮水平；了解肾脏的大小、位置及活动度
    - 避免受凉感冒，女患者避开月经期
    - 术前停用活血化瘀类药物，以免诱发出血
    - 更换病员服，排空大小便
    - 携带沙袋入穿刺手术间，以便术后压迫伤口
    - 为患者更换床单，备好心电监护仪、氧气装置以及吸水管、温开水、便器，同时备好贴有标签编有序号的3个透明塑料尿杯，术后留取前3次排尿标本送检
- 用物准备：检查镜检用物是否准备齐全，包括穿刺枪、B型超声波机、沙袋、腹带、刀剪包、5ml注射器、利多卡因、碘附、消毒手套、帽子、口罩、棉球、纱布等

三、操作过程与护理配合

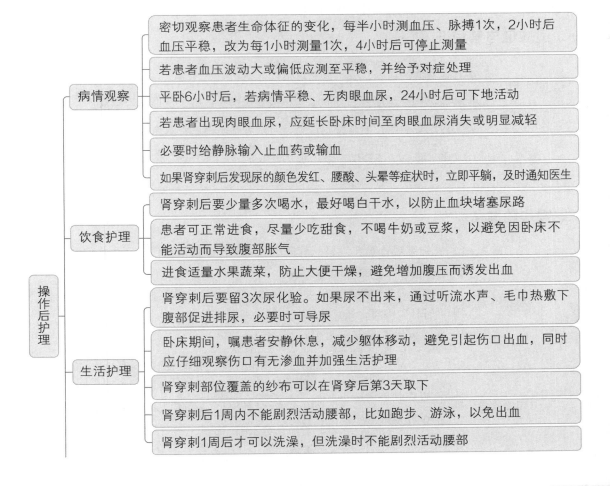

操作过程与护理配合

- 体位准备
  - 协助患者取俯卧位，右上腹下垫枕头，以便将肾脏顶向背侧
- 穿刺准备
  - B超检肾脏位置，定出穿刺点及穿刺点至肾距离，穿刺点皮肤标记（穿刺点为右肾下极）
  - 穿刺点皮肤用安尔碘消毒3次
  - 术者戴无菌手套，铺洞巾，穿刺点用1%～2%利多卡因逐层麻醉，皮肤切一小口
- 协助穿刺
  - 参考B超所测深度，穿刺针刺入肾囊达肾被膜
  - 观察肾脏上下级随呼吸移动情况，当肾脏下极移到穿刺最佳位置时，嘱患者屏气，将针刺入肾脏完成取材操作，迅速拔出穿刺针，嘱患者正常呼吸
  - 穿刺点压迫10分钟，敷盖纱布，捆绑腹带，送患者回病房。穿刺所得肾组织装入小瓶中低温保存送病理科

四、操作后护理

操作后护理

- 病情观察
  - 密切观察患者生命体征的变化，每半小时测血压、脉搏1次，2小时后血压平稳，改为每1小时测量1次，4小时后可停止测量
  - 若患者血压波动大或偏低应测至平稳，并给予对症处理
  - 平卧6小时后，若病情平稳、无肉眼血尿，24小时后可下地活动
  - 若患者出现肉眼血尿，应延长卧床时间至肉眼血尿消失或明显减轻
  - 必要时给静脉输入止血药或输血
  - 如果肾穿刺后发现尿的颜色发红、腰酸、头晕等症状时，立即平躺，及时通知医生
- 饮食护理
  - 肾穿刺后要少量多次喝水，最好喝白干水，以防止血块堵塞尿路
  - 患者可正常进食，尽量少吃甜食，不喝牛奶或豆浆，以避免因卧床不能活动而导致腹部胀气
  - 进食适量水果蔬菜，防止大便干燥，避免增加腹压而诱发出血
- 生活护理
  - 肾穿刺后要留3次尿化验。如果尿不出来，通过听流水声、毛巾热敷下腹部促进排尿，必要时可导尿
  - 卧床期间，嘱患者安静休息，减少躯体移动，避免引起伤口出血，同时应仔细观察伤口有无渗血并加强生活护理
  - 肾穿刺部位覆盖的纱布可以在肾穿后第3天取下
  - 肾穿刺后1周内不能剧烈活动腰部，比如跑步、游泳，以免出血
  - 肾穿刺1周后才可以洗澡，但洗澡时不能剧烈活动腰部

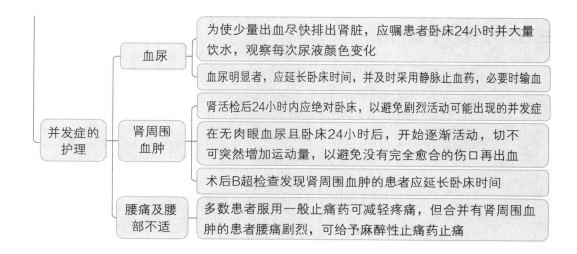

为使少量出血尽快排出肾脏，应嘱患者卧床24小时并大量饮水，观察每次尿液颜色变化

血尿明显者，应延长卧床时间，并及时采用静脉止血药，必要时输血

肾活检后24小时内应绝对卧床，以避免剧烈活动可能出现的并发症

在无肉眼血尿且卧床24小时后，开始逐渐活动，切不可突然增加运动量，以避免没有完全愈合的伤口再出血

术后B超检查发现肾周围血肿的患者应延长卧床时间

多数患者服用一般止痛药可减轻疼痛，但合并有肾周围血肿的患者腰痛剧烈，可给予麻醉性止痛药止痛

第十八节　骨髓穿刺术

骨髓穿刺简称为骨穿，骨髓充填于骨髓腔和骨骼松质网眼内，以抽取少量骨髓进行检查称为骨穿。临床上，常用的穿刺部位是髂骨和胸骨。

一、适应证与禁忌证

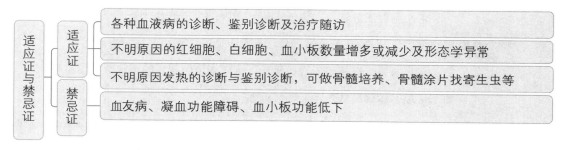

各种血液病的诊断、鉴别诊断及治疗随访

不明原因的红细胞、白细胞、血小板数量增多或减少及形态学异常

不明原因发热的诊断与鉴别诊断，可做骨髓培养、骨髓涂片找寄生虫等

血友病、凝血功能障碍、血小板功能低下

二、操作前准备

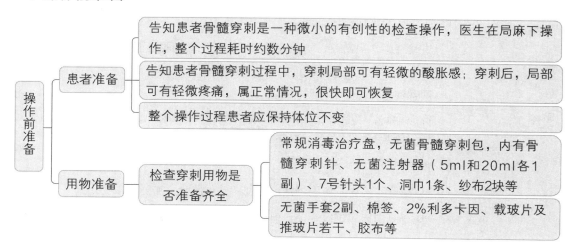

告知患者骨髓穿刺是一种微小的有创性的检查操作，医生在局麻下操作，整个过程耗时约数分钟

告知患者骨髓穿刺过程中，穿刺局部可有轻微的酸胀感；穿刺后，局部可有轻微疼痛，属正常情况，很快即可恢复

整个操作过程患者应保持体位不变

常规消毒治疗盘，无菌骨髓穿刺包，内有骨髓穿刺针、无菌注射器（5ml和20ml各1副）、7号针头1个、洞巾1条、纱布2块等

无菌手套2副、棉签、2%利多卡因、载玻片及推玻片若干、胶布等

三、操作过程与护理配合

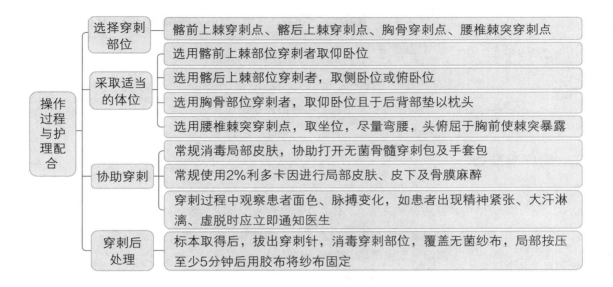

操作过程与护理配合
- 选择穿刺部位：髂前上棘穿刺点、髂后上棘穿刺点、胸骨穿刺点、腰椎棘突穿刺点
- 采取适当的体位：
  - 选用髂前上棘部位穿刺者取仰卧位
  - 选用髂后上棘部位穿刺者，取侧卧位或俯卧位
  - 选用胸骨部位穿刺者，取仰卧位且于后背部垫以枕头
  - 选用腰椎棘突穿刺点，取坐位，尽量弯腰，头俯屈于胸前使棘突暴露
- 协助穿刺：
  - 常规消毒局部皮肤，协助打开无菌骨髓穿刺包及手套包
  - 常规使用2%利多卡因进行局部皮肤、皮下及骨膜麻醉
  - 穿刺过程中观察患者面色、脉搏变化，如患者出现精神紧张、大汗淋漓、虚脱时应立即通知医生
- 穿刺后处理：标本取得后，拔出穿刺针，消毒穿刺部位，覆盖无菌纱布，局部按压至少5分钟后用胶布将纱布固定

四、操作后护理

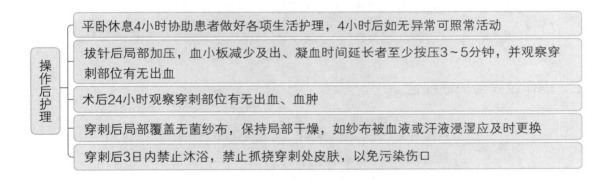

操作后护理
- 平卧休息4小时协助患者做好各项生活护理，4小时后如无异常可照常活动
- 拔针后局部加压，血小板减少及出、凝血时间延长者至少按压3~5分钟，并观察穿刺部位有无出血
- 术后24小时观察穿刺部位有无出血、血肿
- 穿刺后局部覆盖无菌纱布，保持局部干燥，如纱布被血液或汗液浸湿应及时更换
- 穿刺后3日内禁止沐浴，禁止抓挠穿刺处皮肤，以免污染伤口

第十九节　腰椎穿刺术

　　腰椎穿刺术是通过穿刺第3~4腰椎或第4~5腰椎间隙进入蛛网膜下腔放出脑脊液的技术，主要用于中枢神经系统疾病的诊断和鉴别诊断，亦可用于鞘内注射药物、测定脑脊液压力及检查椎管有无阻塞、施行脊髓腔或脑室造影等。

一、适应证

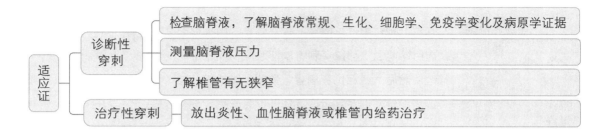

适应证	诊断性穿刺	检查脑脊液，了解脑脊液常规、生化、细胞学、免疫学变化及病原学证据
		测量脑脊液压力
		了解椎管有无狭窄
	治疗性穿刺	放出炎性、血性脑脊液或椎管内给药治疗

二、操作前准备

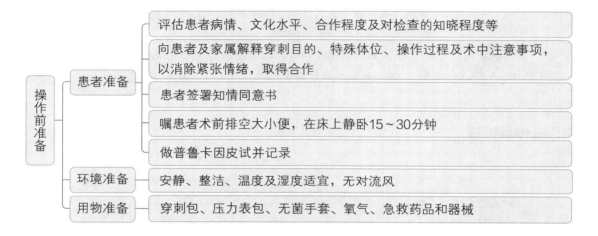

操作前准备	患者准备	评估患者病情、文化水平、合作程度及对检查的知晓程度等
		向患者及家属解释穿刺目的、特殊体位、操作过程及术中注意事项，以消除紧张情绪，取得合作
		患者签署知情同意书
		嘱患者术前排空大小便，在床上静卧15～30分钟
		做普鲁卡因皮试并记录
	环境准备	安静、整洁、温度及湿度适宜，无对流风
	用物准备	穿刺包、压力表包、无菌手套、氧气、急救药品和器械

三、操作过程与护理配合

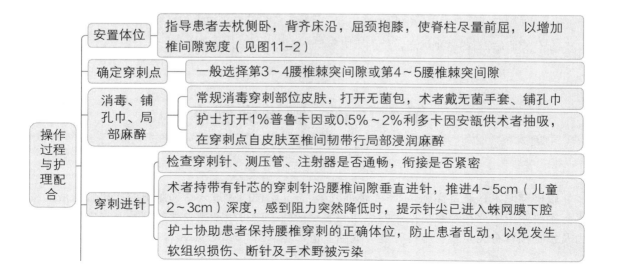

操作过程与护理配合	安置体位	指导患者去枕侧卧，背齐床沿，屈颈抱膝，使脊柱尽量前屈，以增加椎间隙宽度（见图11-2）
	确定穿刺点	一般选择第3～4腰椎棘突间隙或第4～5腰椎棘突间隙
	消毒、铺孔巾、局部麻醉	常规消毒穿刺部位皮肤，打开无菌包，术者戴无菌手套、铺孔巾
		护士打开1%普鲁卡因或0.5%～2%利多卡因安瓿供术者抽吸，在穿刺点自皮肤至椎间韧带行局部浸润麻醉
	穿刺进针	检查穿刺针、测压管、注射器是否通畅，衔接是否紧密
		术者持带有针芯的穿刺针沿腰椎间隙垂直进针，推进4～5cm（儿童2～3cm）深度，感到阻力突然降低时，提示针尖已进入蛛网膜下腔
		护士协助患者保持腰椎穿刺的正确体位，防止患者乱动，以免发生软组织损伤、断针及手术野被污染

测压、收集标本	穿刺成功后，拔出针芯，脑脊液自动滴出，接上测压管先行测压	
	若压力明显增高，针芯则不能完全拔出，使脑脊液缓慢滴出，防止脑疝形成	
	若需了解椎管有无阻塞，可协助术者作动力试验（压颈试验）	
	移去测压器，收集脑脊液2~5ml于无菌试管中送检，若需做细菌培养，试管口及棉塞应用酒精灯火焰灭菌	
拔针	术毕，拔出穿刺针，针孔覆盖无菌纱布，加压后用胶布固定	
术中观察	密切观察患者呼吸、脉搏及面色变化，询问有无不适感	

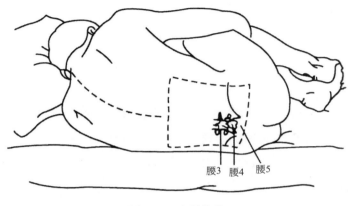

腰3　腰4　腰5

图 11-2　安置体位

四、操作后护理

操作后护理	记录穿刺时间、抽出液体的量、颜色及性状以及患者在术中的状态，按需要留取标本并及时送检
	患者去枕平卧4~6小时，告知卧床期间不可抬高头部，但可适当转动身体
	保持穿刺部位的纱布干燥，观察有无渗液、渗血，24小时内不宜淋浴
	观察患者有无头痛、腰背痛、脑疝及感染等穿刺后并发症
	嘱患者多饮水或遵医嘱生理盐水静脉输液，延长卧床休息时间至24小时

第二十节　高压氧舱治疗

　　高压氧舱治疗是让患者在密闭的加压装置中吸入高压力（2~3个大气压）、高浓度的氧，使其大量溶解于血液和组织，从而提高血氧张力、增加血氧含量、收缩血管和加速侧支循环形成，以降低颅内压，减轻脑水肿，改善脑缺氧，促进觉醒反应和神经功能的恢复。

一、适应证

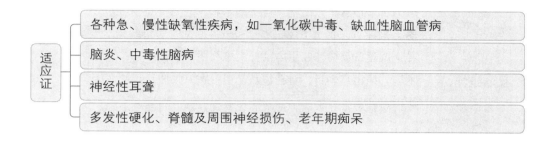

- 适应证
  - 各种急、慢性缺氧性疾病，如一氧化碳中毒、缺血性脑血管病
  - 脑炎、中毒性脑病
  - 神经性耳聋
  - 多发性硬化、脊髓及周围神经损伤、老年期痴呆

二、操作前准备

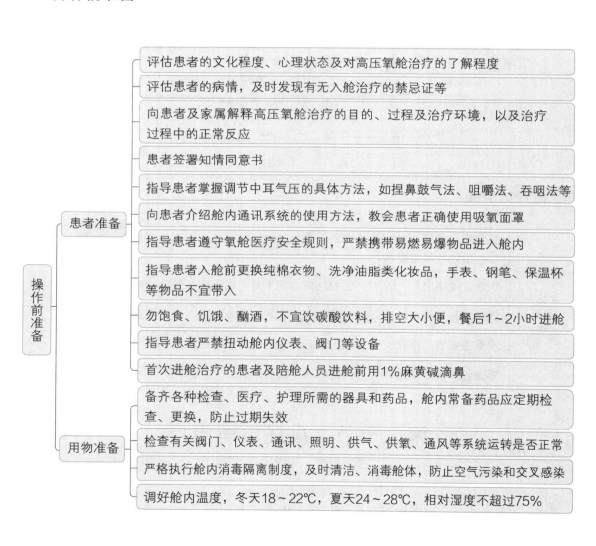

- 操作前准备
  - 患者准备
    - 评估患者的文化程度、心理状态及对高压氧舱治疗的了解程度
    - 评估患者的病情，及时发现有无入舱治疗的禁忌证等
    - 向患者及家属解释高压氧舱治疗的目的、过程及治疗环境，以及治疗过程中的正常反应
    - 患者签署知情同意书
    - 指导患者掌握调节中耳气压的具体方法，如捏鼻鼓气法、咀嚼法、吞咽法等
    - 向患者介绍舱内通讯系统的使用方法，教会患者正确使用吸氧面罩
    - 指导患者遵守氧舱医疗安全规则，严禁携带易燃易爆物品进入舱内
    - 指导患者入舱前更换纯棉衣物、洗净油脂类化妆品，手表、钢笔、保温杯等物品不宜带入
    - 勿饱食、饥饿、酗酒，不宜饮碳酸饮料，排空大小便，餐后1~2小时进舱
    - 指导患者严禁扭动舱内仪表、阀门等设备
    - 首次进舱治疗的患者及陪舱人员进舱前用1%麻黄碱滴鼻
  - 用物准备
    - 备齐各种检查、医疗、护理所需的器具和药品，舱内常备药品应定期检查、更换，防止过期失效
    - 检查有关阀门、仪表、通讯、照明、供气、供氧、通风等系统运转是否正常
    - 严格执行舱内消毒隔离制度，及时清洁、消毒舱体，防止空气污染和交叉感染
    - 调好舱内温度，冬天18~22℃，夏天24~28℃，相对湿度不超过75%

三、操作过程与护理配合

1. 加压过程的护理

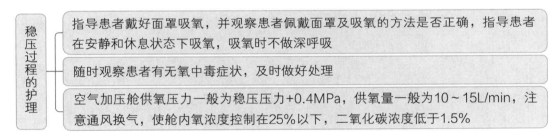

加压过程的护理
- 准备完备，关闭舱门，通知舱内人员做好相应准备
- 控制加压速度，开始加压时速度要慢
- 边加压边询问患者有无耳痛或不适，如耳痛明显应减慢加压速度或暂停加压，向鼻内滴1%麻黄碱，疼痛消除后可继续加压，若无效，应减压出舱
- 加压时关闭各种引流管，观察、调整密封式水封瓶，防止液体倒流入体腔
- 密切观察血压、脉搏、呼吸变化
- 发现患者烦躁不安、颜面或口周肌肉抽搐、出冷汗或突然干咳气急，四肢麻木、头晕、眼花、恶心、无力等，可能为氧中毒，应立即报告医生，并摘除面罩，停止吸氧，改吸舱内空气，必要时终止治疗减压出舱

2. 稳压过程的护理

加压达预定治疗压力并保持不变，称为稳压。在此期间应使舱内舱压波动范围不应超过 0.005MPa。

稳压过程的护理
- 指导患者戴好面罩吸氧，并观察患者佩戴面罩及吸氧的方法是否正确，指导患者在安静和休息状态下吸氧，吸氧时不做深呼吸
- 随时观察患者有无氧中毒症状，及时做好处理
- 空气加压舱供氧压力一般为稳压压力+0.4MPa，供氧量一般为10～15L/min，注意通风换气，使舱内氧浓度控制在25%以下，二氧化碳浓度低于1.5%

3. 减压过程的护理

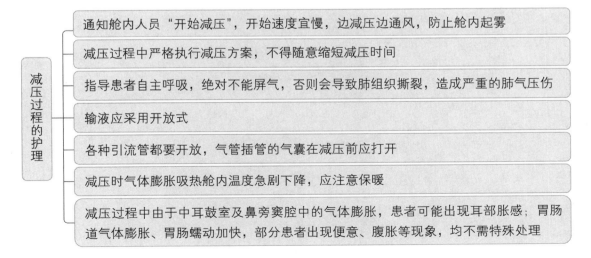

减压过程的护理
- 通知舱内人员"开始减压"，开始速度宜慢，边减压边通风，防止舱内起雾
- 减压过程中严格执行减压方案，不得随意缩短减压时间
- 指导患者自主呼吸，绝对不能屏气，否则会导致肺组织撕裂，造成严重的肺气压伤
- 输液应采用开放式
- 各种引流管都要开放，气管插管的气囊在减压前应打开
- 减压时气体膨胀吸热舱内温度急剧下降，应注意保暖
- 减压过程中由于中耳鼓室及鼻旁窦腔中的气体膨胀，患者可能出现耳部胀感；胃肠道气体膨胀、胃肠蠕动加快，部分患者出现便意、腹胀等现象，均不需特殊处理

四、操作后护理

操作后护理

- 记录治疗时间以及患者在治疗中的状态
- 送患者回病房，嘱其注意休息
- 对危重、昏迷患者出舱后应通知主管医生接管
- 询问患者有无皮肤瘙痒、关节疼痛等不适，观察患者有无肺气压伤、氧中毒、减压病等并发症，昏迷患者有无脑水肿加重、肺水肿，伤口渗血、出血等表现，发现异常及时报告医生并且协助处理

图解实用内科临床护理

参考文献

［1］ 金中杰，林梅英.内科护理.第 2 版 ［M］.北京：人民卫生出版社，2008.

［2］ 李秋萍.内科护理学.第 2 版 ［M］.北京：人民卫生出版社，2007.

［3］ 葛均波，徐永健.内科学.第 8 版 ［M］.北京：人民卫生出版社，2013.

［4］ 尤黎明.内科护理学.第 2 版 ［M］.北京：人民卫生出版社，2012.

［5］ 李丹，冯丽华.内科护理学.第 3 版 ［M］.北京：人民卫生出版社，2014.

［6］ 贾建平.神经病学.第 7 版 ［M］.北京：人民卫生出版社，2013.

［7］ 任辉.内科护理技术 ［M］.北京：人民卫生出版社，2012.

［8］ 林三仁.消化内科学高级教程 ［M］.北京：人民军医出版社，2009.

［9］ 李兰娟，任红.传染病学.第 8 版 ［M］.北京：人民卫生出版社，2013.